TRAITÉ PRATIQUE

DE LA DÉTERMINATION

DES

DROGUES SIMPLES

D'ORIGINE VÉGÉTALE

CORBEIL. — Typ. et stér. de CRÉTÉ FILS.

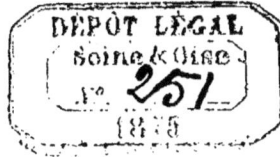
TRAITÉ PRATIQUE

DE LA DÉTERMINATION

DES

DROGUES SIMPLES

D'ORIGINE VÉGÉTALE

NOUVEAU COURS D'HISTOIRE NATURELLE

PROFESSÉ A L'ÉCOLE DE PHARMACIE DE PARIS

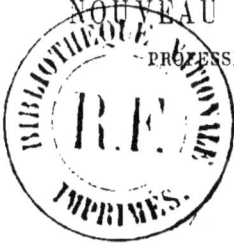
PAR

G. PLANCHON

DOCTEUR EN MÉDECINE, DOCTEUR ÈS SCIENCES
EX-PROFESSEUR AGRÉGÉ A LA FACULTÉ DE MÉDECINE DE MONTPELLIER
PROFESSEUR A L'ÉCOLE SUPÉRIEURE DE PHARMACIE DE PARIS

TOME SECOND

Avec gravures dans le texte

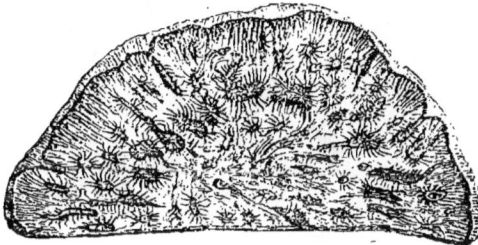

PARIS

LIBRAIRIE F. SAVY

24, RUE HAUTEFEUILLE.

—

1875

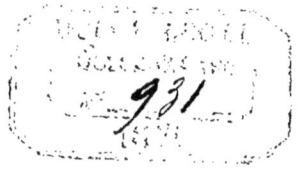

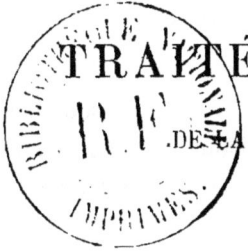

TRAITÉ PRATIQUE

DE LA DÉTERMINATION

DES

DROGUES SIMPLES

D'ORIGINE VÉGÉTALE

CHAPITRE IX

DES TIGES *(STIPITES vel CAULES).*

La seule tige aérienne qu'on trouve dans les pharmacies est la **tige de Douce-Amère**, qui se reconnaît facilement aux caractères que nous allons indiquer dans l'article suivant.

SOLANÉES.

1. DOUCE-AMÈRE.

Morelle grimpante. — *Stipites Dulcamaræ.*

La **Douce-Amère** (*Solanum Dulcamara* L.), qui se trouve dans toute l'Europe, dans les lieux humides, fournit à la pharmacie ses tiges de deux ou trois années.

On les trouve le plus souvent en morceaux plus ou moins longs, formés d'articles ou entre-nœuds réunis sous un angle très-ouvert. Les plus jeunes sont d'une couleur verdâtre, encore recouverts d'épiderme; les plus âgés d'un vert

brunâtre à l'extérieur. La couche externe subéreuse se détache souvent en plaques papyracées des parties sous-jacentes.

Sur la coupe transversale, on distingue à l'œil nu ou à la
loupe, au-dessous de la couche extérieure subéreuse des tiges
âgées : une zone verdâtre contenant encore de la chlorophylle ; puis une mince couche libérienne, qui arrive jusqu'à la
partie ligneuse. Cette dernière montre en général deux ou trois
couches annuelles, striées radialement, et, au milieu, une
moelle, le plus souvent détruite dans sa partie centrale, et
laissant un canal longitudinal vide.

La structure de ces diverses parties vues au microscope est
la suivante :

Quand l'épiderme existe, on le voit formé de cellules transparentes, portant çà et là quelques poils ; mais, dans la plupart
des fragments, il a disparu et la zone extérieure paraît formée
de 7 à 10 rangées de cellules subéreuses, à parois minces, aplaties
de dehors en dedans. A cette zone succède la couche herbacée,
formée de cellules, étendues dans le sens tangentiel, un peu
plus arrondies à mesure qu'elles deviennent plus internes ; elles
contiennent des grains d'amidon très-petits enveloppés encore
de la matière verte chlorophyllienne. Cette zone est bien limitée
par un cercle régulier de fibres libériennes, isolées ou rangées
par paire et placées à grande distance les unes des autres. Ces
cellules fibreuses ont des parois épaisses, transparentes, remplissant toute la cavité de la cellule ; sur la coupe longitudinale,
elles présentent une longueur considérable. En dedans de ces
fibres, on trouve la couche interne ou libérienne formée simplement de parenchyme cortical, sans cellules fibreuses, parcourue régulièrement par un nombre considérable de rayons
médullaires. Les cellules de ces rayons sont cubiques et contiennent de l'amidon et aussi quelquefois de la chlorophylle.
Quant au parenchyme cortical, il est formé de cellules d'abord
peu étendues verticalement, mais qui s'allongent dans ce sens
à mesure qu'elles appartiennent à des couches plus internes. On

n'y remarque pas de chlorophylle, mais çà et là, dans certaines cellules, des amas opaques de petits grains, qui deviennent anguleux vus à un très-fort grossissement, et qui sont peut-être une forme de cristaux d'oxalate de chaux.

La zone de cambium est assez mince.

Les couches ligneuses sont formées d'un tissu ligneux, marqué d'un nombre considérable de gros vaisseaux ponctués ou rayés, et composé de cellules fibreuses à petit diamètre et à parois épaisses. Deux ou trois couches annuelles sont assez nettement évidentes sur les échantillons ordinaires des droguiers. Des rayons médullaires analogues à ceux de l'écorce parcourent ce tissu ligneux. Le canal médullaire contient des trachées.

Quant à la moelle, ou du moins à la partie de cette couche qui existe, elle est formée d'un parenchyme qui rappelle celles des couches internes de l'écorce.

La Douce-Amère a une odeur narcotique qui se perd par la dessiccation ; la saveur est particulière, d'abord amère, puis douce au bout de quelques instants. Cette propriété a été attribuée à un corps spécial (*Pikroglycion*), qui existe dans la proportion de 20 à 22 pour 100. Il paraît n'être qu'un mélange d'un sucre spécial avec de la Solanine. Wittstein, en 1852, a isolé de ces tiges un alcaloïde particulier, différent de la Solanine et qu'il a nommé *Dulcamarine*.

La Douce-Amère est souvent mélangée de tiges de Houblon et de *Lonicera Periclymenum* L., qui viennent sur les mêmes arbres qu'elle. La première se distingue à sa forme quadrangulaire ; toutes les deux aux traces de leurs feuilles opposées et non alternes.

CHAPITRE X

DES ÉCORCES (*CORTICES*).

L'Écorce est généralement la partie de la tige qui contient le plus de principes actifs. Aussi emploie-t-on un assez grand nombre de ces écorces, débarrassées du bois, qui, non-seulement n'ajouterait rien à leurs propriétés, mais pourrait même les affaiblir par sa présence.

Ces écorces appartiennent toutes à la division des Dicotylédones. Elles présentent d'ordinaire assez nettement marquées trois zones, que nous avons déjà souvent eu l'occasion d'indiquer à propos des racines ou des rhizomes : 1.° une zone extérieure subéreuse, formée d'un certain nombre de rangées de cellules tabulaires, plus ou moins aplaties, quelquefois cubiques, à parois plus ou moins épaisses; 2° au-dessous, un parenchyme de cellules à parois généralement minces et qui contiennent soit des matières amylacées, soit, surtout vers la partie externe, de la chlorophylle; 3° l'écorce interne ou le liber, généralement formé de couches alternantes de parenchyme cortical et de tissu libérien, c'est-à-dire d'un tissu à cellules allongées et souvent terminées en biseau. En outre, des rayons médullaires strient cette partie interne. Telles sont les parties fondamentales de l'écorce. Parfois, on voit à la surface une mince couche de cellules vides, transparentes, qui forment l'épiderme. Mais cette partie n'existe que dans les écorces très-jeunes, et tout à fait exceptionnellement dans les médicaments simples, que nous trouvons dans les pharmacies.

L'aspect général des trois couches que nous venons d'indiquer est déterminé par leur nature même. Les couches extérieures ont, sur la cassure, une apparence spongieuse, parenchymateuse, ou plus ou moins granuleuse, suivant que les tissus cellulaires qui les forment sont plus ou moins denses, et que les cellules ont des parois plus ou moins épaisses. Les couches internes ou libériennes ont généralement une structure feuilletée tenant aux alternances de tissu libérien et de parenchyme. Seulement cette structure est plus ou moins régulière ; parfois même, comme dans les écorces de Quinquina, on ne peut la constater, les fibres étant alors irrégulièrement répandues sur toute la surface de la portion libérienne. La cassure de cette zone est plus ou moins finement fibreuse, suivant la grosseur et le groupement des cellules allongées.

La surface extérieure des écorces est quelquefois assez régulièrement plane et lisse ; mais très-souvent elle est très-profondément sillonnée, et même grossièrement raboteuse. Ces irrégularités de la surface tiennent d'ordinaire à la chute de plaques plus ou moins épaisses, rappelant celles que nous observons communément sur les troncs de nos platanes. Ce phénomène est dû à la présence, dans ces écorces, de lames formées de cellules denses, étroitement unies et qui, pénétrant plus ou moins profondément dans les couches corticales, isolent complétement des portions plus ou moins étendues de l'écorce extérieure, arrêtent l'afflux des sucs nutritifs et condamnent ces parties extérieures à mourir, à se dessécher et à tomber au bout de quelque temps. On donne d'ordinaire le nom de *péri-derme* à ces plaques caduques, et leur épaisseur plus ou moins grande, la nature des couches jusqu'où elles pénètrent, peut être très-utile pour la détermination de certaines écorces. Nous le verrons particulièrement dans l'étude des Quinquinas.

Les tissus de l'écorce contiennent très-souvent, outre les plaques dont nous venons de parler, des cellules à parois fortement incrustées, que nous avons appelées *cellules pierreuses*. Ces cellules forment des groupes isolés ou des lignes continues, qui par leur disposition peuvent donner de très-bons caractères de détermination. Il n'est pas rare qu'on trouve, au centre de ces cellules pierreuses, une petite larme de matière résineuse, substance active du médicament. C'est aussi dans les écorces qu'on trouve d'ordinaire les vaisseaux laticifères, contenant les sucs, qui donnent au médicament une grande partie de leurs propriétés. Enfin, dans certains cas, on remarque de grosses cellules soit oléo-résineuses, soit remplies d'huile essentielle.

Les propriétés organoleptiques des écorces sont généralement très-marquées. La saveur amère, astringente ou aromatique, dans certains cas l'odeur très-caractérisée, peuvent donner de bons caractères, dont nous nous servirons fréquemment. C'est même sur ces caractères que nous établirons les divisions principales du tableau suivant :

I. Écorces de saveur sucrée.

> Écorce compacte, striée transversalement et radialement.   23. **Écorce de Guaranhem**.

II. Écorces âcres et corrosives.

> Écorce en lanières fibreuses, à surface interne jaune-paille................. 30. **Écorce de Garou**.

III. Écorce avec arrière-goût âcre.

> Grosses écorces fibreuses, moussant dans l'eau...... 12. **Écorce de Panama**.

IV. Écorces astringentes plus ou moins amères.

> A. Liber à fibres raides, isolées ou groupées en petit nombre.
>
> Écorces plates, jaunes ou rougeâtres, ou cintrées et plus ou moins grises à la surface. Saveur amère. 14-22. **Quinquinas**.
>
> B. Liber à cellules fibreuses, rangées par groupes plus ou moins régulièrement distribués.
>
> 1° Écorces en lanières étroites fibreuses, de couleur brunâtre; saveur âpre et mucilagineuse............... 34. **Écorce d'Orme**.
>
> 2° Écorces minces, ne dépassant

pas 3 millim. d'épaisseur, roulées ou cintrées.

a. Liber à cassure nette, jaunâtre, colorant la salive en
jaune...................... **13. Écorce de Grenadier.**

b. Liber à cassure feuilletée.
Écorce très-mince, à liber
formé de lames appliqués
l'une contre l'autre. Saveur
amère. Périderme brun.... **35. Écorce de Saule.**

Écorce mince, d'un gris cendré à la face externe, d'un
brun rougeâtre à la face in-
terne, lisse et unie........ **24. Écorce de Frêne.**

Écorce assez épaisse (2 à 3 millimètres), à périderme gris
noirâtre, rugueux à la surface; face interne lisse, d'un
blanc brunâtre; saveur
amère..................... **4. Écorce de Marronnier.**

C. Liber fibreux, à peine feuilleté. Surface externe lisse,
d'un blanc marron ou bleuâtre. Saveur astringente;
odeur de tan............. **36. Écorce de Chêne.**

3° Grosses écorces épaisses et ligneuses.

a. Écorces fortement astringentes, recouvertes d'un périderme épais crevassé.
Liber brun rougeâtre; périderme épais, blanc cré-
tacé à la surface......... **10. Barbatimao.**

Liber jaunâtre à grosses fi-
bres plates.............. **9. Alcornoque.**

b. Écorce astringente, légèrement acidule. Périderme
mince, simplement ridé. Couche moyenne épaisse, gra-
nuleuse. Liber formé de ban-
des feuilletées blanchâtres. **11. Moussena.**

c. Écorce amère, à liber épais,
formé de couches régulières

alternativement blanches et
d'un brun rougeâtre....... 5. **Écorce de Caïl Cedra.**

V. Écorces amères.

Liber formé de fibres grossières,
filandreuses................. 6. **Écorce de Simarouba.**

Liber à cassure nette, recouverte
d'une couche cellulaire, à glan-
des oléo-résineuses........... 7. **Écore d'Angusture.**

VI. Écorce de saveur aromatique.

A. Écorce sans glandes apparentes.

Écorces roulées, de couleur
brun fauve, à odeur prononcée
de Cannelle............... 25-27. **Cannelles.**

Écorces roulées, brunâtres, à forte
saveur de Girofle........... 29. **Écorce Giroflée.**

Écorces plates, fauves, à odeur
mêlée de Cannelle et de Gi-
rofle..................... 28. **Culilawan.**

Écorces épaisses, d'un brun rougeâtre, marquées de grosses
stries blanchâtres.......... 1. **Écorce de Winter.**

B. Écorce renfermant des glandes
oléo-résineuses:

Écorce à face interne d'un blanc
crétacé uni, à cassure mar-
brée de rouge et de blanc..... 2. **Cannelle blanche.**

Écorce épaisse, à face interne de
couleur foncée............. 3. **Fausse Écorce de Winter**

C. Écorces aromatiques et amères.

Écorce dure, plate, feuilletée.
Saveur parfumée en même
temps amère, odeur de ben-
join..................... 8. **Écorce de Gayac.**

Écorces plus ou moins roulées
ou cintrées, à périderme blanchâtre plus ou moins cre-
vassé. Liber strié finement
dans le sens du rayon. Saveur
âcre, aromatique et amère... 31-33. **Écorces de Croton**
(*Cascarille-Copalchi-Malambo*).

MAGNOLIACÉES.

1. ÉCORCE DE WINTER.

Cortex Winteranus.

La véritable **Écorce de Winter** est produite par le *Drymis Winteri* Forst., espèce de l'Amérique du Sud, et particulièrement de la Patagonie. Mais cette écorce, n'arrivant réellement pas dans le commerce, est le plus souvent remplacée dans les pharmacies par l'écorce du *Cinnamodendron corticosum* Miers. (v. page 12), dont l'apparence et la structure sont toutes différentes.

Il est cependant une écorce de Drymis qui peut être utilisée : c'est celle des *Drymis Granatensis* Mutis, espèce très-voisine du *Drymis Winteri* Forst., avec laquelle quelques auteurs l'ont même identifiée.

Cette écorce est en morceaux cintrés, gros comme le doigt, épais de 4 à 5 millimètres : elle est extérieurement d'une couleur blanchâtre marquée çà et là de petites taches brunes. La coupe transversale montre une surface d'un brun rouge, parcourue de stries blanchâtres. Deux zones qui passent insensiblement de l'une à l'autre s'y font remarquer : la couche extérieure *e-l*, dont les éléments s'étendent dans le sens tangentiel

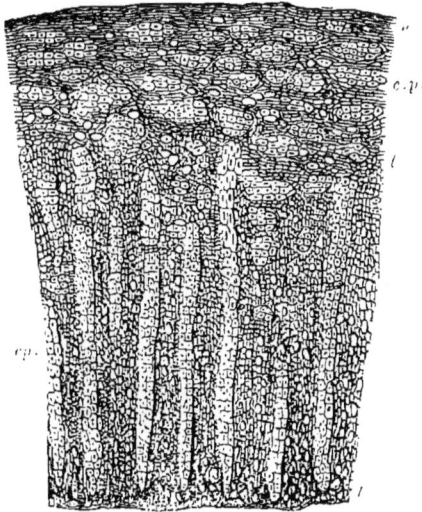

Fig. 281.

Fig. 281. — Écorce de *Drymis Granatensis*.

et la couche interne libérienne *l-l* manifestement rayonnante.

Cette apparence s'explique très-bien quand on examine la structure microscopique : on voit alors, dans la couche extérieure *c-l*, une série de cellules à parois sinueuses brunes, étendues dans le sens de la circonférence, et, au milieu de ce parenchyme, des amas irréguliers, mais étendus transversalement, de grosses cellules *c p*, jaunâtres, à parois épaisses contenant, dans leur petite cavité centrale, une larme de matière oléorésineuse brune rougeâtre. Ces mêmes amas se trouvent dans la zone plus interne, mais ils y forment de larges rayons, qui donnent à cette partie de l'écorce l'aspect strié qu'elle présente. Entre ces rayons se trouve un tissu formé surtout de longues cellules fibreuses, à diamètre mince et à parois peu épaisses, qui constituent le liber de l'écorce.

L'écorce de Winter du *Drymis Winteri*, telle qu'elle se trouve dans le droguier de M. Guibourt, sur un échantillon rapporté de Port-Famine, a les plus grands rapports avec celle que nous venons de décrire. L'apparence extérieure est à peu près la même, mais l'épaisseur beaucoup moindre, quoique cette écorce recouvre une branche de près de 9 centimètres de diamètre. En outre, la zone libérienne, quoique régulièrement striée, est moins compacte et présente moins de stries blanchâtres et beaucoup plus de lacunes. Quant à la structure microscopique, elle est tout à fait analogue et présente les mêmes amas de cellules pierreuses, disposés de la même façon au milieu des autres éléments.

L'écorce de Winter de la Nouvelle-Grenade a une odeur aromatique et une saveur également aromatique et en même temps acre et piquante.

CANNELLACÉES.

Deux espèces donnent des produits à la matière médicale : ce sont la Cannelle blanche et le *Cinnamodendron corticosum* Miers. La structure des écorces est analogue : toutes deux contiennent, au-dessous d'une couche de cellules pierreuses, un parenchyme rempli de grosses cellules à oléo-résine, dans lequel s'avancent des faisceaux libériens, entremêlés eux-mêmes de cellules remplies de la même oléo-résine. Quant à leur distinction, elle est facile : l'une d'elles est un cylindre peu épais, d'un blanc crétacé à la face interne, à cassure granuleuse; c'est la **Cannelle blanche**. L'autre est beaucoup plus épaisse, d'une couleur foncée à la face interne, compacte sur la coupe, de couleur brun rougeâtre, c'est le **Cinnamodendron** ou **Fausse Écorce de Winter**.

2. CANNELLE BLANCHE.

Cannella alba. Costus dulcis.

La **Cannelle blanche** est l'écorce du *Cannella alba* Murray, plante des Antilles, appartenant au groupe des Cannellacées.

Elle arrive dans le commerce en rouleaux cylindriques ou demi-cylindriques, de 2 à 8 centimètres de diamètre, d'un blanc rougeâtre, parsemé de taches d'un jaune fauve, à la surface extérieure, et d'un blanc crétacé à la face interne. L'écorce elle-même a 2 ou 3 millimètres d'épaisseur. Sur la coupe transversale elle a une structure grenue, devenant presque feuilletée dans la couche interne, et elle présente des marbrures mêlées de blanc et de rougeâtre.

L'examen au microscope montre (*fig.* 282) de dehors en dedans les couches suivantes :

1° Une couche subéreuse *s*, qui n'existe que par places là où elle donne à la face extérieure sa couleur jaune-brun;

2° Une couche de cellules pierreuses *c p* d'un jaune citron ou d'un jaune verdâtre, à parois épaisses s'étendant jusque vers le centre de la cellule ;

3° Un parenchyme cellulaire (*p-c*) composé de cellules allongées dans le sens tangentiel, à parois minces, remplies de grains d'amidon. Au milieu du parenchyme se trouvent un

nombre considérable de très-grosses cellules remplies de larmes de substance résineuse brune ;

4° Une zone libérienne *l* composée de faisceaux proéminents
dans la couche précédente et formés de larges cellules fibreuses

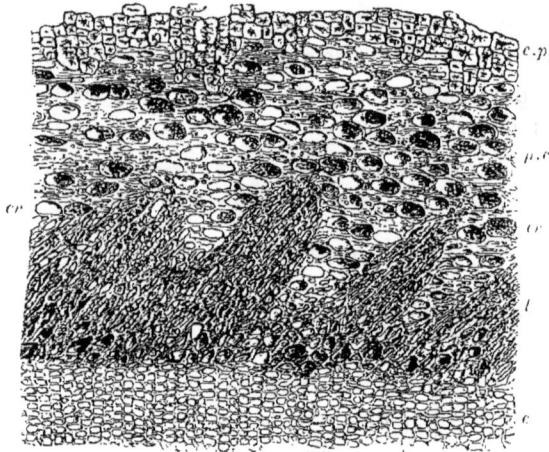

Fig. 282.

à parois épaisses, entremêlées de grosses cellules oléo-résineuses
et parcourue par de minces rayons médullaires formés d'une
ou deux rangées de cellules carrées ;

5° Enfin une mince couche de tissu de cambium *c*, formé de
cellules sans amidon.

La Cannelle blanche a une odeur agréable, une saveur à la
fois amère, aromatique et piquante. Elle contient de l'huile
essentielle, de la résine, une matière amère, de l'amidon et de
la mannite.

3. ÉCORCE DE WINTER DU COMMERCE.

Fausse Écorce de Winter. — *Cortex Winteranus spurius.*

L'Écorce de Winter, qu'on emploie d'ordinaire dans le commerce est, avons-nous dit, l'écorce d'une Cannellacée, qu'on

Fig. 282. — Coupe transversale de *Cannelle blanche.* — *cp*, couches de cellules pierreuses. — *pc*, parenchyme de l'écorce moyenne. — *l*, zone libérienne. — *cr*, cellules oléo-résineuses. — *c*, cambium.

nomme *Cinnamodendron corticosum* Miers. Des rapports nombreux avec la Cannelle blanche se remarquent aussi bien dans l'apparence extérieure que dans la structure de cette substance.

Elle est d'ordinaire en gros rouleaux plus ou moins complets, de 30 à 60 centimètres de long, de 2 à 4 cent. de diamètre, de 4 à 8 millimètres d'épaisseur. La surface extérieure est d'un gris fauve, marqué de nombreuses rides transversales et de petites taches ou élevures circulaires ; la surface interne est d'un gris plus ou moins foncé ou rougeâtre et fortement striée dans le sens de la largeur. La coupe transversale montre une surface brun-rouge, dense, marquée de taches rougeâtres ; on y remarque une disposition en cercles concentriques, coupés à la partie interne de fines stries rayonnantes.

Le microscope montre des couches analogues à celles de la Cannelle blanche :

1° Une zone subéreuse, très-souvent absente.

2° Une zone formée de cellules pierreuses épaisses, jaunes verdâtres, plus large et plus irrégulièrement limitée que dans la Cannelle blanche.

3° La couche de parenchyme à cellules allongées tangentiellement, contenant de l'amidon et mêlées d'un grand nombre de grosses cellules oléo-résineuses. Cette couche est beaucoup plus étroite que dans la Cannelle blanche.

4° La zone la plus développée ou zone libérienne : elle est formée essentiellement de grosses cellules fibreuses à parois d'un brun rougeâtre, contenant souvent à l'intérieur de la matière épaisse, brun noirâtre, entremêlées tantôt de cellules amylacées, tantôt de cellules remplies de grosses larmes oléo-résineuses : ces deux derniers éléments alternent souvent en couches assez régulières, étendues dans le sens tangentiel, de manière à donner la disposition en couches concentriques à cette partie de l'écorce. En outre, le tissu libérien est parcouru par des rayons médullaires. dont un grand nombre de cellules contiennent de gros cristaux étoilés.

5° Enfin on remarque souvent à l'intérieur une couche de cellules cambiales, parfois mêlées de quelques vaisseaux spiralés.

Cette écorce a une odeur agréable et aromatique ; sa saveur est un peu amère, âcre et piquante. Elle contient de l'huile essentielle, une résine, de la matière colorante et de l'amidon.

HIPPOCASTANÉES.

4. ÉCORCE DE MARRONNIER D'INDE.

Cortex Hippocastani, Cortex Castaneæ equinæ.

L'Écorce de Marronnier d'Inde est donnée par l'*Æsculus Hippocastanum* L., arbre originaire de la Perse et des parties septentrionales des Indes, cultivé dans nos jardins et nos promenades. On recueille l'écorce des branches de deux ou trois ans, et on l'apporte desséchée dans nos pharmacies.

Elle est en morceaux cintrés ou roulés, de 2 à 3 millimètres d'épaisseur, d'un gris brunâtre à la surface, couverts de petites verrues subéreuses et assez souvent de lichens blancs ou jaunes, et marqués, à la hauteur des nœuds, de deux cicatrices opposées, qui sont la trace des feuilles. La face interne de l'écorce est lisse et d'un blanc légèrement teinté d'un jaune rose. La cassure est finement fibreuse et feuilletée dans les couches internes, grenue dans les couches extérieures. Le suber grisâtre se détache facilement des parties sous-jacentes.

Les couches extérieures d'une couleur brune sont formées de cellules subéreuses aplaties, rangées de dehors en dedans en plusieurs séries. Au-dessous, l'écorce moyenne se montre avec sa couleur d'une jaune rougeâtre, formée d'un parenchyme de cellules remplies de chlorophylle ou d'amidon et de très-gros cristaux d'oxalate de chaux. De nombreuses cellules pierreuses se font remarquer dans cette zone ; elles forment quelquefois une ligne continue, parallèle aux feuillets du liber ou écorce interne. Cette dernière portion est composée de couches, assez nettement alternantes, de parenchyme semblable à celui de l'écorce moyenne, ayant les mêmes éléments, et de tissu libérien, contenant comme partie essentielle des faisceaux fibreux. Ces faisceaux sont gros dans les parties extérieures du liber et formés d'un certain nombre de cellules fortement liées ensemble ; mais, à mesure qu'on se rapproche de la face interne, on les voit diminuer de grosseur, les cellules fibreuses s'isolent davantage, et de nombreux rayons médullaires en zigzags s'interposent entre eux.

L'Écorce de Marronnier d'Inde n'a pas d'odeur marquée; elle a une saveur astringente et amère. Elle contient deux glucosides, l'*Æsculine* et la *Fraxine*, un tannin particulier, de la résine, etc., etc.

CÉDRÉLACÉES.

5. ÉCORCE DE CAIL-CEDRA.

Cortex Cail-Cedræ, *Cortex Chinæ Senegalensis seu Sewietinæ Senegalensis.*

L'**Écorce de Caïl-Cedra** est produite par le *Khaya Senegalensis*, *Swietina Senegalensis*, arbre de la Sénégambie.

L'écorce, telle que nous l'avons dans nos droguiers, est en gros morceaux plats ou cintrés, épais de 7 à 8 millimètres, recouverts à la surface d'une partie subéreuse gris blanchâtre ; à surface interne irrégulière, de couleur brune ; à cassure grenue vers l'extérieur, montrant dans les trois quarts intérieurs une succession assez régulière de couches alternativement blanches et d'un brun rougeâtre.

La structure est la suivante : Les couches extérieures d'un gris blanchâtre sont formées d'un certain nombre de rangées de petites cellules cubiques ou tabulaires, qui constituent le suber. Au-dessous se trouve un parenchyme de cellules arrondies, à parois brunâtres, au milieu desquelles se rencontrent un grand nombre d'autres cellules remplies d'une matière résinoïde, colorée très-fortement en brun-rouge. Au milieu de ce parenchyme, on voit des groupes isolés de grosses cellules blanchâtres, qui, au microscope, montrent leurs parois fortement épaissies, d'un blanc brillant et comme nacré par transparence, et parcourues de canalicules qui rayonnent du centre de la cellule vers la surface. Ces cellules pierreuses forment des groupes plus réguliers à mesure qu'on avance vers la zone libérienne. Là elles constituent les couches parallèles aux faces de l'écorce, qui alternent avec le tissu libérien. Ce dernier tissu contient, avec de nombreuses cellules remplies de matière résinoïde colorante, des fibres libériennes fines, qui s'étendent dans le sens de la longueur de l'écorce.

L'écorce de Caïl-Cedra a une saveur franchement amère. — Cette propriété est due à un principe résinoïde amer, que M. Eug. Caventou en a retiré, et qu'on a nommé *Caïlcédrine*.

SIMAROUBÉES.

6. ÉCORCE DE SIMAROUBA.

Simarouba de la Guyane. — *Cortex Simaroubæ seu Simarubæ Guyanensis.*

L'Écorce officinale de Simarouba est produite par le *Simarouba* de la Guyane, *Simarouba officinalis* DC. (*Simarouba amara* Aublet., non Hayne. — *Quassia Simarouba* L. non Wight.).

Cette écorce nous arrive dans le commerce en longs fragments, légèrement cintrés, ou aplatis, de 5 à 6 cent. de large, de 2 à 3 millim. d'épaisseur. La face externe est couverte d'une couche subéreuse, de couleur blanc jaunâtre, légèrement marquée de petites élevures verruqueuses et de lignes saillantes transversales, assez régulièrement disposées à la distance de 1 et demi à 2 cent. Parfois cette partie subéreuse est enlevée et met à découvert la couche sous-jacente de couleur fauve foncée. La face interne est composée de fibres plates appliquées les unes contre les autres, mais qui se séparent facilement en donnant alors une surface très-grossièrement fibreuse. Il est difficile ou impossible de couper l'écorce transversalement : dans le sens de la longueur, elle se déchire en fragments irréguliers. La coupe transversale, faite nettement avec l'instrument tranchant, montre une zone interne (libérienne) striée, occupant plus des trois quarts de l'écorce, et des couches extérieures granuleuses.

Examinées au microscope, ces diverses zones montrent les tissus suivants : tout d'abord des couches subéreuses formées de cellules, appliquées les unes contre les autres ; puis, un parenchyme à cellules étendues tangentiellement, mêlées çà et là de cellules contenant une matière oléo-résineuse et de grosses cellules pierreuses tantôt isolées, tantôt en groupes étendus transversalement. Cette zone parenchymateuse est assez mince ; les rayons de tissus libériens, qui caractérisent la zone interne, pénètrent jusqu'à très-peu de distance du suber et ne lui laissent par suite que très-peu de largeur.

Quant à la zone libérienne, qui fait la partie principale de l'écorce, elle se compose d'un parenchyme à cellules contenant le plus souvent des cristaux polyédriques, alternant avec des couches de véritable tissu libérien, formé de grosses cellules fibreuses groupées en paquets. Ces paquets ou faisceaux courent en ondulant dans le sens de la longueur de l'écorce ; ils se rapprochent et s'anastomosent entre eux, et ils sont d'ordinaire accompagnés de grosses cellules pierreuses qui s'accolent à leur surface. Toute cette zone est régulièrement parcourue de nombreux rayons médullaires, à cellules assez grosses, étendues dans le sens radial. D'abord minces et composés de deux rangées de cellules, ils s'élargissent vers les couches périphériques, empiétant sur le tissu libérien proprement dit et réduisant de plus en plus sa largeur, de façon à lui donner l'apparence de coins, qui pénètrent en ondulant dans le parenchyme cortical.

L'écorce de Simarouba est très-amère. Elle doit cette amertume à un principe qu'on a rapproché de celui du Quassia
amara.

7. ÉCORCE D'ANGUSTURE.

Écorce d'Angusture vraie. — *Cortex Angusturæ seu Angostoræ*.

L'**Écorce d'Angusture** vraie est donnée par le *Galipea officinalis* Hancock, plante des bords de l'Orénoque, dans l'Amérique
méridionale.

Cette écorce nous arrive dans le commerce en fragments
cintrés coupés en biseau sur les bords, d'une longueur variable,
ayant environ 2 cent. de largeur et une épaisseur de 2 à 3
millim. La surface extérieure est recouverte d'un tissu subéreux, plus ou moins épais et plus ou moins fongueux, d'un
gris fauve, ou d'un brun parsemé de taches blanchâtres. La
face interne est d'un jaune rougeâtre, quelquefois unie, le plus
souvent marquée de stries longitudinales. La cassure est nette,
comme résineuse et montre, dans la coupe transversale :
une ligne extérieure formée par le suber blanchâtre ; une
couche moyenne de couleur fauve, dans laquelle la loupe fait
découvrir de nombreux points brillants, blancs, dus à la présence de gros cristaux ; et une zone interne plus épaisse, de
structure feuilletée et marquée de faisceaux onduleux brunâtres, qui s'avancent en pointe vers la périphérie de l'écorce. Ces
faisceaux brunâtres écartés vers la périphérie, sont rapprochés
dans la couche interne et striés par des rayons médullaires.

La description précédente se rapporte aux fragments les plus
ordinaires ; on en trouve parfois dans le commerce qui sont
aplatis, à périderme dense ; d'autres à périderme extrêmement
fongueux, mais tous présentent la même cassure et une structure analogue.

Examinés au microscope, ils montrent de dehors en dedans :
une zone subéreuse, très-marquée, formée de cellules à parois
peu colorées et minces dans les rangées extérieures ; à sa

limite externe cette première zone contient un assez grand
nombre de cellules pierreuses, à parois jaunes verdâtres peu
transparentes, très-épaissies. Ces cellules ne forment pas une
série continue, mais bien des groupes allongés dans le sens
tangentiel, et placés à des distances très-inégales les unes des
autres. En dedans, se rencontre une couche assez mince de
parenchyme, à cellules allongées dans le sens tangentiel, contenant çà et là des groupes de cellules pierreuses et, tout à
fait sur sa limite, des faisceaux de cellules fibreuses à gros diamètre, à parois très-épaisses, remplissant toute la capacité
des cellules : c'est le commencement de la zone interne ou libérienne proprement dite. Cette dernière se compose d'un
tissu libérien et de rayons médullaires formés de cellules radiales, placées d'abord sur 3 ou 4 rangs seulement, mais qui s'é-
largissent considérablement vers les couches périphériques de
manière à rétrécir et appointir le tissu libérien proprement
dit. Ce tissu est formé de cellules étendues dans le sens de
la longueur de l'écorce, mais dont quelques-unes seulement
se terminent en biseau, et peuvent porter le nom de cellules
fibreuses.

Toutes ces cellules sont assez régulièrement arrangées en lignes rayonnantes : mais, en même temps, elles offrent des couches concentriques alternantes de densité différente ; cinq ou
six rangées de cellules à parois minces, étant suivies d'ordinaire
de une ou deux rangées de cellules à parois épaisses et incrustées. De là l'apparence feuilletée que présentent les parties
libériennes de l'Angusture.

Dans les divers tissus que nous venons d'indiquer rapidement,
sauf dans la couche subéreuse, on rencontre de nombreuses
cellules d'un diamètre considérable ; ces cellules contiennent
les unes des huiles essentielles et de la résine, d'autres des cristaux d'oxalate de chaux, en aiguilles disposées en faisceaux (raphides), ou en gros prismes isolés. Ces cristaux se voient comme
des points blancs à la loupe et même à l'œil nu sur les coupes

de l'écorce. En outre, les rayons médullaires et la couche moyenne contiennent dans leurs cellules des grains d'amidon.

L'Angusture vraie a une odeur peu développée dans les échantillons de droguier. Sa saveur est fortement amère, et en même temps aromatique et nauséeuse, laissant une empression piquante sur la langue.

Elle contient de l'huile essentielle et de la *Cusparine*, substance cristallisable.

On sait qu'à un moment l'on a confondu avec l'Angusture une écorce toxique, produite par le *Strychnos Nux-Vomica* L. Des différences très-marquées existent cependant entre ces deux écorces, comme on peut en juger par la description que nous allons donner de la **Fausse Angusture.**

Fausse Angusture. *Cortex Angusturæ spurius. Cortex Strychni.* — Elle est produite par le *Strychnos Nux-Vomica* L., des Indes orientales.

Elle est d'ordinaire en morceaux assez irréguliers, cintrés ou aplatis, à bords épais, coupés carrément. La surface extérieure est recouverte d'un tissu subéreux jaunâtre, et de petites verrues blanchâtres. Dans certains échantillons, c'est une matière fongueuse, assez épaisse, d'une couleur de rouille qui tapisse toute cette surface. La face interne, d'une couleur gris sale, est le plus souvent finement striée. La cassure est assez nette, surtout dans les couches internes, qui ne sont point feuilletées comme celles de la véritable Angusture. Cette cassure montre, aussi bien que la coupe transversale, une ligne épaisse de couleur blanchâtre, placée parallèlement à la surface externe et au quart à peu près de l'épaisseur; cette ligne sépare une zone interne (libérienne) de couleur grisâtre, finement striée, des couches extérieures de couleur plus pâle.

La structure anatomique de cette écorce est bien caractérisée. La zone subéreuse est formée d'un certain nombre de cellules cubiques, de couleur rougeâtre dans les rangées tout à fait extérieures, pâle dans la partie interne. A ces cellules suc-

cède une zone assez large, formée de nombreuses rangées de
cellules à parois plus minces, très-régulièrement placées à côté
les unes des autres en séries à la fois radiales et concentriques, et
qui aboutissent à la ligne blanche, précédemment signalée.
Cette ligne est formée d'une série de grosses cellules pierreuses,
à parois très-épaisses, qui forment une bande à peu près continue de 3 à 4 rangées d'épaisseur. Ces cellules ont, sur la coupe
transversale, un contour ellipsoïde ou arrondi ; elles sont
beaucoup plus allongées dans le sens de l'axe de l'écorce ;
leurs parois sont fortement marquées par divers canaux qui les
traversent jusqu'au centre.

Cette ligne marque le commencement de la zone libérienne,
qui contient, au milieu de rayons médullaires assez larges, de
nombreuses cellules pierreuses disposées en lignes rayonnantes
et entourées par quelques cellules étendues dans la longueur de
l'écorce ; on ne voit nulle part de véritables fibres libériennes.

Les cellules du parenchyme et des rayons médullaires contiennent des grains assez petits d'amidon, mais nulle part
d'huile essentielle ni de cristaux.

L'Angusture fausse a une saveur extrêmement amère, aromatique et piquante comme l'Angusture vraie. Elle est toxique
et contient des principes extrêmement actifs, de la Strychnine
et surtout de la Brucine.

Il n'est pas nécessaire d'insister beaucoup pour montrer les
différences entre la fausse écorce d'Angusture et la vraie. La
forme irrégulière des morceaux à bords épais, coupés carrément ;
la présence de la substance ocreuse à la surface ; la couche gris
sale de la face interne ; la cassure feuilletée ; l'existence sur la
coupe transversale et sur la cassure de la ligne blanche de cellules pierreuses suffisent, indépendamment des caractères microscopiques, pour reconnaître l'écorce du *Strychnos*. Ajoutons
que, si l'on touche la surface interne par l'acide nitrique, elle
se colore en rouge de sang, tandis que cet acide ne produit sur
la face interne de l'Angusture vraie qu'une teinte jaune foncé.

Le même acide produit sur la substance couleur de rouille de la face externe une coloration d'un vert noirâtre.

ZYGOPHYLLÉES.

8. ÉCORCE DE GAYAC.

Cortex Guajaci.

L'**Écorce de Gayac** est produite par le *Guajacun officinale* L., arbre des Antilles.

L'écorce, telle qu'elle arrive dans les pharmacies, est en morceaux plats ou cintrés, à surface extérieure irrégulière, d'un gris brun ou verdâtre par places. La surface interne de couleur jaunâtre, est lisse; vue à la loupe, elle montre de fines stries longitudinales coupées régulièrement par des lignes transversales. La cassure est comme feuilletée dans la plus grande partie de l'épaisseur.

Les divers tissus qu'on remarque de l'extérieur à l'intérieur sont tout d'abord un certain nombre de rangées de cellules subéreuses, coupées par des cellules épaisses, qui isolent des plaques péridermiques; ces plaques en tombant produisent les inégalités très-marquées de la surface. La partie la plus développée de l'écorce est la zone libérienne, dont la structure est manifestement feuilletée. Elle est formée de couches alternantes de parenchyme et de tissu libérien, coupées par de minces rayons médullaires. Le parenchyme est formé de cellules quadrangulaires, contenant ou de l'amidon, ou de gros cristaux prismatiques, terminés en pyramides à leurs extrémités. Ces cellules ont toutes la même longueur, de même que les cristaux, et elles sont si régulièrement rangées à côté les unes des autres, qu'elles forment sur la coupe en longueur des lignes régulières longitudinales coupées par des lignes transversales, marquant la jonction des séries superposées. Le tissu, qui se trouve entre ce parenchyme, est formé de cellules libériennes et de cellules pierreuses étendues dans le sens longitudinal. Les cellules pierreuses sont à peu près seules dans les rangées les plus externes, elles sont accompagnées de cellules fibreuses dans les rangées moyennes, elles disparaissent presque complétement pour laisser place aux cellules du liber dans la partie la plus interne. Tous ces éléments ont du reste à peu près la même hauteur que celle des cellules du parenchyme. Les rayons médullaires sont formés d'une seule rangée de cellules dans le sens transversal, et, dans le sens longitudinal de 5 à 6 rangées, dont l'ensemble atteint la hauteur des éléments étendus dans le sens de l'axe.

La saveur de l'écorce de Gayac est amère; l'odeur agréable, surtout lorsqu'on la chauffe. Elle contient une résine différente de celle du bois, une matière gommeuse, des cristaux de matière minérale, etc.

On reçoit aussi l'*Ecorce du Gayac tétragone* (*Gayacum sanctum*), qui croît à Saint-Domingue, à Porto-Rico et au Mexique. C'était même la seule écorce qui arrivât autrefois comme officinale. La surface extérieure est beaucoup plus irrégulière; les plaques qui s'en détachent étant plus développées et laissant des impressions conchoïdes, de diverses nuances. Le liber est plus dense, de couleur foncée; la surface interne est manifestement striée dans le sens longitudinal et de couleur livide. La structure intime est du reste analogue à celle du Gayac officinal.

LÉGUMINEUSES.

9. ÉCORCE D'ALCORNOQUE.

Cortex Alcornoco, Alcornoque, Chabarro.

L'**Écorce d'Alcornoque** est donnée par le *Bowdichia virgiloides* H. B. K., arbre du groupe des Césalpiniées, sauvage dans le Venezuela.

Cette écorce est en gros morceaux, légèrement cintrés, de 1 centimètre d'épaisseur. La surface extérieure d'un brun foncé, portant des parties verruqueuses couleur de rouille, est assez profondément crevassée par de nombreuses fentes longitudinales et par des fentes transversales beaucoup plus espacées. Cette partie extérieure se détache quelquefois par plaques, laissant voir un tissu sous-jacent brunâtre ou rougeâtre. La face interne d'une couleur jaunâtre est régulièrement striée dans le sens longitudinal. La cassure est grenue dans les trois quarts extérieurs; elle est à la fois fibreuse et feuilletée dans le reste de l'écorce; cette partie libérienne étant formée comme de longues et étroites plaques de liber appliquées les unes contre les autres.

Sur la coupe transversale, le suber crevassé irrégulièrement se montre formé de cellules cuboïdes à parois minces, entre-mêlées de nombreuses cellules remplies d'une matière résinoïde colorée en brun. Au-dessous, l'écorce moyenne montre un parenchyme, formé de cellules à parois minces colorées et de cellules remplies de matière rouge-brun, enveloppant des groupes nombreux de cellules pierreuses, à parois jaunâtres transparentes : ces groupes sont d'abord assez irrégulièrement distribués dans le tissu. Vers la zone libérienne, les cellules pierreuses s'arrangent de manière à former des couches alternantes avec le parenchyme, et elles sont en outre coupées radialement par des lignes étroites de ce tissu parenchymateux, si bien que les groupes de couleur blanche forment dans le tissu brun des figures quadrangulaires très-régulièrement disposées à côté les unes des autres, à la fois tangentiellement et radialement. Cette zone passe peu à peu à la zone libérienne, dans laquelle les cellules pierreuses sont d'abord accompagnées, puis rempla-cées par des cellules fibreuses, alternant avec un parenchyme analogue à celui de l'écorce moyenne. De nombreux rayons médullaires coupent cette zone interne.

L'écorce d'Alcornoque a une saveur astringente et amère.

10. **BARBATIMAO.**

Cortex Barbatimao.

On désigne sous ce nom deux écorces analogues, produites toutes deux par des Légumineuses Mimosées :

1° L'une d'elles est l'écorce du *Pithecollobium Avaremontemo* Mart. (*Inga Avaremontemo* Endlich. *Mimosa cochliocarpos* Gomez).

Elle est en morceaux cintrés ou enroulés, formés de deux parties bien distinctes, qui se séparent facilement l'une de l'autre. La partie extérieure ou péridermique n'existe que par places : elle est épaisse, brune, très-profondément crevassée à la surface, remarquable par l'enduit blanc crétacé dont elle est recouverte. La partie fondamentale de l'écorce est d'un brun rougeâtre très-foncé sur la face externe, plus pâle sur la face interne, qui est fortement et grossièrement striée dans le sens longitudinal et comme formée de grosses fibres aplaties, appliquées les unes contre les autres : tous ces éléments sont imprégnés d'un suc gommeux, qui forme souvent des larmes à la surface.

La coupe transversale faite avec soin montre, dans les couches péridermiques, un fond brunâtre, alternant avec des lignes plus pâles, et, dans la partie principale, un tissu compacte et assez uniforme. Le périderme est formé de couches alternatives de cellules à parois minces, qui sur les rangées extérieures sont colorées en brun et remplies d'une matière résinoïde rougeâtre, et de cellules ligneuses à parois épaisses, rangées en groupes isolés ou en lignes parallèles aux faces. Le tissu fondamental, celui de la zone libérienne, montre aussi des couches alternantes. Les unes sont formées d'un tissu parenchymateux, remarquable par la présence de nombreux groupes oblongs de grosses cellules contenant de la gomme ; les autres contiennent de nombreuses cellules fibreuses serrées les unes contre les autres. Le tout est parcouru par des rayons médullaires qui les coupent en travers.

La saveur de cette écorce est mucilagineuse et astringente, à peine amère.

2° L'autre écorce est celle qu'on a désignée sous le nom de *Cortex astringens brasiliensis* ou de *Barbatimao verus.* Elle est donnée par le *Striphnodendron Barbatimao* Martius (*Inga Barbatimao* Endlicher, *Acacia astringens* Reise).

Cette écorce est en morceaux cintrés, recouverts du périderme, qui est assez fortement adhérent aux couches sous-jacentes. Cette portion extérieure est profondément crevassée longitudinalement et transversalement, la surface est d'un brun rougeâtre marqué çà et là de plaques grisâtres. — La face interne est d'un brun plus pâle, grossièrement striée en longueur.

La coupe transversale montre, dans le périderme, un tissu brun foncé, marqué de taches plus pâles, qui proviennent de groupes de cellules pierreuses assez irrégulièrement distribuées dans la couche. La partie libérienne montre des alternances de couches de nuance différente. La structure présente des caractères analogues à ceux de la première écorce. Les cellules gommeuses y sont aussi développées.

11. MOUSSENA.

Écorce de Moussena. — *Moucœna, Boussena.*

On a désigné sous le nom de **Moussena** une écorce anthelminthique, produite en Abyssinie par l'*Albizzia anthelminthica* A. Brongn.

Cette écorce arrive dans nos droguiers en morceaux longs et larges, légèrement cintrés, de 4 à 6 millimètres d'épaisseur. La surface extérieure est lisse, d'un gris un peu brunâtre, marquée de petites verrues, souvent dépouillée de la couche mince subéreuse, qui laisse à découvert soit une mince couche verdâtre, soit le tissu jaune blanchâtre de la partie moyenne de l'écorce. La face interne est d'un blanc très-légèrement jaunâtre, grossièrement striée dans le sens de la longueur, ou formée comme de bandes fibreuses appliquées les unes contre les autres.

En-dessous des minces couches extérieures, la cassure est manifestement grenue sur la plus grande partie de la largeur; elle est fibreuse et très-finement feuilletée dans la zone interne.

La structure des diverses parties est la suivante. Tout d'abord des séries très-régulières de cellules aplaties, qui forment les couches extérieures subéreuses. Au-dessous, l'écorce moyenne, qui occupe la plus grande partie de l'épaisseur totale, montre dans un parenchyme à parois assez étroites de nombreuses cellules pierreuses, rangées par groupes denses, étendus en général dans le sens parallèle aux faces. A l'intérieur, la zone libérienne est formée de faisceaux de fibres libériennes, accompagnés de cellules à cristaux et de tissu cribreux, et séparés entre eux par un parenchyme à cellules amylacées. Des rayons médullaires peu évidents coupent radialement ce tissu.

L'odeur du Moussena est peu marquée : la saveur est un peu astringente et acidule. Il contient une matière qu'on a nommée *Moussenine* et qui rappelle la Saponine.

ROSACÉES.

12. ÉCORCE DE PANAMA.

Écorce de Quillaja savonneux. — *Cortex Quillajæ.*

On donne le nom d'**Écorce de Panama** au produit d'une espèce du Chili appartenant au genre *Quillaja* d'Endlicher (*Smegmadermos* de Ruiz et Pavon). L'espèce, qui la donne, paraît être le *Quillaja Smegmadermos* DC. (*Smegmadermos emarginatus* Ruiz et Pavon).

L'écorce se présente d'ordinaire en grands morceaux de près de 1 mètre de long sur 1 décimètre de large et 6 à 8 millimètres d'épaisseur. La surface extérieure est le plus souvent dépouillée de son périderme, qui ne se rencontre que çà et là par plaques brunâtres, assez épaisses et assez profondément crevassées. La

partie qui reste après la chute des portions extérieures, est réduite à peu près aux couches du liber, dont la couleur est d'un
blanc très-sale et largement taché de brun, surtout sur la face
extérieure. La face interne est assez lisse. La structure du liber
est grossièrement fibreuse, et, lorsqu'on casse ces fibres, il s'en
échappe une poussière composée en grande partie de petits
cristaux, poussière qui est très-âcre et très-irritante. Les paquets de fibres libériennes, d'aspect brunâtre et corné, sont
séparées entre elles par des lignes de parenchyme, qui se croisent en limitant des figures quadrangulaires. Les cellules de
ce parenchyme contiennent une petite quantité d'amidon et les
nombreux cristaux de l'écorce.

La saveur du Quillaja est d'abord peu marquée ; mais, au
bout de quelque temps, elle devient extrêmement âcre. Elle
est due à la présence d'une grande quantité de *Saponine*.

MYRTACÉES.

13. ÉCORCE DE RACINE DE GRENADIER.

Cortex Granati radicis.

Le **Grenadier** (*Punica Granatum* L.) est originaire de la région
méditerranéenne, où il pousse dans les haies vives, qu'il orne
de ses belles fleurs rouges.

Sa racine fournit à la matière médicale une écorce, estimée
comme vermifuge, qu'on trouve dans les pharmacies en morceaux complétement enroulés ou simplement cintrés. La longueur du cylindre ainsi formé est très-variable : son diamètre
est de 1 à 4 centimètres, l'épaisseur de l'écorce de 1 millimètre
à 1,5 millimètre environ. La surface extérieure convexe de ces
cylindres est revêtue d'une couche subéreuse, lisse dans les jeunes
échantillons, inégale dans les échantillons plus âgés, dans lesquels des parties de suber se détachent, par plaques irrégulières
allongées, de façon à ce que les traits saillants forment comme
un réseau à larges mailles. Ce suber est d'un gris blanchâtre

ou brunâtre, et porte souvent des taches de lichens foliacés ou
crétacés. La cassure de l'écorce est nette et met en évidence, au
dedans de la ligne du suber, une couche épaisse d'un jaune verdâtre, finement striée à la fois dans le sens radial et dans le sens
de la circonférence. Cet entrecroisement de lignes perpendiculaires entre elles, et les petits carrés qui en résultent, ne se

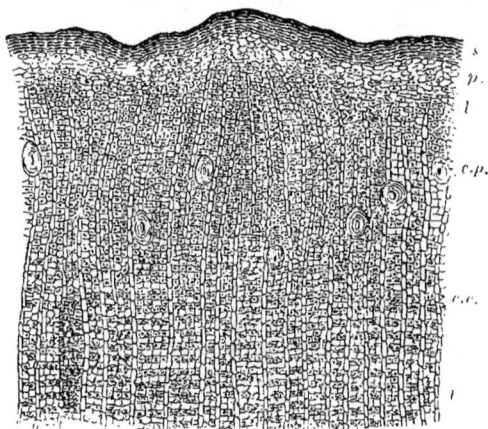

Fig. 283.

voient bien qu'à la loupe. La face interne est d'un fauve
cannelle un peu jaunâtre, elle est lisse, sans stries ni élevures.

L'examen microscopique montre une structure très-caractéristique dans la large zone libérienne, qui à elle seule occupe
au moins les 4/5 de l'épaisseur totale de l'écorce. Cette zone ne
contient aucune trace de cellules libériennes, mais à leur place
des lignes formées d'une ou deux rangées de cellules, soit vides,
soit remplies de petits grains d'amidon, alternant avec des lignes
parallèles d'une rangée de cellules contenant de gros cristaux
étoilés d'oxalate de chaux. Les cellules sont toutes de même
figure sur la coupe transversale, à peu près rectangulaires, légèrement allongées dans le sens tangentiel; mais sur la coupe longi-

Fig. 283. — Écorce de Grenadier, coupe transversale. — *s*, suber. — *p*, parenchyme
cortical. — *l, l,* zone libérienne. — *c.p,* cellules pierreuses. — *c.c,* cellules à cristaux.

tudinale, on voit les cellules à cristaux, très-courtes et de forme
presque carrée, empilées régulièrement les unes au-dessus des
autres, tandis que les cellules amylacées sont quatre ou cinq fois
plus longues, mais toujours terminées carrément et non en biseau
comme les cellules fibreuses. C'est à cette alternance de lignes
parallèles de structure différente que sont dues les stries transversales qui frappent l'œil, armé de la loupe. Les stries radiales
sont dues aux rayons médullaires qui parcourent aussi très-
régulièrement la zone libérienne. Formés d'une ou deux rangées de cellules radiales, ces rayons s'étendent depuis la face
interne jusqu'à une zone parenchymateuse très-mince, recouverte immédiatement par un suber à cellules placées sur plusieurs rangées. Dans les diverses parties de la zone interne,
et vers sa limite extérieure, on voit un certain nombre de
grosses cellules, à parois épaisses jusqu'au centre, tantôt isolées, tantôt groupées deux à deux. Ces cellules occupent d'ordinaire toute la largeur de l'intervalle compris entre deux
rayons médullaires.

L'écorce de racine de grenadier a une saveur acerbe, légèrement amère. Elle colore la salive en jaune et contient une assez
grande quantité de tannin, ce qui lui donne, sous l'action des
sels de fer, une coloration bleu noirâtre. Elle contient en outre
une substance assez mal déterminée, nommée *Punicine*, et
une matière sucrée qu'on a nommée *Granatine*.

La coloration qu'elle acquiert sous l'influence des sels de fer
permet de distinguer facilement l'Écorce de Grenadier de l'**É-
corce de Buis**, qu'on pourrait confondre avec elle, mais qui
reste insensible à l'action de ces réactifs. De plus, la racine de
Buis ne colore pas en jaune la salive et elle a une saveur amère
très-marquée. L'aspect extérieur et les caractères de la structure
sont d'ailleurs assez différents. L'écorce de Buis se présente,
en effet, en morceaux très-irréguliers roulés en cylindres de
8 à 15 centimètres de diamètre et de 1/2 à 1 millimètre
d'épaisseur. Cette écorce se compose de deux couches bien dis-

tinctes, l'une gris blanchâtre, comme fongueuse à la surface, parcourue de nombreuses rides très-profondes et irrégulières. Cette portion se détache facilement de la couche interne jaunâtre, beaucoup plus dense, lisse et d'une couleur jaune presque safranée à la face interne. Sur la coupe transversale, la zone extérieure, formée d'un suber et d'un parenchyme cellulaire, est un peu plus épaisse que l'autre zone finement striée dans le sens radial, et en même temps comme irrégulièrement feuilletée par la présence de lignes denses pénétrant transversalement dans le tissu cellulaire du parenchyme cortical. La zone interne ou libérienne se colore en bleu par l'iode, et montre, au microscope, un tissu régulièrement formé de nombreuses fibres libériennes à parois assez épaisses, contenant de l'amidon dans leur intérieur et des rayons médullaires rectilignes à cellules étendues dans le sens radial, contenant aussi de l'amidon.

La présence de la zone blanchâtre fongueuse épaisse, l'absence de cellules à cristaux, remplacées par de véritables fibres libériennes, sont les traits saillants de cette structure, qui différencient nettement cette écorce de celle des Grenadiers.

Quant à l'écorce de Berberis ou d'Épine-vinette, qui a été aussi employée quelquefois pour falsifier celle du Grenadier, elle se distingue très-facilement de prime abord : par sa couleur d'un jaune très-marqué dans les couches intérieures, par son amertume et par son indifférence vis-à-vis des sels de fer.

RUBIACÉES.

14-22. QUINQUINAS.

On donne ce nom à un certain nombre d'écorces amères, produites par diverses espèces du genre *Cinchona* de la famille des Rubiacées. Ces plantes se trouvent disséminées çà et là dans les forêts de la Cordillère des Andes, entre le 10° latitude N. et le 19° latitude S., c'est-à-dire depuis le Venezuela et le Nord de la Nouvelle-Grenade jusque dans la Bolivie, à travers la républi-

que de l'Équateur et le Pérou. Elles ne descendent pas au-dessous de 1200 mètres sur les flancs des Andes, et arrivent à un niveau de 3000 et même, pour quelques-unes, de 3200 mètres. Les
localités, où elles croissent, forment, dans leur distribution géographique, une longue bande interrompue çà et là, courant dans
la direction des Cordillères, figurant dans son ensemble une
vaste courbe à concavité tournée vers le bassin des Amazones,
dont elle semble former la limite occidentale.

Les divers pays qui sont traversés par cette couche exploitent chacun des espèces spéciales de quinquinas. Les centres
de production de la Nouvelle-Grenade sont : d'une part, la
région située au S. S.-O. de Bogota, et d'autre part les localités placées autour de Popayan et de Pitayo. Ces écorces
sont envoyées aux ports de Carthagène ou de Sainte-Marthe
sur l'Atlantique, très-rarement à Buenaventura sur le Pacifique,
et c'est par cette voie qu'elles arrivent en Europe. La république de l'Équateur a également deux centres principaux de production : les environs du Chimborazo qui fournissent les écorces
de Quinquina rouge, et la région si célèbre de Loxa, où les quinquinas ont été le plus anciennement exploités. Les ports d'embar-
quement sont : pour les uns Guayaquil, pour les autres Payta,
dans le Pérou. Le Pérou proprement dit nous fournit : les écorces des environs de Huanaco, qui s'embarquent d'ordinaire à
Lima, et, dans les districts les plus rapprochés de la Bolivie, les
écorces de Calisaya. C'est cependant la Bolivie qui nous fournit
surtout cette dernière espèce, qui vient d'ordinaire par la voie
d'Arica, dans le Pérou.

En outre les Hollandais et les Anglais ont eu l'idée de trans-
porter ces plantes si importantes dans leurs colonies de l'Inde.
Java d'une part, de l'autre Ceylan, la côte de Malabar et le
Bengale, où les *Cinchonas* se sont parfaitement établis, commencent à nous envoyer des écorces au moins aussi riches, et
même plus actives que celles qui nous viennent des pays d'origine. Des procédés particuliers, surtout l'application de la

mousse à la surface des troncs de Chinchona ont produit de très-heureux résultats et doublé parfois la proportion des alcaloïdes des Quinquinas.

Les écorces de Quinquinas présentent un certain nombre de caractères généraux, qui permettent de les distinguer des écorces d'espèces, appartenant soit à des familles différentes, soit à des genres de Rubiacées extrêmement voisins.

Elles peuvent se présenter sous deux formes : en cylindres, variant de grosseur depuis celle d'une plume jusqu'à celle du doigt (écorces roulées), ou en plaques plus ou moins épaisses, (écorces plates) et généralement dépouillées à leur face externe des couches les plus extérieures. Les unes et les autres ont une saveur à la fois amère et astringente. Ce caractère est constant. Tantôt, il est vrai, l'amertume domine et masque presque l'astringence (surtout dans les grosses écorces), tandis que, dans les écorces roulées, le contraire tend à se produire, mais les deux saveurs sont toujours faciles à constater avec un peu d'attention. A ce caractère organoleptique, qui serait insuffisant, il faut ajouter ceux que nous donne la structure particulière de ces écorces. Dans les écorces de quinquina, les fibres libériennes présentent une disposition caractéristique ; elles sont isolées ou réunies en petits groupes, qui n'affectent aucun arrangement régulier, de telle sorte qu'on ne voit sur la coupe transversale ni les stries radiales de beaucoup d'écorces, ni la disposition feuilletée de beaucoup d'autres. Si on étudie au microscope les diverses parties qui se rencontrent dans les quinquinas, on voit de l'extérieur à l'intérieur :

1° Une portion subéreuse, formée d'un certain nombre de rangées de cellules aplaties de dehors en dedans, vides ou remplies de substance colorante rouge.

2° Une écorce moyenne, formée d'un parenchyme de cellules étendues tangentiellement, remplies soit de chlorophylle, soit de grains d'amidon, soit de cristaux. Au milieu de ces cellules se trouvent, parfois dispersées, des cellules à parois épaisses, qu'on

nomme cellules pierreuses. Vers la partie interne, on voit, surtout dans les écorces jeunes, un certain nombre de lacunes ou
plutôt de vaisseaux laticifères, contenant des sucs propres.

3° Le liber proprement dit est formé, au milieu d'un parenchyme, analogue à celui de la zone précédente, d'un certain
nombre de cellules fibreuses, isolées ou groupées entre elles en
petit nombre. Des rayons médullaires assez différents en dimension traversent cette zone. Ils sont formés de deux ou trois
rangées de cellules, d'abord étendues radialement, mais qui, en
s'approchant des couches extérieures, s'élargissent transversalement de manière à prendre tout à fait l'apparence de celles
du parenchyme de l'écorce moyenne, avec lequel elles se confondent.

Des différences assez importantes peuvent être signalées dans
cette dernière zone, suivant les espèces de quinquinas auxquels
on a à faire. Nous indiquerons tout de suite deux types assez
distincts, établis par M. Weddell, et qui ont de l'importance,
parce qu'ils répondent assez bien au plus ou moins de valeur
des écorces commerciales.

Dans les écorces de *Calisaya*, les fibres libériennes sont fines,
courtes, peu adhérentes entre elles, et forment ainsi un liber
à éléments très-fins, qui se détachent facilement en une sorte
de poussière ou de très-fines aiguilles, pénétrant dans la peau
et y produisant un prurit désagréable.

Dans le type opposé, celui des écorces du *Cinchona pubescens*
Wedd., le liber a de très-grosses cellules fibreuses réunies
plusieurs ensemble et fortement adhérentes les unes avec les
autres. Il en résulte une structure fibreuse beaucoup plus grossière, qui ne donne pas la poussière pruriente du Calisaya.

Les bonnes espèces de Quinquina, celles qui sont le plus estimées, ont toutes une structure du liber, qui se rapproche plus
ou moins de celles du Calisaya : les espèces inférieures, qu'il
convient de rejeter, rappellent au contraire celles du *Cinchona
pubescens* Vahl.

Il est une autre circonstance de la structure dont il faut tenir compte dans l'étude des quinquinas, surtout dans les écorces plates. Nous avons dit que, dans beaucoup d'écorces, des lames d'un tissu serré pénètrent dans les diverses zones et détachent des parties vivantes des plaques qu'on appelle *péridermiques*. Dans les écorces plates, de quinquinas, ce périderme n'existe plus, en effet, soit qu'il soit tombé naturellement, soit qu'on l'ait artificiellement enlevé. Mais les plaques, qui ont ainsi disparu, peuvent avoir une épaisseur très-différente suivant les espèces. Tantôt, comme dans le *Calisaya*, elles sont formées de toutes les couches extérieures au liber, si bien que le quinquina, tel qu'il nous arrive, est réduit à cette zone interne, et qu'on voit sur la face externe une structure fibreuse tout à fait semblable à celle de la face interne, et sur la coupe transversale une homogénéité remarquable sur toute l'épaisseur. D'autres fois, comme dans les quinquinas de la Nouvelle-Grenade par exemple, le périderme est réduit à des feuillets minces, qui s'exfolient et laissent au-dessous d'eux non-seulement le liber, mais l'écorce moyenne et même des portions du suber. Dans ce cas, la face externe de l'écorce est cellulaire et non fibreuse, comme la face interne, et la coupe transversale montre deux zones bien distinctes l'une de l'autre. Ces différences, qui tiennent essentiellement à la structure et qui en même temps sont faciles à constater même à l'œil nu, nous serviront beaucoup pour la distinction des diverses écorces.

Les quinquinas doivent leurs propriétés thérapeutiques à un certain nombre de principes actifs, dont la plupart ont été bien étudiés et que nous nous bornerons à mentionner ici. C'est d'abord la *Quinine*, le plus important des alcaloïdes, celui qu'on recherche de préférence, et la *Cinchonine;* puis la *Quinidine* et la *Cinchonidine*, isomères des deux principes précédents; l'*Aricine;* les *acides quinovique, quinine* et *cinchotannique* (*rouge cinchonique soluble*). En outre, on y trouve une petite quantité d'huile volatile butyreuse, qui donne son odeur aux écorces.

On a beaucoup discuté pour savoir où se trouvaient surtout les principes actifs de l'écorce, et particulièrement la quinine. Les recherches de M. Howard, et, après lui, d'un certain nombre de chimistes, ont actuellement résolu la question. Elles montrent que c'est surtout dans les couches extérieures que se rencontrent ces alcaloïdes.

Le nombre des Quinquinas, qui arrivent dans le commerce, est très-considérable. Mais il est certains types, qu'il convient surtout de connaître : ce sont les seuls que nous indiquerons ici, laissant aux livres spéciaux de quinologie, la description des écorces moins importantes, qui ne se présentent qu'accidentellement dans les pharmacies.

Le tableau suivant résume les caractères les plus saillants et les plus distinctifs de ces divers types.

1. Ecorces sans périderme, le plus souvent plates.

   A. Ecorces plates, à face externe de structure fibreuse comme l'interne; couleur variant du jaune fauve au jaune rougeâtre (*Quinquinas jaunes*).

Ecorces épaisses, à gros sillons digitaux sur la face externe, couleur fauve, fibres prurientes................ **14. Quinquina Calisaya.**

   B. Ecorces plates ou roulées, à face externe subéreuse, marquée de plaques micacées blanchâtres (*Ecorces de la Nouvelle-Grenade*).

Ecorces tendres friables, à fibres peu adhérentes entre elles, prurientes. **15. Quinquina lancifolia.**

Ecorces dures, compactes, d'un brun rouge ou jaune brun............. **16. Quinquina Pitayo.**

Ecorces irrégulières, jaunâtres, à surface extérieure, ridée longitudinalement, à grosses fibres............ **17. Quinquina Maracaybo.**

   C. Ecorces plates, ou cintrées, de couleur rougeâtre, avec un cercle résineux (1) bien marqué........ **18. Quinquina rouge.**

(1) On désigne sous le nom de cercle résineux, une couche plus ou moins épaisse de tissu subéreux de couleur foncée et d'apparence résinoïde.

II. Ecorces avec périderme; le plus souvent roulées (*Quinquinas gris*).

Ecorces d'un gris noirâtre, marquées
à la surface de nombreuses fentes
transversales fines et régulières.
Structure très-finement fibreuse... 19. **Quinquinas de Loxa.**

Ecorces gris blanchâtre, ou un peu
bleuâtre, marquées de rides longitudinales et de très-peu de fentes
transversales; structure fibreuse.. 20. **Quinquinas Huanuco.**

Ecorces tordues sur elles-mêmes à
rides longitudinales, obliques; cou-
ches intérieures brunes.......... 21. **Quinquinas de Jaën.**

Ecorces légères, spongieuses à la surface, à sillons longitudinaux; tissu
couleur de rouille; verrues sou-
vent disposées en lignes longitudi-   **[lies.**
nales....................... 22. **Quinquinas Huama-**

14. QUINQUINA CALISAYA.

Quinquina jaune Royal. — Quinquina Calisaya plat sans épiderme.
Calisaya de plancha. Cortex Chinæ regiæ. China Calisaya seu regia.

Le **Quinquina Calisaya** est donné par le *Cinchona Calisaya*
Wedd. qui croît dans la province Péruvienne de *Carabaya*, mais
aussi et surtout dans la Bolivie septentrionale.

Il existe deux sortes de Calisaya, le **Calisaya en écorces plates ;** c'est celui qu'on trouve dans les pharmacies et que nous
allons décrire ici, et le **Calisaya roulé,** dont nous dirons un
mot, à propos des Calisayas de Huanuco (page 47).

Le Quinquina Calisaya plat est une écorce de 10 à 15 millimètres d'épaisseur, très-dense, dont le périderme a été enlevé.
La surface extérieure présente de nombreux sillons longitudinaux, qui ressemblent un peu à l'empreinte que laisserait le
doigt sur une substance molle; de là le nom de *sillons digitaux*
qu'on leur donne. Des crêtes saillantes séparent ces enfonce-
ments. La structure de cette face externe est fibreuse, surtout
dans les sillons. La couleur est jaune fauve ou brunâtre. La
surface interne est aussi fibreuse, à grain souvent ondulé; la

couleur est d'un jaune fauve. La fracture transversale, courte-
ment fibreuse, produit une poussière fine de fibres microscopiques prurientes.

La structure anatomique, que nous avons déjà indiquée plus
haut, peut se résumer en quelques mots : trame homogène sur
presque toute la coupe transversale ; fibres libériennes assez
uniformément disséminées, courtes et lâchement unies entre
elles.

La saveur du Quinquina Calisaya est franchement amère. Il
contient des proportions considérables de quinine, qui peuvent
parfois s'élever jusqu'à 60, 70 ou 80 pour 100. La proportion ordinaire est de 20 à 30 grammes de sulfate de quinine
par kilogramme d'écorce, avec 6 à 8 grammes de sulfate de
cinchonine.

Le **Quinquina Calisaya** est quelquefois remplacé dans le
commerce par des écorces de qualité inférieure, mais qui ont
avec lui une assez grande ressemblance extérieure. Ce sont les
Calisayas légers du commerce.

Le plus commun est celui qu'on a nommé **Quinquina rouge
de Cuzco**, qui est donné par le *Cinchona scrobiculata* Wedd. Il
se présente en plaques, plus minces que celles du Calisaya,
dont la surface extérieure, d'un brun obscur, est marquée de
quelques impressions transversales légères et de cavités remplies d'une matière fongueuse. On la trouve quelquefois beaucoup plus semblable au Calisaya vrai, ayant comme lui, des
sillons digitaux, seulement moins profonds et séparés par des
crêtes moins saillantes ; la face interne à grain fin et droit est
d'un jaune orangé ; la fracture transversale plus ou moins celluleuse à l'extérieur présente à la partie interne des fibres
longues et flexibles ; la couleur est plus ou moins rougeâtre.
Cette teinte, la légèreté de l'écorce, son peu d'épaisseur relative, ses longues fibres flexibles, l'apparence cellulaire de la
cassure dans la couche extérieure, sont les meilleurs caractères qui permettent de distinguer du vrai Calisaya le Quin-

quina rouge du Cusco. L'examen microscopique indique des différences sensibles. Les fibres libériennes sont, en effet, plus fortes, plus nombreuses, plus intimement soudées entre elles; enfin, tandis que celles du Calisaya sont assez uniformément disséminées sur toute la coupe transversale, celles du *C. scrobiculata* Wedd., rapprochées à la partie interne de l'écorce, s'écartent vers les couches externes, deviennent de plus en plus rares au point de disparaître dans la zone subéreuse, formée d'un parenchyme, parsemé de cellules pierreuses ou résinifères.

Le Quinquina rouge de Cuzco donne 4 grammes de sulfate de quinine et 12 grammes de sulfate de Cinchonine par kilo.

15-18. QUINQUINAS DE LA NOUVELLE-GRENADE.

Sous le nom de **Quinquinas de la Nouvelle-Grenade**, nous réunissons trois types de Quinquinas, qui présentent les caractères communs suivants :

Écorces plates, cintrées ou roulées, dont la face externe est subéreuse et recouverte çà et là de débris blanchâtres de plaques péridermiques micacées. La couleur de ces écorces varie du jaune, jaunâtre et jaune orangé, au jaune-brun plus ou moins foncé. Deux espèces sont importantes et d'une grande valeur dans le commerce : ce sont les **Quinquina lancifolia** et **Pitayo**, une troisième doit être rejetée, au moins pour la production de la quinine, c'est le **Quinquina Maracaïbo**.

15. QUINQUINAS LANCIFOLIA.

Quinquina jaune orangé de Mutis. — Quinquina Colombie. — Quinquina Carthagène. — Quinquina à Quinidine. — Calisaya de Santa-Fé. *China flava fibrosa. Cortex Cinchonæ lancifoliæ.*

Nous désignons sous le nom de **Quinquinas lancifolia**, les diverses écorces commerciales données par le *Cinchona lancifolia* Mutis et ses variétés. Ces arbres croissent dans la Nouvelle-

Grenade, sur le versant oriental des Andes de cette région, au S. S.-O. de Bogota, à une altitude de 2,500 à 3,000 mètres au-dessus du niveau de la mer.

Ces écorces peuvent présenter des différences suivant les sortes commerciales, mais elles ont toutes les caractères communs suivants :

Leur surface externe subéreuse est le plus souvent assez tendre pour que l'ongle puisse la pénétrer ; elle porte soit un périderme blanchâtre ou micacé, soit, le plus souvent, de simples débris de ce périderme répandus çà et là en petites plaques. L'écorce est tendre et friable ; la texture est fibreuse et les fibres sont, suivant les variétés, plus ou moins longues, ou plus ou moins fines.

L'examen microscopique montre de l'extérieur à l'intérieur : Quelques rangées de cellules aplaties de dehors en dedans, qui disparaissent là où ne se trouve pas le périderme micacé. Au-dessous, une large zone de parenchyme, à cellules étendues parallèlement aux faces de l'écorce, entremêlées de nombreuses cellules grandes, à parois épaissies, remplies d'une matière brune résinoïde. Plus intérieurement, la couche libérienne, contenant dans le parenchyme cortical des cellules libériennes de dimensions moyennes, peu adhérentes entre elles, d'autant plus rares qu'on s'approche davantage des couches extérieures.

Les diverses écorces données par le *Cinchona lancifolia* Mut. varient par la couleur, par les dimensions et par la finesse du tissu. La plupart ont une teinte jaune orangé, quelques-unes sont jaunes, d'autres tendent vers la couleur rouge. Certaines sont roulées, d'autres simplement cintrées, les plus grosses sont tout à fait plates. Les principales sortes sont :

Le **Calisaya de Santa-Fé**. Il est en écorces très-menues, roulées, à surface externe celluleuse, d'un jaune tirant un peu sur le rouge. Les fibres sont courtes et fines et se détachent facilement en poussière pruriente.

Il donne de 30 à 32 grammes de sulfate de quinine et de 3 à 4 grammes de sulfate de cinchonine par kilogramme.

Le **Quinquina jaune orangé roulé.** Écorces rappelant la Cannelle de Ceylan, dont elles ont la couleur. Cassure résineuse en dehors, fibreuse en dedans. Elles donnent 38 grammes de sulfate de quinine et 3 ou 4 grammes de sulfate de cinchonine par kilogramme.

Le **Quinquina jaune orangé de Mutis.** Ce sont des écorces légèrement cintrées, d'un jaune orangé plus ou moins rouge. La surface extérieure est plus foncée que l'intérieure ; la cassure est subéreuse sur une épaisseur d'un millimètre au plus, assez finement fibreuse sur le reste de l'épaisseur. Elles donnent de 25 à 30 grammes de sulfate de quinine par kilo.

Le **Quinquina jaune orangé de Colombie.** Il diffère du précédent par la couleur de la face interne, qui est d'un jaune ocreux ; la texture est moins unie, la surface interne est sillonnée longitudinalement et la surface externe ridée dans le même sens. Il donne de 12 à 14 grammes de sulfate de quinine, mais parfois jusqu'à 28 à 32 grammes.

Le **Quinquina Carthagène ligneux** (*Quinquina Carthagène du commerce actuel*) a de longues fibres flexibles ; la surface externe est d'un jaune rougeâtre, l'interne d'un jaune fauve. On lui attribue de 16 à 20 grammes de sulfate de quinine.

Nous plaçons ici le **Quinquina à Quinidine**, qui nous paraît devoir être rapporté au *Cinchona lancifolia* Mut., à cause de sa structure, analogue à celle des écorces précédentes. Il se distingue surtout par une teinte rouge ou rosée plus ou moins vive, qui lui donne un aspect tout à fait caractéristique. Il contient 15 à 22 grammes d'alcaloïdes par kilo ; la quinidine y est dans la proportion de 14 à 15 pour 1,000.

16. QUINQUINA PITAYO.

Le **Quinquina Pitayo** est fourni par le *Cinchona Pitayensis* Wedd. Il provient de la Nouvelle-Grenade, du versant occidental de la Cordillère moyenne, dans la province de Cauca, et surtout de Pitayo, non loin de Popayan.

Les écorces du Pitayo sont lourdes, dures, compactes, à fibres très-serrées ; elles se distinguent ainsi des écorces du *C. lancifolia* Mut., tendres et friables. Elles ne donnent pas la poussière pruriente que produisent les bonnes sortes de *Q. lancifolia*. Leur couleur varie du jaune au rouge-brun. Elles contiennent beaucoup de tannin, de la matière colorante, et une forte proportion de quinine, qui peut varier de 25 à 40 grammes de sulfate par kilogramme.

Le Pitayo présente diverses sortes commerciales variant non-seulement par la couleur, mais aussi par les dimensions. Le **Pitayo menu**, qui arrive assez fréquemment en petites écorces brisées et tourmentées, d'une odeur aromatique particulière, rappelant la vieille rose, est très-estimé et riche en alcaloïdes. Il a donné jusqu'à 40 grammes de sulfate de quinine par kilogramme.

A l'examen microscopique, le Pitayo montre, çà et là, à la partie extérieure, quelques rangées de cellules subéreuses, correspondant au périderme micacé. La couche moyenne est formée d'un parenchyme sans cellules pierreuses développées, montrant çà et là des cellules étendues tangentiellement, avec de la matière colorante. Dans le liber, les rayons médullaires sont très-larges et très-développés ; les cellules fibreuses sont relativement étroites, isolées et très-disséminées ; elles sont courtes et peu aiguës à leurs extrémités.

C'est du Pitayo qu'il faut rapprocher un Quinquina qu'on appelle **Almaguer ;** il n'en diffère que par sa moindre richesse en quinine, qui semble être remplacé en partie par de la cinchonine.

17. QUINQUINA MARACAÏBO.

Quinquina de Carthagène jaune pâle. *China flava dura.*

C'est l'écorce du *Cinchona cordifolia* Wedd., arbre répandu

dans toute la région cinchonifère. Elle vient de la Nouvelle-
Grenade, par la voie de Maracaïbo. C'est une sorte inférieure,
qu'on doit rejeter des pharmacies et des fabriques de quinine,
mais qui paraît assez employée pour la fabrication de certaines
liqueurs amères.

Elle est en morceaux irréguliers, plus ou moins tordus,
d'une couleur jaunâtre assez spéciale. La surface externe est
plus ou moins ridée longitudinalement, et montre, çà et là,
quelques lambeaux micacés. La structure est grossière, ligneuse, comme formée de plaques agglutinées. La face interne
est très-irrégulière.

Le Quinquina Maracaïbo contient 2 à 3 grammes de sulfate
de quinine et 10 à 12 grammes de sulfate de cinchonine par
kilogramme.

18. QUINQUINA ROUGE VRAI.

Quinquina rouge vrai verruqueux et non verruqueux. — Quinquina rouge vif et rouge pâle. *China rubra. Cortex Chinæ ruber.*

Le **Quinquina rouge vrai** est donné par le *Cinchona succirubra* Pavon., qui croît dans la province de Quito, aux environs
du Chimborazo.

Ce Quinquina se présente sous des formes diverses, qui lui
ont fait donner les divers noms cités plus haut en synonymes.
Ces écorces sont, en général, en morceaux plats, épais de 5 à
12 millimètres. Le périderme est souvent épais, fendillé en
tous sens, tantôt d'un blanc argenté, tantôt de nature fongueuse. D'autres fois, le périderme fortement adhérent est
marqué de nombreuses verrues proéminentes, d'un rouge-
brun foncé. Au-dessous du périderme, se trouve un cercle résineux très-épais et très-marqué. La texture du liber est finement fibreuse ; il s'en échappe, lorsqu'on le casse, une poussière de fibres prurientes analogues à celles du Calisaya. La
face interne est d'un rouge-brun, qui devient un peu rose à la
cassure.

Le microscope montre, de l'extérieur à l'intérieur, un certain nombre de rangées de cellules subéreuses, à parois fortement colorées. Au-dessous, se trouve une large zone parenchymateuse de cellules à parois minces, remplies d'une matière colorante rouge ; un certain nombre de lacunes à suc propre se font remarquer dans la partie interne de cette zone. Le liber est remarquable par ses larges rayons médullaires, dont les cellules très-développées se confondent extérieurement avec celles de l'écorce moyenne. Les fibres libériennes sont bien développées et assez isolées les unes des autres ; elles sont d'autant plus nombreuses et plus rapprochées qu'on s'avance davantage vers la face interne.

Le Quinquina rouge a une saveur à la fois amère et styptique. Il contient beaucoup de rouge cinchonique et est également très-riche en alcaloïdes. On y trouve, en général, 20 à 25 grammes de sulfate de quinine, et 10 à 12 grammes de sulfate de cinchonine par kilogramme d'écorce.

On donne le nom de **Quinquina rouge pâle** à des écorces roulées, qui rappellent, avec une teinte plus pâle, les principaux caractères des écorces plates que nous venons de décrire.

Le *Cinchona succirubra* Pav. est un des arbres qui ont le mieux réussi dans les plantations des Indes anglaises. Aussi arrive-t-il déjà de ce pays un certain nombre d'écorces qui se rapportent à cette espèce. Elles sont encore minces. Leur surface extérieure est grisâtre, marquée de toutes petites verrues assez régulièrement distribuées ; leur face interne est à peine fibreuse, d'un jaune brun ou rougeâtre.

19. QUINQUINAS DE LOXA.

China de Loxa.

On désigne, sous le nom de **Quinquinas de Loxa**, un certain nombre d'écorces données par les diverses variétés ou espèces voisines du *Cinchona officinalis* L. Ces écorces viennent dans les environs de Loxa, dans la république de l'Équateur, et elles arrivent d'ordinaire en Europe par la voie de Guayaquil. Les caractères généraux de ces sortes commerciales peuvent être indiqués de la manière suivante :

Écorces roulées, en tubes cylindriques réguliers, de dimensions peu considérables, variant de celle d'une plume à celle du doigt. La surface extérieure, recouverte souvent de lichens grisâtres ou blanchâtres, montre, d'ordinaire, au-dessous de ces végétations étrangères, une teinte gris foncé ou presque noirâtre. Des fissures transversales, plus ou moins marquées, mais généralement très-régulièrement espacées, donnent un toucher rugueux à cette surface. Au-dessous du périderme se trouve un cercle résineux, d'ordinaire bien marqué ; la cassure est peu fibreuse ; la couleur de la face interne, assez unie, varie du jaune-cannelle au brun rougeâtre. Ces écorces ont une saveur astringente et légèrement amère, et une odeur particulière très-agréable, quand il ne s'y mêle pas, comme cela arrive trop souvent, une odeur de moisi.

Les nombreuses variétés de ces écorces, qui arrivent, d'ordinaire, mêlées ensemble, et qui forment les **Quinquinas de Loxa**, ou de **Guayaquil**, du commerce, sont produites par les *Cinchona officinalis* L. var. *Chahuarguera*, *Bonplandiana*, ou *Uristusinga* ou bien encore par le *Cinchona crispa* Tafalla. Nous ne pouvons entrer dans la description détaillée de ces sortes ; ce qui importe, au point de vue pratique, c'est de reconnaître le type général que nous avons tâché d'indiquer ci-dessus.

Au point de vue de la structure microscopique, il y aurait aussi des nuances à indiquer entre les produits des *Cinchona*, du groupe des *C. officinalis*. Nous nous bornerons à citer les caractères de l'écorce du *C. officinalis* L. *Cahuarguera*. Les couches subéreuses y sont représentées par plusieurs rangées de cellules, comprimées de dedans en dehors ; l'écorce moyenne est bien développée et ne présente ni cellules pierreuses, ni lacunes laticifères bien marquées ; le liber a des rayons médullaires bien développés, et, dans le parenchyme cortical, des cellules fibreuses, en groupes très-espacés et très-rares dans les parties extérieures, plus nombreux dans la partie interne. Çà et là, on voit quelques petites cellules, à parois incrustées, étendues surtout dans le sens de la longueur de l'écorce.

Les proportions d'alcaloïdes que contiennent les écorces de Loxa sont assez variables suivant les espèces. L'écorce du *Chinchona crispa* Tafalla contient seulement de 5 à 10 pour mille de cinchonidine et de quinidine ; d'autre part, le Cahuarguera type donne 20 à 30 pour mille d'alcaloïdes, surtout de la cinchonidine.

On a signalé dans les plantations des Indes une forme, le *Cinchona officinalis Bonplandiana angustifolia*, dont les écorces donnent jusqu'à 80 pour mille d'alcaloïdes, dont 71 de quinine.

20. QUINQUINAS HUANUCO.

Quinquinas de Lima. *China Huanuco. Grey Back* des Anglais.

Les **Quinquinas Huanuco** sont, comme les Loxas, un mélange de quelques espèces, qui viennent dans le district de *Huanuco* (République du Pérou), et qui sont embarqués au port de Lima ; de là, le nom de **Quinquinas de Lima**, qu'on leur a longtemps donné dans le commerce français.

Trois espèces principales de *Cinchona* croissent dans le lieu d'origine de ces écorces : ce sont les *Cinchona nitida* Ruiz et Pav., *Cinchona micrantha* Ruiz et Pav. et *C. peruviana* How. La première a longtemps fourni ses écorces au commerce, mais elles paraissent en avoir disparu maintenant. La seconde nous en envoie encore un certain nombre ; mais c'est la troisième qui paraît nous en fournir la plus grande quantité.

Le type général des écorces de Huanuco peut être défini de la manière suivante : elles sont en tubes plus ou moins gros, dépassant d'ordinaire en volume ceux des Quinquinas de Loxa, atteignant jusqu'à 2 centimètres de diamètre. La surface externe a une couleur grise argentée et lustrée, avec des reflets bleuâtres, qui se retrouve au-dessous des lichens dont elle est souvent recouverte. Les fentes transversales y sont rares, surtout dans les jeunes écorces, qui sont, d'ordinaire, ridées longitudinalement. Dans les écorces plus âgées, il existe des fentes transversales qui pénètrent profondément; mais elles sont très-espacées et ne ressemblent pas aux fissures très-fines et très-régulièrement rapprochées des Quinquinas de Loxa. La cassure est, en général, fibreuse, plus que dans les écorces du Loxa. La surface interne est peu lisse et d'un jaune plus ou moins ocracé.

On ne pourrait guère confondre avec les écorces de Loxa que les jeunes écorces de Huanuco, mais la prédominance des rides longitudinales sur les fissures transversales, la couleur généralement moins foncée, distinguent bien ces dernières. Quant aux écorces plus âgées et d'un gros diamètre, il est plus facile de les confondre avec le **Quinquina Calisaya roulé**. M. Howard ne voit, entre cette sorte et les grosses écorces de *Cinchona peruviana* How., que des différences assez artificielles. Les bords du Calisaya sont coupés carrément, ceux des écorces du *C. peruviana* How., très-obliquement. Enfin ce dernier quinquina ne porte pas la belle cryptogame rouge, qu'on désigne sous le nom d'*Hypochnus rubrocinctus,* et qui est très-commune sur le Calisaya.

Les écorces de Huanuco ont une saveur astringente et légèrement amère; elles n'ont pas généralement l'arome agréable et caractérisée du Quinquina Loxa. Elles contiennent des proportions variables d'alcaloïdes. Les écorces roulées du *C. peruviana* How. ont donné à M. Howard 3 pour 100 d'alcaloïdes, dont 1,46 de cinchonine et le reste en cinchonidine. — Dans les écorces roulées de *C. micrantha* R. et P., MM. Delondre et Bouchardat signalent 2 grammes de sulfate de quinine et 8 et 10 grammes de sulfate de cinchonine, par kilogramme.

21. QUINQUINAS DE JAEN.

China Jaën.

On désigne sous ce nom des écorces qui viennent de Jaën, dans le Pérou septentrional, à quelque distance de Loxa, et qui présentent les caractères suivants :

Écorces roulées en tuyaux peu réguliers, le plus souvent tordus sur eux-mêmes et marqués de sillons longitudinaux obliques. La surface interne a une couleur d'un brun-cannelle, ou jaune de rouille. Elles rappellent les sortes inférieures de Loxa, dont elles se distinguent surtout par les rides longitudinales et par la rareté des fentes transversales.

On a distingué deux formes de Quinquinas de Jaën :

1° Le **Quinquina pâle de Jaën** (*Blase Ten China* de Bergen), du *Cinchona pubescens* Vahl. Il est très-fortement tordu, d'un gris cendré, ou jaune pâle à la surface externe; d'un brun-cannelle à la face interne, d'une cassure nette ou fibreuse. L'odeur est celle du tan, la saveur est faiblement amère ou astringente. Il contient 2 pour 100 d'alcaloïdes, consistant surtout en cinchonine.

2° Le **Quinquina foncé de Jaën** (*Dunkle Ten China* et *China pseudo-Loxa* de Bergen), produit par le *Cinchona Humboldtiana* Lamb. Cette écorce, recouverte de nombreux lichens, a une surface extérieure variant du blanc au noir, marquée de sillons longitudinaux et transversaux, qui la distinguent du Quinquina pâle de Jaën. La surface interne est de couleur jaune ou orange ; la saveur est amère. D'après M. Howard, elle ne contient que 2 à 7,5 pour mille d'alcaloïdes, consistant surtout en Aricine.

22. QUINQUINAS HUAMALIES.

Quinquinas Huamalies. — Quinquinas Havane. *China Huamalies.*

On désigne sous ce nom un certain nombre d'écorces de

qualité inférieure, produites surtout par le *Cinchona purpurea*
Ruiz et Pavon. Elles viennent de la République du Pérou. Leur
nom de **Quinquina Havane** tient à leur passage habituel par
l'île de Cuba.

Ces écorces sont caractérisées par leur légèreté, la consistance presque spongieuse de leur surface extérieure, leurs
nombreux sillons longitudinaux, la présence fréquente sur
cette face de verrues ou de protubérances rougeâtres, implan-
tées dans les parties sous-péridermiques, et rangées d'ordinaire
en lignes longitudinales régulières. La couleur de la face interne est d'un brun plus ou moins ocracé. La face externe a
des couleurs variables suivant l'épaisseur et l'âge des écorces :
gris terne, gris-brun, gris rougeâtre, ou même brun-rouge
foncé. De là, des noms variés, qui indiquent ces diverses
teintes : **Quinquinas Huamalies gris terne, mince et rougeâtre, ferrugineux**, etc.

Leur richesse en alcaloïde est assez variable : elles contiennent,
en général, peu de quinine, ou même pas du tout, et de 0, 85 à
6 grammes de cinchonine, par kilogramme.

FAUX QUINQUINAS.

On a appliqué le nom de **Faux Quinquinas** à un certain
nombre d'écorces, qui ont été données comme Quinquinas, mais
qui n'appartiennent pas aux vrais *Cinchona*, tels qu'ils sont
délimités aujourd'hui par la plupart des botanistes. Ces produits doivent être distingués des Quinquinas vrais, non-seulement à cause de leur origine botanique différente, mais aussi
au point de vue de leurs propriétés. On n'a en effet trouvé dans
ces écorces ni *quinine* ni *cinchonine*, ni même leurs isomères
quinidine et *cinchonidine*.

Les écorces, qu'on a données comme Quinquinas, sont extrêmement nombreuses. Les unes sont produites par des genres
très-voisins des *Cinchona*, entr'autres par les *Cascarilla*, autre-

fois confondus avec les *Cinchona* et qui n'en diffèrent réellement que par le mode de déhiscence du fruit. D'autres proviennent de genres plus éloignés, mais appartenant encore à la
famille des Rubiacées et à la grande division des *Cinchonées :*
telles sont les écorces des *Exostemma* et des *Lasionema ;* enfin
quelques-unes appartiennent même à des familles autres que
les Rubiacées. Ces dernières n'ont en réalité avec les Quinquinas que des analogies plus ou moins éloignées de saveur et
de propriétés, et elles ne méritent pas une mention spéciale.
Nous nous bornerons à indiquer ici rapidement quelques écorces de *Cascarilla* et d'*Exostemma*.

1° **Quinquina nova.** (*Quinquina rouge de Mutis*). C'est l'écorce
du *Cascarilla magnifolia* Wedd. (*Cinchona magnifolia* Ruiz et
Pav.; *Cinchona oblongifolia* Mutis; *Cinchona heterocarpa* Karsten ;
Ladenbergia heterocarpa Klotzsch) de la Nouvelle-Grenade. Elle
a été donnée longtemps comme l'écorce de Quinquina rouge
vrai, qu'on sait maintenant être produit par le *Cinchona succirubra* R. et P..

Dans les droguiers, elle présente les caractères suivants :
Écorce tantôt roulée, tantôt simplement cintrée, mais le plus
souvent en assez gros tuyaux cylindriques. Elle est parfois revêtue d'un épiderme blanchâtre, uni, qui disparaît fréquemment, ne laissant que quelques plaques dispersées çà et là. Au-
dessous, l'écorce a une couleur d'un rouge vineux ou brunâtre;
elle est lisse ou marquée de fissures transversales irrégulières.
La cassure de l'écorce est feuilletée à l'extérieur, fibreuse à
l'intérieur, où les fibres blanches très-grosses apparaissent au
milieu d'un tissu rougeâtre.

La saveur de l'écorce est astringente; sa poudre d'un rouge
assez prononcé. Elle ne contient pas d'alcaloïde, mais un acide
particulier, analogue aux acides gras, qu'on a nommé *acide
kinovique*.

Quelques caractères de structure permettent de distinguer les
écorces des *Cascarilla* de celles des *Cinchona* et surtout des es-

pèces les plus riches en alcaloïdes. Les cellules fibreuses des premières sont beaucoup moins développées, ont leurs parois moins épaisses et laissent en leur milieu une lumière plus large. En outre, les cellules à résine existent surtout dans les parties extérieures des écorces de *Cascarilla*, tandis que c'est dans les couches internes qu'elles se développent le plus chez les Quinquinas. — « On voit, fait observer M. Weddell, le tissu cellulaire interposé aux fibres du liber beaucoup moins abondant et surtout moins gorgé de sucs résineux dans les faux que dans les vrais Quinquinas. D'un autre côté, la tunique cellulaire du *Cascarilla* est généralement imprégnée d'une matière gommo-résineuse, plus résistante et plus tenace que dans la couche analogue de l'écorce des *Cinchona*. Elle doit même à la présence de ces sucs une telle dureté qu'à ce seul signe on peut souvent reconnaître avec certitude un *faux quinquina* » (Weddell, *Hist. naturelle des Quinquinas*, pag. 78, note).

2° **Quinquina Piton** ou **de Sainte-Lucie.** C'est l'écorce de l'*Exostemma floribundum* Rœm. et Schult., (*Cinchona floribunda* Swartz.) plante des Antilles.

L'écorce de cette espèce est très-différente de celle des vrais Quinquinas et ne saurait être confondue avec elle. Elle est en morceaux minces, d'un gris plus ou moins foncé à l'intérieur, marqués de fissures longitudinales. La surface interne est d'un gris terne ou noirâtre. La texture est fibreuse. La saveur est d'une amertume désagréable, nauséeuse, provoquant les vomissements, et tout à fait différente de l'amertume franche des Quinquinas.

3° **Quinquina Caraïbe** ou **des Antilles.** C'est l'écorce de l'*Exostemma caribœum* Rœm. et Schult., des Antilles.

L'écorce est plane, unie, recouverte parfois d'un épiderme mince, blanc, crevassé. Le liber mince est comme formé de fibres plates, se séparant les unes des autres en plaques minces. Il a une teinte jaune foncé verdâtre, passant au rouge ou au brun noirâtre à la partie externe.

La saveur est d'abord mucilagineuse et sucrée; elle devient ensuite amère et désagréable. L'écorce colore la salive en jaune verdâtre.

SAPOTÉES.

23. ÉCORCE DE GUARANHEM.

Ecorce de Guaranhem. Ecorce de Monesia. *Cortex Monesiæ seu Guaranhem*.

L'Écorce de Guaranhem est donnée par le *Chrysophyllum glycyphlœum* Casar., plante du Brésil, provenant des forêts de Rio de Janeiro.

Elle nous arrive généralement en morceaux aplatis, denses et compactes, de 5 à 6 millimètres d'épaisseur. La surface extérieure est marquée d'impressions conchoïdales peu profondes, provenant de la chute de plaques péridermiques d'une teinte blanchâtre; on y voit en outre de légères stries longitudinales. Toutes les parties saillantes, soit les bords des impressions, soit les minces stries longitudinales ont une couleur brun rougeâtre, qui se détache sur une couche extrêmement mince de matière blanchâtre laissée par la face interne du périderme. La surface interne de l'écorce est d'un brun fauve ou rougeâtre, régulièrement et fortement striée en longueur. La coupe soit en travers, soit en long, montre, sur un fond brunâtre, une série de lignes plus pâles, très-régulièrement disposées parallèlement aux faces, qui strient ainsi toute l'épaisseur de l'écorce.

La structure, étudiée au microscope, explique parfaitement cette apparence de la coupe. Les couches extérieures, représentant le périderme et l'écorce moyenne, sont extrêmement minces et réduites, les premières à quelques rangées de cellules tabulaires, les autres à un parenchyme de cellules quadrangulaires remplies de matière colorante. L'écorce interne, ou zone libérienne, qui occupe presque toute l'épaisseur, montre un tissu très-régulier, formé de couches alternantes de cellules

pierreuses et de parenchyme cortical, coupées transversalement
par des rayons médullaires très-marqués. Les cellules pierreuses ont leurs grosses parois épaisses, presque incolores ; le
parenchyme cortical contient, dans ses cellules à minces parois,
soit de l'amidon, soit de la matière colorante. Les rayons médullaires, qui s'étendent sur toute l'épaisseur du liber, sont
formées de deux ou trois rangées de cellules étendues radialement.

L'écorce de Guaranhem a une odeur peu marquée, une saveur très-douce, avec un arrière-goût astringent et amer. Elle
contient de la Glycyrrhizine, du tannin et une matière âcre,
qu'on a nommée *Monésine*, mais qui paraît n'être autre chose
que de la *Saponine*.

JASMINÉES.

24. ÉCORCE DE FRÊNE.

Cortex Fraxini. Cortex Linguæ Avis.

C'est l'**Écorce du Frêne commun** (*Fraxinus excelsior* L.),
arbre répandu abondamment dans les endroits humides de
l'Europe et de l'Asie septentrionale. On prend d'ordinaire l'é-
corce des jeunes rameaux.

Elle arrive dans nos pharmacies en morceaux enroulés ou
cintrés, d'une épaisseur de 2 à 3 millimètres, à surface presque
lisse, d'un gris jaunâtre ou cendré, marquée de nombreuses
verrues très-petites, plus pâles que le reste du tissu. La face
interne lisse est d'un jaune pâle ou d'un brun de rouille. La
cassure est très-fibreuse.

La coupe transversale montre une première couche extérieure mince, formée d'un petit nombre de cellules aplaties.
La seconde couche, moyenne ou herbacée, est un parenchyme
dont les cellules à parois minces contiennent de la chlorophylle ; elle est limitée intérieurement par une ligne plus ou
moins régulière, mais généralement continue, de cellules pier-

reuses à parois transparentes. A partir de cette ligne, on trouve la zone interne ou libérienne. Elle est formée de couches alternantes de parenchyme cortical, à cellules étendues dans le sens de l'axe, et de faisceaux fibreux, dont les grosses cellules sont arrondies sur la coupe transversale et incolores. Dans les écorces jeunes un tissu cellulaire limite l'écorce sur la face interne.

L'écorce de Frêne a une saveur amère. Elle contient un glucoside de saveur amère et astringente, la *Fraxine*.

LAURINÉES.

25-27. CANNELLES.

On donne le nom de **Cannelle** à un certain nombre d'écorces aromatiques et de saveur piquante, dont les types sont des

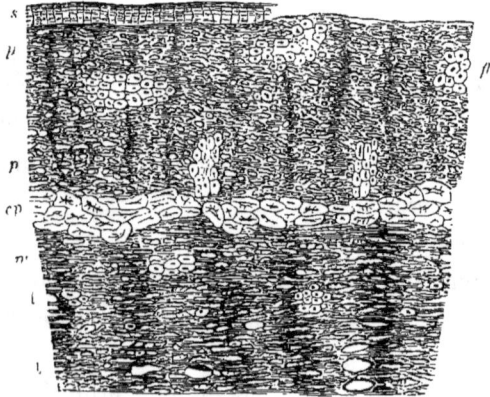

Fig. 284.

écorces de *Cinnamomum*, de la famille des Laurinées. Ce nom s'est ensuite étendu à d'autres produits, soit de la même famille,

Fig. 283. — Coupe montrant très-développées les diverses couches des écorces de Cinnamomum. — *s*, suber. — *pp*, parenchyme avec faisceaux fibreux isolés *fl.* — *cp*, cellules pierreuses, — *p'*, parenchyme. — *ll*, liber montrant de larges cellules mucilagineuses.

la **Cannelle giroflée**, soit de familles différentes : la **Cannelle blanche** et certains *Drymis*, qu'on a nommés *Cannello* dans l'Amérique méridionale. Les produits de ces familles, différentes des Laurinées, ont des caractères distinctifs que nous avons déjà décrits (tome II, p. 9 et 11). Quant à ceux de la famille des Laurinées, ils ont un certain nombre de traits communs, qu'il est bon de signaler avant d'entrer dans le détail de chaque espèce.

Ces écorces se présentent toutes en cylindres ou rouleaux d'écorce peu épaisse, d'une couleur fauve ou brune plus ou moins foncée, d'une odeur aromatique, d'une saveur chaude et piquante, mais leurs caractères anatomiques les réunissent beaucoup plus encore en un même groupe bien caractérisé. Toutes présentent, lorsqu'elles sont revêtues de toutes leurs couches : 1° une zone subéreuse *s ;* 2° un parenchyme *p* à cellules plus ou moins brunes, parsemées le plus souvent de faisceaux de tissu libérien *fl ;* 3° une zone *cp* de cellules à parois épaisses (cellules pierreuses), de couleur jaune verdâtre, plus claire que le reste du tissu ; 4° une deuxième zone parenchymateuse *p'* à cellules mucilagineuses ; 5° enfin des faisceaux *l* libériens plus ou moins saillants dans le parenchyme.

Quant à la distinction à établir entre elles, elle est facile même par les simples caractères extérieurs. La **Cannelle giroflée**, qui appartient à un genre différent des *Cinnamomum*, a une couleur brun-chocolat et une forte odeur de girofle. Quant aux écorces produites par le *Cinnamomum*, elles ont une couleur fauve caractéristique et une saveur et une odeur *sui generis*.

Deux types distincts existent parmi ces cannelles, qu'il est facile de distinguer à l'œil : l'une est une écorce mince, papyracée, d'odeur et de saveur très-fine, en rouleaux placés les uns dans les autres, c'est la **Cannelle de Ceylan**.

L'autre est une écorce plus épaisse, de couleur plus foncée, de saveur et d'odeur plus forte mais moins agréable, à rouleaux formés d'une seule écorce, c'est la **Cannelle de Chine**.

25. CANNELLE DE CEYLAN.

Cortex Cinnamomi seu Cinnamomi Zeylanici. Cinnamomum acutum.

La **Cannelle de Ceylan** est produite par le *Cinnamomum Zey-lanicum* Breyn. (*Laurus Cinnamomum* L.) cultivé à Ceylan.

Elle arrive en cylindres, dont la longueur atteint jusqu'à un mètre de long, sur un centimètre environ de diamètre. Ces cy-

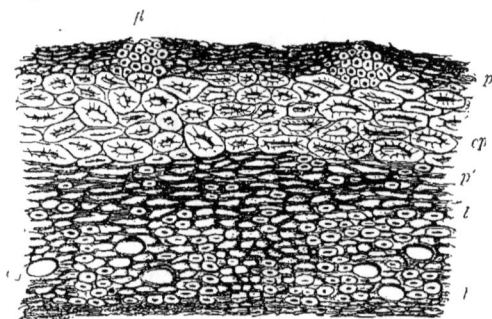

Fig. 285.

lindres sont formés d'écorces enroulées les unes dans les autres ; l'épaisseur de chaque écorce est de 1/4 de millim. La surface est d'un fauve pâle, marquée d'empreintes arrondies qui ne sont autre chose que le point d'insertion des feuilles et des bour-geons axillaires. Des veines blanchâtres, partant de ces em-preintes ou les contournant, courent dans le sens de la lon-gueur de l'écorce en s'anastomosant parfois entre elles à angle très-aigu. La face interne est de couleur plus foncée, presque brune.

La cassure montre un certain nombre de fibres courtes, blanches, saillantes.

Une coupe (*fig.* 284) transversale fait voir que les couches extérieures ont disparu. La zone superficielle *p*, est en effet for-mée par une couche très-étroite de parenchyme cellulaire, dans

Fig. 284. — Coupe transversale de la cannelle de Ceylan, montrant les détails de la structure. — *p*, parenchyme de l'écorce moyenne. — *cp*, zone de cellules pierreuses. — *l*, liber. — *fl*, fibres isolées dans le parenchyme. — *cg*, cellules gommeuses.

lequel se trouvent les paquets fibreux minces *fl*, que nous avons signalés dans la seconde zone des écorces de Laurinées et qui forment les veines blanches si visibles sur l'écorce.

Cette première zone est bornée vers la partie interne par trois ou quatre rangées de cellules pierreuses *cp*, auxquelles succède un parenchyme *p'* à cellules étendues dans le sens tangentiel, parsemées çà et là de quelques fibres de liber. Enfin la partie la plus interne, ou la zone libérienne *l* proprement dite, contient au milieu d'un parenchyme à cellules plus petites, des fibres de liber rangées en séries rayonnantes et contenant de grosses cellules remplies de matière gommeuse (*cg*). — Les cellules du parenchyme sont remplies d'une quantité de petits grains d'amidon ; leurs parois sont colorées en brun, on n'y voit pas de larmes d'oléo-résine et il est très-probable que cette substance y est combinée avec la matière colorante. Les fibres libériennes à petit diamètre sur la coupe transversale sont très-longues sur la coupe verticale ; les cellules gommeuses sont oblongues dans la direction tangentielle.—Quant aux cellules pierreuses, elles ont des parois transparentes, de couleur assez claire.

L'odeur de la Cannelle de Ceylan est franche, sa saveur est un peu sucrée, chaude, très-aromatique et très-fine. La Cannelle de Ceylan contient 1/2 à 1 p. 100 d'une huile essentielle très-estimée, de la résine, de la gomme, du tannin et du sucre.

Le *Cinnamomum Zeylanicum* a été transporté dans un grand nombre de localités des tropiques, à Java, à Cayenne et au Brésil, et on reçoit de ces diverses localités des Cannelles, qui portent le nom de leur pays d'origine.

Mais aucune n'a la finesse d'odeur ni la saveur franchement aromatique de la Cannelle de Ceylan. Elles s'en distinguent d'ailleurs toutes, au premier aspect, par leur épaisseur plus considérable, et, surtout celles d'Amérique, par la couleur plus foncée de leur surface ; elles ont en même temps un goût mucilagineux et astringent. — Aussi ne peut-on guère les confondre avec la vraie Cannelle de Ceylan.

26. CASSIA LIGNEA.

Une variété du *Cinnamomum Zeylanicum*, le *Cinnamomum Zeylanicum var. Cassia* donne une écorce qu'on a nommée **Cassia lignea** et qui présente une structure semblable à celle du *Cin. Zeylanicum* type. Mais la couche de cellules pierreuses, qui limite sa surface extérieure, est moins régulière et surtout plus mince relativement aux couches internes considérablement développées. Les fibres libériennes sont du reste beaucoup plus denses, plus épaisses, fortement colorées en brun. — Quant à l'aspect extérieur, il est assez différent pour qu'on distingue immédiatement ce *Cassia lignea* de la vraie Cannelle de Ceylan. Il se présente en rouleaux réguliers, mais formés d'une seule écorce, épaisse de plus de 1 millim., d'une couleur jaune rougeâtre *nuancée de brun* à la surface, d'une cassure fibreuse, d'une texture peu dense. En réalité elle rappelle bien plus la Cannelle de Chine, dont elle se distingue surtout par la régularité de ses cylindres, par le peu de dureté de son tissu et aussi par sa structure microscopique. Son odeur est du reste peu marquée et sa saveur mucilagineuse légèrement aromatique.

L'écorce que nous venons de décrire est bien celle du *Cinnamomum Zeylanicum var. Cassia* (*Laurus Cassia* L.) du droguier Guibourt. Mais il faut ajouter que ce nom a été donné à beaucoup d'autres produits, entre autres à beaucoup d'écorces épaisses venant de Canton et qui ne sont que des Cannelles de Chine de qualité inférieure. Le *Cassia lignea* n'a pas d'autre importance que de donner une poudre, qu'on mêle souvent à la poudre de la Cannelle de Ceylan.

27. CANNELLE DE CHINE.

Cortex Cinnamomi Chinensis. Cassia Cinnamomea.

La **Cannelle de Chine** est produite par le *Cinnamomum aromaticum* Nees Esenb. (*Cinnamomum Cassia* Blume).

Elle est en cylindres moins longs que ceux de la Cannelle de Ceylan, du même diamètre environ, mais formés d'une seule écorce enroulée, d'une épaisseur de 1 millimètre au moins. La couleur extérieure est d'un fauve beaucoup plus foncé. Les impressions laissées par les feuilles et le bourgeon sont largement

elliptiques, et l'on remarque de petites taches brunâtres verruqueuses, mais pas de raies blanches longitudinales.

Enfin on voit par petites places une sorte de périderme extérieur grisâtre. La face interne est brunâtre. La cassure est peu fibreuse.

La coupe transversale montre à la loupe un certain nombre de couches concentriques assez distinctes, qui deviennent très-évidentes en mouillant l'écorce avec la langue. Une première couche assez épaisse et de couleur brun foncé est limitée par une ligne blanchâtre très-évidente, qui est elle-même suivie d'une couche épaisse marbrée de brun et de blanc rougeâtre.

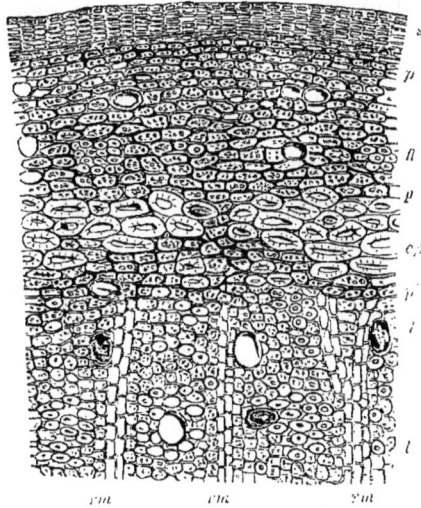

Fig. 285.

Au microscope, on trouve la structure suivante (fig. 285) :

1° Une couche formée de plusieurs rangées de cellules *s* de tissu subéreux, souvent colorées en brun.

2° Un parenchyme *p*, à cellules étendues plus ou moins dans le sens tangentiel, et au milieu duquel on remarque quelques fibres libériennes isolées, mais surtout des faisceaux *fl* de ces fibres serrés les uns contre les autres.

3° Les cellules pierreuses *cp* formant une zone beaucoup moins régulière que dans la Cannelle de Ceylan, souvent même interrompue par du parenchyme cellulaire.

4° Un parenchyme *p'* à cellules allongées tangentiellement avec quelques fibres de liber et quelques cellules pierreuses.

5° La couche libérienne proprement dite, dans laquelle des rayons médullaires assez larges, ayant 2, 3 ou 4 rangs de cellules, parcourent un tissu, formé d'un certain nombre de cellules, parsemées de nombreuses fibres libériennes, et contenant en même temps de grosses cellules à mucilage.

L'amidon est beaucoup plus abondant dans la Cannelle de Chine que dans celle de Ceylan ; on l'y trouve en effet non-seulement en plus grande abondance dans les cellules de tout le parenchyme, mais jusque dans les cavités étroites des cellules pierreuses.

L'odeur de la Cannelle de Chine est beaucoup moins fine et moins agréable que celle de la Cannelle de Ceylan ; sa saveur est moins douce, moins aromatique, un peu mucilagineuse et acerbe.

Elle contient 1 p. 100 d'une huile essentielle, moins agréable à l'odeur que celle de la Cannelle de Ceylan ; plus de tannin et d'amidon ; en outre, de la résine et de la gomme.

28. ÉCORCE DE CULILAWAN.

Cortex Culilawani. Cortex Caryophylloides de Rumphius.

L'**Écorce de Culilawan** est donnée par le *Cinnamomum Culilawan* Blume (*Laurus Culilawan* L.), arbre des îles Moluques.

Cette écorce arrive en morceaux plus ou moins grands, légèrement cintrés ou tout à fait plats, de 2 à 7 millimètres d'épaisseur. Elle est parfois revêtue d'une couche extérieure blanchâtre, qui se détache ou est artificiellement enlevée sur une assez

grande étendue. La face interne est assez lisse, d'un jaune rougeâtre. La cassure est subéreuse à l'extérieur, fibreuse à l'intérieur, et elle montre sur une grande partie de l'épaisseur une
couleur d'un brun marbré de blanc, qui, dans la partie interne,
devient beaucoup plus foncée. La couche extérieure blanchâtre
est formée de cellules subéreuses, dont un grand nombre contiennent une matière colorante d'un rouge-brun. Au-dessous de
cette zone, qui manque souvent, se voit une couche épaisse,
dans laquelle on remarque des groupes nombreux et très-marqués de cellules pierreuses de couleur claire. Ces groupes sont
entourés d'un parenchyme dont les cellules contiennent de
l'amidon et de la matière colorante. Çà et là de plus grosses
cellules se font remarquer dans ce parenchyme ; elles contiennent
les unes du mucilage, les autres de l'huile essentielle. Enfin des
fibres du liber sont répandues dans le parenchyme ; elles sont
très-évidentes, tant sur la coupe transversale que sur la coupe
longitudinale. Vers la partie interne de l'écorce, on voit la
plupart des éléments, même les cellules, s'étendre dans le sens
de la longueur de l'écorce et former ainsi une sorte de zone libérienne vaguement limitée.

L'écorce de Culilawan a une odeur qui rappelle à la fois la
Cannelle, le Sassafras et le Girofle ; la saveur est aromatique et
mucilagineuse.

29. **CANNELLE GIROFLÉE**

Cassia caryophyllata. Cortex caryophyllatus.

La **Cannelle giroflée** est l'écorce d'une Laurinée du Brésil,
qu'on a nommée *Dicypellium caryophyllatum* Nees.

Elle est en général en gros cylindres de 8 à 9 décimètres de
long sur 2 à 3 centimètres de diamètre, formés de nombreuses
écorces emboîtées et serrées les unes contre les autres.

Chaque écorce en particulier a une épaisseur variable de 0,5
à 1 millimètre. D'une couleur brun-chocolat, parfois presque

noirâtre à la face extérieure, elle est d'un brun rougeâtre à la
face interne, qui est souvent finement striée en longueur. La
cassure est nette.

La coupe transversale montre deux couches d'inégale épaisseur, l'externe mince et pâle, l'interne d'un brun foncé.

Au microscope, dans les endroits rares où l'écorce est revêtue de toutes ses couches primitives, on peut observer de
dehors en dedans :

1° La couche subéreuse formée de 2 ou 3 rangées de cellules
fortement colorées en brun ;

2° Un parenchyme de cellules à parois épaisses brunes ;

3° Une zone, formée suivant les points de 2, 3 ou 4 rangées
de cellules pierreuses de couleur jaune verdâtre ;

4° Un parenchyme formé de cellules assez denses dirigées
dans le sens tangentiel, fortement colorées en brun, contenant
çà et là quelques fibres libériennes et s'enfonçant entre les
gros faisceaux de la cinquième zone.

5° Enfin la zone libérienne formée de faisceaux assez denses,
proéminant dans la zone précédente, essentiellement formée de longues fibres libériennes à parois épaisses, à
diamètre moyen, mêlées de parenchyme et de grosses cellules
gommeuses. Entre les faisceaux, se trouvent des rayons médullaires plus ou moins larges.

D'ordinaire toutes ces couches n'existent pas dans la Cannelle
giroflée. Les deux premières couches ont presque toujours
disparu dans les échantillons du commerce, et la zone des cellules pierreuses les limite extérieurement. Tout au plus trouve-
t-on quelques débris de la partie interne de la seconde zone.

La Cannelle giroflée a une odeur prononcée de girofle, qui
lui a fait donner son nom. Elle a avec cela une saveur chaude
et aromatique. Elle contient de l'huile essentielle, de la résine,
de la gomme et du tannin.

THYMÉLÉES.

30. ÉCORCE DE GAROU.

Écorce de Sain-Bois. *Cortex Gnidii.*

L'**Écorce de Garou**, que l'on emploie dans les pharmacies françaises, est donnée par le *Daphne Gnidium*, L, sous-arbrisseau de la région méditerranéenne.

Ces écorces nous arrivent dans les pharmacies, desséchées, en longs morceaux, larges de 2 à 3 centimètres, repliés sur eux-mêmes, de manière à montrer l'écorce intérieure, et arrangés soit en bottes, soit en petits paquets. La surface extérieure est couverte d'un périderme demi-transparent, d'un gris-brun, devenant gris foncé par la dessiccation, marqué assez régulièrement de distance en distance de petites taches blanchâtres, tuberculeuses. La face interne est unie, luisante, d'un jaune uni verdâtre ou paille assez caractéristique. L'écorce est très-résistante, et montre de nombreuses fibres étendues longitudinalement, si bien qu'on ne la peut déchirer dans le sens transversal, tandis qu'on en sépare assez facilement les éléments dans le sens de la longueur. Un certain nombre de ces fibres lustrées se détachent facilement et pénètrent dans l'épiderme en causant une vive démangeaison.

La structure, telle qu'on la voit au microscope, est la suivante : (*fig.* 287). Une partie extérieure, ou subéreuse *s*, formée d'un certain nombre de rangées de cellules, aplaties de dehors en dedans, dont les extérieures colorées en brun. Au-dessous, des cellules *p* à parois un peu plus épaisses étendues tangentiellement et contenant d'ordinaire de la chlorophylle. Cette couche passe insensiblement à la zone interne ou libérienne de l'écorce, caractérisée par la présence de nombreuses fibres, formées de cellules allongées, en biseau. De ces cellules, les unes forment des groupes bien isolés *fl*, qu'on voit facilement sous le micros-

cope, et qu'on reconnaît à la transparence presque complète
de leurs parois épaisses; elles sont souvent disposées en cercle
discontinu, au point de jonction de l'écorce moyenne et interne.
D'autres sont en couches ser-
rées, qui, alternant avec un
parenchyme cortical, et coupées par des rayons médullaires à une seule rangée de cellules, forment le tissu fondamental de la couche libérienne;
enfin, on aperçoit çà et là,
surtout vers la partie interne

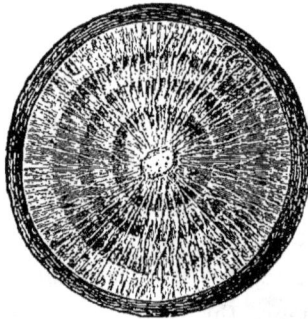

Fig. 287.

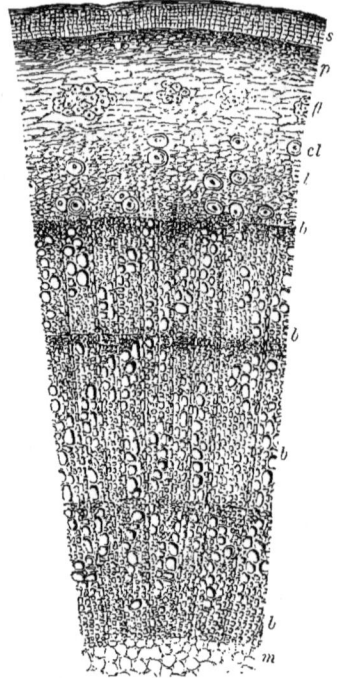

Fig. 288.

de l'écorce, de très-grosses fibres *cl*, qui sur la coupe transversale, montrent une forme arrondie ou quadrangulaire, ayant
au milieu une cavité punctiforme ou légèrement étendue; leurs
parois sont transparentes et ont l'apparence de cristal.

L'écorce a une odeur peu marquée. La saveur est âcre et
corrosive. Elle est fortement épispastique. Elle contient une
matière âcre, qui renferme le principe actif de la substance et

Fig. 286. — Coupe transversale d'une tige de Garou.
Fig. 287. — Coupe transversale de l'écorce et du bois de Garou. — *s*, suber. — *p*, parenchyme de l'écorce moyenne. — *l*, liber. — *fl*, faisceaux libériens. — *cl*, cellules libériennes isolées. — *bb*, couches annuelles du bois. — *m*, moelle.

une substance cristallisable, qu'on a nommé *Daphnine* et qui peut se dédoubler en glucose et *daphnétine*. Cette dernière substance est isomère de l'*œsculine*.

L'écorce de Garou arrive quelquefois avec la tige entière, d'où il faut la détacher pour l'usage. Le bois qu'elle enveloppe, montre sur la coupe transversale une apparence assez caractérisée, que représente la figure 286. Les lignes concentriques, qui répondent à la séparation des couches annuelles y sont coupées par des lignes sinueuses et comme rameuses, qui s'étendent du centre vers la circonférence. Ces lignes tiennent, non pas à la disposition des rayons médullaires, qui vont en ligne droite du centre à la circonférence, mais à l'agencement des éléments ligneux et vasculaires du tissu même du bois.

L'Écorce du Garou est remplacée, dans certaines Pharmacopées des régions septentrionales, par celle du *Bois Gentil* ou *Daphne Mezereum* L. (*Cortex Mezerei*). Cette écorce est grisâtre à l'extérieur, marquée de petites élevures, en général plus espacées que celles de l'Écorce de Garou. Le périderme se détache assez facilement de la couche fibreuse, jaunâtre, satinée, qui ne donne pas les fibres prurientes du Garou ; la face interne est d'un blanc jaunâtre. La structure rappelle beaucoup celle du Garou ; on n'y voit pas cependant les grosses fibres isolées, si remarquables dans les couches libériennes internes du *Daphne Gnidium* L.

EUPHORBIACÉES.

31. CASCARILLE.

Écorce de Cascarille ou de Cachrille. *Cortex Cascarillæ. Cortex Eluiheriæ.*

La **Cascarille** est l'écorce d'une espèce de *Croton*, probablement le *Croton Elutheria* Bennett, et peut-être aussi des *Croton Sloanei* Bennett et *Croton lineare* Jacq. La Cascarille, qui venait jadis dans le commerce, était probablement produite par le *Croton Cascarilla* Bennett ; mais d'après les observations de M. Daniell, cette espèce ne produirait plus l'écorce actuelle. Quoi qu'il en soit de ces diverses origines, l'écorce nous vient des Antilles, des îles Lucayes et des parties voisines de l'Amérique.

Elle est en fragments de 3 à 5 centimètres de longueur, roulés en cylindres, d'une grosseur variant depuis celle d'une plume à écrire jusqu'à celle du doigt. La surface extérieure est couverte d'un péri- derme blanchâtre, fendillé transversale- ment et longitudina- lement. Cette portion se détache fréquem- ment et laisse appa- raître un tissu brunâ- tre ou couleur choco- lat. La face interne est assez unie, finement striée; la cassure est granuleuse vers l'extérieur; nette, compacte, très-finement rayonnée vers l'in- térieur.

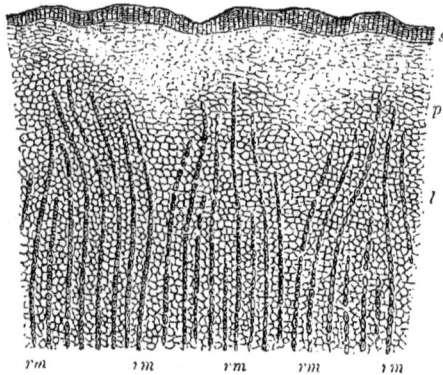

Fig. 289.

Sur la coupe transversale (*fig.* 289), la Cascarille a une épais- seur de 2 à 3 millimètres et montre de l'extérieur à l'intérieur : la zone subéreuse grisâtre, puis une zone cellulaire marbrée de blanc et de brun; enfin la partie libérienne, plus épaisse et plus développée, marquée de stries rayonnantes, et formant des sortes de processus cunéiformes qui pénètrent dans les couches extérieures.

L'examen microscopique fait voir :

1° Dans le suber *s*, des cellules appliquées les unes contre les autres.

Fig. 289. — Coupe transversale de la Cascarille montrant les détails de la structure. — *s*, suber. — *p*, parenchyme cortical. — *l*, zone libérienne. — *rm*, rayons médullaires.

2° Dans la couche moyenne p, un parenchyme cellulaire, formé de cellules assez grandes, remplies soit de grains d'amidon, soit d'une huile essentielle de couleur jaunâtre, soit de grosses larmes de matière résineuse et de substance colorante brunâtre. On voit aussi çà et là quelques cristaux d'oxalate de chaux.

3° Cette couche moyenne pénètre entre les processus cunéiformes de la couche interne ou libérienne l dans laquelle on remarque les éléments suivants. Comme fond du tissu, un parenchyme de cellules, très-légèrement épaissies dans leurs parois, arrondies sur la coupe transversale, allongées mais non terminées en biseau sur la coupe longitudinale. Au milieu de ce parenchyme, isolées ou groupées 2 par 2 ou plus rarement plusieurs ensemble, de vraies fibres libériennes à parois épaisses, rétrécies en biseau à leur extrémité. Enfin, au milieu de ce tissu libérien, très-régulièrement disposés, des rayons médullaires rm à une seule rangée de cellules, en général légèrement étendues dans le sens du rayon et remplies d'un gros cristal en rosette d'oxalate de chaux, qui leur donne une apparence spéciale et les fait facilement distinguer du reste du tissu. A part ces cristaux, on trouve du reste, dans toute la zone libérienne, des grains de fécule, et les nombreuses larmes de résine, que nous avons indiquée dans la couche cellulaire moyenne.

La Cascarille a une odeur aromatique particulière, une saveur forte, également aromatique, âcre et amère. Elle contient une huile particulière, d'odeur un peu camphrée; une substance résineuse, mélange d'une résine acide et d'une résine neutre ; enfin une matière amère (*Cascarilline*) cristallisant en aiguilles incolores.

32. ÉCORCE DE COPALCHI.

Copalche. Cascarille de la Trinité ou de Cuba. *Cortex Copalchi seu Copalche.*

L'**Écorce de Copalchi** est produite par le *Croton Pseudo-*

China Schecht., plante qui croît spontanément au **Mexique**.

Cette écorce est en morceaux généralement longs et gros, souvent roulés les uns dans les autres, d'une épaisseur de 4 à 5 millimètres. La surface extérieure est formée par une couche subéreuse assez adhérente, d'un jaune fauve, recouverte de larges plaques minces d'un blanc crétacé. De nombreuses fentes minces coupent transversalement cette surface, et des rides longitudinales s'y font aussi remarquer. La face interne, de couleur rouge-brun pâle, est striée finement en largeur. La cassure est irrégulièrement et grossièrement fibreuse sur presque toute l'étendue, sauf dans une mince couche interne où elle est compacte et assez unie.

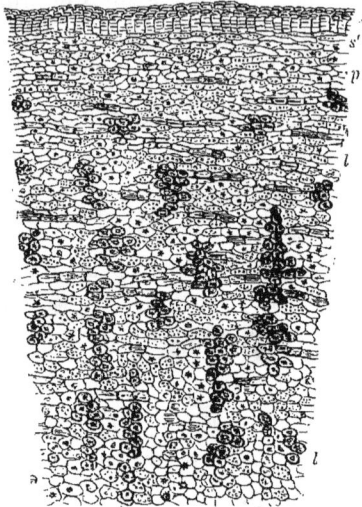

Fig. 290.

La coupe transversale (*fig.* 290) montre extérieurement une couche subéreuse *s s'* formée de cellules pressées les unes contre les autres, dont les extérieures *s* ont des parois plus épaisses et correspondent à la croûte blanche superficielle. Au-dessous, se voit un parenchyme *p* de cellules plus ou moins arrondies, contenant de l'amidon et de nombreux cristaux d'oxalate de chaux. Ces cellules se développent parfois dans le sens tangentiel et elles sont entremêlées de quelques cellules, remplies de matière colorante et résinoïde, qui s'étendent fortement dans ce sens. Cette zone moyenne est peu épaisse; la zone interne ou libé-

Fig. 290. — Coupe transversale de Copalchi montrant les détails de la structure. — *s*, cellules extérieures du suber. — *s'*, cellules internes de la même zone. — *p*, parenchyme de l'écorce moyenne. — *ll*, liber.

rienne *ll* est beaucoup plus développée. Elle est formée d'un parenchyme cortical contenant les mêmes éléments que l'écorce moyenne, mais où se mêle de gros paquets de fibres libériennes à parois épaisses. En outre les cellules contenant de la matière colorante se multiplient; on les voit soit en groupes étendus tangentiellement, soit en séries radiales. Vers la couche interne la matière brune et résineuse est contenue dans des vaisseaux du latex, qu'on suit très-nettement sur la coupe longitudinale.

L'Écorce de Copalchi a une odeur qui est un peu térébinthacée, et une saveur à la fois amère et piquante, mais où domine un goût térébinthacé très-évident.

33. ÉCORCE DE MALAMBO.

Écorce de Palo Matias. *Cortex Malambo. Cortex Matias.*

L'Écorce de Malambo est donnée par le *Croton Malambo* Karsten, plante arborescente qui croît dans le Venezuela, la Nouvelle-Grenade et aussi dans les Antilles.

L'écorce arrive en morceaux épais de 1 centimètre à 1 centimètre et demi, recouverts à la surface extérieure d'un périderme mince, feuilleté, blanc, taché de roussâtre, marqué de petits tubercules peu saillants. Ce périderme se détache assez facilement des tissus sous-jacents, en laissant à nu une surface gris jaunâtre, assez irrégulièrement fendue dans le sens de la longueur. La face interne est de couleur gris sale, striée longitudinalement. La cassure est grossièrement fibreuse ou filandreuse.

La coupe transversale montre, au-dessous des piaques péridermiques, qui se détachent souvent, un parenchyme de cellules contenant de l'amidon, de nombreux cristaux d'oxalate de chaux et de l'huile essentielle; on y voit peu ou pas de matière colorante, analogue à celle de la Cascarille ou du Copalchi, mais çà et là des groupes de cellules pierreuses jaunâtres. La zone libérienne, qui est très-épaisse et très-développée, montre, dans le parenchyme cortical, de nombreux paquets très-marqués de grosses cellules ligneuses et des rayons médullaires très-nombreux, et qui rappellent beaucoup ceux de la Cascarille. Ils sont formés en effet d'une rangée de cellules contenant la plupart un gros cristal en rosette d'oxalate de chaux. Ces rayons s'étendent sur toute l'épaisseur de la zone libérienne.

L'odeur de l'écorce de Malambo rappelle beaucoup, comme l'a fait remarquer M. Guibourt, celle de la Racine d'Acore vraie ; la saveur est âcre, amère et très-aromatique.

ULMACÉES.

34. ÉCORCE D'ORME.

Écorce d'Orme Champêtre. Écorce d'Orme pyramidal. *Cortex Ulmi interior*.

On emploie d'ordinaire sous ce nom l'écorce intérieure ou le liber de l'Orme champêtre (*Ulmus campestris* Willd.) et de diverses espèces (*Ulmus effusa* Willd., *montana* Smith, etc.), qu'on trouve en abondance dans nos bois et sur nos promenades.

Cette écorce est en lanières étroites, de couleur brun de rouille, épaisses de 1 millimètre en moyenne. La face extérieure, dépouillée de la partie subéreuse, est assez foncée, striée longitudinalement ; la face interne est marquée sur le fond ocreux de lignes blanchâtres longitudinales ; le tissu est fibreux et résistant.

L'examen microscopique montre à la partie extérieure : un suber, qui manque souvent, et qui est formé de cellules appliquées les unes contre les autres, remplies d'une matière colorante d'un brun rougeâtre. Au-dessous, une couche moyenne assez mince, parenchyme à cellules étendues tangentiellement et remplies d'une matière granuleuse jaune verdâtre et de grains de fécule. Le liber contient, dans un parenchyme cortical analogue à celui de l'écorce moyenne, des séries de paquets très-nombreux de fibres libériennes. Ce tissu est coupé de distance en distance par des rayons médullaires, formés de 2 à 3 rangées de cellules assez grosses, rectangulaires sur la coupe transversale.

L'écorce d'Orme a une saveur mucilagineuse et en même temps âpre et légèrement amère. Elle contient de l'amidon, du mucilage et une substance de couleur verte et de nature grasse, qui, d'abord insipide, devient ensuite assez âcre.

SALICINÉES.

35. ÉCORCE DE SAULE.

Cortex Salicis. Cortex Salicis laureæ.

L'Écorce de Saule est donnée par diverses espèces de *Salix*, qui croissent dans les lieux humides ou marécageux de l'hémisphère boréal. Les *Salix alba* L., *Salix fragilis* L., sont les arbres les plus usités dans nos régions. En Allemagne, on employe beaucoup l'écorce du *Salix pentandra*.

L'Écorce de Saule, telle qu'elle se trouve d'ordinaire dans nos pharmacies, est en longues lanières de 1 millimètre d'épaisseur en moyenne, d'un brun cendré à la face externe, marquée de stries longitudinales et, d'espace en espace, d'impressions ellipsoïdales qui indiquent le point d'attache des feuilles. La face interne est lisse, de couleur brune ou fauve-cannelle, très-finement striée en longueur. La structure de l'écorce est feuilletée sur presque toute son épaisseur.

La coupe transversale montre de dehors en dedans : 1° une couche extérieure subéreuse, formée d'un certain nombre de rangées de cellules aplaties de dehors en dedans, appliquées les unes contre les autres ; 2° un parenchyme, étendu surtout tangentiellement, contenant des granules amylacées et de la chlorophylle et çà et là des cristaux en rosette ;

3° l'écorce interne, de beaucoup la plus développée des trois
zones. Elle est composée de couches alternantes d'un parenchyme cortical, et de cercles assez réguliers de faisceaux libériens, formés de cellules bien développées, à parois épaisses,
laissant seulement une très-mince cavité en leur milieu. Ces
faisceaux sont bordés de chaque côté par des cellules contenant
chacune un gros cristal d'oxalate de chaux. Des cristaux semblables se trouvent d'ailleurs dans le parenchyme cortical. Des
rayons médullaires, formés d'une seule rangée de cellules étendues radialement, coupent ces cercles concentriques.

L'écorce de Saule a une saveur amère, qui l'a fait employer
comme fébrifuge. Elle doit cette propriété à un corps cristallisable, qui appartient au groupe des glucosides et qu'on a désigné sous le nom de *Salicine*.

L'Écorce du *Salix pentandra* rappelle tout à fait par sa structure celle du *Salix alba* L.; seulement les couches du parenchyme cortical du liber sont plus développées, et l'écorce
moyenne plus large. Dans le *Salix fragilis* L., on trouve entre
le liber et l'écorce moyenne, un mince cercle de cellules à parois épaisses et incolores.

CUPULIFÈRES.

36. ÉCORCE DE CHÊNE.

Cortex Quercus.

L'**Écorce de Chêne** est donnée par les *Quercus pedunculata*
Ehr., et *Quercus sessiliflora* Martyn., que beaucoup d'auteurs
réunissent sous le nom de *Quercus Robur* L. C'est le Chêne
blanc, si répandu dans les forêts de l'Europe moyenne. On prend
d'ordinaire les écorces des rameaux jeunes, et on les récolte
au printemps.

A l'état où elle arrive dans nos pharmacies, cette écorce est
en morceaux plus ou moins cintrés, de 2 millimètres environ
d'épaisseur. La surface extérieure est luisante, d'un gris-blanc,
avec des reflets bleuâtres par places, portant çà et là quelques

lichens. La face interne est d'un brun rougeâtre, grossièrement striée ou plutôt comme formée de grosses fibres rubanées, agglutinées ensemble. La cassure est fibreuse.

La coupe transversale montre de dehors en dedans :

1° Les couches du suber, formées de cellules aplaties de dehors en dedans, dont les moyennes sont généralement brunes dans leurs parois et remplies d'une matière colorante rougeâtre ;

2° L'écorce moyenne formée d'un parenchyme contenant de la chlorophylle et de la matière colorante brune. Çà et là se trouvent des groupes dispersés de grosses cellules pierreuses, à parois d'un jaune pâle. Une couche à peu près continue de cellules semblables, entremêlées de fibres libériennes, forme le passage entre cette zone et le liber ;

3° Cette écorce interne est formée d'un parenchyme analogue à celui de la zone moyenne, et contenant également de nombreuses cellules pierreuses. Des paquets de fibres libériennes s'y trouvent en abondance. Elles sont très-éparses et irrégulières vers la partie extérieure de la zone, mais dans la moitié interne, elles s'arrangent très-régulièrement en lignes concentriques, alternant avec des lignes de parenchyme. Des cellules à cristaux s'appliquent d'ordinaire contre les faisceaux, qu'elles limitent des divers côtés. Cette partie de la zone libérienne est régulièrement coupée radialement par des rayons médullaires, formés de 1-4 rangées de cellules ; quelquefois même leur largeur est plus considérable.

Les écorces âgées, qu'il faut rejeter, se distinguent des écorces jeunes par la présence de nombreuses bandes de tissu dense, qui pénètrent dans l'écorce et en isolent des plaques péridermiques.

L'odeur de l'Écorce de Chêne mouillée est assez spéciale : c'est celle du tan. La saveur est astringente et légèrement amère. Elle contient de 4 à 20 p. 100 de tannin, un principe amer qu'on a nommé *Quercine*, de la pectine, des traces d'acide citrique, de la gomme, etc., etc.

CHAPITRE XI

DES BOIS (*LIGNA*)

Les Bois employés dans les pharmacies appartiennent tous aux Dicotylédones, et présentent la structure bien caractéristique des tiges de cette grande division. Ils sont formés de couches

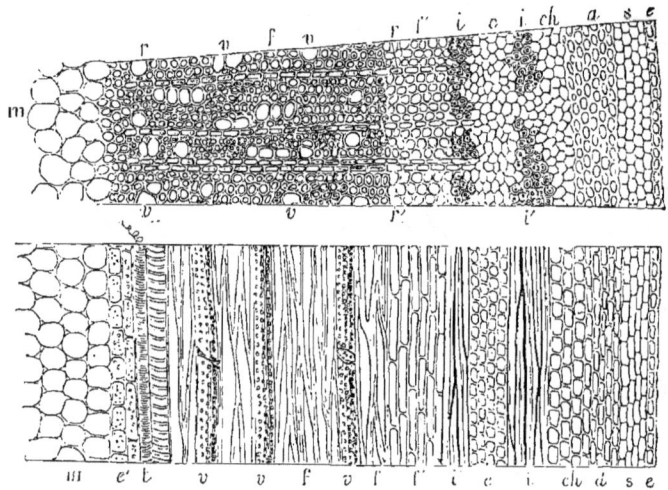

Fig. 291.

concentriques, plus ou moins distinctes, rangées autour d'une moelle centrale, et dans lesquelles on remarque les éléments suivants :

D'abord (*fig.* 291) le tissu fondamental *f*, ou tissu ligneux proprement dit, formé de cellules fibreuses, à parois incrustées

Fig. 291. — A. Coupe transversale d'une jeune branche d'*Acer pseudoplatanus* d'une année : *e*, épiderme ; *s*, enveloppe subéreuse ; *d'*, mésoderme ; *ch*, couche herbacée ; *i,i*, faisceau du liber formant deux zones ; *f'*, couche sous-libérienne ; *f*, faisceaux ligneux ; *r*, rayons médulaires ; *v*, vaisseaux ponctués ; *m*, moelle ; *B*, coupe longitudinale de la même (les mêmes lettres indiquent les mêmes parties).

d'une matière solide qui les épaissit considérablement. Au milieu de ce tissu se trouvent les vaisseaux *v*, qui sur la coupe transversale montrent une ouver-
ture tantôt visible à l'œil nu, tantôt seulement à la loupe ou au
microscope et, qui, sur la coupe
longitudinale, forment des canaux plus ou moins gros et plus
ou moins apparents, souvent
coupés par des parois transversales, ou par leurs débris. Ces
vaisseaux sont ponctués ou
rayés ; dans la zone tout à fait

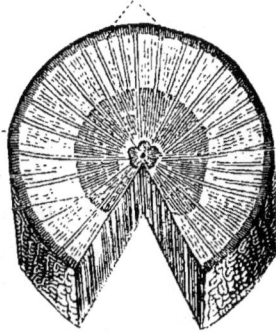

Fig. 292.

interne, autour de la moelle, ils contiennent une bande spirale
et deviennent de véritables trachées (*fig.* 291 *t*).

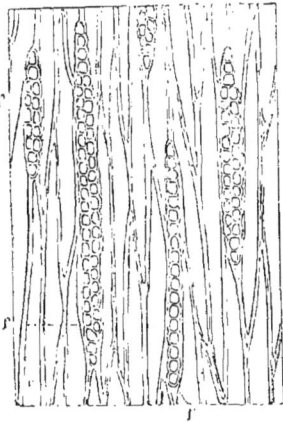

Fig. 293.

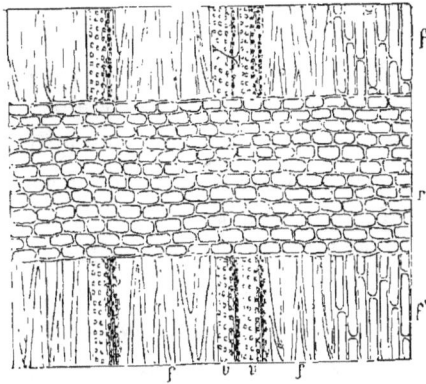

Fig. 294.

Des rayons médullaires (*fig.* 292) coupent du centre vers la
circonférence ce tissu ligneux fondamental et y limitent des

Fig. 292. — Coupe en travers d'un arbre dicotylédoné.
Fig. 293. — Coupe tangentielle des rayons médullaires de l'*Acer pseudoplatanus* : *r*. *r*,
rayons médullaires au milieu du tissu ligneux *f*.
Fig. 294. — Rayon médullaire de l'*Acer pseudoplatanus* mis à nu par une coupe parallèle au rayon : *r*, fibres ligneuses ; *v*, *v*, vaisseaux ponctués.

sortes de secteurs très-longs et généralement très-étroits. Ces rayons sont formés d'une ou plusieurs rangées de cellules, qui sur la coupe transversale (*fig*. 291 *r*) paraissent étendues dans le sens radial. Sur la coupe longitudinale et diamétrale on voit ces cellules de forme rectangulaire, former des espèces de murs (*fig*. 294 *r*) de hauteur variée, de là le nom de tissu *muriforme* qu'on leur donne. Sur la coupe tangentielle (*fig*. 293 *r*), ils forment des traits ou des amas fusiformes, où l'on voit nettement le nombre des rangées de cellules, qui composent le rayon.

Les couches annuelles du bois sont nettement séparées dans la plupart des arbres de nos climats. L'on y voit les vaisseaux se grouper d'ordinaire vers la limite interne de chaque zone, devenir au contraire plus rares vers la partie extérieure. Mais dans les arbres des tropiques, il arrive souvent que les formations annuelles ne sont pas distinctes les unes des autres. On y aperçoit cependant un certain nombre de zones assez étroites, irrégulières, mais dont les limites ne sont pas continues sur toute l'étendue d'une circonférence. Ces limites sont tracées par un parenchyme ligneux (1), plus ou moins épais, généralement formé de cellules étendues dans le sens de l'axe, et qui occupe la largeur d'un rayon médullaire à l'autre.

Au centre du bois, on voit un canal médullaire, généralement très-petit, contenant le parenchyme de la moelle.

On distingue d'ordinaire dans le bois deux ordres de couches (*fig*. 292) : les plus extérieures sont pâles, blanchâtres d'ordinaire, relativement tendres; elles appartiennent à l'*aubier*. Les plus internes sont le plus souvent plus dures, plus colorées et plus riches en principes; elles forment ce que l'on appelle le *duramen* ou *cœur du bois*. C'est d'ordinaire cette portion, qui, contenant le plus de matière active, est employée dans les pharmacies. Dans certains cas cependant, dans les *bois blancs* en particulier, il n'y a que des différences insignifiantes ou même nulles entre

(1) Ce parenchyme n'est pas spécial à ces bois : on le trouve aussi dans des arbres à couches annuelles bien évidentes.

le duramen et l'aubier. La dureté plus ou moins grande de cette portion centrale, sa coloration, la présence dans son tissu de matières résineuses ou d'huiles essentielles, sont des caractères qui permettent de distinguer les uns des autres les bois qui se rencontrent dans nos droguiers. Tous ces signes distinctifs sont du reste dominés par les caractères tirés de la présence ou de l'absence de couches annuelles, nettement distinctes. Nous les résumons dans le tableau suivant :

I. Bois à couches annuelles bien distinctes.
  Bois tendre, léger, de couleur brun rougeâtre, odeur douce et comme anisée................................. **11. Bois de Sassafras.**
  Bois dur, lourd, à odeur de rose... **9. Bois de Rhodes.**
II. Bois à couches annuelles, indistinctes, à minces lignes cellulaires, transversales, discontinues.
  A. Cœur du bois dur, beaucoup plus coloré que l'aubier.
    1° Bois contenant une matière colorante rouge.
      Bois formé à l'intérieur de grosses fibres rouges, satinées, inclinées les unes sur les autres; à très-gros vaisseaux; matière colorante peu soluble dans l'eau.... **7. Santal rouge**
      Bois noir bleuâtre à la surface; brun-rouge à l'intérieur, à grosses fibres; à odeur d'anis, colorant rapidement l'eau............ **5. Bois de Campêche.**
      Bois brun-rouge à l'extérieur; fibres serrées, brillantes; odeur peu marquée...... **6. Bois de Brésil.**
    2° Cœur du bois de diverses nuances, sans matière colorante rouge.
      Cœur du bois très-dur, et très dense, d'un brun-vert, rempli d'une matière ré-

sineuse odorante........ 3. **Bois de Gayac.**
Cœur du bois brun ou gris-
brun veiné de lignes noires
contenant de la résine.... 4. **Bois d'Aloès.**
Cœur du bois d'un gris fauve
rougeâtre, donnant avec
l'eau une couleur jaune
à reflets bleuâtres........ 8. **Bois Néphrétique.**
B. Couleur et dureté du cœur du
bois différant peu de celle de
l'aubier.
   Bois léger, à vaisseaux largement ouverts, saveur amère
   très-prononcée............ 1-2. **Bois de Quassia.**
   Bois dur et pesant; à odeur
   agréable................. 10. **Bois de Santal citrin.**

SIMAROUBÉES.

1-2. BOIS DE QUASSIA.

On distingue deux sortes de **Bois de Quassia**, tous deux possédant comme caractères communs une amertume franche, très-
marquée. Tous deux ont des rayons médullaires très-rapprochés et, coupant ces rayons, des lignes concentriques discontinues, visibles soit à l'œil nu, soit à la loupe. On les trouve souvent dans les pharmacies, recouverts de l'écorce, qui, dans
une espèce est très-adhérente, dans l'autre au contraire, se
détache facilement du bois et forme autour de la branche un
manchon mobile. Voici leurs caractères distinctifs :

Bois de couleur un peu fauve, à lignes
   transversales, peu épaisses, visibles
   seulement à la loupe. Écorce se sé-
   parant du bois.................. 1. **Quassia amara.**
Bois de couleur pâle, nuancé de jaune
   verdâtre. Lignes transversales visi-
   bles à l'œil. Écorce adhérente...... 2. **Quassia de la Jamaïque.**

1. QUASSIA AMARA.

Bois de Quassia. Bois amer. Bois de Surinam. — *Lignum Quassiæ surinamense seu Quassiæ verum.*

Le **Bois de Quassia** est fourni par une Simaroubée des Antilles, de Cayenne et de Surinam, qu'on a nommée *Quassia amara* L.

Ce bois se présente dans les pharmacies tantôt en éclats, ou en morceaux dépourvus d'écorce; tantôt en fragments de branches cylindriques, ayant jusqu'à un décimètre de diamètre, et entourés d'une écorce, qui se sépare facilement de la partie ligneuse et lui forme quelquefois comme une sorte de fourreau mobile. — Quand cette écorce existe, elle peut servir à reconnaître le bois de Surinam et à le distinguer, à première vue, du bois de Quassia de la Jamaïque, dont nous aurons à parler plus loin. Elle est recouverte d'une partie subéreuse blanchâtre, tantôt mate, tantôt micacée par places. Là où cette sorte de croûte blanchâtre manque, on voit la couche sous-jacente sous forme de taches d'un gris noirâtre. A la face interne, l'écorce a comme la surface extérieure du cylindre ligneux une teinte grisâtre, mêlée de taches longitudinales plus ou moins étendues, d'un bleu noirâtre. Ces taches, qui se retrouvent du reste dans l'intérieur du bois et de l'écorce, paraissent dues à des cellules d'un mycelium.

La cassure de cette écorce est assez grossièrement fibreuse dans la partie interne. La coupe transversale la montre épaisse de 1 à 2 millimètres. Une ligne d'un jaune-brun très-évidente, formée d'une série non interrompue de cellules pierreuses, sépare cette écorce en deux parties presque égales : d'une part des couches cellulaires formant le suber et un parenchyme mêlé de nombreuses cellules pierreuses; d'autre part, la zone libérienne, très-fibreuse, formée de parenchyme cortical, alternant avec des cellules libériennes épaisses, et parcourue par des rayons médullaires. Des cellules pierreuses se trouvent encore çà et là au milieu du tissu libérien proprement dit.

Le bois lui-même présente des caractères qui permettent de le reconnaître facilement, sans le secours de l'écorce. Il est d'une couleur fauve et d'une saveur amère très-prononcée. Sur la coupe transversale, on le voit strié d'une foule de petites lignes très-fines allant du centre à la circonférence, qui sont des rayons médullaires distants tout au plus d'un demi-millimètre. Ces rayons médullaires sont coupés par des cercles concentriques de lignes encore plus fines, visibles seulement à la loupe, distantes de 2 à 3 millimètres. Dans l'espace rectangulaire limité par ces lignes sont des ouvertures bien marquées de vaisseaux. Sur la coupe longitudinale, le bois présente de même des espèces de petits carrés d'un aspect souvent brillant et comme satiné.

L'examen microscopique montre dans ce bois les rayons médullaires formés de une, deux ou trois rangées de cellules allongées dans le sens radial. Quant aux lignes concentriques, elles sont formées de cellules à parois peu épaisses, plus arrondies que celles des rayons médullaires, allongées dans le sens de l'axe du tronc. Dans l'intervalle de ces lignes, formées de cellules, se trouve le tissu ligneux proprement dit, dont les cellules fibreuses, à parois épaisses et d'un diamètre peu considérable, entourent des vaisseaux à large ouverture, groupés deux ou trois ensemble dans le sens radial, le plus interne appliqué d'ordinaire contre la ligne cellulaire transversale.

Le Quassia est d'une amertume très-marquée et très-franche. Il contient un principe amer qui porte le nom de *Quassine*.

2. QUASSIA DE LA JAMAIQUE.

Bois de Quassia de la Jamaïque. — *Lignum Quassiæ novæ. Lignum Quassiæ Jamaïcense.*

Le bois de **Quassia de la Jamaique** est produit par le *Picrasma excelsa* Planchon (*Picrœna excelsa* Lindley., *Simaruba* *excelsa* DC., *Bittera febrifuga* Bélanger). Ce bois, qui est aussi amer que celui de Surinam, arrive depuis quelque temps dans le commerce en bûches, le plus souvent recouvertes de l'écorce, ayant un diamètre considérable, qui atteint jusqu'à 2 décimètres.

Cette écorce ne se détache pas du bois comme celle du *Quassia amara;* elle y est au contraire fortement adhérente. Sa surface extérieure, du moins dans les gros échantillons, est d'une couleur gris-brun, parcourue de larges bandes d'un noir brillant. La coupe transversale montre une zone fibreuse blanche, qui pénètre parfois presque dans l'intérieur de la tige ligneuse. Des rayons médullaires, continuant ceux du bois, se montrent d'une matière très-évidente à la loupe, jusque près des couches périphériques. Les cellules pierreuses, si abondantes dans l'écorce du Quassia de Surinam, ne se rencontrent pas dans celles du Picrœna.

Quant au bois, il a une couleur blanchâtre, avec une nuance d'un jaune verdâtre en certains points. Sa structure rappelle beaucoup celle du bois de Surinam. Sur la coupe transversale on voit de même de nombreux rayons médullaires, très-rapprochés les uns des autres et des lignes concentriques, limitant des espaces quadrangulaires, dans lesquels se trouvent les ouvertures des vaisseaux. Mais ces divers éléments sont beaucoup plus marqués; les rayons médullaires sont plus larges; les lignes concentriques ont 5 ou 6 rangées de cellules sur la largeur et non pas 2 ou 3 seulement : enfin, les vaisseaux sont plus gros et groupés 2 ou 3 ensemble, de façon à occuper toute la largeur comprise entre deux rayons médullaires consécutifs.

Ces caractères suffisent pour bien déterminer le bois de la Jamaïque et le distinguer de celui de Surinam, même sur de petits fragments.

Le bois de Picrœna contient le même principe que celui du Quassia amara.

ZYGOPHYLLÉES.

3. **BOIS DE GAYAC.**

Bois de Gayac officinal. — *Lignum Guajaci. Lignum sanctum.*

Le **Bois de Gayac** est donné par le *Gajacum officinale* L., dont nous avons déjà précédemment étudié l'écorce.

Ce bois arrive soit en morceaux, soit en rognures. Les morceaux contiennent soit le cœur du bois seulement, soit des fragments de l'aubier ajoutés à la partie centrale et colorée. Du reste, les deux portions ne diffèrent que par la consistance et la couleur, la structure intime étant la même.

Le Bois de Gayac, dans sa partie centrale, est très-dur et très-dense ; il tombe au fond de l'eau, son poids spécifique étant de 1,33. La coupe transversale montre un aubier blanc ou blanc jaunâtre, un cœur du bois d'une couleur brunâtre, qui devient verdâtre par son exposition à l'air et à la lumière. La loupe fait voir une série de fins rayons médullaires, qui traversent les deux parties du bois ; et, transversalement, de fines stries, perpendiculaires aux rayons, qui forment comme de petits rectangles dans le champ limité par les lignes radiales. On voit aussi un grand nombre de pores remplis de résine, qui ne sont autre chose que l'ouverture de gros vaisseaux. La coupe longitudinale est très-irrégulière, à cause des directions inverses des fibres ligneuses de deux zones voisines, qui se croisent sous un angle de 30 degrés environ.

L'examen microscopique montre la structure suivante. Le tissu ligneux est formé de nombreuses cellules fibreuses, étendues dans le sens de l'axe et terminées en biseau ; leurs parois épaisses ne laissent qu'un canal filiforme dans leur axe. Au milieu de ces fibres ligneuses se trouvent les gros vaisseaux, assez espacés et d'ordinaire tout à fait isolés. Leur calibre atteint le plus souvent, et dépasse même quelquefois en dimension, l'in-

tervalle de deux rayons médullaires; leurs parois sont ponctuées, et sur la coupe transversale on voit, assez rapprochés
les uns des autres, les points d'attache et les traces des parois
horizontales, qui les séparaient en longues cellules superposées.
La plupart de ces vaisseaux contiennent de la substance résineuse.

Les rayons médullaires sont toujours composés d'une seule
rangée de cellules, étendues de dehors en dedans et remplies de
résine. Sur la coupe tangentielle on voit ces cellules superposées
de 4 à 6 les unes au-dessus des autres, et, comme les séries
verticales qu'elles forment sont à peu près de même longueur
et sont placées sensiblement à la même hauteur, il en résulte
que les extrémités de ces séries se trouvent sur des lignes
horizontales, assez sensibles à la loupe. Enfin les stries, qui,
sur la coupe transversale, coupent le tissu ligneux perpendiculairement aux rayons médullaires, sont formées de cellules
arrondies, beaucoup plus grosses que des cellules ligneuses,
placées sur un ou deux rangs, et remplies aussi de résine.

On voit que le Gayac est très-riche en produits résineux.
Cette substance, que nous étudierons plus tard spécialement,
est le principe actif de ce bois. C'est elle qui lui donne sa
couleur particulière, brune d'abord, verdâtre lorsqu'il a été
exposé à l'air et à la lumière. C'est elle aussi qui lui donne son
odeur très-agréable, qui se développe lorsqu'on le rape ou qu'on
le chauffe. Les vapeurs nitreuses produisent très-rapidement la
couleur verdâtre dans le bois.

Nous avons dit que le bois de Gayac se trouve souvent dans
les pharmacies en râpures (*Rasura ligni Guajaci*). C'est un mélange de morceaux blancs de l'aubier et verdâtres ou jaunâtres
du duramen. Les vapeurs nitreuses doivent le verdir rapidement.

LÉGUMINEUSES.

4. BOIS D'ALOÈS.

Bois de Calambac. — *Ltgnum Aloes. Lignum Agallochi verum.*

Le **Bois d'Aloès** vrai est donné par l'*Aloexylon Agallochum* Loureiro, qui vient dans les montagnes de la Cochinchine.

Il arrive en morceaux irréguliers de couleur brune ou grisâtre, marqués, dans le sens de la longueur, de longues veines foncées noirâtres. Les échantillons de l'École de pharmacie sont en morceaux assez irréguliers, comme cariés par places, creusés de nombreuses cavités; ils sont composés de fibres ligneuses grossières agglutinées ensemble. La coupe transversale faite au couteau est très-inégale. Elle montre, au microscope, un tissu ligneux, formé de cellules fibreuses à parois épaissies, grisâtres, entremêlées de vaisseaux soit isolés, soit rangés par 2 ou 3, larges, contenant souvent une résine brun foncé dans leur intérieur. Des rayons médullaires, formés d'une seule rangée de cellules, remplies d'une résine jaunâtre, coupent le tissu ligneux en bandes étroites, dont les vaisseaux occupent souvent toute la largeur. Çà et là des lignes de cellules également résinifères coupent ces bandes radiales.

Ce bois d'Aloès se ramollit sous la dent ; il a une saveur aromatique et légèrement amère ; il brûle en répandant une odeur agréable.

On désigne sous le nom de **Bois d'Aigle** ou **Bois d'Aloès ordinaire**, *Lignum Aquilariæ seu Aspalathi*, un bois produit par l'*Aquilaria secundaria* DC. ou l'*Aquilaria malaccensis* DC., plante de la petite famille des *Aquilarinées*.

Ce bois, tel que nous le trouvons dans le droguier de l'Ecole de pharmacie, est plus compact que le précédent. D'une couleur brun foncé à la surface, il est d'un jaune pâle à l'intérieur, et montre d'une manière bien marquée de gros vaisseaux, contenant une matière résineuse d'un blanc grisâtre. Sur la coupe transversale, ces vaisseaux forment des points blancs ; sur la coupe longitudinale, de longues stries de même couleur, régulièrement parallèles entre elles.

L'odeur du bois d'Aigle est légèrement résineuse et aromatique; sa saveur est amère et parfumée.

5. BOIS DE CAMPÊCHE.

Bois d'Inde. — *Lignum Campechianum.*

Le **Bois de Campêche** est donné par l'*Hæmatoxylon Campechianum* L., grand arbre de la baie de Campêche, dans le golfe du Mexique, et de diverses îles des Antilles. Ce bois nous arrive dans le commerce, débarrassé de son aubier de couleur blanche, en bûches plus ou moins grosses. Dans les pharmacies, il est le plus souvent en petits éclats ou en râpure.

Les morceaux de bois de Campêche sont, lorsqu'ils ont été exposés à l'air et à l'humidité, d'une couleur noirâtre. A l'intérieur ils sont d'un rouge plus ou moins foncé, qui est resté pâle dans les parties qui ont été abritées contre les influences extérieures. Leur densité est considérable. Leur texture est assez grossière, ils peuvent cependant prendre un beau poli. Des bandes de couleur, alternativement claires et foncées, donnent, sur une coupe transversale, l'apparence des couches annuelles; mais, lorsqu'on regarde de près, on voit qu'il n'y a aucune régularité dans ces diverses zones; elles s'intriquent les unes dans les autres, en formant une sorte de réseau, dont les mailles s'étendent dans le sens tangentiel. — Vu à la loupe, le tissu de ce bois montre des lignes radiales fines et rapprochées, qui sont des rayons médullaires; elles coupent perpendiculairement ou obliquement d'autres lignes d'épaisseur inégale, de teinte relativement claire, qui contiennent dans leur épaisseur des pores bien évidents. Le champ limité par ces lignes radiales et transversales, est occupé par un tissu dense, ligneux, de couleur plus foncée.

Si l'on examine au microscope ces diverses portions, on observe les détails de structure suivants :

Le tissu foncé et dense est formé de cellules ligneuses, étendues dans le sens de l'axe du tronc, terminées en biseau à leurs deux extrémités, incrustées, polyédriques sur la coupe transversale, et ne contenant au milieu d'elles aucun vaisseau. Les lignes irrégulières, qui s'étendent transversalement, et qui sont plus pâles et moins denses, sont formées d'un parenchyme, à cellules peu épaisses sur les parois, quadrangulaires sur la coupe transversale, étendues dans le sens de l'axe. Ces cellules entourent des vaisseaux isolés, ou rangés deux à deux, à assez grosse ouverture, et à parois rayées ou ponctuées. Les rayons médullaires, qui se font remarquer par la direction radiale de leurs éléments, sont composés d'une, deux ou trois rangées de cellules. Ils sont assez inégalement espacés. La matière colorante se trouve principalement dans les rayons médullaires et dans les cellules du parenchyme qui entoure les vaisseaux ; on en trouve aussi quelquefois dans les vaisseaux mêmes.

Le bois de Campêche a une odeur très-agréable, qui rappelle un peu l'anis et la violette ; la saveur est à la fois douce et âpre. Le principe le plus important est la matière colorante ou *hématine*, qui, isolée, est en paillettes dorées. Le bois de Campêche, grâce à ce principe, donne une solution alcoolique, d'un rouge jaune ; un macéré aqueux de même couleur, mais plus foncé. Ce macéré devient d'un violet foncé par les alcalis et d'un rouge foncé par les acides

La teinte rouge-noir que prend le Campêche, exposé à l'humidité, son odeur très-spéciale le caractérisent nettement, et permettent de le reconnaître facilement parmi les autres bois colorants.

6. BOIS DE BRESIL.

Bois de Fernambouc. — *Lignum Fernambuci*.

Le **Bois de Brésil** est donné par le *Cæsalpinia echinata* Lam.,
grand arbre du Brésil. Il arrive comme le Campêche, soit en
bûches débarrassées de leur aubier non coloré, soit en petits
éclats ou en râpures.

Le bois de Brésil a une couleur d'un brun-rouge, brillant et
comme satiné, lorsqu'on l'examine sur une coupe longitudinale.
Il est pesant; d'une texture fine, susceptible d'acquérir un beau
poli. Sur la coupe transversale, il montre une série de bandes de
couleur alternativement claires et foncées, qui sont beaucoup
plus régulièrement concentriques et qui, par suite, simulent
beaucoup mieux les couches annuelles que les zones correspondantes du bois de Campêche. On y voit assez distinctement à la
loupe les rayons médullaires de couleur foncée, qui strient le
bois très-finement du centre à la circonférence ; les lignes
transversales sont moins nettement marquées que dans le Campêche, et les vaisseaux sont beaucoup plus uniformément répandus sur toute la surface.

Au microscope, les rayons médullaires rappellent par leur
apparence ceux du bois de Campêche ; le prosenchyme ligneux
est aussi analogue ; mais il est beaucoup plus développé, et
le parenchyme cellulaire, qui s'interpose entre ses diverses parties, est beaucoup moins abondant. Les vaisseaux, de diamètre
un peu moindre, ne sont pas en général isolés, mais rangés en
groupes de 2, 3, 4 ou 5, et souvent étendus dans le sens radial
au milieu du prosenchyme ligneux.

Le bois de Brésil n'a qu'une odeur très-faible et une saveur
douce, également peu prononcée. Elle contient une matière colorante, la *Brasiline*, qui cristallise en aiguilles jaunes rougeâtres
et qui pâlit rapidement à la lumière. Elle tourne rapidement au
jaune par les acides, au violet par les alcalis.

Le bois de Brésil râpé est souvent mélangé de matières étrangères et particulièrement de copeaux de bois colorés artificiellement. Mais cette couleur artificielle est beaucoup plus rouge
que celle du bois véritable, et, d'ailleurs, les copeaux montrent
le plus souvent une teinte blanchâtre dans leur tissu intérieur.

7. BOIS DE SANTAL ROUGE.

Lignum Santali rubrum. Lignum santalinum.

Le **Bois de Santal rouge** officinal est donné par le *Pterocarpus santalinus* L. fil., arbre des montagnes des Indes orientales,
croissant à Coromandel, Malabar, Ceylan, de même qu'à Malacca et à Timor.

Lorsqu'il a été longtemps exposé à l'air et à la lumière, ce
bois est d'un noir un peu verdâtre; mais cette teinte est toute
superficielle, et il suffit d'enlever une mince couche pour voir
apparaître au-dessous la couleur rouge caractéristique. Sur la
coupe transversale, passée au rabot, on voit un certain nombre
de bandes alternantes, les unes polies, les autres grossières et
déchirées. On y distingue au premier abord un nombre considérable de pores très-gros, ayant le tiers d'un millimètre
environ. Un examen plus attentif à la loupe fait apercevoir
une multitude de lignes, serrées les unes contre les autres, à
peu près droites, d'une teinte pâle sur le fond rouge du tissu:
ce sont des rayons médullaires; on y voit en outre des lignes
ondulées, qui coupent irrégulièrement les rayons sans former
pour cela des cercles complets.

Si l'on coupe longitudinalement le bois, dans le sens du diamètre, on obtient deux morceaux irréguliers, qui s'engrènent l'un
dans l'autre, et on remarque cette structure particulière du bois,
qu'on a appelée *santaline* et qui consiste dans l'obliquité en sens
inverse des bandes alternatives, qui se croisent entre elles sous
un angle de 30°. — Cette coupe montre en même temps les gros
vaisseaux, dont nous avons vu l'ouverture dans la coupe trans-

versale ; ils s'étendent sur une grande longueur sous forme de canaux visibles à l'œil, remplis de matière résineuse rougeâtre. Le reste du tissu a sur la coupe fraîche un aspect brillant et satiné ; il est formé de fibres, coupées par des lignes transversales en petits rectangles superposés. On remarque également de gros cristaux d'oxalate de chaux qui sont souvent rangés en séries verticales. La coupe longitudinale tangentielle est plus régulière ; elle montre les fibres toutes inclinées d'un même côté, diffèrent suivant la zone par laquelle a été faite la coupe ; l'aspect satiné de la surface, coupée en petits champs rectangulaires, et l'apparence des vaisseaux rappelle tout à fait la coupe diamétrale.

L'examen microscopique montre dans les diverses parties la structure suivante : le fond du tissu est formé de grosses cellules ligneuses serrées les unes contre les autres, longues et en biseau, dont les parois épaisses sont toutes imprégnées de matière résinoïde rouge. Ce tissu est interrompu par un parenchyme de cellules cubiques ou allongées dans le sens de l'axe, qui forment des groupes étendus dans le sens tangentiel. Ces groupes sont formés de quatre ou cinq rangées de cellules qui enveloppent d'ordinaire les vaisseaux ; leurs parois sont médiocrement épaisses, colorées en rouge plus pâle que le tissu ligneux ; elles contiennent d'ordinaire un gros cristal dans leur cavité. Les rayons médullaires sont formés de une, rarement deux rangées de cellules, à parois rouges, étendues dans le sens radial, et si rapprochées entre elles que l'espace qu'elles circonscrivent est plus petit que le calibre d'un vaisseau. — Quant aux vaisseaux, ils sont remarquables par leur grosseur ; des parois transversales les coupent de distance en distance ; ils sont remplis de résine rougeâtre.

Le Bois de Santal rouge n'a qu'une faible odeur aromatique; il a une saveur parfumée également peu prononcée. Il contient une matière résineuse colorante que nous étudierons plus loin.

8. **BOIS NÉPHRÉTIQUE.**

Lignum nephreticum.

On désigne sous ce nom un bois du Mexique qu'on a attribué à diverses Légumineuses, mais dont l'origine botanique n'est pas encore établie.

Tel qu'on le trouve dans le droguier de l'École de Pharmacie, il est en morceaux provenant de branches de divers diamètres. Une mince écorce gris jaunâtre recouvre l'aubier, d'une couleur blanchâtre, avec une légère nuance de jaune fauve. Le cœur du bois, beaucoup plus épais, est d'une couleur fauve, plus ou moins brune et foncée par places.

Ce bois est formé de fibres assez fines, régulièrement placées les unes à côté des autres et qu'on voit nettement sur la coupe longitudinale. La coupe transversale montre dans le tissu de fines lignes de rayons médullaires et des pores très-fins, qui ne sont pas autre chose que l'ouverture des vaisseaux, qu'on voit assez nettement à la loupe sur la coupe longitudinale.

Le bois néphrétique a une saveur faiblement astringente; il est presque inodore à l'état ordinaire ; lorsqu'on le scie ou qu'on le mouille, il prend un parfum que Guibourt compare à l'odeur du Carvi. Il colore immédiatement l'eau en jaune d'or, et cette solution présente des reflets bleuâtres tout à fait caractéristiques.

CONVOLVULACÉES.

9. **BOIS DE ROSE DES CANARIES.**

Bois de Rhodes. *Lignum Rhodii.*

Le **Bois de Rose des Canaries** est produit par le *Convolvulus scoparius* L., qui croît dans les îles Canaries (1).

(1) Le nom de *Bois de Rhodes*, que porte cette substance, signifie bois à odeur de rose, et n'a aucun rapport avec son origine géographique. La plante qui le produit ne croît ni à Rhodes ni dans les îles environnantes.

Ce bois arrive dans le commerce en souches quelquefois très-grosses, ayant de 8 à 11 centimètres de diamètre ; elles sont d'ordinaire assez irrégulières, contournées, souvent très-profondément sillonnées. Elles sont tantôt couvertes d'une écorce fongueuse et très-crevassée, d'autres fois complétement dépouillées des couches corticales. La souche est ramifiée en divisions plus ou moins grosses, ayant en moyenne 2 à 3 centimètres de diamètre, et couvertes souvent d'une écorce d'un gris jaunâtre, plus ou moins profondément marquée de crevasses transversales et longitudinales. Le bois lui-même présente des couches concentriques assez évidentes ; on y distingue le plus souvent un aubier blanc jaunâtre et une portion centrale d'un jaune foncé ou même d'un brun bien marqué. Ce cœur du bois est comme onctueux au toucher.

La structure de l'écorce est assez particulière. Au-dessous des couches subéreuses, colorées en brun grisâtre, se trouve une zone continue, assez épaisse, de cellules pierreuses, à parois très-épaisses, jaunâtres. Ces cellules sont presque carrées sur la coupe transversale, rectangulaires sur la coupe longitudinale. Au-dessous l'on trouve un parenchyme amylacé, parcouru de fibres libériennes et de nombreuses lacunes allongées ou vaisseaux laticifères, remplies d'une oléo-résine jaunâtre très-abondante.

Le bois est essentiellement formé de cellules ligneuses, à parois épaisses, très-serrées les unes contre les autres, et au milieu desquelles se trouvent très-dispersés de rares vaisseaux, à ouverture moyenne. Des rayons médullaires formés d'une ou deux rangées de cellules radiales traversent ce tissu ; ces cellules renferment une matière jaunâtre oléo-résineuse, qu'on trouve aussi çà et là dans les vaisseaux.

Le Bois de Rhodes a une saveur amère et une odeur agréable, qui rappelle celle de la rose ; on en retire une essence onctueuse, jaunâtre, qui a l'odeur et la saveur du bois.

SANTALACÉES.

10. SANTAL CITRIN.

Santalum citrinum. Lignum Santalum citrinum.

On distingue sous le nom de **Santal citrin** un bois odorant, produit par le *Santalum album* Roxb., arbre originaire des Indes orientales et des îles de la Sonde.

Ce bois arrive en bûches, dépourvues de leur écorce et même le plus souvent de leur aubier. On y remarque un certain nombre de couches concentriques de couleur plus ou moins fauve. Le bois est plus léger que l'eau, ordinairement dur. A la loupe, on y voit une foule de rayons médullaires très-fins et très-rapprochés les uns des autres. Des lignes transversales également pâles coupent ces rayons médullaires, et des ouvertures très-minces de vaisseaux s'y groupent en séries radiales.

L'examen au microscope montre la structure suivante. Le fond du tissu est formé de nombreuses cellules ligneuses à parois relativement épaisses ; elles sont allongées dans le sens vertical et nettement terminées en biseau. De distance en distance, assez inégalement espacées, se trouvent des lignes de cellules presque cubiques, ayant à peu près la grosseur des cellules ligneuses, à parois un peu épaissies, et contenant une matière jaune granuleuse, probablement de l'oléo-résine. Ces lignes se prolongent sur une assez grande longueur, en coupant presque à angle droit les rayons médullaires. Ces derniers sont formés généralement d'une seule rangée de cellules, quelquefois de deux ; elles contiennent dans leur cavité une matière analogue à celle du parenchyme précédent ; elles sont étendues radialement. Dans le milieu du tissu ligneux, et dans les espaces limités par le tissu cellulaire des lignes transversales et radiales, se trouvent les vaisseaux ponctués. Ils sont très-étendus en longueur, de dimension moyenne en diamètre et contiennent une

quantité considérable de matière oléo-résineuse, de couleur
jaune verdâtre.

Le Santal citrin a une odeur agréable, qui rappelle à la fois
celle du Musc et de la Rose. Sa saveur est légèrement amère.
Il contient une huile volatile, jaune, un peu plus légère que
l'eau, d'une saveur âcre et amère. Cette essence est employée
en pharmacie.

Sous le nom de **Santal blanc** on a décrit d'ordinaire le bois
jeune du *Santalum album* Roxb., ou son aubier dépouillé du
cœur du bois, qui donne le Santal citrin. La structure est la
même.

LAURINÉES.

11. BOIS DE SASSAFRAS.

Lignum Sassafras.

Ce bois a été décrit précédemment avec la **Racine de Sassafras** (tome I, page 538).

CHAPITRE XII

DES GALLES (*GALLÆ*)

On désigne sous le nom de **Galles** des productions anor-
males, qui sont produites sur un grand nombre de plantes, à la
suite de la piqûre de divers insectes. Sous cette influence, on
voit les sucs de la plante affluer vers la partie piquée, et les
tissus prendre un développement exagéré, qui leur donne, en
même temps que des formes extérieures particulières, une
abondance considérable de certains principes actifs, particulièrement du tannin.

Les *Galles* peuvent varier entre elles selon l'espèce de végétal,
sur laquelle elles se trouvent et aussi selon l'espèce d'insecte qui
la produit. La nature de l'organe : bourgeon, feuille, inflores-
cence ou fruit etc., intervient aussi pour donner des caractères
particuliers à ces productions.

Les insectes qui produisent les galles, appartiennent à deux
ordres différents : les *Hyménoptères* et particulièrement ceux
du groupe des *Cynips;* les *Hémiptères* et parmi eux les *Aphis.*
Le *Cynips rosæ* L., en piquant l'Églantier ordinaire (*Rosa ca-
nina* L.), y provoque le développement de grosses excroissances, irrégulièrement arrondies ou ovoïdes, toutes couvertes de filaments chevelus, verts ou rougeâtres. Ce sont les
Bédéguars, autrefois employés, maintenant à peu près en désuétude. Sur le Chêne des teinturiers (*Quercus infectoria* Oliv.), le
Cynips (Diplolepis) Gallæ tinctoriæ Oliv. produit les **Noix de
Galle**, qui sont les plus importantes de toutes les substances
que nous avons à indiquer dans ce chapitre.

Les *Aphis* donnent sur l'Orme, les *cloques* si fréquentes et si
connues ; sur le Térébinthe, de grosses galles rougeâtres et

corniculées ; sur le *Rhus semi-alata* les galles maintenant répandues dans le commerce sous le nom de **Galles de Chine.** Ces dernières sont, avec les **Noix de Galles** du Chêne, les seules que nous ayons à décrire.

Les deux espèces se distinguent très-facilement les unes des autres : les **Noix de Galles,** sont en forme de boules pleines, pyriformes ou sphériques, tout à fait opaques ; les **Galles de Chine** sont des corps irréguliers, à grosse cavité centrale, à parois peu épaisses, cornées et translucides, lorsqu'on les a débarrassées d'une sorte de duvet qui les recouvre extérieurement.

1. GALLES DE CHÊNE.

Noix de Galle. Galles d'Alep et Galles de Smyrne. — *Gallæ Halepenses. Gallæ Asiaticæ seu Turcicæ.*

On donne le nom de **Galles de Chêne** ou de **Noix de Galle** à une excroissance qui se forme, par la piqûre d'un insecte de l'ordre des Hyménoptères, le *Cynips Gallæ tinctoriæ* Oliv., sur les bourgeons du *Quercus infectoria* Oliv., qui croît dans l'Asie Mineure.

Les **Noix de Galle** se présentent dans le commerce sous forme de corps globuleux ou pyriformes, hérissés de tubérosités nombreuses. Leur couleur est d'un vert noirâtre ou d'un vert-jaune, à la surface. Parfois les galles portent un trou arrondi, correspondant à un canal intérieur ; elles sont alors beaucoup plus légères et ont une teinte pâle et presque blanchâtre ; cette différence entre les deux espèces de galle, tient à ce que dans les premières, lourdes et foncées, qu'on nomme **Galles vertes** ou **Galles noires**, l'insecte, déposé à l'état d'œuf au milieu de la galle, ne s'est pas encore développé, n'a pas entamé le tissu interne et creusé le canal par où il doit sortir à l'air extérieur. Dans les autres galles (**Galles blanches**), l'insecte s'est déjà échappé à travers les parois de l'excroissance.

Si on fait sur une galle une coupe passant par le milieu, on y voit, nettement marquée dans le centre, une sorte de logette arrondie, dans laquelle l'insecte se trouve placé, au milieu d'un parenchyme assez lâche ; cette logette ne renferme que quelque peu de poudre brunâtre quand l'insecte s'est déjà échappé. Les parois de cette petite cavité sont formées d'une membrane assez dure, autour de laquelle s'étend le tissu dominant dans la galle, c'est-à-dire un parenchyme, au milieu duquel se trouvent, çà et là distribués, des faisceaux fibro-vasculaires nombreux surtout vers la périphérie. Ce parenchyme se condense vers l'extérieur de manière à former une espèce d'écorce très-mince.

Le microscope montre, dans ces diverses parties, la structure suivante :

La partie centrale, ou le tissu qui remplit la petite logette, tout autour de l'insecte, est un parenchyme de cellules polyédriques ou arrondies, à parois minces, remplies de grains de fécule ; ces grains sont globuleux et marqués d'une hile étoilée ; en outre on y trouve des globules d'une matière résineuse brune. Les parois de la loge sont formées de plusieurs rangées de cellules, grosses, à parois considérablement endurcies et épaissies, canaliculées ; ce sont des cellules pierreuses. En dehors le parenchyme est formé de cellules qui sont étendues dans le sens du rayon. Ces cellules à parois peu épaisses contiennent de la matière colorante et des espèces de lamelles vitreuses de tannin. Vers l'extérieur, les cellules du parenchyme s'arrondissent ; on y trouve des grains de chlorophylle, d'un vert noirâtre, surtout dans les galles qui contiennent encore l'insecte ; enfin les couches extérieures sont formées de cellules petites, à parois épaisses, qui constituent une sorte d'écorce à la noix de Galle.

On distingue d'ordinaire dans le commerce deux sortes de noix de Galle.

Les **Galles d'Alep** ; ce sont les plus estimées, elles sont à peu près de la grosseur d'une noisette, lourdes, foncées, et ne contiennent que très-peu de Galles blanches et percées.

Les **Galles de Smyrne**; elles sont un peu plus grosses, moins lourdes, moins foncées et mêlées de beaucoup de Galles blanches; aussi sont-elles moins estimées.

Les Noix de Galle ont une saveur très-astringente et amère. Elles contiennent une proportion considérable de tannin ou d'acide tannique (60 à 70 pour 100 suivant les sortes); de l'acide gallique, 2 pour 100 environ; en outre de petites quantités de sucre, de résine, d'huile essentielle, de gomme et de substances protéiques.

GALLES DE CHINE.

Galles du Japon. — *Gallæ Chinenses.*

Les **Galles de Chine** sont produites sur le *Rhus semi-alata* Murray, et peut-être aussi sur le *Rhus Japonica* Siebold, par la piqûre de l'*Aphis Chinensis* Doubleday. Elles nous viennent de Chine et du Japon.

Leur forme est extrêmement irrégulière, et assez variable de même que leurs dimensions. Elles sont souvent oblongues ou obovoïdes, rétrécies à la base, longues de 3 à 7 centimètres de long sur 2 à 4 centimètres de large. Parfois elles sont couvertes de protubérances ou même formées de plusieurs parties, comme de rameaux divergeant en éventail. Dans tous les cas, leurs parois sont peu épaisses (de 1 à 2 millimètres); elles sont blanchâtres, cornées, translucides; leur surface extérieure est blanchâtre et recouverte d'une sorte de duvet grisâtre court et épais, qui s'enlève facilement par le frottement. La face interne est plus pâle, et glabre. La cassure est nette, cornée et brillante. La cavité considérable, que limitent les parois, contient des débris de pucerons.

L'examen microscopique des parois de la Galle de Chine montre comme tissu fondamental un parenchyme à cellules polyédriques assez grosses. Ces cellules diminuent de grosseur vers les deux faces; elles s'étendent tangentiellement et forment ainsi, de chaque côté du tissu moyen, plusieurs rangées de cellules

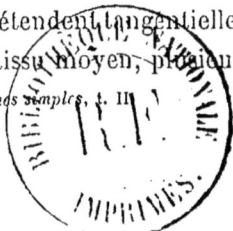

tabulaires sur la face externe, on remarque en outre une sorte
d'épiderme dont les cellules cubiques se prolongent en poils
unicellulaires, qui forment le duvet grisâtre de la Galle de
Chine. Des faisceaux fibro-vasculaires parcourent le parenchyme, surtout vers la partie interne. C'est là aussi que se trouvent, en nombre assez considérable, de grosses lacunes,
renfermant des larmes de matière résineuse. Elles forment
vers la face interne une ligne largement interrompue, mais
régulière, tandis que dans les autres points du tissu elles
sont très-lâchement et irrégulièrement dispersées. — Les
cellules du parenchyme contiennent une substance vitreuse,
qu'on voit bien surtout dans les coupes microscopiques placées
dans la glycérine. Vers les deux surfaces, les cellules tabulaires
contiennent une matière granuleuse verdâtre et de tout petits
grains d'amidon. La Galle de Chine a une saveur astringente
très-prononcée. Elle contient une quantité considérable de
tannin, qui varie, suivant les auteurs, de 65 à 95 pour 100.

CHAPITRE XIII

POUDRES ORGANIQUES ET POILS

Cette catégorie réunit des produits fort dissemblables au point de vue de leur nature et surtout de leurs fonctions physiologiques, les uns n'ayant en effet dans la plante qu'un rôle accessoire, au moins en apparence, tels que les poils et les glandes ; les autres ayant au contraire des fonctions très-importantes, soit au point de vue de la reproduction (pollen de certaines espèces, microspores de Lycopodes), soit au point de vue de la nutrition (fécule retirée de divers organes).

Il est facile de les distinguer entre eux par leurs propriétés et d'en faire des sections naturelles, que le tableau suivant indique suffisamment :

I. Poussière blanche, bleuissant par la teinture
    d'iode ; grains formés de couches concen-
    triques plus ou moins marquées.......... **1-7. Fécules.**
II. Poudre jaune pâle, s'enflammant rapide-
    ment, à grains tétraédriques............. **8. Lycopode.**
III. Poudre formée de glandes résinifères.
    Poudre d'un jaune orangé, à odeur rési-
      neuse ; saveur amère............... **9. Lupulin.**
Poudre rouge-brique, à grains formés de cel-
    lules résinifères enveloppées dans une mem-
    brane commune, et mêlés de poils simples
    ou étoilés............................ **10. Kamala.**
IV. Poils formés de cellules allongées.
    Poils de couleur jaune dorée, ou bruns,
      divisés par des cloisons transversales... **11. Barometz.**
    Poils de couleur blanche, emmêlés entre
      eux, formant un duvet cotonneux..... **12. Coton.**

1-7. FÉCULES.

Amidon. — *Amylum.*

La Fécule est un corps neutre, incristallisable, insoluble dans l'eau, l'alcool et l'éther, susceptible de se transformer en dextrine, puis en glucose, sous l'influence de la chaleur, des acides étendus ou de ferments spéciaux. Sa composition est $C^{10}H^{10}O^{10}$.

Le réactif le plus sensible de la Fécule est la teinture d'iode, qui lui donne une belle coloration d'un bleu violet. — Très-répandue dans les divers organes des plantes, cette substance y est rarement à l'état amorphe ; presque toujours elle a une structure spéciale. Mise sous le microscope, elle se présente sous l'aspect de grains (*fig.* 295) de formes et de dimensions variées, simples ou groupés ensemble, et dans lesquels on remarque en général des couches concentriques, rangées autour d'un point particulier, d'étendue variable, qu'on a nommé le hile. Ces traits communs comportent cependant des différences d'aspect suffisantes pour établir entre les fécules, provenant des diverses espèces, des caractères distinc-

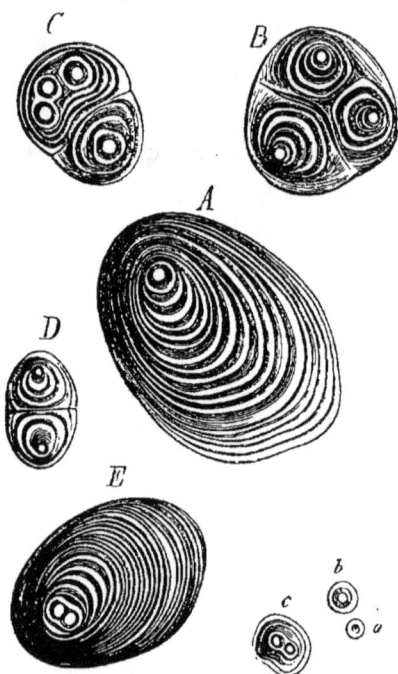

Fig. 295.

Fig. 295. — Grains d'amidon de la Pomme de terre. — A, un grain simple âgé ; B, un grain à demi composé ; C, D, grains entièrement composés ; E, un grain âgé dont le noyau s'est divisé ; *a,* un très-jeune grain ; *b,* un grain plus âgé ; *c,* un grain plus âgé encore, avec noyau dédoublé.

tifs qui permettent de les reconnaître. Le tableau suivant met en relief les principaux de ces caractères.

A. Grains à couches visibles.

I. Grains elliptiques, ovales ou irréguliers.

    a. Hile petit, punctiforme, cruciforme ou allongé.

        α. Hile placé à l'extrémité la plus rétrécie.

            1° Grains ovales.................. **6. Fécule de Pommes de terre.**

            2° Grains tronqués ou même creusés dans divers points.............. **2. Sagou.**

        6. Hile placé à l'extrémité la plus large.

            1° Grains en forme de massue ou de bouteille...................... **4. Galanga.**

        γ. Hile placé au milieu du grain ou à son extrémité large, souvent en fente transversale................... **3. Maranta.**

    b. Hile en fente placée dans l'axe du grain, souvent accompagné de fissures transversales......................... **7. Fécule de Légumineuses.**

II. Grains aplatis, disciformes.

    a. En forme de lentille............... **1. Amidon de Blé.**

    b. Ovales, marqués d'une pointe saillante portant le hile..................... **4. Curcuma.**

III. Grains réunis 2 ou 6 ensemble.

    B. Grains sans couches visibles, à contours arrondis d'un côté, à faces polyédriques de l'autre ; couches peu marquées..... **5. Manioc.**

    C. Grains sans couches apparentes ; polyédriques.

    a. Grains réunis en une masse arrondie. **1. Amidon d'Avoine.**

    b. Grains isolés.

        1° Grains assez gros................. **1. Amidon de Maïs.**

        2° Grains très-petits............... **1. Amidon de Riz.**

De ces diverses fécules, celles qu'on emploie le plus sont les suivantes :

GRAMINÉES.

1. AMIDON DE BLÉ.

Amylum Tritici.

Fécule retirée des caryopses du *Triticum vulgare* Villars, dont nous avons déjà décrit les fruits (t. I, p. 361).

Dans le commerce, cet amidon est en prismes quadrangulaires irréguliers (*Amidon en ai-guilles*), qui se réduisent par la pression des doigts en une poussière fine d'un blanc pur.

Sous le microscope, cette poussière se montre com-posée de grains disciformes lenticulaires (*fig.* 296),

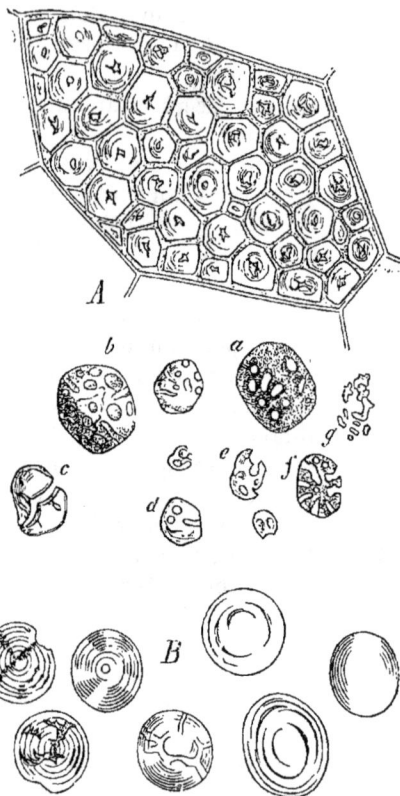

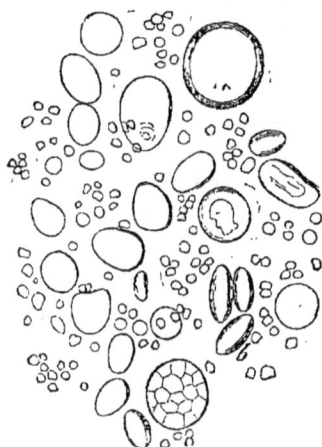

Fig. 296.   Fig. 297.

de dimensions très-variables; les plus petits sont irréguliers, les plus gros sont orbiculaires lorsqu'on les voit de face et ont l'as-

Fig. 296. — Grains d'amidon de blé.

Fig. 297. — A, une cellule de l'albumen du Maïs (*Zea Maïs*) remplie de grains d'ami-don étroitement comprimés et par conséquent polyédriques; entre les grains se trouvent des plaques minces d'un protoplasma desséché et finement granuleux; la dessiccation a produit à l'intérieur des grains des cavités et des fissures; *og*, grains d'amidon, à divers états de dissolution, de l'albumen d'une graine de Maïs en germination. — B, grains d'a-midon lenticulaires d'une graine de froment (*Triticum vulgare*); l'action du dissolvant commence à se faire remarquer tout d'abord par l'opposition plus nette des couches con-centriques.

pect d'une ellipse très-allongée lorsqu'ils sont vus de profil. Leur
long diamètre est de 5 centièmes de millimètre. Le hile est peu
distinct : il est placé en général au milieu des grains et entouré
de couches concentriques très-fines, que l'action d'une chaleur de 60° à 90° met en évidence (*fig.* 297 B), en même temps
qu'elle développe considérablement le hile.

Cet amidon se distingue des autres par sa blancheur et aussi
par des caractères microscopiques saillants, lorsqu'il s'agit de
l'avoine, du riz, du maïs et des fécules appartenant à d'autres
familles que celle des Graminées, mais bien moins distincts
pour l'orge et le seigle. Les amidons de ces deux espèces présentent en effet les mêmes formes générales dans leurs grains. On
a signalé cependant quelques différences qui méritent attention :

L'**Amidon du seigle** présente souvent dans ses gros grains un
hile, en étoile formée de 3 à 6 rayons, et quand ce hile caractéristique n'existe point naturellement, on le produit assez facilement par la pression.

Quant à l'**Amidon de l'orge**, il offre dans ses gros grains des
dimensions plus considérables que celles de blé, et de plus des
contours irréguliers, ondulés ou bosselés.

L'**Amidon du maïs** (*fig.* 297 A) qu'on trouve très-pur dans le
commerce sous le nom de *Maïzena*, est facilement reconnaissable
à la forme polyédrique de ses grains, marqués d'un hile en fente
ou en étoile. Ces grains sont isolés ou réunis ensemble en
masses polyédriques, dont les grains se séparent facilement. Le
Riz donne un amidon semblable, mais dont les grains sont de
bien moindre dimension et beaucoup moins réguliers.

Quant à l'**Amidon d'avoine**, il est aussi en grains polyédriques, mais ces grains sont réunis en masses arrondies, ovales
ou elliptiques, qui ressemblent à des globules portant un réseau
polyédrique sur leur surface. Il est donc facile de le distinguer
de tous les autres amidons de Graminées. Lorsque les grains
sont détachés, ils sont de très-petite dimension, irrégulièrement
polyédriques, avec un côté convexe plus ou moins marqué.

PALMIERS.

2. SAGOU.

Sago.

Le **Sagou** est la fécule extraite des troncs de diverses espèces de palmiers des genres *Metroxylon* (*Sagus*), *Raphia*, et, entre autres, des *Metroxylon læve* Mart., *Met. Rumphii* Mart., et du *Raphia Ruffia* Mart. Cette fécule nous arrive sous des formes diverses qu'on peut ramener à deux principales :

1° Le **Sagou en granules** plus ou moins gros, isolés les uns des autres, de couleur variant du roux au blanc ; se gonflant dans l'eau, mais sans lui céder de la substance amylacée colorable par l'iode. Cette sorte (1re et 2e espèce de Guibourt) contient les grains de fécule à leur état naturel, nullement altérés par l'action du feu.

Ces grains sont ovales, obtus, longs de 5 à 7 centièmes de millimètre. Le hile est placé à l'extrémité la moins large ; la partie opposée porte de petites excroissances, qui se détachent souvent, en laissant à leur place des parties tronquées carrément ou même une impression en creux.

2° Le **Sagou Tapioka** de Guibourt, en petites masses arrondies ou irrégulières qui se gonflent beaucoup dans l'eau, à laquelle elles cèdent une portion de substance amylacée, reconnaissable à la coloration que lui donne la teinture d'iode. Les grains de fécule, examinés au microscope, se distinguent de ceux de la sorte précédente par la dilatation considérable du hile, indiquant l'intervention d'une température de 60° à 90° dans la préparation du Sagou.

AMOMACÉES.

3-4. ARROW-ROOT.

On donne le nom d'**Arrow-Root** à plusieurs sortes de fécules

produites par des espèces appartenant à la famille des Scitaminées.

3. ARROW-ROOT DES ANTILLES.

Arrow-Root Indien. — Arrow-Root des Bermudes, de St-Vincent.
— *Amylum Marantæ.*

Cet Arrow-Root provient des souches du *Maranta arundi-
nacea* L., plante originaire des Antilles, mais transportée par
la culture dans les Indes orientales.

Cette fécule est blanche et ténue, moins cependant que celle
du blé. A la loupe elle montre des grains éclatants, nacrés; à un
grossissement plus considérable, ces grains paraissent ovales,
pyriformes, semblables à ceux de la pomme de terre, mais
plus petits, n'ayant environ que 5 à 7 centièmes de millimètre
ou la moitié de la grosseur de ces derniers. Ils se distinguent
aussi par leur hile en fente transversale ou en étoile, placé
soit à peu près à égale distance des deux bouts, soit sur l'extrémité la plus obtuse.

4. ARROW-ROOT DE MALABAR.

Arrow-Root de Bombay, de Travancore. — *Amylum Curcumæ.*

Cette fécule est extraite, sur la côte de Malabar, des rhizomes
et des racines tubéreuses des *Curcuma leucorrhiza* Roxb. et
Curcuma angustifolia Roxb.

C'est une fécule moins blanche que celle du froment, mais
plus blanche que celle des autres Arrow-Root. Sous le microscope, les grains sont aplatis comme ceux de l'amidon de blé,
mais au lieu de présenter une forme arrondie lorsqu'ils sont
vus de face, ils ont une forme ovale ou allongée, et terminée le
plus souvent à leur extrémité par une petite pointe obtuse, sur
laquelle se trouve marqué le hile punctiforme. Autour de ce
point, les couches sont concentriques; mais, à mesure qu'elles
s'en éloignent, elles forment des sortes de calottes sphériques,
qui, vues de profil, prennent l'apparence de ménisques ou de

croissants. Les dimensions sont de 6 à 7 centièmes de millimètre.

On peut rapprocher de l'Arrow-Root du Curcuma, les fécules extraites de diverses espèces de *Canna : Canna glauca, Canna coccinea, Canna discolor*, qui ont également des grains aplatis, présentant d'ailleurs des formes variées, mais toujours distinctes de celles des amidons de blé et de l'Arrow-Root de Malabar.

On a enfin donné le nom d'ARROW-ROOT à certaines fécules provenant d'espèces appartenant à d'autres familles que celles des Scitaminées, mais qui n'ont pas assez d'importance pour que nous nous y arrêtions beaucoup. Citons en passant :

L'**Arrow-Root de Taïti** fourni par le *Tacca pinnatifida ;*

L'**Arrow-Root de Portland**, extrait des tubercules de l'*Arum maculatum ;*

L'**Arrow-Root du Chili**, de diverses espèces de *Bomarea* (*Alstrœmeria*).

Quant à l'**Arrow-Root du Brésil ou de Rio**, il est produit par le *Manihot utilissima*, de la famille des Euphorbiacées, et mérite par son importance une description spéciale.

EUPHORBIACÉES.

5. **MANIOC.**

Moussache. Cassave. Tapioka. — *Amylum Manihot.*

La fécule du Manihot nous arrive de l'Amérique du Sud et des Antilles, sous deux formes analogues à celles du Sagou :

1° Tantôt la fécule a été simplement lavée et séchée, sans avoir subi l'action d'une chaleur élevée ; elle est alors en poussière fine, mate, d'un blanc sale. Les grains, la plupart, séparés les uns des autres, ont une forme qui montre qu'ils ont été primitivement groupés 2 à 4 ensemble. Ils ont en effet une partie convexe arrondie, et, du côté opposé, soit une surface plane, tronquant carrément le grain, soit une surface polyédrique à 3 ou 4 faces. La portion convexe porte en son milieu un hile punctiforme ou étoilé, entouré de couches concentriques à peine marquées. La dimension des grains varie entre 2 et 3, 5 centièmes de millimètre. Sous cette forme elle porte le nom de *Moussache* ou d'*Amidon de Cassave*.

2° Le plus souvent la fécule du Manioc arrive sous la forme de *Tapioka*. Elle a alors été séchée sur des plaques chaudes et s'est agglomérée en grumeaux très-durs et un peu élastiques, qui se délayent dans l'eau, en lui abandonnant une certaine quantité de substance amylacée, reconnaissable à la teinte violette que prend la liqueur sous l'action de la teinture d'iode. Au microscope, le Tapioka montre un certain nombre de grains, dont le hile s'est dilaté considérablement et dont les téguments sont gonflés et plissés.

SOLANÉES.

6. FÉCULE DE POMMES DE TERRE.

Fécule. — *Amylum Solani.*

Cette fécule est extraite en grand dans le commerce des tubercules du *Solanum tuberosum* L., plante originaire d'Amérique, cultivée maintenant en abondance dans nos régions.

Elle forme une poudre très-fine, d'un blanc moins pur que celle d'amidon de blé. Vue au microscope, elle montre des grains (*fig.* 298) relativement gros, de 14 à 18 centièmes de millimètre, ovales, marqués à l'extrémité rétrécie d'un hile punctiforme, entouré de couches concentri-

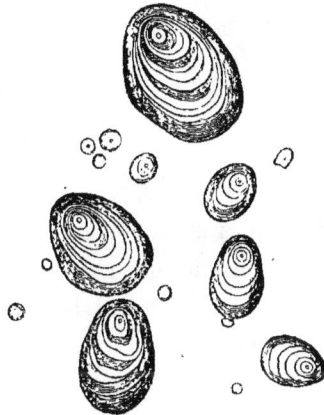

Fig. 298.

ques bien marquées. Ces couches se désagrégent et le hile s'élargit considérablement, quand la fécule est cuite dans l'eau

chaude. Elle y forme alors une matière gélatiniforme, translucide, sorte d'empois beaucoup moins consistant que celui qui
est obtenu de l'amidon de blé.

LÉGUMINEUSES.

7. FÉCULE DE LÉGUMINEUSES.

Les graines de Légumineuses, telles que les Haricots, les
Pois, les Lentilles, les Vesces, contiennent dans les mailles de
leur tissu cellulaire une
assez grande quantité de
fécule, mélangée ou enve-
loppée d'une matière gra-
nuleuse azotée, de la na-
ture des substances protéiques (*fig.* 299). Cette fécule
est très-caractérisée et permet de reconnaître la présence des farines de légumineuses dans certains
médicaments dont on fait
grand bruit, telles que la
Revalenta ou la Revales-
cière. Ces grains, vus
sous le microscope, sont elliptiques ou réniformes, mais ils
se font remarquer surtout par un développement considérable du hile, qui s'étend dans la longueur de l'axe du grain,
et qui bien souvent présente sur les côtés de petites fissures
transversales.

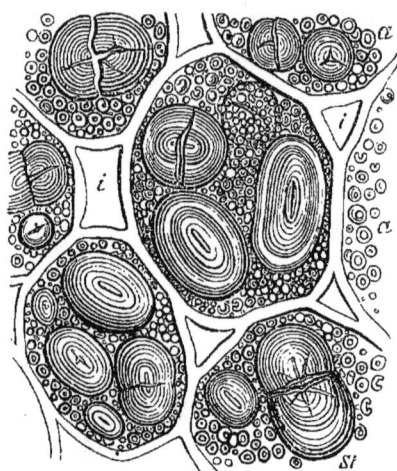

A ces caractères microscopiques, il faut ajouter que les

Fig. 299.

Fig. 299. — Quelques cellules d'une très-mince section à travers un cotylédon de l'embryon de la graine mûre du *Pisum sativum*. — Les gros grains pourvus de couches concentriques *st* sont des grains d'amidon coupés en travers ; les petits grains *a* sont des grains
d'aleurone formés essentiellement de légumine avec un peu de matière grasse ; *i*, méats intercellulaires (800).

farines de Vesce et de Fèverolle prennent une belle couleur rouge, quand on les expose d'abord à la vapeur d'acide nitrique, puis à celle de l'ammoniaque.

8. **LYCOPODE.**

Poudre de Lycopodium. — *Lycopodium.*

Le **Lycopode** est formé par les *microspores* (1) du *Lycopodium clavatum* L., espèce de Lycopodiacée commune dans les endroits humides et ombragés des forêts de presque toute l'Europe, du nord de l'Amérique et du nord de l'Asie. C'est une poussière

(1) Les Lycopodiacées adultes ont 2 sortes d'organes de reproduction : les uns, les plus nombreux, et qui existent seuls chez les *Lycopodium*, sont enfermés dans des capsules réniformes (*fig.* 272 *b*), placés à l'aisselle des bractées disposées en épis terminaux : ils ne sont pas susceptibles de germer, et on en a vu sortir de petits *anthérozoïdes :* ce qui fait qu'on leur attribue le rôle d'or-

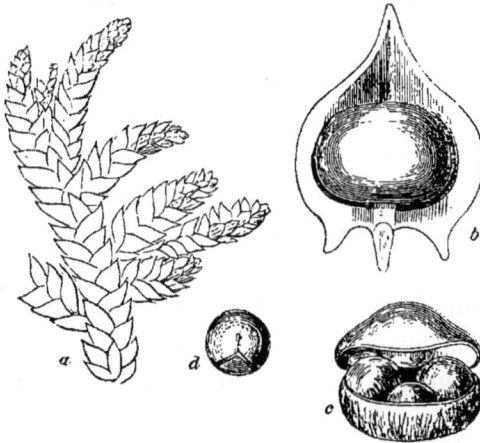

Fig. 300.

ganes mâles et qu'on a nommés *anthéridies*, les capsules qui les contiennent. Quant aux petits corps eux-mêmes, on les appelle *microspores.* — Le nom de *macrospores* (*fig.* 272 *a*) a été donné, par contre, à d'autres organes globuleux *d* rangés par 2 ou 4, qu'on trouve dans des capsules ou oophoridies *c* et qui sont susceptibles de germer comme les spores des fougères.

Fig. 300. — *Selaginella imbricata.* — *a*, rameau fructifère ; *b*, une écaille portant à sa face interne une capsule ou anthéridie ; *c*, oophoridie s'ouvrant ; *d*, macrospore.

jaune, très-légère, s'enflammant rapidement à la bougie en produisant une vive lumière ; n'ayant ni saveur, ni odeur, surnageant l'eau à laquelle elle se mêle difficilement ; se laissant facilement pénétrer par l'alcool et par l'éther.

Au microscope, le Lycopode se montre composé de grains tétraédriques, formés d'une base sphérique, surmontée par une pyramide à trois faces ; l'angle dièdre des faces est marqué d'une sorte de fente qui partant du sommet s'arrête à une petite distance de la base. Deux membranes se remarquent dans les parois de ces grains ; l'une, extérieure, montre des lignes épaissies qui se croisent de façon à former un réseau à mailles polyédriques de 5 à 6 côtés ; au point où ces lignes se coupent, elles forment une petite élevure qui, à un faible grossissement, donne un aspect cilié à la surface des grains. La membrane interne est mince, mais très-résistante. On n'aperçoit dans l'intérieur aucun contenu spécial, tout au plus quelques gouttelettes d'huile, qui en sortent par l'écrasement.

Ni l'iode seul, ni l'iode agissant après l'acide sulfurique, ni le chlorure de zinc iodé ne donnent aux grains de Lycopode une couleur bleue.

Par les caractères précédemment énoncés, le Lycopode se distingue facilement de tous les corps pulvérulents qu'on peut y mélanger.

1° Des poussières inorganiques, qui ne brûlent pas de la même façon et n'ont pas de structure analogue ;

2° Des fécules, qui ont une autre forme et se colorent en bleu par l'iode ;

3° Des grains de pollen de diverses plantes, qui, à cause de leur couleur, peuvent, plus que toute autre substance, se confondre avec lui.

Ces grains appartiennent soit aux Conifères, soit aux Noisetiers, soit aux Typha.

Dans le premier cas, ils sont formés de 3 grains, soit simplement rapprochés, soit intimement soudés, dont le médian oblong, recourbé et clair, porte à ses deux extrémités deux grains arrondis obscurs.

Les grains de pollen du Typha sont réunis 4 à 4; ils sont nus, recouverts d'une membrane transparente.

Les grains du Noisetier montrent, sous une membrane extérieure mince, un noyau presque sphérique à 3 ombilics.

Le Lycopode contient une matière grasse, un peu de glucose et de la *Pollénine*, substance azotée qui forme la trame même du grain.

CANNABINÉES.

9. **LUPULIN.**

Lupulin. Glandes du Houblon. Résine jaune de houblon. — *Glandulæ Lupuli.*

Les glandes de Houblon (*Humulus Lupulus* L.), retirées des cônes femelles de cette espèce que nous avons déjà décrits, forment une poussière d'un jaune doré lorsqu'elle est récente, devenant avec l'âge d'un jaune orange.

Examinée au microscope, elle présente des grains de forme différente, suivant l'état de fraîcheur ou de sécheresse auquel on les examine.

Ces grains se composent essentiellement de deux parties, dont l'inférieure cupuliforme, plus ou moins convexe, est recouverte par la supérieure en forme de sac conoïde, dont les bords s'accolent exactement à ceux de la cupule. La membrane de la surface extérieure est plus épaisse, plus résistante, formée de cellules nombreuses, en rangées rayonnant du centre à la circonférence. Le point central porte quelquefois la trace du point d'attache de la glande aux bractées du cône. Le sac supérieur a une membrane beaucoup plus mince, portant la trace d'une sorte de réticulation, rappelant celle de la cupule. Les variations de forme portent surtout sur cette portion supérieure. Quand le Lupulin est encore frais, la substance oléo-résineuse, contenue entre la cupule et la membrane qui la surmonte, remplit toute la cavité, et le sac supérieur est distendu et devient presque semi-ovoïde. Quand le Lupulin est devenu sec et que la matière intérieure a subi un retrait, le sac membraneux suit ce même mouvement ; il devient beaucoup plus étroit que la cupule, forme au-dessus d'elle comme une sorte de pédicule, et l'ensemble rappelle très-exactement l'apparence d'un champignon à chapeau, muni de son pied. Quand la matière en arrive à cet état et a pris une couleur jaune orangé, elle n'a plus les propriétés actives que l'on recherche dans le Lupulin. Il convient alors de la changer contre une substance plus récente.

Le Lupulin contient comme principes essentiels : de la résine, une huile essentielle, et une substance amère, qui doit se ranger auprès des alcaloïdes.

On sait que le Houblon est cultivé dans presque toutes les contrées de l'Europe.

EUPHORBIACÉES.

10. KAMALA.

Kamala. — *Glandulæ Rotleræ.*

Le **Kamala** est formé de glandes qui recouvrent les fruits du *Mallotus philippinensis* Mull. (*Rottlera tinctoria*, Roxb.), plante des Indes orientales.

C'est une poussière rougeâtre, mêlée de débris d'épiderme d'un jaune-verdâtre sale. Elle rappelle le Lycopode, par la manière dont elle s'enflamme et dont elle surnage l'eau, qui ne lui enlève pas de principes. L'alcool et l'éther au contraire, mis en contact avec elle, se colorent fortement en rouge.

Le microscope montre bien la nature de la poussière elle-même et des débris qui l'accompagnent. Chaque grain rouge du Kamala est une glande de 0,07 à 0,02 millimètres. Elle a une structure toute spéciale, qui permet de la caractériser facilement. Dans l'intérieur d'une membrane enveloppante jaunâtre et transparente, on aperçoit de nombreuses cellules en forme de massue, remplies d'une matière résineuse rougeâtre. Ces cellules divergent toutes, dans tous les sens, d'une cellule centrale qui occupe à peu près le milieu de la face inférieure de la glande. — Les débris mêlés à ces grains rouges sont, soit de petites plaques d'épiderme portant des poils à leur surface, soit des poils complétement isolés. Ces poils sont composés de plusieurs branches divergeant en étoile, terminées en pointe obtuse à leur extrémité supérieure.

Le Kamala est recueilli dans les Indes orientales, les Philippines, la Chine, l'Arabie et l'Abyssinie. Son action antivermifuge est attribuée surtout à sa résine, d'où on a extrait un principe colorant particulier, la *rottlérine*.

Une autre espèce de Kamala a été décrite par M. Flückiger. Il se distingue à la simple vue par sa couleur beaucoup plus foncée, d'un rouge presque noirâtre. Au microscope, ses caractères sont très-différents de ceux du précédent.

Les glandes colorées qui en font la partie principale ont une forme ovoïde très-allongée, ou plutôt conoïde de 1,7 à 2 centièmes de millimètre de long. De plus les cellules résineuses, au lieu d'être divergentes d'un centre commun, sont étagées en séries horizontales, sur 4 ou 5 rangées. — Quant aux poils qui s'y trouvent mêlés, ils sont beaucoup plus longs et tout à fait simples, formés chacun d'une seule cellule allongée.

11. POILS DE CIBOTIUM.

Baromez, Pengawaar-Djambi, Paku-Kidang, Pulu. — *Pili Cibotii. Paleæ Cibotii.*

On désigne sous les noms précédents des poils, qui recouvrent la base de diverses Fougères, appartenant au genre *Cibotium*, ou rapprochées de ce genre. Ces poils proviennent de diverses régions, et, suivant ces régions, de plantes diverses. On les emploie en chirurgie comme moyen hémostatique.

Le plus anciennement connu de ces médicaments est le **Ba-romez** ou **Agneau de Scythie,** *Cibotium Baromez* Kunze (*Poly-podium Baromez* L.). On le rencontrait déjà dans le commerce au moyen âge. La base de ces fougères était revêtue de poils de couleur jaune d'or, et on leur attribuait des propriétés merveilleuses. Dans les Indes orientales, on se sert actuellement de ces poils pour arrêter le sang des blessures. On lui donne le nom de *Pengawaar-Djambi.* Il vient dans l'Inde et à Java, de la Cochinchine, de la Chine, de Bornéo, de Sumatra et des îles Philippines.

D'autres plantes, entre autres le *Balantium chrysotrichum* Harsk., donnent à Java même des poils analogues, que les Hollandais ont substitué au *Pengawaar-Djambi* et qui sont connus sous le nom de *Paku-Kidang* ou *Pakoe-Kidang.*

Enfin les îles Sandwich fournissent en quantité des poils fins et mous, qui proviennent des *Cibotium glaucum* Hook et Arnott, *Cibotium Chamisoi* Kaulf., *C. Menziezii* Hook. On peut les employer aux mêmes usages que les précédents.

De ces diverses espèces, la plus répandue maintenant est le **Paku-Kidang** de Java. Les poils sont mis en pelotes, mais non emmêlés entre eux. Les poils en eux-mêmes sont le plus souvent isolés, rarement réunis plusieurs ensemble : ils sont longs de cinq centimètres environ, d'une couleur variant du jaune clair au brun foncé, plus ou moins mêlés de restes de rhizomes ou de pétioles. Les parois sont très-minces et s'appliquent souvent l'une contre l'autre, de manière à ce que les poils, au lieu de rester cylindriques, deviennent rubanés. Des renflements et des rétrécissements successifs les rendent moniliformes et comme formés d'articles de 3 à 4 centièmes de millimètre de longueur. Ces articles sont séparés par des sortes de nœuds, à la hauteur desquels se trouvent des cloisons transversales et des gaînes très-minces irrégulièrement dentelées. Les poils se terminent à la partie supérieure en une pointe obtuse, le plus souvent rompue. Au milieu des poils aplatis et tout à fait

lisses s'en trouvent d'autres plus rares, roides, restant cylindroïdes, portant çà et là de toutes petites ramifications. Ces
poils sont parcourus de lignes longitudinales, qui se continuent
sur les petits rameaux.

On ne voit dans l'intérieur des poils que de l'air et quelques
gouttelettes d'essence. Ces poils, mis dans l'eau, flottent d'abord
à la surface, mais ils absorbent rapidement le liquide et finissent
par tomber au fond. Aussi sont-ils très-précieux pour absorber
le sérum du sang et produire rapidement un caillot.

Le **Pengawaar-Djambi**, du *Cibotium Baromez*, ne contient
pas d'ordinaire les poils durs et roides qu'on trouve çà et là dans
le Paku-Kidang. Ces poils ont de 2 à 3 centimètres de long ;
ils sont moniliformes, d'un jaune d'or.

Quant aux poils du **Pulu**, ils sont très-mous, très-élastiques
et très-rubanés ; les cloisons
transversales sont d'ordinaire plus éloignées l'une
de l'autre, à environ 1 dixième de millimètre de dis-
tance.

12. **COTON**.

Gossypium. Pili Gossypii.

Le **Coton**, ce duvet connu
de tout le monde, est formé
des poils qui recouvrent les
graines de diverses espèces
de *Gossypium* et particulièrement des *Gossypium herbaceum*, L. et *Gossypium ar-
boreum*, L. (*fig.* 301). Ces es-
pèces sont originaires, l'une de l'Inde, l'autre de la Haute

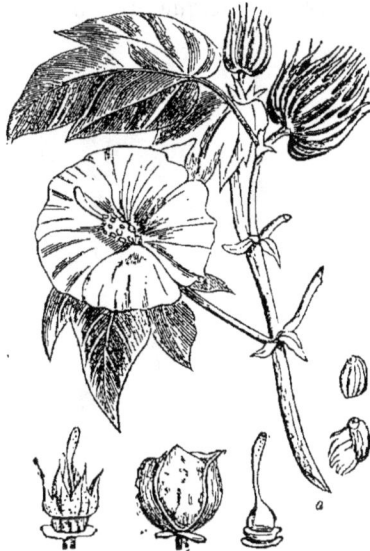

Fig. 301.

Fig. 301. — Le Cotonnier (*Gossypium herbaceum*). — *a*, tige fleurie ; *b*, pistil ; *c*, capsule ouverte ; *d*, calice ; *e*, graine portant les poils qui forment le coton.

Égypte ; mais elles ont été transportées par la culture dans divers États d'Amérique, où elles donnent des récoltes considérables. Elles s'étendent depuis le Brésil jusqu'aux provinces méridionales des États-Unis, à travers le Mexique et les Antilles. — Les fruits de ces plantes sont des capsules qui s'ouvrent à maturité et qui laissent échapper le duvet cotonneux attaché aux graines. — Ces semences sont enlevées au moyen d'un moulin spécial, et le coton est ainsi livré au commerce sous le nom de **coton en rame.**

A cet état, c'est un duvet floconneux, formé de poils mous, d'une belle couleur blanche, emmêlés ensemble. Chaque poil, examiné au microscope, se montre formé d'une longue cellule, en forme de long tube, aplati, rubané, à parois minces, laissant entre elles un large canal. Ces poils sont plus ou moins contournés, quelquefois roulés en hélice.

SECONDE PARTIE

PRODUITS RETIRÉS DES VÉGÉTAUX

———

Dans la première partie de cet ouvrage, nous avons passé en revue les plantes entières ou les parties de plantes qui présentent une organisation végétale bien déterminée, visible soit à l'œil, soit au microscope. Il nous reste à étudier, dans cette seconde partie, un ordre de produits, qui se distinguent immédiatement des précédents en ce qu'ils n'ont gardé de leur origine végétale aucune trace de tissu bien reconnaissable. Tout au plus dans quelques-uns, dans la Gomme adragante, par exemple, rencontre-t-on des débris de cellules, qui peuvent mettre sur la voie de la manière dont s'est formée la substance ; mais c'est là une exception assez rare, et, d'ailleurs, ces restes de la trame organique primitive sont trop épars et trop transformés pour qu'on y reconnaisse un organe déterminé.

Toutes ces substances sont ou des exsudations découlant des plantes ou des produits obtenus par des opérations parfois assez compliquées. Il y a à cet égard des différences assez considérables entre eux.

Si, en effet, quelques-uns, comme les Gommes, par exemple, s'écoulent tout naturellement de l'arbre qui les produit, sont récoltés à leur surface absolument comme les fruits de la plante, et peuvent porter, dans le sens strict du mot, le nom de produits naturels, il en est d'autres qui exigent des préparations particulières, soit pour faciliter leur issue à l'air, soit pour être

fabriqués de toutes pièces. Pour un très-grand nombre, on se
borne à faire aux branches ou aux troncs des arbres des incisions plus ou moins profondes, qui forment une voie d'écoulement aux sucs végétaux. Pour d'autres, il faut employer des
procédés plus compliqués : les huiles essentielles, par exemple,
ont nécessité une distillation préalable. Il est même certains
produits qui sont de vraies préparations pharmaceutiques : le
Cachou, certains Aloës sont de véritables extraits, et devraient,
par suite, être placés parmi les produits artificiels et non parmi
les Drogues simples. Si on les range dans cette catégorie, c'est
parce que le commerce les envoie d'ordinaire tout préparés
dans nos officines, et que le pharmacien n'a point à se préoccuper de leur préparation, mais simplement des caractères qui
permettent de les reconnaître et de constater leur pureté.

Le mode d'obtemption de ces produits dépend à la fois de l'état
du produit lui-même, solide, liquide ou volatil, et aussi du
siége de ce produit dans la plante et de la nature des organes
qui le contiennent. Nous avons déjà indiqué, dans notre première partie, à propos de chacune des drogues les plus importantes, où se trouvait placé le principe actif. Nous avons constaté qu'il était parfois renfermé dans de simples cellules, à
parois propres, comme dans le Bois de Sassafras, par exemple,
qui renferme de l'huile essentielle ; plus souvent dans des
canaux sécréteurs, ou sortes de lacunes, limitées par des parois formées de petites cellules, comme dans les Ombellifères
et les Composées. D'autres fois, nous avons vu, dans le Jalap et
les racines de Convolvulacées, en général, les grosses cellules
résinifères se placer les unes au-dessus des autres, se confondre
plusieurs ensemble de manière à former des espèces de canaux
larges et courts, passant aux vaisseaux laticifères ; dans d'autres cas, par exemple dans les Chicoracées, le Pissenlit et la
Chicorée, nous avons trouvé le suc laiteux dans de véritables
vaisseaux du Latex ; enfin, dans certaines substances, les bois
colorants, par exemple, nous avons trouvé presque tous les

tissus, vaisseaux ou tissu ligneux, remplis on imprégnés dans leurs parois de la matière active. On retrouve toutes ces particularités d'organisation dans les végétaux, d'où découlent les sucs, ou d'où sont tirés les produits qui nous restent à étudier ; et, dans l'examen que nous ferons de chacun d'eux, nous indiquerons à la fois le siége qu'il occupait dans le végétal et la manière dont on a dû l'extraire. Quoique cette indication ne rentre pas directement dans le cadre de notre ouvrage, qui s'occupe surtout des caractères des substances, elle nous paraît avoir trop d'importance et trop d'intérêt pour pouvoir être négligée.

Quant aux moyens de détermination des produits, on conçoit qu'ils doivent être tout différents de ceux que nous avons employés pour les plantes ou parties de plante. Nous n'avons plus ici la ressource des caractères tirés de l'organisation végétale, et nous devons avant tout nous adresser, pour les distinguer entre eux : à la nature des produits ; à la manière dont ils se comportent, soit vis-à-vis des dissolvants ordinaires, l'eau, l'alcool, l'éther, les huiles grasses ou essentielles, etc., ou vis-à-vis de certains réactifs ; aux produits secondaires qu'ils peuvent donner, soit par fermentation, soit dans certaines circonstances spéciales. Tous ces caractères nous permettront d'en former des groupes plus ou moins naturels, que nous allons établir.

Pour bien comprendre ces groupes, il nous faut d'abord indiquer un certain nombre de principes immédiats, qu'on rencontre dans le plus grand nombre des plantes.

Nous avons déjà signalé précédemment la présence fréquente, et à quelques exceptions près, presque constante dans les végétaux, de la fécule.

Cette fécule, insoluble dans l'eau, est susceptible, dans certaines circonstances de la végétation normale, de passer à l'état de fécule soluble et de dextrine, et de devenir finalement le principe qu'on a désigné sous le nom de *glucose*, qui donne les

divers sucres, cristallisables ou non. Ces sucres reconnaissables
à leur solubilité dans l'eau, à leur peu de solubilité dans l'alcool
absolu, à leur saveur douce, à la manière dont ils réduisent les
réactifs cupro-potassiques, à leur aptitude à fermenter en donnant à la fois de l'alcool et de l'acide carbonique, sont le type
d'un groupe de substances, dont les principales sont le **sucre
de Canne**, et les **Mannes**, qui sont généralement un mélange
de matières glucogènes ou sucrées et de substances cristallisables spéciales, telles que la **Mannite**, qui se rapprochent aussi
du groupe des sucres.

A côté des principes sucrés, nous placerons les **Gommes**, substances mucilagineuses, tantôt complétement solubles dans
l'eau, et formées alors d'arabine, tantôt formées d'une partie soluble (arabine) et d'une partie qui se gonfle sans se dissoudre.
Ces gommes sont insolubles dans l'esprit de vin et se précipitent
de leur solution aqueuse, quand on ajoute une partie d'alcool.
Elles donnent, quand on les fait bouillir avec l'acide nitrique,
un acide particulier, qu'on a nommé acide mucique, tandis que
les sucres donneraient dans ces conditions de l'acide oxalique.

Les **Résines**, qui sont très-répandues dans le règne végétal,
sont des substances dures, cassantes, plus ou moins colorées ;
elles sont fusibles et non volatiles et brûlent en donnant beaucoup de fumée. L'eau ne les dissout pas ; mais elles sont solubles dans l'alcool, l'éther et les huiles essentielles. La plupart
sont acides, elles proviennent d'ordinaire de l'oxydation d'un
autre groupe de substances, souvent mélangées avec elles, et
qu'on nomme les **essences** ou **huiles essentielles**.

Ces **essences** ont pour caractère d'être volatiles : elles sont
solubles dans l'alcool, dans l'essence de térébenthine et dans les
huiles grasses. La plupart sont liquides ; un petit nombre, le
camphre entre autres, est solide.

Les **huiles grasses**, qu'on appelle aussi **huiles fixes**, forment
une catégorie très-importante parmi les produits végétaux. Ces
huiles, auxquelles il faut ajouter tous les corps gras solides, tels

que les **beurres** de Cacao, de Muscade, etc., ont une onctuosité particulière et la propriété de former des savons sous l'action des alcalis. Elles tachent le papier, comme la plupart des essences, mais tandis que la tache produite par ces dernières disparaît par la chaleur, celle qui est produite par les huiles fixes est persistante.

Il est encore une substance particulière, qui se trouve assez abondamment répandue dans les plantes et particulièrement dans les sucs propres ou latex de certaines familles. C'est un principe visqueux, qui devient élastique lorsqu'il est desséché. Il est insoluble dans l'eau et dans l'alcool, soluble dans l'éther, le sulfure de carbone et les huiles essentielles. C'est le **Caoutchouc**.

A côté de ces principes communs à beaucoup de plantes, il faut placer des substances plus spéciales, telles que des tannins, des alcaloïdes ou des acides, qui donnent aux substances des propriétés particulières. Les *matières colorantes* sont aussi recherchées et méritent de former une catégorie spéciale de produits.

Les divers principes que nous avons indiqués sont tantôt obtenus à l'état d'isolement, tantôt mélangés entre eux de manière à former des corps plus complexes. On peut, en tenant compte de ces diverses circonstances, établir les catégories suivantes qui seront l'objet d'autant de subdivisions ou de chapitres.

1° Les corps qui contiennent du sucre ou des substances glucogènes, soit seules, soit associés à de la *Mannite* ou substances cristallisables analogues. Ce sont les **Sucres** et les **Mannes**.

2° Les **Gommes** proprement dites, solubles complétement ou incomplétement dans l'eau, sans mélange d'autres principes.

3° Les **Gommes-Résines** qui résultent du mélange en proportions variables de Gomme soluble ou insoluble et de matières résineuses. Il s'y joint parfois une certaine quantité d'huile essentielle, comme dans les Gommes-Résines d'Ombellifères.

4° Les **Résines** proprement dites, sans mélanges d'autres principes.

5° Les **Oléo-résines** et les **Baumes.** Ce sont des corps qui contiennent à la fois de la résine et une proportion assez notable d'huile essentielle. Parfois il s'y joint une certaine quantité d'acide cinnamique ou d'acide benzoïque : tel est le cas des Baumes de Tolu, du Pérou, du Liquidambar. Dans ce cas, le produit porte plus particulièrement le nom de **Baume**, et on réserve d'ordinaire le nom d'**Oléo-résine** aux produits de ce groupe qui ne contiennent pas ces acides.

6° Les **Huiles essentielles** ou **Essences.** Ces corps sont fournis généralement par le commerce, et doivent entrer dans le cadre de notre étude. Mais un grand nombre peuvent être préparées par le pharmacien, qui a facilement sous la main les plantes qui les contiennent.

7° Les **Huiles fixes** et **Huiles grasses.** De même que pour les huiles essentielles, le pharmacien sait préparer directement un certain nombre de ces corps, que lui fournit l'industrie.

8° Les **Matières colorantes**, qu'on retire des substances végétales par des procédés généralement assez compliqués.

9° Les **Sucs desséchés** qui découlent particulièrement des vaisseaux laticifères et qui contiennent une plus ou moins grande proportion de la matière visqueuse, qui constitue le caoutchouc. Ces sucs sont tantôt formés surtout de cette substance élastique, comme dans le *Caoutchouc* proprement dit et la *Gutta Percha ;* d'autres fois, cette partie devient accessoire et les principes les plus importants, qui donnent toute son activité à la substance, sont des alcaloïdes précieux. Tel est le cas de l'*Opium.*

10° Les **Extraits**, qui sont préparés sur les lieux mêmes où croissent les végétaux qui les produisent, et qui ont des propriétés variées suivant les espèces qui les donnent : doux et sucrés comme le suc de Réglisse ; astringents comme les *Cachous*, les *Gambirs* ou les *Kinos ;* résineux et amers comme les *Aloès.*

11° Enfin, en dernier lieu, certains produits, tels que les **Pulpes** de Tamarin, des **Pâtes sèches** comme le *Guarana*, qui nous arrivent, comme les extraits précédents, tout préparés dans nos pharmacies.

Tels sont les chapitres principaux de notre seconde partie. Pour les subdivisions à établir, nous devrons tenir compte des caractères, un peu variables suivant les groupes auxquels nous aurons à faire. La considération de familles naturelles, qui s'imposait pour ainsi dire à nous dans le groupement des produits précédemment étudiés, ne peut avoir ici la même importance. Nous aurons cependant à en tenir compte dans un grand nombre de cas, les produits analogues et de même nature provenant très-souvent de plantes ayant entre elles d'étroites affinités. C'est ainsi, par exemple, que les Gommes-Résines d'Ombellifères forment un groupe parfaitement déterminé ; il en est de même des Gommes des Acacias et des Astragales, des Térébenthines des Conifères, etc., etc.

Dans l'indication des caractères distinctifs, nous devrons bien souvent indiquer les réactions chimiques, qui sont les moyens les plus exacts et les plus rigoureux de détermination. Nous ne le ferons cependant que dans des limites assez étroites, de manière à ne pas sortir de notre terrain, qui est celui de la matière médicale et non de la chimie.

Enfin nous indiquerons avec plus de détails que dans les chapitres précédents la composition des divers produits, cette composition elle-même entrant parfois dans la caractéristique du produit, et pouvant suppléer à l'absence des signes tirés de la structure.

CHAPITRE PREMIER

SUCRES ET MANNES (*SACCHARUM ET MANNÆ*).

On donne le nom général de **Sucres** à des substances, qui, sous l'influence de certains végétaux ou animaux microscopiques, de la levûre de bière, par exemple, ont la propriété de *fermenter*, c'est-à-dire de se dédoubler en divers produits, dont les principaux sont l'acide carbonique et l'alcool.

La fermentation de ces corps se fait parfois directement, par le contact de la levûre de bière seule. C'est dans ce groupe que se placent les *glucoses* ou sucres de raisin et le *lévulose*, sucres dont la composition correspond à la formule $C^{12}H^{12}O^{12}$. D'autres, que M. Berthelot a appelés des *saccharoses*, ont la formule $C^{12}H^{11}O^{11}$; ils passent avant de fermenter par un état intermédiaire, et se transforment en glucoses de la formule $C^{12}H^{12}O^{12}$. C'est dans cette catégorie que se trouve le *sucre ordinaire* ou *sucre de canne*, qui ne donne les produits de la fermentation alcoolique qu'en devenant tout d'abord glucose ou lévulose. C'est aussi dans ce groupe que se trouvent le *mélitose* et le *mélézitose* qui entrent dans la composition de certaines mannes.

Les trois principales espèces de sucre que nous avons signalées, glucose, lévulose et sucre de canne, se distinguent facilement aux caractères physiques et chimiques suivants :

Le *glucose* ou *sucre de raisin* est une matière susceptible de cristalliser, en petits cristaux opaques assez mal définis. Il est soluble dans l'eau, dans l'alcool faible, beaucoup moins dans l'alcool concentré froid. Sa solution dévie à droite le plan de polarisation. Elle brunit rapidement, si on la chauffe avec les alcalis, et réduit rapidement les réactifs cupro-potassiques, connus sous le nom de liqueur de Fehling et de Barreswil.

Le *lévulose* diffère du *sucre de raisin*, en ce qu'il n'est pas susceptible de cristalliser, et qu'il dévie le plan de polarisation à gauche.

Quant au **Sucre de canne**, ses caractères sont bien tranchés : il est susceptible de donner de beaux cristaux, en prismes du système klinorhombique. Il est soluble dans l'eau, dans l'alcool faible, mais non dans l'alcool absolu. Ses solutions dévient à droite le plan de polarisation ; mais lorsqu'on les traite par un acide étendu, elles deviennent ce qu'on a appelé du *sucre interverti* (1), qui dévie en sens contraire, c'est-à-dire vers la gauche, le plan de polarisation. En outre, le sucre de canne ne réduit que lentement et difficilement les réactifs cupro-potassiques, et sa solution ne brunit pas en présence des alcalis.

Le sucre ordinaire ou sucre de canne est le seul qui intéresse la pharmacie. Le glucose et le lévulose, ainsi que certains saccharoses ne s'y trouvent pas d'ordinaire à l'état isolé ; mais ils entrent dans la composition des produits que nous désignons sous le nom de **Mannes**, et que nous avons rapprochés des sucres, tant à cause de cette composition que de la nature du corps particulier qui se trouve dans la Manne la plus répandue, et qu'on désigne sous le nom de Mannite.

Ce dernier corps est rangé en effet par les chimistes à côté des sucres. Il n'est pas susceptible de fermenter directement au contact de la levûre de bière, mais, en présence d'un ferment approprié et de carbonate de chaux, il donne de l'alcool, de l'acide carbonique et de l'hydrogène. Le corps a du reste une saveur légèrement sucrée, il cristallise facilement. Il se dissout dans l'eau, et très-peu dans l'alcool. — La dulcite ressemble beaucoup à la Mannite.

(1) Le *sucre interverti* n'est autre chose qu'un mélange en proportions égales de *lévulose* et de *glucose*. Comme le lévulose a un pouvoir rotatoire plus grand que le glucose, la liqueur se trouve être *lévogyre*.

La composition même des **Mannes** indique leurs caractères généraux. Ce sont des substances de saveur douceâtre, en grande partie solubles dans l'eau, susceptibles de fermenter et contenant en outre le plus souvent une proportion plus ou moins grande de substances cristallisées. Une seule espèce de Manne, celle des Frênes, est utilisée d'ordinaire dans les pharmacies. C'est la seule sur laquelle nous insisterons.

1. SUCRE DE CANNE.

Sucre ordinaire. — *Saccharum.*

Le **Sucre de Canne** se trouve dans un grand nombre de végétaux. L'érable, la carotte, le navet, les oignons, en contiennent en assez grande abondance, mais les plantes qui se prêtent le mieux à son extraction et les seules qu'on exploite en grand pour cet usage, sont : la *Canne à sucre* et la *Betterave*.

La *Canne à sucre* (*Saccharum officinarum* L.) est une graminée, originaire des Indes Orientales, transportée de bonne heure dans les parties chaudes de l'Amérique, où elle est maintenant exploitée sur une grande échelle. Le sucre est contenu dans le suc de la tige, qui est un chaume plein, de 3 à 4 mètres de haut, sur un diamètre de 3 à 4 centimètres. C'est surtout dans la partie inférieure de la tige que se trouve en abondance le produit sucré : la proportion est de 17 à 20 pour 100.

La **Betterave** donne en Europe et particulièrement dans le nord de la France, une quantité considérable du même produit.

Cette plante est, comme nous l'avons déjà vu précédemment, une Chénopodée du genre *Beta* (*Beta vulgaris* L.), à grosse tubérosité inférieure, plus ou moins enfoncée en terre. Deux parties de nature différente sont confondues dans cette masse tubériforme ; l'une appartient, ainsi que l'a montrée M. Decaisne, au système de la tige : c'est la portion supérieure, généralement hors de terre ; elle est riche en produits

azotés, et en matières salines cristallisées ; l'autre, qui est
généralement en terre, représente le pivot de la racine. C'est
la portion où domine surtout le sucre. Aussi a-t-on avantage,
dans les cultures faites en vue de l'extraction de ce produit, de
répandre la variété appelée de *Silésie*, qui est presque entièrement souterraine, où la partie caulinaire est peu développée
et qui contient, par suite, en plus grande abondance, le principe
qu'on y recherche. La proportion de sucre y est en moyenne
de 10 pour 100.

L'industrie fournit à nos pharmacies le sucre de canne à
l'état de *sucre raffiné*. Il est alors en gros pains coniques formés
de petits cristaux imparfaits ; de couleur blanche, de saveur
douce et agréable. Il se dissout dans l'eau, d'autant plus que
la température du liquide est plus élevée. Il est insoluble à froid
dans l'alcool pur, mais soluble dans l'alcool faible, en raison de
la quantité d'eau qui y est mélangée.

Lorsqu'on évapore une solution aqueuse et qu'on la porte
vers 160°, le sucre fond, et, si on le laisse alors refroidir, il se
prend en une masse vitreuse, qu'on appelle **sucre d'orge**. C'est un
état isomère du sucre, qui revient lentement à la cristallisation
ordinaire du corps, en perdant peu à peu sa transparence.
Si on continue à chauffer le sucre au delà de 160 ou 180°, il subit une altération : il brunit et donne ce qu'on connaît sous
le nom de **Caramel**.

Le sucre raffiné est à l'état de cristallisation imparfaite ;
mais on peut obtenir, en évaporant une solution sucrée dans
l'étuve, de très-beaux cristaux en prismes rhomboïdaux obliques. C'est ce qu'on appelle le **Sucre Candi**.

Les acides étendus changent, avons-nous vu, le sucre ordinaire en sucre interverti ; l'acide nitrique concentré transforme à chaud le sucre de canne en acide oxalique. Les alcalis
se combinent avec le sucre et donnent des *sucrates* bien définis.

Nous avons donné précédemment les caractères distinctifs
de sucre de canne et des glucose et lévulose.

MANNES.

Le nombre de substances qui portent le nom de *Mannes* est considérable. Ce sont généralement des exsudations de saveur plus ou moins douceâtre, contenant diverses sortes de sucres ou des produits analogues aux mannites. Ces exsudations se font soit sur les feuilles, soit à travers l'écorce des jeunes rameaux ou même des grosses branches. — Dans certains cas, on aide à l'issue du liquide par des incisions, qui entament l'écorce, et permettent au suc de couler en plus grande abondance.

Une seule sorte de Manne est employée dans nos pharmacies, c'est celle qui découle d'une espèce de Frêne, *Fraxinus Ornus* Lam. *rotundifolia;* mais un certain nombre méritent sinon une étude, au moins une mention rapide. Ce sont :

1° La **Manne de Briançon** (*Manna laricina seu Brigantina*). Elle est en petits grains arrondis jaunâtres, d'une saveur douce, d'une odeur légèrement térébinthacée. Elles contiennent un sucre du groupe des Saccharoses, la *mélézitose*, qui diffère du sucre de canne par son pouvoir rotatoire plus considérable et sa plus grande résistance aux ferments.

2° La **Manne du Liban** (*Manna cedrina*) produite par le Cèdre du Liban, en grains tout petits, doux, ayant un peu l'apparence de la Manne ordinaire.

3° La **Manne de Sinaï** ou **Manne des Hébreux** (*Manna tamariscina*). C'est une exsudation blanchâtre, rappelant beaucoup le miel, qui se produit sur les rameaux du *Tamarix gallica* var. *mannifera* Ehrenb, à la suite de la piqûre du *Coccus manniparus* Ehrenb. On la récolte dans les mois de juin et de juillet, en petite quantité chaque année. M. Berthelot l'a trouvée composée de : sucre de canne, 55 pour 100; sucre interverti, 25; dextrine et produits analogues, 20 pour 100 (1).

4° La **Manne du Caucase** (*Manna quercina*). Elle est extraite

(1) Nous devons dire en passant qu'on a aussi rapporté la *Manne des Hébreux*, dont il est parlé dans la Bible, à un Lichen du genre *Lecanora*. Les deux opinions peuvent se soutenir, et ne sont peut-être pas d'ailleurs exclu-

dans la Mésopotamie, le Kurdistan et la Perse de quelques espèces de Chêne et particulièrement des *Quercus infectoria* Oliv., *Quercus mannifera* Kotschy, *Q. Ægylops* L., *Q. coccifera* L. C'est une substance en grains d'un brun pâle, de saveur douce, agréable, employée dans le pays aux usages culinaires. Sa composition rappelle celle de la Manne du Tamarix.

5° La **Manne Ahlagi** ou **Manne de Perse** (*Manna ahlagina*). C'est une Manne qui découle de l'*Alhagi Maurorum* Tournef., espèce de sainfoin de la famille des Légumineuses. Elle est d'un jaune verdâtre, a une odeur un peu nauséeuse, une saveur douce ; elle est purgative. On la connaît aussi sous le nom de **Terengebin**, **Tereniabin** ou **Manne liquide**.

6° La **Manne d'Australie** ou **Lerp** (*Manna eucalyptina*) provient des piqûres d'un insecte du genre *Psylla* sur certains *Eucalyptus* et particulièrement les *Eucalyptus dumosa* Cunningham, *E. mannifera* Mudie, *E. resinifera* Smith.

Elle est en petites masses blanchâtres, rappelant la Manne ordinaire, moins douce qu'elle. Elle contient un sucre particulier du groupe du sucre de canne, le *mélitose*.

D'autres Mannes se rapprochent plus encore de la Manne ordinaire, en ce qu'elles renferment un principe du même groupe que la Mannite. Ce sont :

7° La **Manne** du *Pinus Lambertiana* Douglas, de la Californie. Cette substance contient de la *pinite*, dont la composition est représentée par $C^{12}H^{12}O^{10}$.

8° La **Dulcine** ou **Manne de Terre**, qui vient de Madagascar, où elle découle d'une plante encore inconnue. Elle arrive d'ordinaire en morceaux grisâtres, souillés de terre, à saveur légèrement sucrée. Elle contient de la *Dulcite*, substance cristallisable analogue à la *Mannite*, dont elle a la composition chimique $C^{12}H^{14}O^{12}$. Elle ne diffère de cette substance qu'en ce qu'elle

sives l'une de l'autre. On peut du moins l'admettre, si l'on réfléchit que la Manne, décrite dans le Livre des Nombres, ne paraît pas répondre exactement à celle du Livre de l'Exode.

donne par de l'acide nitrique le même corps que donnent les gommes, c'est-à-dire l'*acide mucique*.

La mention de cette dernière substance nous conduit à l'étude de la Manne ordinaire des pharmacies.

2. MANNE ORDINAIRE.

Manne. — *Manna*.

La **Manne** découle du *Fraxinus Ornus* L. *Var. rotundifolia*, sauvage dans la partie orientale et septentrionale de la Méditerranée. Dans la nature, on n'obtient qu'une faible quantité de produit, qui découle des points piqués par une cigale qu'on a nommée *Cycada orni* L. (*Tetigonia orni* Fabr.). En réalité, c'est sur les arbres cultivés dans la Pouille, la Calabre et la Sicile, et au moyen d'incisions, que l'on recueille les produits. Les rameaux les plus jeunes fournissent la meilleure qualité; les parties âgées de l'arbre donnent une sorte inférieure. La saison influe beaucoup aussi sur la valeur de la Manne. Celle qu'on retire dans les mois secs et chauds est de beaucoup préférable à celle qu'on obtient dans les mois pluvieux de l'automne.

Telle qu'elle arrive dans les pharmacies, la Manne est un produit blanchâtre ou blanc jaunâtre, de saveur douce et sucrée, contenant du glucose, de la dextrine et une proportion variable de *mannite*. Les produits tels que le glucose et la dextrine lui donnent, par leur fermentation, une consistance molle et grasse; quant à la mannite, sa quantité plus ou moins grande sert à apprécier la valeur de la substance, d'autant plus estimée qu'elle est plus riche en cristaux de ce principe.

On a distingué un grand nombre de sortes commerciales qui peuvent se grouper autour des types suivants :

1° **Manne en larmes** ou mieux en **stalactites** (*Manna longa seu cannellata*), qui vient surtout de Sicile. Elle est en stalactites, de 5 à 10 centimètres de long sur 5 à 10 millimètres de large, convexes sur une face, légèrement concaves sur l'autre. La cassure transversale, qui est assez nette, montre des couches irrégulièrement concentriques, contenant chacune une grande quantité de cristaux fins et blancs de mannite. La masse est assez sèche; elle a une saveur douce prononcée, assez particulière.

La substance se dissout complétement dans l'eau et dans l'alcool absolu. Elle contient de 60 à 80 pour 100 de mannite, avec du sucre et de la dextrine.

2° **Manne en sorte**, **Manne en grabeaux** (*Manna communis seu pinguis*). Ce sont les variétés de Manne qui, par la fermentation, deviennent plus ou moins grasses, mollasses. Elles sont souvent souillées d'impuretés, et l'on n'y distingue que peu de mannite. Elles ont une saveur à la fois douceâtre et âcre. On a dans ce type distingué des sortes diverses :

La meilleure est la **Manne en sorte de Sicile**, qu'on nomme encore **Manne Geracy** ou **Manne commune** (*Manna communis*). Elle ne contient que peu de beaux morceaux de larmes, elle est en masses jaunâtres, au milieu desquelles se trouvent des fragments plus clairs, où le microscope fait reconnaître des cristaux de mannite.

La **Manne de Calabre** ou **Manne de Capacya**, lorsqu'elle est récente, un aspect plus beau que celle de Sicile, parce qu'elle contient un certain nombre de morceaux de véritables larmes. Mais la masse générale est hygroscopique, de couleur foncée. Elle fermente facilement et se transforme rapidement en une masse mollasse, grasse au toucher, laissant un arrière-goût âcre. C'est la Manne qu'on a appelée **Manne grasse** (*Manna crassa, pinguis* ou *sordida*).

Les proportions de mannite, qui atteignent 80 à 82 pour 100 dans la Manne en larmes, s'abaissent à 57, 50 et même 30 dans les diverses Mannes en sorte. Les autres principes sont, d'après M. Buignet, du sucre de canne, du sucre interverti, et de la dextrine. Ce dernier principe forme ce qu'on a longtemps appelé la matière nauséeuse. Elle entre pour près d'un cinquième dans la Manne en larmes, en beaucoup plus grande quantité dans les autres sortes.

CHAPITRE II

DES GOMMES (*GUMMATA*).

Les **Gommes** sont des substances incristallisables, qui se gonflent ou se dissolvent dans l'eau, en lui donnant une consistance mucilagineuse. Sous l'action de l'acide nitrique bouillant, elles fournissent un précipité particulier qu'on nomme *acide mucique*.

Ces Gommes sont très-répandues dans les végétaux. On a distingué plusieurs principes différents : l'*arabine*, la *cérasine*, l'*adraganthine*, la *bassorine*, etc.

1° L'*arabine* est complétement soluble dans l'eau, insoluble dans l'alcool, qui la précipite de ses dissolutions aqueuses; elle précipite de ses dissolutions le sous-acétate de plomb. Elle donne avec les sels de fer au maximum un précipité floconneux de couleur orangée, qui est soluble dans les acides. La composition de l'arabine est représentée par la formule $C^{12}H^{10}O^{10}$.

D'après M. Frémy, l'arabine est un véritable sel composé d'un *acide gummique* et de chaux et de potasse. Ces gummates sont solubles dans l'eau, mais si on chauffe l'acide à 150°, il se transforme en un corps isomère, l'*acide métagummique*, qui est insoluble, ainsi que les *métagummates*, qu'il forme avec les bases. L'eau bouillante ramène les *métagummates* à l'état de *gummates* solubles.

La *cérasine* est une substance isomère de l'*arabine;* elle en diffère parce qu'elle se gonfle peu à peu dans l'eau, mais sans s'y dissoudre. Cependant une ébullition prolongée finit par amener la dissolution. La cérasine s'est alors transformée en *arabine*, ou tout au moins en une substance très-analogue. La *cérasine* forme la partie insoluble de notre Gomme de cerisier.

L'*adragantine*, qui constitue presque à elle seule la *Gomme adragante*, est une substance qui se gonfle considérablement dans l'eau froide, mais sans s'y dissoudre. L'ébullition n'amène qu'une dissolution très-imparfaite.

La *bassorine*, qu'on trouve dans la Gomme Kuteera, est un principe également insoluble, qui se gonfle considérablement dans l'eau et forme par l'ébullition une gelée transparente, dont les parties se séparent avec la plus grande facilité (1).

Ces divers principes et d'autres analogues se trouvent non-seulement dans les Gommes, mais aussi dans les *mucilages*, qui donnent leurs propriétés à beaucoup de plantes ou de parties de plantes, que nous avons déjà étudiées. La composition chimique est la même pour tous, et ils peuvent tous donner de l'*acide mucique*. Dans beaucoup de cas, on peut voir que ce n'est qu'une transformation soit de la cellulose, soit de la matière amylacée, qui forment les parois ou le contenu des cellules végétales. Nous avons déjà vu dans les Graines de Lin, les Graines de Coing, etc., comment sont constituées les cellules, qui recouvrent la semence et qui donnent le mucilage caractéristique de ces graines. On a pu, dans les Astragales, qui donnent la *Gomme adragante*, suivre presque pas à pas la formation de cette Gomme et se rendre bien compte de sa nature.

Voici les observations qui ont été faites sur ce sujet. Lorsqu'on coupe transversalement une tige ligneuse d'Astragale, on voit très-nettement à l'œil que le siége de la Gomme est dans la partie centrale de cette tige, c'est-à-dire dans la moelle, ou dans les rayons médullaires qu'elle envoie vers la circonférence. En étudiant le tissu de cette partie, qui est tout parenchymateux, on constate que les cellules d'abord formées de parois de cellulose, déposent contre cette membrane primitive un certain nombre de couches, qui épaississent les parois ; puis, les diverses zones cellulosiques se transforment peu à peu, de la périphérie

---

(1) Un grand nombre d'auteurs réunissent l'Adragantine et la Bassorine sous le nom commun de *Bassorine*.

vers le centre, en une matière mucilagineuse, susceptible de se gonfler considérablement dans l'eau, si bien qu'au bout d'un certain temps, la cellule tout entière s'est transformée en une sorte de globule d'adragantine, et n'a gardé, comme trace de sa constitution primitive, que quelques couches cellulosiques dans le centre et quelques grains de matière amylacée, qui se trouvaient dans sa cavité. Ces transformations sont faciles à voir, lorsqu'on traite les tissus sous le microscope par le chlorure de zinc iodé; on voit alors les parois ou les débris de cellulose se colorer en violet, tandis que toutes les parties mucilagineuses restent incolores.

La cellulose ne paraît pas la seule substance qui puisse ainsi se transformer en Gomme. On a observé, dans les graines de Lin, de Coing ou de Psyllium, que les cellules, qui au moment de la maturité de la graine sont remplies de mucilage, contenaient, dans la période antérieure, une assez grande quantité d'amidon, qui a disparu, et qu'on suppose avoir concouru à la formation de la matière gommeuse.

Certains auteurs, Wigand entre autres, ont admis que c'est par un procédé semblable que se forment les gommes qui découlent des *Acacia* et qu'on connaît sous le nom de *Gomme Arabique* et de *Gomme du Sénégal*. Mais des observations positives sur la plante vivante manquent encore pour établir le fait. M. Flückiger a fait observer d'ailleurs que l'on ne trouve dans ces gommes aucune trace des parois cellulosiques ou des grains d'amidon que l'on remarque dans la gomme adragante.

Un grand nombre de plantes, appartenant à des familles très-diverses, laissent découler des gommes, qu'on utilise dans leur pays d'origine ou qu'on trouve dans les droguiers comme substances curieuses ou intéressantes. Mais les seules qu'on reçoive d'ordinaire dans les pharmacies sont produites par des plantes appartenant à la famille des Légumineuses : les *Acacias*, qui donnent la **Gomme Arabique** et **du Sénégal**; les *Astragales*, qui fournissent la **Gomme Adragante**. Nous mentionnerons à côté la **Gomme du pays**, produite par nos *Cerisiers*, et une gomme qu'il convient de distinguer des *Gommes Adragantes*, la **Gomme Kuteera**.

Ces substances sont très-faciles à distinguer entre elles par leurs propriétés. Les unes sont uniquement composées d'*Arabine*, et forment en réalité un type unique ; les autres sont en partie insolubles dans l'eau, et contiennent l'une de l'*Adragantine*, l'autre de la *Cérasine*, enfin un troisième de la *Bassorine*.

Le tableau suivant indique d'ailleurs leurs caractères distinctifs.

A. Gommes solubles dans l'eau (composées d'arabine).
  Gommes en morceaux fendillés à l'intérieur.................... **1. Gomme Arabique.**
  Gommes en morceaux variés de dimension et de couleur, souvent fendillés à la surface, mais non à l'intérieur........... **2. Gommes du Sénégal.**
B. Gommes en parties insolubles dans l'eau.
  Gommes en plaques striées à la surface, ou en petits rubans étroits blanchâtres, formant un mucilage très-lié (contenant de l'adragantine)................ **3. Gomme Adragante.**
  Gommes en morceaux de formes variées, formant une sorte de gelée à éléments mal liés entre eux (contenant de la Bassorine). **4. Gomme Kuteera.**
  Gommes en morceaux irréguliers, de couleur rougeâtre, formant avec l'eau un mucilage épais (contenant de la Cérasine)..... **5. Gomme de Cerisier.**

1. GOMME ARABIQUE.

Gomme turique. — *Gummi Arabicum. Gummi Acaciæ vel Mimosæ. Acacinum seu Arabinum.*

La **Gomme arabique** est produite par divers Acacias qui

croissent dans la région de la Haute Egypte et des pays voisins, l'Abyssinie, la Nubie, etc...

On cite parmi ces *Acacias*, l'*Acacia Seyal* Delile, l'*Acacia tor-
tilis* Hayne, l'*Acacia Ehrenbergiana* Hayne ; mais le plus important de tous, au point de vue de la production de la gomme
arabique paraît être l'*Acacia Vereck* Guill. et Perrotet, qui s'é-
tend depuis la Nubie jusqu'à la Sénégambie, à travers le Soudan.
C'est lui qui donne la belle gomme blanche, qui représente la
meilleure gomme arabique. Quant à l'*Acacia nilotica* Delile, il
ne donne qu'un produit inférieur, qui n'arrive pas dans le commerce. La gomme arabique, qui se forme dans la partie libérienne de l'écorce, découle naturellement à travers les fentes
qui se font dans les couches extérieures, et est récoltée, sans
qu'on ait eu besoin de faire des incisions.

Elle arrive dans nos pharmacies en morceaux ou en larmes
blanches, brillantes à la surface, et qui laisseraient assez facilement passer la lumière, si elles n'étaient toutes remplies à
l'intérieur d'une foule de petites fentes, qui brisent les rayons
lumineux.

La gomme arabique est composée uniquement d'*arabine* ;
elle se dissout complétement dans l'eau ; elle est insoluble dans
l'alcool absolu, qui la précipite de ses dissolutions aqueuses.
Elle n'a pas d'odeur ; sa saveur est mucilagineuse, sans amertume et sans âcreté.

La gomme arabique est parfois d'une couleur moins blanche,
ou rousse ; elle est alors moins estimée et n'arrive pas d'ailleurs
dans le commerce français.

2. GOMMES DU SÉNÉGAL.

Gummi Senegalense. — *Gummi Senegal.*

Ce sont aussi des *Acacias*, qui donnent les gommes connues
sous le nom de gommes du Sénégal. On cite parmi les espèces
principales l'*Acacia albida* Delile, l'*Acacia Adansonii* Guill. et Per-

rotet, l'*Acacia Neboued* Guill. et Perrot.; mais ici encore l'*Acacia Vereck* Guill. et Perrot. paraît jouer le principal rôle. C'est lui qui fournit la meilleure gomme du Sénégal, la gomme blanche du bas du fleuve.

La gomme du Sénégal ne diffère pas essentiellement de la gomme arabique; elle est composée, comme elle, d'arabine pure, et se dissout complétement dans l'eau, seulement avec un peu plus de difficulté et de lenteur.

M. Flückiger identifie même les deux espèces, et regarde les petites différences, qui existent entre elles, comme tenant seulement aux différences climatériques des pays dans lesquels on les recueille.

M. Wigand a attribué la formation de la gomme du Sénégal à la transformation en mucilage des diverses couches qui composent les parois des cellules fibreuses du liber dans l'Acacia. Nous avons dit plus haut que cette proposition avait besoin d'être plus sûrement établie par de nouvelles observations. Quoi qu'il en soit, la gomme, qui se forme surtout dans la saison pluvieuse, vient exsuder à la surface, à travers les fentes, qui se font naturellement à l'écorce pendant les mois de sécheresse, et elle est ainsi recueillie par les naturels sur les Acacias.

On distingue d'ordinaire dans les Gommes du Sénégal :

1° La **Gomme du bas du fleuve**, qui est la plus estimée. Elle est en larmes de couleur blanche ou en gros morceaux de couleur rouge. Les uns et les autres sont transparents à l'intérieur, fendillés ou ridés seulement à la surface.

Les larmes blanches sont rondes, ovales ou vermiculées, c'est-à-dire en morceaux cylindroïdes de 4 à 5 millimètres d'épaisseur, souvent de 4 centimètres de long, assez manifestement tordus sur eux-mêmes. La partie centrale est souvent vide, surtout dans les morceaux cylindriques. La poudre de cette gomme est blanche, elle a une saveur mucilagineuse franche. Elle provient de l'*Acacia Vereck* Guill. et Perrot.

Les gros morceaux rouges sont généralement sphériques ou

ovales ; ils peuvent atteindre le poids de 500 grammes. Ils ont également une saveur douce, un peu moins fade que celle des morceaux blancs. On les a attribués à l'*Acacia Neboued* Guill. et Perrot.

2° La **Gomme du haut du fleuve** qu'on nomme encore **Salabreda** , **Sadra-brada** ou **Gomme friable**. On désigne sous ce nom un mélange de gommes, qui viennent de la partie haute du fleuve, de Galam ou de Bondou. Cette gomme est formée de morceaux irréguliers, anguleux, brisés, brillants, en général de couleur blanche, mais mêlés d'un grand nombre de morceaux, appelés *marrons* ou **Gomme lignirode**. Ces marrons sont d'une couleur foncée ou noirâtre, opaques et raboteux à la surface, contenant souvent en leur milieu une sorte de cavité ovoïde, que Guibourt regarde comme une sorte de loge, ayant servi de demeure à un insecte. Ils laissent, dans l'eau où ils se dissolvent, un résidu de bois rongé.

On a attribué la gomme blanche du haut du fleuve à l'*Acacia albida* Delile, mais c'est une assertion qui mériterait d'être confirmée.

Les Gommes précédentes arrivent dans nos ports français et principalement à Bordeaux, mélangés d'un certain nombre de substances, dont on les débarrasse par le triage. Nous avons déjà signalé les *Marrons*. Nous mentionnerons seulement la **Gomme Gonate**, **Gonaké** ou **Gonakié**, qui est en morceaux de couleur rouge et de saveur amère. Elle paraît produite par l'*Acacia Adansonii* Guill. et Perrot.

3. GOMME ADRAGANTE.

Gomme adragante. — *Tragacantha. Gummi Tragacantha.*

La **Gomme adragante** est produite par divers Astragales, dans la partie orientale de la région Méditerranéenne. On cite particulièrement l'*Astragalus verus* Olivier, de l'Asie Mineure, de l'Arménie et du nord de la Perse ; l'*Astragalus creticus* Lamarck, du Péloponèse et des îles de la Crête et de l'archipel grec; l'*Astragalus Parnassii var. Cyllenæa* Boissier et Heldreich, qui croît aussi en Grèce.

Nous avons déjà dit comment se forme la Gomme dans ces arbrisseaux; c'est le tissu de la moelle et des rayons médullaires, qui se transforme peu à peu en mucilage et qui vient exsuder au dehors, sous forme de petits rubans vermiculés. D'ordinaire on facilite l'issue du produit par de larges et profondes incisions, qui arrivent jusqu'à la moelle, et à travers lesquelles la gomme sort en larges plaques et non en minces filets.

La Gomme adragante est de couleur blanchâtre, opaque ou à peine translucide. Lorsqu'on la met dans l'eau, elle se gonfle considérablement et donne un mucilage épais et lié. Lorsqu'on examine ce mucilage au microscope, on voit au milieu d'une masse gommeuse amorphe, des parois de cellules, ou même des cellules entières à parois épaisses gélatineuses, dans lesquelles le chlorure de zinc iodé montre des portions cellulosiques, qui se colorent en violet. Çà et là, surtout au centre des cellules, se voient des grains d'amidon globuleux ou semi-globuleux, qui ont de 15 à 20 millièmes de millimètre de diamètre.

La Gomme adragante se présente sous deux formes principales :

1° **Gomme adragante en plaques**, qu'on appelle aussi **Gomme de Smyrne**. Elle vient surtout des astragales de l'Asie Mineure; la meilleure est recueillie dans les environs de Césarée.

Les plaques sont plus ou moins grandes, variant de 1 à 4 centimètres de long sur un demi à un centimètre de large. Elles sont plates, arquées, marquées à leur surface de stries courbes, semi-lunaires. Leur couleur est blanchâtre; elles sont légèrement translucides.

2° **Gomme adragante en filets** (Gomme vermiculée, *Tragacantha vermicularis*). Cette gomme, qui vient surtout de Grèce, et qu'on retire des *Astragalus creticus* et *Ast. Parnassii*, est en filets minces, aplatis, contournés sur eux-mêmes, ayant de 2 à 3 centimètres de long sur 2 à 3 millimètres d'épaisseur. Ils sont fortement striés dans le sens de la longueur. Beaucoup sont blanchâtres comme la gomme en plaques. Cependant, on en trouve de couleur foncée, jaunâtre ou rougeâtre. Ces derniers, qui sont en général très-fins, donnent la sorte inférieure qu'on a désignée sous le nom de **Gomme de Morée.**

3° On peut ranger dans le groupe des gommes adragantes de qualité inférieure, ce qu'on a désigné dans le commerce sous le nom de **Gomme de Bassora** et que Guibourt a décrit sous le nom de **Gomme pseudo-adragante.** Elle rappelle un peu les caractères extérieurs de la gomme en plaques; seulement elle est généralement en morceaux plus épais, d'une couleur plus foncée. Mais ce qui la distingue le mieux, c'est la manière dont elle se conduit avec l'eau. Quand on la met dans une petite quantité de liquide, elle forme un mucilage assez bien lié, qui rappelle celui de la gomme adragante ordinaire. Mais si on ajoute une assez grande quantité d'eau, contenant en solution de l'iodhydrate ioduré de potasse, on voit la solution mucilagineuse se séparer en deux parties : un précipité floconneux, coloré en bleu par l'iode, se former au fond du vase, laissant au-dessus de lui une partie limpide et aqueuse. Dans les mêmes circonstances, le mucilage de gomme adragante reste parfaitement uniforme dans toute sa masse.

Guibourt croit que la gomme pseudo-adragante est produite par l'*Astragalus gummifer* de Labillardière. Examinée au microscope, elle présente les caractères généraux des gommes d'astragale : des glaires mucilagineuses, enfermant des parties de cellulose et des grains d'amidon.

4. GOMME KUTERA.

Gomme Kutira ou Kutera. Gomme de Bassora de quelques auteurs. — *Gummi Kutera seu Bassora seu Toridonense.*

La **Gomme Kutera** n'arrive que rarement dans le commerce, et si nous l'indiquons ici, c'est plutôt comme un type particulier et intéressant que comme une substance vraiment utile. Elle vient des Indes orientales, où elle est produite par une plante encore insuffisamment déterminée (1).

Cette gomme se présente en morceaux de forme variée, souvent aplatis, quelquefois anguleux ou arrondis. Elle est blanche ou blonde, comme farineuse à la surface. Elle est moins transparente que les gommes arabiques, plus que les gommes adragantes. Mise dans l'eau, elle forme une gelée, dont les parties ne sont pas liées entre elles. Lorsqu'on ajoute une grande quantité d'eau à la solution, les éléments de la gomme tombent au fond du vase.

La gomme kutera ne contient pas d'amidon, et ne se colore pas en bleu par l'iode. Elle a souvent une réaction acide.

Son odeur est faible ; elle rappelle le plus souvent l'odeur de l'acide acétique.

Elle contient une petite quantité (8 pour 100 environ) d'arabine ; le reste est de la bassorine.

5. GOMME DE CERISIER.

Gummi Cerasorum. Gummi nostras.

Cette **Gomme de Cerisier** n'a pas non plus d'importance pour la pharmacie, elle est surtout employée dans l'industrie. On la recueille sur les Cerisiers ou sur les Pruniers, dont elle exsude spontanément à travers l'écorce.

Elle est en gros morceaux irrégulièrement arrondis, luisants, de couleur brune ou rougeâtre. La substance est translucide, parfois même transparente. Mise dans l'eau, elle ne lui cède

---

(1) D'après Théod. Martius, elle proviendrait de l'*Acacia leucophlœa* Roxb., et la plupart des auteurs allemands acceptent cette opinion. D'autre part, divers *Sterculia*, de la famille des Malvacées, le *Cochlospermum Gossypium*, de la famille des Ternstrœmiacées, produisent des gommes qui y ressemblent beaucoup. Enfin, on l'a également rapprochée des gommes de Cactées.

qu'une très-petite quantité de gomme soluble. Le reste, qui est formé de *Cérasine*, se gonfle sans se dissoudre, et forme une sorte de mucilage, mais qui n'a jamais la consistance du mucilage des gommes adragantes et dont les parties finissent par se séparer dans une grande quantité d'eau. La Gomme de Cerisier ne contient pas d'amidon, pouvant bleuir par l'iode.

CHAPITRE III

GOMMES-RÉSINES (*GUMMI-RESINÆ*).

. On désigne sous le nom de *Gommes-Résines* des substances, où se trouvent, à l'état de mélange, de la gomme et de la résine. Elles ne sont complétement solubles ni dans l'eau, ni dans l'alcool ; la partie gommeuse se dissout en totalité ou en partie dans le premier de ces véhicules, en formant un mucilage qui tient en suspension les autres principes et donne ainsi une émulsion ; la partie résineuse se dissout dans l'alcool. L'ensemble est beaucoup plus soluble dans l'esprit-de-vin, qui contient à la fois les deux véhicules.

Les Gommes-résines se rencontrent chez un assez grand nombre de végétaux, mais il est certaines familles de plantes qui les fournissent plus spécialement. Les Ombellifères donnent tout un groupe de produits très-semblables les uns aux autres ; de même les Térébinthacées, les Guttifères, les Euphorbiacées. Et non-seulement les produits d'une même famille offrent entre eux de grands rapports, mais on peut distinguer facilement les uns des autres les groupes de produits appartenant à des familles différentes. Aussi, pourrons-nous, dans la distribution de ces substances, tenir grand compte des familles de plantes qui nous les fournissent.

Les organes qui renferment les gommes résines peuvent être aussi très-variés. Nous avons déjà constaté, dans l'étude des Ombellifères la présence de produits semblables dans les racines et dans les fruits, on les trouverait également dans les tiges. Mais on n'exploite guère pour l'extraction que les grosses parties, qui peuvent fournir le suc en assez grande abondance, c'est-à-dire les racines et les tiges, les fruits et les organes de petite dimension étant employés en nature. Le plus souvent on pratique, pour faciliter l'issue du suc, des incisions pénétrant plus ou moins profondément dans les tissus, parfois même enlevant des tranches entières de la racine ou de la tige.

Les éléments anatomiques, dans lesquels sont élaborés ou déposés les sucs gommo-résineux sont en général de deux ordres.

Tantôt ce sont des canaux secréteurs analogues à celles que nous avons déjà précédemment décrits dans les racines d'Om-

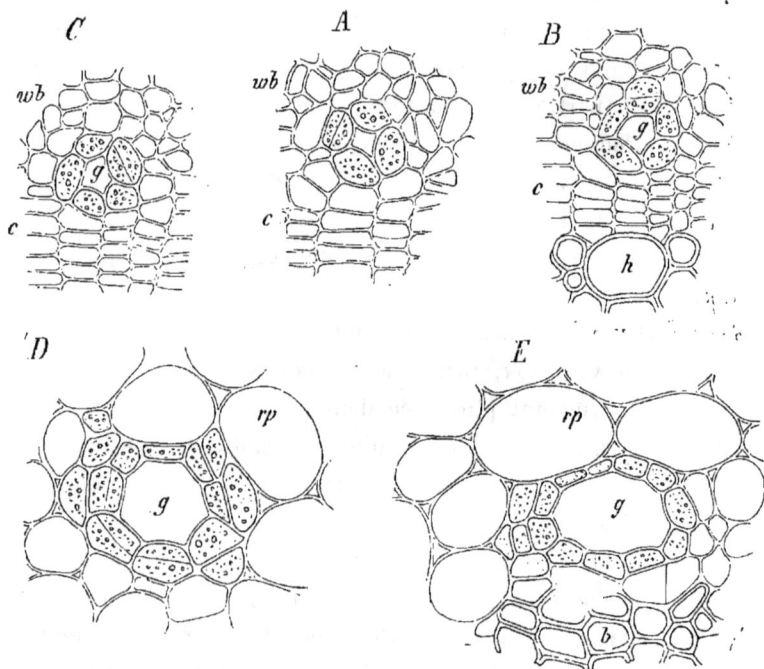

Fig. 302.

bellifères et de Composées, c'est-à-dire de longues lacunes bordées de tous côtés par de toutes petites cellules. Les figures que nous joignons ici, d'après le Traité de botanique de Sachs (1), et

Fig. 302. — Canaux sécréteurs de la jeune tige du lierre (*Hedera Helix*), en coupe transversale. — A, B, C, montrent de jeunes canaux (*g*), situés à la limite du cambium *c*, et du liber mou *wb* ; *h*, bois. — D et E, montrent des canaux plus âgés et plus larges *g*, situés à la limite du liber (*b*) et du parenchyme cortical (*rp*).

(1) Traduit sur la 3ᵉ édition, par Van Tieghem. Paris, 1874. 1 vol. grand in-8° de 1200 pages, avec 500 gravures.

qui représentent la formation des vaisseaux sécréteurs dans les tissus du Lierre, donneront bien l'idée de l'origine et de la nature de ces vaisseaux. On voit en A, B, *e*, quatre ou cinq cellules, remplies de substance granuleuse s'écarter et laisser entre elles un espace *g*, qui est le canal sécréteur à l'état jeune. Puis les quatre ou cinq cellules se multiplient par division, et forment un canal élargi, qu'on voit dans les figures D et E, et une bordure *e* d'un tissu spécial, remarquable par les dimensions et le contenu des cellules qui le constituent. D'autres fois, comme dans les racines de Convolvulacées, ce sont de grosses cellules superposées, dont les parois de séparation disparaissent souvent, si bien qu'on a à faire à des sortes de vaisseaux laticifères larges et courts ; ces canaux prennent beaucoup plus le caractère de vaisseaux du latex, dans les Euphorbiacées, dont le suc est à vrai dire un véritable *latex*, et devrait être rangé dans le chapitre des *Sucs laticifères desséchés*, si la gomme et la résine ne prédominaient tellement sur les autres principes, qu'ils donnent à la substance son véritable caractère, et le font ranger par les auteurs dans le groupe des substances dont nous nous occupons en ce moment.

La distribution géographique des végétaux qui nous fournissent les gommes-résines est assez curieuse pour devoir être signalée. Tous appartiennent à des pays chauds, et se rangent sur une longue zone, qui s'étend depuis le Maroc, qui nous donne la gomme d'Euphorbe, jusqu'au Cambodge, d'où vient la gomme-gutte, en passant par l'Afrique orientale et l'Arabie, patrie de l'encens et de la myrrhe, les régions de l'Asie Mineure, où croît la Scammonée, et la Perse, centre principal des gommes-résines d'Ombellifères. On voit qu'aucune partie de l'hémisphère austral ne fournit au commerce de gomme-résine proprement dite, pas plus que l'Amérique et l'Océanie.

En Europe, on ne citerait qu'une substance d'importance très-secondaire, la gomme-résine de Lierre, qui ne se produit qu'accidentellement sur les gros et vieux échantillons de la région méridionale. — Quant à l'Opopanax, on ne l'a jamais recueilli en quantité appréciable dans le Midi de la France, où croît cependant la plante qui en est l'origine ; mais, comme nous aurons occasion de l'observer pour beaucoup d'autres exsudations, le suc ne peut être obtenu que dans la partie orientale de la région méditerranéenne, en Grèce et dans l'Asie Mineure.

Nous avons déjà remarqué, à propos du suc d'Euphorbe, que la gomme et la résine n'étaient pas les seuls éléments constituants ; il s'y joint des matières analogues au caoutchouc et un principe drastique très-énergique. Dans d'autres cas, la gomme-résine contient une proportion assez considérable d'une huile essentielle, qui donne au produit son odeur spéciale. Tel est le cas des gommes-résines d'Ombellifères et de Térébinthacées. Ces caractères sont importants pour la distinction des divers groupes de produits. Quant à ceux qui ne contiennent ni huile essentielle ni produits spéciaux, ils peuvent se distinguer assez facilement entre eux par l'apparence de la résine, tantôt fortement colorée comme dans la gomme-gutte, d'autres fois terne et grisâtre comme dans la Scammonée.

Le tableau suivant résume tous ces signes de détermination.

I. Gommes-résines, sans huile essentielle.

    Substance de couleur jaune ; saveur âcre, matière drastique (*Guttifères*)........   **1. Gomme-gutte.**

    Substance en masses grisâtres ou noirâtres ; saveur de brioche (*Convolvulacées*)..   **12. Scammonée.**

    Substance en larmes souvent percées d'un trou, de couleur brunâtre ; saveur extrêmement âcre.........   **13. Gomme-résine d'Euphorbe.**

II. Gommes-résines contenant une certaine quantité d'huile essentielle.

    Substances en larmes isolées,

ou en masses formées de larmes agglutinées, d'odeur forte, et plus ou moins aromatiques............	6-10. **Gommes-résines d'Ombellifères.**
Morceaux irréguliers ou arrondis, d'odeur plus ou moins térébinthacée......	2-5. **Gommes-résines de Térébinthacées.**
Masses rougeâtres, formées de petits grains rouges foncés, à odeur balsamique lorsqu'on les chauffe........	11. **Gomme-résine de Lierre.**

GUTTIFÈRES.

1. GOMME-GUTTE.

On connaît dans le commerce diverses espèces de Gomme-Gutte, dont la plus usitée est la **Gomme-Gutte de Siam** (*Cambogia Siamensis*).

Cette **Gomme-Gutte** est donnée par le *Garcinia Morella* Desrousseaux var. *pedicellata*, plante qui croît sur le territoire du Cambodge, où elle vient sans culture et se sème d'elle-même au milieu des jongles du pays. Pour la recueillir, on choisit le moment qui suit la saison des pluies, c'est-à-dire février et mars, et l'on continue l'extraction jusqu'en avril et mai. On fait des incisions à la hache aux grosses branches et au tronc, et on introduit dans la blessure entre l'écorce et le bois des entre-nœuds de bambous, dans lesquels le suc se rassemble lentement ; lorsque l'écoulement a cessé sur un point, on transporte le bambou sur une autre incision, et l'on a ainsi rempli le réceptacle au bout de 15 à 30 jours ; on expose les bambous à la chaleur, et quand la partie aqueuse s'est évaporée, on retire la Gomme-Gutte sèche, qu'on livre au commerce sous le nom de **Gomme-Gutte en canons.**

Cette Gomme-Gutte, aussi appelée **Gomme-Gutte en bâtons** (*Pipe Camboge* des auteurs anglais), est en cylindres de 3 à 6 centimètres de diamètre, sur 15 à 20 centimètres de long

portant sur leur surface latérale l'impression des stries intérieures du bambou. La substance est d'une belle couleur jaune
orangé, et très-homogène ; elle est recouverte d'une poussière
jaune verdâtre ou jaune doré. La cassure, qui s'y produit facilement, est conchoïdale, unie et presque luisante ; les morceaux,
même très-minces, sont à peine translucides. Elle forme très-
facilement avec l'eau une belle émulsion d'une couleur jaune
magnifique.

La saveur de la Gomme-Gutte, d'abord peu prononcée, laisse
un arrière-goût très-âcre.

Elle est composée d'une gomme soluble dans l'eau, qu'on a
regardée comme de l'arabine, et d'une résine qui se dissout facilement dans l'alcool, en donnant une belle solution d'un jaune
rouge, qui est à peine acide, mais qui neutralise cependant les
alcalis. L'acétate de plomb y produit un précipité abondant.
— Le mucilage, qu'on obtient par l'eau, montre au microscope
quelques débris indistincts ou granules colorés en brun par
l'iode, mais aucune trace d'amidon.

L'analyse de la Gomme-Gutte en canons a donné les proportions : de 20 à 25 parties environ de gomme, et de 75 à 80
pour 100 de résine. C'est à ce dernier principe qu'est due l'â-
creté considérable de la Gomme-Gutte et son action si drastique, qu'on ne doit l'employer qu'avec la plus grande pru-
dence.

La Gomme-Gutte que nous venons de décrire est la meilleure
sorte de Gomme-Gutte de Siam, la seule qu'on doive employer
dans les pharmacies. On trouve cependant dans le commerce
d'autres sortes, mais inférieures : telle est la **Gomme-Gutte
en gâteaux ou en masses**. Cette sorte vient en masses informes et irrégulières, qui peuvent atteindre de 1 kilogramme
à 1 kilogramme et demi. L'apparence extérieure est variable suivant les points qu'on examine, mais ce qui distingue
cette sorte de la bonne Gomme-Gutte, c'est tout d'abord la
difficulté plus grande et souvent l'impossibilité de produire

une émulsion bien homogène ; puis, la cassure plus ou moins grossièrement esquilleuse, la couleur brunâtre ou grisâtre, le peu de translucidité des fragments dans les parties les plus minces.

Cette sorte de Gomme-Gutte se distingue aussi lorsqu'on examine la solution aqueuse au microscope : on y voit une plus ou moins grande quantité d'amidon, que la teinture d'iode met en évidence. Les analyses de Christisson ont montré une proportion de fécule qui peut atteindre 6, 7 et quelquefois même 19 pour 100. La quantité de résine y est réduite à 64, 61 et même 35 pour 100 : la diminution de la gomme est relativement moindre, puisqu'elle ne descend guère au-dessous de 14 pour 100 dans les sortes les plus inférieures.

Il va sans dire que la forme extérieure en canons n'est pas nécessairement une preuve de la bonne qualité de la substance, et qu'il faut, pour s'assurer de sa valeur, lui reconnaître les caractères que nous avons indiqués plus haut.

Toutes les sortes précédentes appartiennent à la Gomme-Gutte de Siam. Nous mentionnerons, à côté d'elles, d'autres espèces, qui n'ont pas la même valeur, mais qu'il est cependant intéressant de connaître, ne serait-ce que pour les distinguer des sortes officinales, ce sont :

1° **Gomme-Gutte de Ceylan** (*Cambogia Zeylanica*). — La variété *pedicellata* du *Garcinia Morella* Desrousseaux est limitée au territoire de Cambodge, mais le type de l'espèce est beaucoup plus répandu, et on le trouve particulièrement en abondance à l'île de Ceylan. Des incisions faites sur l'arbre font découler une gomme-résine, qui se concrète sur le tronc même, en larmes, qu'on réunit ensuite ensemble. Les larmes sont recouvertes, et les intervalles nombreux qu'elles laissent entre elles sont remplis d'une matière pulvérulente terreuse. La substance en elle-même est homogène, et ne diffère de la bonne Gomme-Gutte de Siam, que par sa moindre facilité à donner une émulsion et par sa couleur moins belle et moins vive. Elle ne contient pas d'amidon.

2° **Gomme-Gutte de Mysore** (*Cambogia Mysorensis*). — Nous citerons seulement pour mémoire cette Gomme-Gutte, qui est obtenue dans la partie occidentale du royaume de Mysore, au moyen d'incisions, faites sur le *Garcinia pictoria* Roxb. Elle a une couleur assez vive, mais qui ne se maintient pas comme celle de la Gomme-Gutte ordinaire.

Quant au *Garcinia Cambogia* Gœrtn., qu'on a longtemps regardé comme donnant la Gomme-Gutte du commerce, il donne un produit très-différent, d'un jaune citron clair, qui ne se dessèche que lentement, ne forme pas d'émulsion avec l'eau, et renferme une assez forte proportion (12 pour 100) d'huile essentielle).

TÉRÉBINTHACÉES.

Les Térébinthacées sont riches en produits résineux, qui se forment tous dans des canaux sécréteurs, analogues à ceux dont nous avons indiqué plus haut le mode de développement. Dans ces produits, la résine se trouve tantôt presque seule, comme dans le *Mastic*, le plus souvent associée à une proportion plus ou moins considérable d'huile essentielle, comme dans l'*Élémi*, la *Térébenthine de Chio*, le *Baume de la Mecque*, ou enfin parfois réunie à la fois à une certaine quantité d'huile essentielle et à une quantité de gomme, ce qui fait rentrer ces produits dans le chapitre dont nous nous occupons actuellement. L'*Encens*, la *Myrrhe* et les *Bdelliums* sont les types principaux de cette dernière catégorie.

Les arbres, qui fournissent ces produits, ont pour centre géographique les régions voisines de la mer Rouge. Vers l'ouest, l'arbre au Bdellium d'Afrique s'étend jusqu'au Sénégal ; vers l'est, l'arbre au Bdellium de l'Inde habite les Indes orientales. Deux genres de plantes donnent ces produits : d'une part des *Boswellia* (Encens), d'autre part des *Balsamodendron* (Myrrhe et Bdelliums).

Tous ont une odeur à la fois résineuse et balsamique ; la couleur de la substance, même au-dessous des couches extérieures, n'est pas blanchâtre, comme celle de la plupart des gommes-résines d'Ombellifères. L'exsudation s'est faite tantôt en morceaux plus ou moins irréguliers, tantôt en larmes assez nettement déterminées dans leur forme. Les différences suivantes, que nous résumons en tableau, permettent de bien distinguer ces substances les unes des autres.

A. Larmes plus ou moins régulièrement arrondies ou pyriformes, dures, à surface unie, translucides ou opaques, d'odeur résineuse et aromatique...... 2. **Oliban.**

B. Larmes arrondies, variant du jaunâtre au verdâtre, ou au rougeâtre ; opaques, cireuses et comme farineuses à la surface............................ 5. **Bdellium d'Afrique.**

C. Larmes irrégulières, caverneuses à la surface.

    Larmes dures, d'odeur douce, spéciale ; teinture colorée en violet par l'acide nitrique.......... 3. **Myrrhe.**

    Masses poisseuses, mêlées d'impuretés et de fragments d'écorce papyracée................... 4. **Bdellium de l'Inde.**

2. OLIBAN.

Encens. — *Olibanum. Thus. Gummi-resina Olibanum.*

L'**Encens** est produit par une espèce de *Boswellia*, le *Boswellia papyrifera* Hochstetter (*Amyris papyrifera* Delile, *Boswellia floribunda* Royle), peut-être aussi, d'après M. Flückiger, par le *Boswellia sacra*. La première de ces plantes croît dans la région nord-est de l'Afrique, sur les bords du Nil bleu ; l'autre vient sur les côtes sud-est de l'Arabie, et s'enfonce jusque dans les déserts de cette contrée (1).

(1) On a attribué longtemps l'encens, et particulièrement la meilleure sorte, au *Boswellia serrata* Colebrooke, mais cette opinion a été démontrée fausse, depuis qu'on sait que l'encens, qu'on a nommé encens de l'Inde, vient en réalité d'Afrique, et que les *Boswellia* de l'Inde, et en particulier le *Boswellia*

L'encens, qui venait autrefois par les caravanes à travers la Judée et la Phénicie, qui plus tard nous est parvenu par l'isthme de Suez, passe maintenant en grande partie par les Indes anglaises ; une portion seulement nous arrive directement par la mer Rouge. Quant aux lieux de production, nous les avons indiqués en mentionnant la patrie des *Boswellia papyrifera* Hochst. et *Boswellia sacra* Flückiger. L'Arabie n'en fournit qu'une petite quantité ; la plus grande partie vient d'Afrique, surtout par les côtes du Somal.

Pour obtenir l'encens, on pratique des incisions sur l'écorce des arbres ; il s'en échappe un suc blanchâtre, qui se condense et se durcit en belles larmes d'une grande pureté : une partie du suc tombe à terre et s'y mélange d'impuretés, qui en diminuent la valeur.

Les larmes d'encens sont de forme oblongue, pyriformes ou irrégulièrement arrondies, longues de quelques centimètres, de couleur jaune pâle, ou jaune rougeâtre, plus ou moins translucides. La cassure est assez généralement cireuse, la poudre blanchâtre. Elles portent souvent, sur une face plane, des restes d'une écorce blanche, papyracée, provenant du *Boswellia* qui a fourni le produit.

Les larmes sont plus ou moins fragiles : elles se ramollissent sous la dent et donnent une saveur aromatique, résineuse, un peu âcre. L'odeur rappelle à la fois celle des résines de Conifères et de la Tacamaque. Elles donnent en brûlant un parfum caractéristique.

Au milieu de ces larmes, se trouvent des morceaux de couleur beaucoup plus foncée, qu'on nomme des *marrons*. Ils sont rougeâtres, se ramollissent entre les doigts, ont une saveur beaucoup plus fortement résineuse, et leur surface est toute recouverte de nombreux cristaux de matière calcaire.

On a distingué deux sortes d'Encens qu'on désignait autre-

serrata, ne donnent qu'un produit très-inférieur, qui ne vient pas dans le commerce européen.

fois sous le nom d'*Encens mâle* (le meilleur) et d'*Encens fe-
melle* (la qualité inférieure). Actuellement les noms commer-
ciaux sont : l'**Encens de l'Inde** et l'**Encens d'Afrique**. Ces
deux sortes ne sont en réalité différentes entre elles qu'en ce
que l'une d'elles est un choix, et résulte d'un triage fait dans la
substance.

1° **Encens de l'Inde**, *Olibanum indicum*. — L'Encens de l'Inde,
qui nous arrive par la voie de Bombay et par le commerce
anglais, ne contient d'ordinaire pas de marrons. Les larmes de
la substance ont été choisies, elles sont d'une couleur jaune
pâle, demi-transparentes, sans impuretés et même généralement sans traces d'écorce.

2° **Encens d'Afrique**, *Olibanum africanum*. — C'est l'Encens
qui nous arrive directement par la voie de l'Égypte ou de la
mer Rouge. Il contient d'ordinaire des marrons et en outre de
nombreuses larmes de qualité inférieure, c'est-à-dire plus foncées en couleur, beaucoup plus opaques, d'une odeur plus résineuse et moins balsamique ; enfin beaucoup plus d'impuretés
et d'écorce de *Boswellia*.

L'Encens a une pesanteur spécifique, qui est environ de 1,2.
Mis dans l'eau, il forme une solution trouble dans laquelle le
microscope montre comme de grosses larmes huileuses ; il reste
un résidu insoluble. La solution alcoolique, qui contient surtout la résine et laisse aussi une partie insoluble, a une réaction
acide.

Les principes que l'analyse montre dans l'Encens sont,
d'après Braconnot, pour 100 parties d'oliban :

Résine soluble dans l'alcool.....................	56
Gomme soluble dans l'eau......................	30,8
Résidu insoluble dans l'eau et l'alcool..........	5,2
Huile volatile et perte........................	8
	100,0

3. MYRRHE.

Myrrha. Gummi-resina Myrrha. Gummi Myrrhæ.

La **Myrrhe** est produite par un *Balsamodendron*, qu'on a cru longtemps être le *Balsamodendron Myrrha* Nees, mais qu'on a reconnu depuis être le *Balsamodendron Ehrenbergianum* Berg. Cette espèce croît dans le sud de l'Arabie et sur les côtes africaines de la mer Rouge. De l'Arabie, la plus grande partie s'en va dans les Indes orientales. Il paraît en venir aussi à la grande foire de Berbera, en Afrique, sur la côte du Somal; elle suit la voie d'Aden, pour arriver également à Bombay. — Une très-petite quantité de Myrrhe arrive directement en Europe par l'isthme de Suez.

L'arbre à la Myrrhe contient dans l'écorce de ses rameaux et de ses branches des canaux sécréteurs, qui forment une sorte de cercle discontinu. Ces canaux sont placés au milieu d'un parenchyme cellulaire, dans les cellules duquel passe facilement la matière gommo-résineuse. Ils sont appliqués immédiatement contre les paquets de fibres libériennes. D'après Ehrenberg, le suc découle librement, de la même manière que la gomme. C'est d'abord un suc épais d'un blanc jaunâtre, qui prend par la dessiccation une couleur brune foncée ou d'un brun rougeâtre.

La Myrrhe arrive dans le commerce sous deux formes de qualité différente.

La **Myrrhe choisie** (*Myrrha electa*). — C'est celle que l'on doit prendre dans les pharmacies. Elle est en morceaux arrondis ou de forme irrégulière, d'une couleur rougeâtre, à sur-

---

(1) Ehrenberg avait apporté des échantillons de l'arbre à la Myrrhe et les avait déposés dans son herbier, confondus avec une espèce voisine. C'est cette dernière que Nees d'Esenbeck décrivit sous le nom de *Balsamodendron Myrrha* et qui fut regardée comme la vraie plante à la Myrrhe, jusqu'à ce qu'en 1863, O. Berg, reprenant cette étude, montra que l'espèce, qu'on doit regarder comme l'origine de cette substance, est non le *B. myrrha* Nees, mais le *B. Ehrenberianum* Berg.

face toute crevassée et bosselée, comme recouverte d'une poussière efflorescente. La cassure en est assez facile, elle est brillante et huileuse. La substance est demi-transparente. Elle montre, dans certains morceaux, des sortes de stries jaunâtres, en forme de croissant, qu'on a comparés à des coups d'ongle, qu'on aurait donnés dans la substance; de la le nom de *Myrrhe onguiculée*.

La Myrrhe, mise dans l'eau, donne une émulsion jaunâtre, dans laquelle le microscope montre, outre de tout petits granules doués du mouvement brownien(1), un nombre considérable de gouttelettes arrondies de résine ou d'huile essentielle. Elle est moins soluble dans l'alcool, qui prend la résine et forme une teinture que l'acide nitrique colore en rose violacé.

Quoique très-fragile, la Myrrhe est assez difficile à pulvériser, surtout pendant les chaleurs de l'été.

L'odeur de la Myrrhe est assez particulière : elle est douce, agréable, légèrement résineuse. La saveur est amère, âcre et aromatique.

2° **Myrrhe en sorte** (*Myrrha in sortis*). — On désigne ainsi une sorte inférieure, qui est le résidu de la Myrrhe choisie. Elle contient des masses irrégulières, de couleur foncée, presque opaques, souvent agglutinées entre elles. Ces parties sont mélangées d'impuretés et d'écorce de Balsamodendron, dans laquelle le microscope montre les canaux sécréteurs que nous avons indiqués ci-dessus. On y trouve aussi des morceaux de gomme arabique et du Sénégal, de Bdellium d'Afrique, etc., etc.

La composition de la Myrrhe a été donnée de la manière suivante par les divers auteurs qui l'ont analysée :

(1) On désigne sous le nom de mouvement brownien une sorte de trépidation, que montrent, sous le microscope, les très-fines particules tenues en suspension dans un liquide.

	Brandes.	Braconnot.	Ruickoldt.
Huile essentielle...	2,60	2,5	2,18
Résine............	27,80	23	44,76
Gomme............	63,70	58	40,81
Sels............	1,36	»	3,65
Impuretés	1,60	»	3,86
Eau.............	»	»	1,47

4. BDELLIUM DE L'INDE.

Myrrhe de l'Inde. — *Bdellium indicum.*

On connaît sous le nom de **Myrrhe de l'Inde** ou de **Bdellium de l'Inde** une substance qui vient des Indes orientales. Il ne faut pas la confondre avec la Myrrhe vraie, qui ne provient jamais des Indes, mais seulement de l'Afrique et de l'Arabie. Ce Bdellium est produit par des *Balsamodendron*, probablement par le *B. Roxburghii* Arnott (*Amyris commiphora* Roxb.) ; peut-être aussi par le *Balsamodendron Muckul* Hook.

Cette substance est en masses noirâtres, poisseuses, mêlées soit de matières terreuses, soit d'impuretés diverses, et particulièrement de nombreux débris d'une écorce feuilletée et papyracée de *Balsamodendron*. Au milieu de la masse terne, d'un gris brunâtre, se trouvent de petites larmes d'un suc résineux brillant. Le Bdellium de l'Inde montre une demi-transparence, lorsqu'il est en lames minces. — Il forme dans l'eau une émulsion, dans laquelle le microscope montre des gouttelettes analogues à celles que présente l'émulsion de la myrrhe.

Sa saveur est âcre et amère ; son odeur est assez particulière, forte, résineuse, ne rappelant que de loin celle de la Myrrhe.

5. BDELLIUM D'AFRIQUE.

Bdellium africanum.

Le **Bdellium d'Afrique** est, comme nous l'avons dit, souvent mêlé à la Myrrhe. — Il est produit par un *Balsamodendron*, qui s'étend en Afrique depuis le Sénégal jusque sur les côtes orientales, dans le Somal. C'est le *Niottout* des indigènes, que Perrotet et Guillemin ont décrit sous le nom d'*Heudelotia africana* et qu'on désigne maintenant sous le nom de *Balsamodendron africanum* Arn.

Le produit se présente en larmes arrondies, plus ou moins irrégulières, de 25 à 30 centimètres de longueur, à surface lisse, d'un gris jaunâtre, rougeâtre ou verdâtre. — Dans les morceaux anciens, il existe le plus souvent une efflorescence farineuse à l'extérieur et les couches les plus externes deviennent opaques. La cassure est terne et comme cireuse ; les lames minces sont demi-transparentes. La chaleur le ramollit. Il se dissout dans les alcalis et donne avec l'alcool une teinture jaune d'or, qui se trouble par l'addition de l'eau. L'acide nitrique ne donne pas à cette teinture la coloration rouge violacée, que nous avons indiquée pour la teinture de Myrrhe.

L'odeur est faible, assez spéciale, un peu résineuse ; la saveur plus amère que celle de la Myrrhe.

M. Flückiger (1) en a retiré, par l'alcool bouillant, 70, 3 de résine. Le reste est, à peu près exclusivement, une gomme soluble dans l'eau, mais qui paraît différente de l'arabine en ce qu'elle ne précipite ni par le borax ni par le chlorure de fer. — Il n'existe que des traces insignifiantes d'huile essentielle.

OMBELLIFÈRES.

Nous avons déjà eu l'occasión de décrire les organes sécréteurs, qui donnent les produits gommo-résineux des Ombellifères. Ces canaux, glandes ou lacunes, nous les avons trouvés d'abord dans les fruits, où ils forment ce qu'on appelle les *vittæ* ou *bandelettes;* nous les avons rencontrés ensuite dans les diverses racines, où ils se montrent parfois très-développés, dans les racines d'Angélique par exemple. Il existe un certain

---

(1) Flückiger, *Gummi ünd Bdellium von Sengal* (*Schweiz. Wochenschrift für Pharmacie.* 1869, n°ˢ 6, 7 et 8).

nombre d'Ombellifères, chez lesquelles le suc sécrété par des canaux analogues est assez abondant pour couler à la surface des
organes et s'y concréter en larmes plus ou moins grosses, de
telle sorte qu'on n'a pas à employer le tissu tout entier, pour
utiliser le suc actif, mais bien cette substance tout à fait isolée.
— La tige des Ombellifères possédant, comme les autres parties de la plante, des canaux gommo-résineux, peut, dans certaines circonstances, donner également des exsudations qu'on
utilise pour l'usage médical.

Les Ombellifères, qui donnent ainsi des gommes-résines,
sont toutes confinées dans une région bien limitée : c'est,
pour les principales gommes-résines, la région qui s'étend
du lac d'Aral jusqu'à la mer Caspienne, la région Aralo-
Caspienne ; puis la Perse et enfin plus au sud, pour certains
produits, le voisinage de l'Himalaya, dans la région de Ca-
chemire. A ce centre important se rattache certaines parties
de l'Asie Mineure, où l'*Opopanax Chironium* Koch (*Pastinaca
Opopanax* L.) fournit la gomme-résine, désignée sous le nom
d'Opopanax. Cette gomme-résine est, en effet, un produit exclusivement oriental, bien que la plante croisse aussi dans les
parties occidentales de la région méditerranéenne.

Les espèces qui donnent les gommes-résines se rapportent
la plupart, sinon au même genre, du moins à des genres extrêmement voisins, qui se groupent autour des *Ferula*. L'*Opopanax* seul appartient à un type distinct ; c'est, du reste, la
gomme-résine qui se différencie le plus nettement, dans le
groupe des produits d'Ombellifères.

Le suc gommo-résineux est le plus souvent obtenu par incision. Un liquide blanchâtre découle de la blessure faite à la
plante ; mais cette exsudation ne tarde pas, en général, à changer
de couleur et à devenir d'un brun plus ou moins foncé, parfois
d'une teinte rougeâtre caractéristique. Cette modification
dans la couleur de la substance primitive tient à l'action de
l'air et de la lumière ; et elle ne dépasse généralement pas une

couche extérieure assez mince. En brisant en effet les larmes,
on s'aperçoit que presque toute la substance interne est d'un
blanc plus ou moins marqué, au-dessous d'une zone extérieure
très-peu épaisse. — D'ailleurs, si la partie blanche est exposée à
la lumière et à l'air, elle se colore peu à peu et prend la teinte
caractéristique de la surface extérieure. Ce fait, très-saillant
dans l'Asa fœtida, est également sensible dans la Gomme ammoniaque, et aussi, quoiqu'à un moindre degré, dans le Galbanum
et le Sagapenum.

Les gommes-résines d'Ombellifères contiennent toutes, à part
la gomme et la résine, une proportion assez considérable
d'une huile essentielle, qui leur donne une odeur très-marquée et caractéristique. Cette odeur, aromatique dans le Galbanum et la Gomme ammoniaque, est beaucoup moins
agréable dans le Sagapenum et elle devient très-fortement alliacée dans l'Asa fœtida. Elle différencie assez nettement ces
produits des autres gommes-résines, qui n'ont qu'une odeur
ou insignifiante, ou plus ou moins résineuse, ou tout à fait *sui
generis*, comme celle de la Scammonée. Les particularités de
coloration, que présentent leurs larmes, complètent leur caractère et permettent de les reconnaître facilement.

Quant aux différences que présentent entre elles ces gommes
résines, elles sont assez faciles à indiquer, si on tient compte
de l'odeur, de la couleur et de certaines réactions chimiques.
Nous les résumons dans le tableau suivant.

1. Substance d'odeur plus ou moins
     alliacée.
     Larmes isolées ou agglutinées en
         masses irrégulières; blanches en
         dedans, rouges en dehors; odeur
         très-fortement alliacée.......... 6. **Asa fœtida.**
     Masses composées de larmes aggluti-
         nées, de couleur brunâtre, mais
         non rougeâtre; odeur à la fois aro-
         matique et alliacée............. 7. **Sagapenum.**

II. Substance d'odeur aromatique, non
   alliacée.
   Larmes isolées ou réunies en masses,
      d'un blanc laiteux à l'intérieur,
      d'un jaune brun à la surface..... 8. **Gomme ammoniaque.**
   Larmes isolées ou réunies ensemble,
      d'un blanc jaunâtre et non laiteux
      à l'intérieur ; se colorant fortement
      en violet sous l'action de l'acide
      nitrique...................... 9. **Galbanum.**
   Grosses larmes, friables à la surface,
      de couleur rouge-brun mat...... 10. **Opopanax.**

6. ASA FŒTIDA.

Asa seu Asa fœtida. Gummi-resina Asa fœtida. Stercus Diaboli.

L'**Asa fœtida** est produit par diverses Ombellifères rapprochées des *Ferula*. La plante la plus importante, celle qui donne
la plus grande quantité de gomme-résine, est celle que Kæmpfer
nous a déjà fait connaître au XVIIᵉ siècle et qu'on nomme aujourd'hui *Scorodosma fœtidum* Bunge (*Ferula Asa fœtida* L.). —
Elle s'étend sur les terrains caillouteux, situés entre le golfe Per-
sique et la région Aralo-Caspienne, depuis le S.-O. de la Perse,
dans les provinces du Laristan et du Farsistan, jusque vers la
région inférieure et moyenne du Sir-Daria, à travers le Khora-
san. On la trouve aussi à Kiva, à Hérat et dans le Bélout-
chistan.

Une autre espèce, qui paraît donner une petite quantité de
l'*Asa fœtida* de commerce, celui surtout qui arrive par la voie
des Indes, est le *Narthex Asa fœtida* Falconer, qui croît du côté
de Kachemire.

Le *Scorodosma fœtidum* Bunge contient dans l'écorce de sa
racine de nombreux canaux sécréteurs, distribués en cercles
multiples. Les canaux donnent, surtout au moment du printemps, une quantité considérable de suc laiteux, qui se concrète à l'air en prenant une couleur d'un rouge brun. Lorsqu'on veut obtenir l'*Asa fœtida*, on a l'habitude, du moins en

Perse, de débarrasser la racine des hampes et des feuilles radicales
et de la recouvrir de feuilles pour la préserver contre les ardeurs
du soleil. Quarante jours après, on coupe transversalement le
collet de la racine; le suc s'échappe par la section et se dessèche sur place. Deux jours après, on rassemble le produit; on re-
fait une nouvelle section parallèle à la première, et on recom-
mence à plusieurs reprises les mêmes opérations, en laissant de
temps en temps reposer la plante pendant une dizaine de jours.

Le suc ainsi recueilli vient de Perse en Europe, soit par la
voie de la mer Caspienne, d'Astrakan et de Nijnéi-Novogorod,
soit par la voie de Bombay. Une quantité moins considérable
passe en Égypte, par la mer Rouge.

Il est probable, comme nous l'avons déjà dit, que le *Narthex
Asa fœtida* Falc. fournit une partie de l'Asa fœtida du com-
merce, celui qui vient de l'Afghanistan et du Pendjab vers les
Indes orientales.

Quoi qu'il en soit de ces origines, voici comment arrive l'Asa
fœtida dans nos pharmacies :

La meilleure sorte est l'**Asa fœtida en larmes** (*Asa fœtida in
granis*); elle paraît assez rarement dans le commerce. Elle est
en larmes inégales entre elles, irrégulièrement arrondies ou
ovales aplaties, qui varient depuis la grosseur d'un pois jusqu'à 3 centimètres de diamètre — Elles sont d'un brun rougeâtre à la surface; à l'intérieur, leur cassure est cireuse ; elles
se ramollissent à la chaleur et se collent facilement entre elles.
Au microscope, les larmes les plus pures se montrent formées
uniquement de granules extrêmement fins ; elles ne laissent
que très-peu de résidu, lorsqu'on les brûle.

La sorte la plus répandue, est l'**Asa fœtida en masses** (*Asa
fœtida amygdaloïdes seu in massis*). Elle est en masses rougeâtres,
formées de larmes agglutinées ensemble, et réunies par une
quantité très-variable de matière molle, d'un brun rougeâtre,
contenant des impuretés : terre, carbonate de chaux, débris
de plantes.

Les larmes de l'Asa fœtida ont une cassure de couleur blanche ; elles rougissent rapidement par l'exposition à l'air et à la
lumière. L'acide nitrique donne à la partie blanche des larmes
une belle coloration verte, qui rappelle celle de la malachite.

Une sorte tout à fait inférieure et qui doit être rejetée est
celle qu'on a décrite sous le nom d'**Asa fœtida pierreux** (*Asa
fœtida plombé* du commerce — *Asa fœtida petræa*). Elle est
très-impure, rougeâtre, molle, formée de Gomme résine molle,
presque sans larmes, avec une grande quantité d'impuretés, et
surtout de matières terreuses ; si bien qu'elle fait effervescence
avec les acides. On y a trouvé jusqu'à 51 à 52 pour 100 de sels de
chaux.

L'Asa fœtida a une odeur très-forte, alliacée, caractéristique,
qui le fait facilement reconnaître, et qui s'exagère encore
quand on le brûle. — La saveur est amère, âcre et repoussante.

Il donne dans l'eau une émulsion, qui, examinée au microscope, montre de tout petits granules, agités du mouvement
brownien, et en outre des parties lenticulaires de matière résineuse, contenant de l'huile essentielle et devenant brunes par
l'action de l'iode.

L'alcool dissout l'Asa fœtida mieux que l'eau et lui enlève sa
matière résineuse et l'huile essentielle. Bouilli avec un lait de
chaux, la gomme résine donne une couleur verte au mélange.
La chaux desséchée conserve cette coloration spéciale.

L'Asa fœtida contient, d'après Brandes et Pelletier, de la
gomme, de la résine, de l'huile essentielle, et diverses autres
substances, dans les proportions suivantes.

	Brandes.	Pelletier.
Huile essentielle.....................	4.60	3.60
Résine.................................	48.85	65.00
Gomme soluble dans l'eau..............	19.40	19.44
Gomme insoluble.......................	6.40	11.66
Fibres végétales......................	4.60	
Malates de chaux......................	0.40	
Extractif et matières solubles........	1.40	
Carbonate et sulfate de chaux.........	9.70	
Oxyde de fer et argile................	0.40	

L'huile essentielle a une odeur repoussante ; elle contient une certaine quantité de soufre et a été regardée comme un sulfure d'allyle. La résine est remarquable en ce que, exposée à l'air et à la lumière, elle prend rapidement une couleur d'un rouge brun. C'est un caractère important, qu'elle transmet à la gomme-résine entière.

7. SAGAPENUM.

Gomme Séraphique. — *Gummi resina Sagapenum seu Sagapenum. Sagapenum serapinum.*

Le **Sagapenum** a été attribué par quelques auteurs au *Ferula persica* Wild., qui se trouve dans les régions que nous avons citées à propos du *Scorodosma fœtidum* Bunge, ou plante à l'Asa fœtida, mais dans les terrains arides, où ne vient pas ce *Scorodosma*. Rien ne prouve que cette Férule soit en effet l'origine des Sagapenum, et, dans l'état actuel de nos connaissances, nous ne pouvons rien affirmer de positif sur ce sujet.

Le Sagapenum est du reste actuellement une substance rare, qui ne se trouve plus guère que dans les collections. Voici sous quelles formes on l'y rencontre.

1° **Sagapenum en larmes** (*Sagapenum in lacrymis*). C'est la sorte la plus rare. Elle est en larmes irrégulières, d'un brun jaunâtre, à moitié translucides, se ramollissant à la chaleur, adhérant aux dents. La saveur d'abord âcre et amère devient ensuite piquante et alliacée. L'odeur est faible et rappelle un peu celle l'Asa fœtida.

2° **Sagapenum en masses** (*Sagapenum in massis*). Il est en masses molles, poisseuses, brunâtres, demi-transparentes, jaunâtres à l'intérieur en ne contenant que très-peu de larmes ou pas du tout, et, au contraire, beaucoup de débris de plantes et des impuretés diverses. Il se pétrit facilement dans les doigts. L'odeur est celle de l'*Asa fœtida* faible, avec un parfum aromatique d'Ombellifère ; la saveur est amère et âcre. L'eau de chaux bouillie avec le Sagapenum ne change pas de couleur.

Le Sagapenum est souvent remplacé par un mélange de gommes résines d'Ombellifères ou d'autres familles : de la colophane, du galipot. Ce mélange se distingue tout d'abord en ce qu'il n'a pas la consistance du Sagapenum et qu'il prend la forme des vases dans lesquels on le place; puis en ce qu'il n'a ni la cassure jaunâtre, ni la saveur et l'odeur de la vraie substance.

Le Sagapenum contient d'après l'analyse de Brandes :

Résine...	50.29
Gomme......................	32.72
Huile volatile...................................	3.73
Bassorine.........	3.48
Malate et sulfate de chaux......................	0.85
Phosphate de chaux............................	0.27
Eau...	4.60
Matières étrangères.................	3.30
Perte..	0.76
	100.00

8. GOMME AMMONIAQUE.

Ammoniacum seu Gummi ammoniacum. — Gummi resina Ammoniacum.

La **Gomme ammoniaque** est donnée par le *Dorema Ammoniacum* Don (*Diserneton gummiferum* Jaubert et Spach). Cette espèce s'étend à peu près dans les mêmes régions que le *Scorodosma fœtidum*, un peu moins au sud cependant. Son aire géographique est limitée : à l'ouest, à peu près par une ligne qui irait des côtes orientales du lac d'Aral à Ispahan, en Perse ; au sud, par une ligne allant d'Ispahan vers Hérat, dans l'Afghanistan ; au nord elle s'étend jusqu'en Sibérie, sur le plateau des Kirghiz ; à l'Est, jusque dans les provinces occidentales de la Chine.

Toutes les parties de la plante, racine et tiges, contiennent un suc laiteux, abondant. D'après Vogl, les lacunes résineuses proviendraient de la désorganisation des cellules des divers tissus, particulièrement des faisceaux qui se trouvent dans la moelle. De là la transformation s'étendrait vers la périphérie.

D'après Borszczow, la gomme résine découle naturellement, soit du collet de la racine, soit de la tige. Le suc, qui exsude à travers les crevasses du collet, traverse les fibres, qui couronnent cette partie de la plante et se répandent tout autour dans le sable, en formant des agglomérations de larmes plus ou moins volumineuses, ou encore des masses d'un gris brunâtre. Sur la tige, et particulièrement à l'aisselle des rameaux qui s'en détachent ou des pédoncules des ombelles, on trouve des grains ou des larmes plus ou moins arrondies, dont les dimensions peuvent varier depuis la grosseur d'un pois jusqu'à celle d'une noix. C'est la sorte la plus estimée, la Gomme résine en larmes.

D'après d'autres données, les habitants de la région percent la plante dans toutes ses parties et provoquent ainsi l'écoulement du suc gommo-résineux.

Quoi qu'il en soit, la Gomme ammoniaque nous arrive, comme la plupart des Gommes résines d'Ombellifères, sous deux formes : en larmes et en masse. Elle vient le plus souvent par la voie de Bombay.

1° **Gomme ammoniaque en larmes** (*Ammoniacum in lacrymis seu in granis*). Elle est en larmes dures, au moins à la température ordinaire, plus ou moins arrondies, d'un brun jaunâtre à l'extérieur, d'un blanc laiteux opalin à l'intérieur, d'une cassure comme cireuse, translucides sur les angles et en lames minces. La substance blanche devient jaune avec le temps, par l'exposition à l'air et à la lumière. Mise dans l'eau, elles donnent une émulsion qui montre au microscope de petits corpuscules mobiles et des particules globuleuses ou lenticulaires de matière résineuse. — Ces larmes se ramollissent à la chaleur de la main.

Parfois on trouve les larmes, non plus isolées, mais agglutinées entre elles avec très-peu de substance étrangère interposée (*Ammoniacum amygdaloïdes*). C'est le passage à la sorte suivante :

2° **Gomme ammoniaque en masses** (*Ammoniacum in placentis seu in massis*). Cette sorte diffère de la précédente et de la forme amygdaloïde en ce que les larmes de Gomme résine sont reliées entre elles par une masse d'un jaune brun, plus ou moins abondante ; on y trouve des restes de tiges, des fruits, du sable et des impuretés diverses.

La gomme ammoniaque a une odeur forte aromatique particulière, qui s'exagère par la chaleur ; la saveur est amère, âcre et nauséeuse. Bouillie avec un lait de chaux, elle donne au mélange une couleur jaune serin, et cette couleur persiste, quand on chasse toute l'eau et qu'on dessèche ainsi la chaux.

La gomme ammoniaque contient les proportions suivantes de principes :

	Bucholz.	Braconnot.
Résine.............................	72.00	70.00
Gomme soluble.....................	22.40	18.40
Gomme insoluble...................	1.60	4.40
Huile volatile, eaux et perte.........	4.00	7.20
	100.00	100.00

L'huile volatile, qui dans les analyses précédentes n'est pas isolée de la perte et de l'eau, a été évaluée par Martius, et plus récemment par M. Vigié. Le premier de ces auteurs en a obtenu 1,10 p. 100 ; le second 1,80.

La gomme ammoniaque, que nous avons étudiée jusqu'ici, vient de la Perse, et est désignée parfois sous le nom d'*Ammoniacum persicum*, pour la distinguer d'un produit différent produit par la *Ferula tingitana* Herm., plante du Maroc. C'est la **Fausse Gomme ammoniaque de Tanger** de Guibourt, qu'on nomme dans le pays *Fusogh* ou *Fasogh ;* elle n'est venue qu'accidentellement dans le commerce. Elle est en larmes moins dures, moins blanches, moins opaques, qui présentent sur leur contour une teinte bleuâtre. Leur odeur est très-faible ; la saveur est aussi peu marquée d'abord ; elle finit par devenir amère,

mais n'offre rien de l'âcreté et du goût aromatique de la
gomme ammoniaque.

9. GALBANUM.

Gummi resina Galbanum. — Galbanum seu Gummi Galbanum.

Le Galbanum est, d'après les recherches récentes de
Borcszow, produit par une espèce de Férule, que M. Boissier
avait décrit d'abord comme un type unique, sous le nom de
Ferula erubescens, et dont il a fait ensuite deux espèces, le
Ferula gummosa et le *Ferula rubricaulis*. C'est surtout à cette
dernière forme que paraît se rapporter l'origine du Galbanum.
— Ces Férules se trouvent dans les pays, où nous avons déjà
constaté la présence du *Dorema ammoniacum* Don et de la plante
à l'Asa fœtida, c'est-à-dire dans la Perse, mais leur aire de distribution paraît moins étendue. Elle est bornée au nord et au
centre de la Perse : depuis les montagnes de Demavend, au
nord, jusqu'à l'Helvend, du côté d'Hamadan et jusqu'au sud
de Hérat, dans le désert salé du Korassan.

Une autre espèce de Férule, le *Ferula Shaïr* Borcs., donne des
produits analogues et fournit peut-être une partie du Galbanum
du commerce. Cette Férule croît à l'est de la mer d'Aral, sur les
bords du Sir-Daria.

D'après le Dr Buhse, on récolte le Galbanum directement sur
la plante, sans avoir pris la précaution de faire d'incisions. Le suc
s'écoule en larmes plus ou moins grosses, qui se concrètent soit
à la base de la tige, soit à l'aisselle des pédoncules des ombelles.
La production principale, pour l'exportation, est aux environs
d'Hamadan. C'est surtout le commerce anglais qui fournit le
Galbanum à l'Europe ; il en vient aussi une petite quantité par
la voie d'Astrakan et de Nijné-Novogorod.

Le Galbanum arrive dans le commerce à l'état de **Galbanum
mou** ou de **Galbanum sec.**

A. **Galbanum mou.** *Galbanum levanticum.* Le Galbanum mou
se rencontre en larmes et en masses.

Les larmes sont irrégulièrement arrondies, variant de la grosseur d'un pois à celle d'une noisette et même parfois d'une noix. Elles sont jaunes, gluantes et comme vernissées à l'extérieur, jaunes, translucides et d'une cassure cireuse et grasse à l'intérieur. Elles se ramollissent facilement entre les doigts.

Le Galbanum mou en masse est formé de larmes, analogues aux précédentes, agglutinées ensemble et formant ainsi des morceaux irréguliers dans lesquels on les reconnaît parfaitement. Le fond de la masse, plus foncé que les larmes, devenant brunâtre avec le temps, contient souvent des impuretés.

B. **Galbanum sec.** *Galbanum persicum.* Ce Galbanum est aussi en larmes ou en masses.

Les larmes sont rares dans le commerce : les masses sont formées de larmes adhérentes ensemble, mais non confondues en une seule masse ; elles se détachent facilement les unes des autres, sont sèches, ni gluantes, ni vernissées comme dans le Galbanum mou. Elles sont jaunâtres à l'extérieur, blanchâtres et souvent opaques à l'intérieur, à cassure inégale. Elles contiennent souvent entre elles des débris de tiges et des fruits d'Ombellifères.

Quelles que soient les formes sous lesquelles se présente le Galbanum, il se distingue des autres gommes résines d'Ombellifères aux caractères suivants :

1° Tout d'abord l'acide nitrique froid et médiocrement concentré colore sa teinture en rouge violet, ce qu'on n'observe ni pour la teinture de Gomme ammoniaque, ni pour celle d'Asa fœtida. Le Galbanum, bouilli avec le lait de chaux, donne au mélange une couleur brune, et à la chaux desséchée, une teinte café au lait.

2° L'odeur est spéciale ; elle est forte, tenace, un peu fétide et ne ressemble ni à l'odeur aromatique de la Gomme ammoniaque, ni à l'odeur alliacée du Sagapenum et de l'Asa fœtida.

3° Les larmes, isolées ou agglutinées en masse, se distinguent de celles de la Gomme ammoniaque, avec lesquelles elles ont plus de ressemblance qu'avec tout autre substance, par leur cassure cireuse, grasse ou inégale, et par leur couleur qui n'a point la teinte lactescente, caractéristique de la Gomme ammoniaque.

Le Galbanum, mis dans l'eau, donne facilement une émulsion de couleur blanchâtre : l'eau en dissout le 1/4, l'alcool les 2/3 environ. Il est très-riche en huile essentielle, d'autant plus qu'il est plus mou. M. Vigié en a donné l'analyse suivante :

Résine......................................	65.80
Gomme.......................................	21.50
Huile volatile..............................	6.75
Acide malique...............................	0.20
Matières étrangères et eau..................	5.75
	100.00

M. Mœssmer avait retiré d'un échantillon jusqu'à 7 p. 100 d'huile essentielle.

10. OPOPANAX.

Panax Gummi. — Gummi Resina opopanax.

L'**Opopanax** est donné par l'*Opopanax Chironium* Koch. Cette espèce croît dans toute la région méditerranéenne, et nous la trouvons dans le midi de la France. Mais elle ne donne là aucune exsudation manifeste. Ce n'est que dans la partie orientale de la région, vers la Syrie ou l'Asie Mineure qu'on obtient la gomme résine. Elle venait autrefois assez souvent dans le commerce, mais son importation en Europe a maintenant cessé : aussi ne voit-on la substance que dans les anciennes pharmacies ou dans les droguiers.

Elle y est en larmes ou en masses.

Opopanax en larmes. *Panax gummi in granis.* Ce sont des larmes anguleuses, assez souvent aplaties, qui ont le volume et aussi la forme soit d'une pistache, soit d'une graine de cacao. Elles sont d'un brun rougeâtre, à demi transparentes à l'extérieur. Elles sont opaques, jaunes pâles ou d'un jaune marqué de rouge à l'intérieur. Elles sont très-légères et friables, très-fréquemment attaquées par les insectes.

2° **Opopanax en masses.** (*Panax gummi in massis*). Cette sorte
est formée de larmes agglutinées, en masses plus ou moins considérables, variant en poids de 50 grammes jusqu'à 1 ou 2 livres. Elle est généralement plus foncée que les larmes, mais présente d'ailleurs les mêmes caractères. On y trouve souvent des
débris de plantes.

L'Opopanax a une odeur très-prononcée, qui rappelle à la fois
celle de l'Ache et de la Myrrhe. La saveur est âcre et amère.
Mis dans l'eau, il donne une émulsion jaunâtre, dans laquelle
le microscope montre, à part de petits grains de résine et des
larmes d'huile essentielle, des grains lenticulaires d'amidon. —
Çà et là, on trouve dans la Gomme résine des portions de tissu
parenchymateux, dont les cellules contiennent dans leur intérieur de la gomme résine.

L'Opoponax bouilli avec le lait de chaux donne au mélange
une couleur jaune rougeâtre assez caractéristique.

La composition de l'Opopanax est, d'après Pelletier :

Résine..	42.00
Gomme..	33.40
Amidon..	4.20
Extractif, acide malique............................	4.40
Cire..	0.30
Ligneux...	9.60
Huile volatile, eau et perte........................	3.90

ARALIACÉES.

11. GOMME RÉSINE DE LIERRE.

Gummi resina Hederæ.

La **Gomme résine de lierre** est donnée par l'*Hedera Helix* L.,
arbrisseau sarmenteux, qui croît dans nos pays et dans toute la
région méditerranéenne.

Le Lierre ne donne généralement pas d'exsudation résineuse
dans les contrées tempérées de l'Europe centrale. Ce n'est que

dans la région méditerranéenne, et surtout dans les parties chaudes de cette région, qu'on voit les vieux troncs, d'un volume considérable, donner soit naturellement, soit à la suite d'incisions, une certaine quantité de gomme résine.

Nous avons déjà décrit (voy. pag. 144) et figuré les éléments anatomiques dans lesquels se forme cette sécrétion. Ces lacunes ou canaux sécréteurs se rencontrent particulièrement dans l'écorce, au voisinage des fibres du liber, entre cette couche et le cambium d'un côté, et le parenchyme cortical de l'autre.

La substance qu'on trouve dans les droguiers n'est pas toujours semblable à elle-même : elle varie suivant les proportions très-différentes de gomme et de résine qu'elle renferme.

La meilleure sorte est en morceaux irréguliers, d'un brun noirâtre, recouverts extérieurement d'une poussière jaunâtre.

La substance est formée à l'intérieur de grains nombreux agglutinés ensemble, d'une couleur rouge-brun, montrant une cassure vitreuse, transparents sur les bords, et qui sont d'une teinte grenat. Elle a une odeur légèrement balsamique, qui se prononce par la chaleur. Parfois cette odeur est beaucoup moins agréable et rappelle le rance, ainsi que la saveur, qui est en même temps amère. La gomme-résine donne une poudre d'un jaune orange, très-odorante. Elle est imparfaitement soluble dans l'alcool.

Pelletier a donné l'analyse suivante de la gomme-résine de Lierre.

Gomme..	7
Résine........	23
Acide malique, etc.......................	0.30
Ligneux très-divisé......................	69.70
	100.00

Mais l'analyse doit être très-variable, suivant les échantillons.

CONVOLVULACÉES.

12. SCAMMONÉE.

Scammonium. — Gummi Resina Scammonium.

La **Gomme-résine de Scammonée** est produite dans l'Asie Mineure et en Syrie par le *Convolvulus Scammonia* L. dont nous avons déjà étudié la racine (I, page 528).

Nous avons déjà vu quelle était la structure de cette racine, et comment s'y trouvent distribuées les grosses cellules super- posées, qui contiennent le suc gommo-résineux. On les voit non-seulement dans l'écorce, où elles forment des sortes de cercles irréguliers, mais aussi mêlées au tissu qui forme les couches ligneuses ; de telle sorte que toute la surface de la racine peut donner un produit lactescent, lorsqu'on fait la coupe transversale.

Quand les habitants de l'Asie Mineure, où croît principalement la plante, veulent en retirer le produit, ils commencent à dégager les racines de tout ce qui les entoure, broussailles, pierres et terre, à une profondeur de 2 à 10 centimètres ; ils coupent en- suite les grosses racines à leur partie supérieure et les creusent en godet ou en entonnoir, où se rassemble le suc ; pour les petites racines ils les incisent en sifflet, et mettent en dessous des coquilles de moule, où tombe la gomme résine. Le produit ainsi obtenu est ce qu'ils appellent *Scammonée de première goutte.* C'est le plus pur et le meilleur : malheureusement il devient de plus en plus rare dans le commerce ; on peut même dire qu'il ne nous arrive plus que de la *Scammonée de seconde goutte,* obtenue non plus par incision, mais par expression des racines, mises en morceaux et broyées.

Le suc ainsi obtenu est mis en pains irréguliers ; il est natu- rellement moins pur, surtout si on ne prend pas la précaution de se borner à une expression modérée, de manière à éviter l'entraînement des tissus végétaux dans le suc lactescent. Ajoutons qu'on y introduit trop souvent de la farine et bien d'autres substances inertes, sous le prétexte de le rendre plus ferme.

On conçoit, d'après ce qui précède, que la Scammonée se présente sous des aspects assez différents et qu'on en ait distingué un grand nombre de sortes, de valeurs très-diverses, suivant la quantité de principe actif qu'elles contiennent. Ces Scammonées viennent de presque tous les points de l'Asie Mineure, de Rhodes, d'Alep, etc., mais l'origine géographique ne peut rien indiquer pour la qualité du produit : les mêmes endroits pouvant fournir, suivant le mode de traitement, des gommes résines très-différentes. On a cependant pris l'habitude de désigner les sortes les plus estimées ou les plus pures sous le nom de **Scammonée d'Alep,** et les sortes inférieures, quelle que soit d'ailleurs leur provenance, sous le nom de **Scammonée de Smyrne.** Nous nous conformerons à cet usage dans la description des diverses sortes.

1° **Scammonée d'Alep.** *Scammonium Halepense.*

Les caractères de cette Scammonée peuvent se résumer ainsi :

Morceaux de couleur noirâtre ou gris cendré, d'un noir cireux ou mat dans la cassure, présentant çà et là de petites cavités, au moins dans les bonnes espèces ; ayant une odeur qui rappelle plus ou moins celle de brioche, et donnant, lorsqu'elle est mouillée par l'eau ou la salive, une émulsion blanchâtre.

La meilleure sorte est en larmes peu volumineuses (*Scammonée en larmes, Scammonée noirâtre d'Alep supérieure* de Guibourt), recouvertes d'une poussière cendrée. Elle a une cassure noirâtre, beaucoup de petites cavités ; blanchit immédiatement sous l'action de l'eau, et a une odeur de brioche très-marquée. — Cette sorte est très-rare dans le commerce, où l'on trouve comme première qualité une sorte un peu inférieure, en fragments plus petits et donnant moins facilement l'émulsion blanchâtre.

Une autre sorte (*Scammonée noire et compacte d'Alep* de Guibourt) se distingue par le volume de ses pains orbiculaires, l'absence de petites cavités, la couleur noirâtre de sa cassure. L'odeur est plus faible, mais encore agréable.

Enfin on a distingué une autre sorte, la **Scammonée plate d'Antioche**, caractérisée par ses pains orbiculaires, sa couleur gris cendré, sa cassure terne, grisâtre, l'absence de cavités et la présence de points blanchâtres de calcaire, effervescent sous l'action des liquides. L'odeur est moins agréable.

2° **Scammonée de Smyrne.** *Scammonium smyrnæum.*

On connaît actuellement sous ce nom des espèces commerciales le plus souvent mélangées de diverses substances et particulièrement d'amidon, qui donne à la décoction la propriété de se colorer en bleu par la teinture d'iode. Ces espèces sont en gros morceaux, lourds, de couleur foncée, souvent presque tout à fait noirs, très-peu friables et ne donnant à l'eau qu'un mélange poisseux d'un gris foncé, et non l'émulsion blanchâtre que nous avons signalée dans les bonnes Scammonées d'Alep.

Ce nom de Scammonée de Smyrne n'indique pas, nous l'avons déjà dit, la véritable localité de production de cette gomme résine ; dans les environs de cette ville, on obtient, en effet, des sortes de Scammonée bien autrement estimées, qui ont une valeur considérable, mais elles n'arrivent pas dans notre commerce; ce n'est qu'accidentellement qu'on en trouve dans les droguiers. La plus remarquable est la *Scammonée blonde*, ou Scammonée en coquille : elle est remarquable par sa couleur gris jaunâtre ou gris rougeâtre, sa fragilité, sa cassure brillante, la transparence de ses lames minces, l'émulsion blanchâtre qu'elle donne, et enfin son odeur forte, tout à fait spéciale. C'est une Scammonée de première goutte.

La Scammonée contient des proportions très-variables de résine et de gomme. Les meilleures espèces donnent 89 à 90 p. 100
de résine, les inférieures quelquefois 25 seulement. Les proportions de gomme varient de 1 à 3 p. 100. Quant aux matières étrangères (ni gomme ni résine) qui ont été mêlées soit
volontairement, soit accidentellement dans la préparation même,
elles peuvent être en quantité considérable et atteindre 63 ou
64 p. 100. Elles consistent surtout en silice et en amidon.

Pour qu'une Scammonée soit acceptable dans une pharmacie,
il faut qu'elle contienne, d'après les prescriptions de notre Codex, 75 à 80 p. 100 de résine. Les caractères extérieurs sur lesquels il faut insister sont d'ailleurs les suivants : la couleur
grisâtre du produit, sa légèreté, sa friabilité, sa cassure brillante,
la facilité avec laquelle il blanchit par l'eau, son odeur et sa
saveur de brioche cuite.

Sous le nom de **Scammonée de Montpellier**, on connaît une
substance très-variable, produit artificiel trop différent dans ses
caractères pour pouvoir être confondu avec les Scammonées
des Convolvulacées. Elle n'a du reste pas d'importance pharmaceutique. On l'attribue au *Cynanchum Monspeliacum* L., de
la famille des Asclépadiées, mais elle ne paraît avoir rien de
commun avec le produit de cette espèce, puisque, d'après
les renseignements donnés par M. Laval, elle nous viendrait
d'Allemagne, surtout de Stuttgard, loin par conséquent de la
région où croît cette Asclépiadée. Ce serait donc bien à tort que
les Allemands donneraient à ce produit le nom de *Scammonium
gallicum*, et que le commerce le désigne sous le nom de *Scammonée de Montpellier*. On ne le prépare en effet ni à Montpellier, ni dans aucune localité du midi de la France (1).

(1) Voir pour plus de détails : Laval, *Étude sur la Scammonée de Montpellier*. (Thèses de l'École supérieure de Pharmacie de Montpellier, 1861.)

EUPHORBIACÉES.

13. GOMME RÉSINE D'EUPHORBE.

Gomme d'Euphorbe. Suc d'Euphorbe. — *Euphorbium. Gummi resina Euphorbium. Gummi Euphorbii.*

La **Gomme-Résine d'Euphorbe** est produite par une espèce du Maroc, qu'on désigne sous le nom d'*Euphorbia resinifera* Berg (1). Cette plante croît, d'après M. Cosson, dans la région des hauts plateaux du Maroc, au sud du port d'Aguadir. D'après M. Jackson, le suc s'obtiendrait par des incisions faites

(1) Pendant longtemps on a attribué la Gomme-résine d'Euphorbe aux *Euphorbia officinarum* L. et *Euphorbia Canariensis* L.; mais O. Berg avait remarqué que les débris, contenus dans la Gomme Résine, ne répondaient pas exactement aux caractères de ces espèces; il en avait conclu que la Gomme Résine provenait d'une plante encore inconnue, qu'il avait décrite d'après les morceaux trouvés au milieu de la substance, et qu'il avait nommée *Euphorbia resinifera.* Dans ces derniers temps, le jardin de Kew, près de Londres, a reçu par l'intermédiaire de M. Carteusen, consul anglais à Mogador, la plante qui donne le suc d'Euphorbe, et il s'est trouvé qu'elle répond exactement à l'espèce décrite par Berg. Le Jardin des plantes de Paris a également obtenu des échantillons de cette espèce, grâce aux recherches que M. Cosson a fait poursuivre dans le pays d'origine de la plante. On connaît donc bien maintenant la plante vraiment officinale. Voici quelles sont ses différences avec l'*Euphorbia Canariensis* L. dont elle se rapproche plus que de tout autre Euphorbe. « La tige est à 4 angles et non pas à 4-6 angles; les rameaux florifères sont beaucoup moins gros : les coussinets sont assez espacés, non saillants ou peu saillants, à disque résultant de la soudure des épines stipulaires, crustacé et n'atteignant pas le point déprimé qui représente l'insertion de la feuille, et non pas rapprochés saillants, presque subéreux, rugueux, fendillés, à disque résultant de la soudure des épines stipulaires s'étendant jusqu'au point déprimé; les cymes sont assez longuement pédonculées et non pas subsessiles ou brièvement pédonculées à pédoncules épais ; l'involucre caliciforme campanulé cyathiforme est à glandes très-saillantes, à lobes dépassant peu les glandes, à fleurs mâles peu nombreuses, et non pas très-court tronqué à la base, à glandes peu saillantes, à lobes dépassant assez longuement les glandes, à fleurs mâles très-nombreuses ; la capsule est quatre fois plus petite, à calicule peu développé, à pédicelle défléchi dépassant longuement l'involucre caliciforme, et non pas très-grosse, munie d'un calicule à trois folioles très-développées, à pédicelle épais droit, dépassant peu l'involucre ; les coques sont à faces latérales très-convexes, et non pas à peine convexes etc. (*Cosson.* Note sur l'*Euphorbia resinifera* Berg. (*Bulletin de la Soc. royal. de Bot. de Belgique*, t. X, p. 5-12.)

au couteau sur les rameaux de la plante. Les Euphorbes ne
donneraient abondamment de produit qu'une année sur quatre; mais cette récolte en fournirait une plus grande quantité
que toute l'Europe n'en consomme. D'après les débris qu'on
trouve enveloppés de gomme, et qui montrent des involu-
crès caliciformes défleuris et des capsules non encore mûres,
l'écoulement de la gomme se fait probablement un peu après
la floraison de la plante.

On sait quelle quantité de suc lactescent contiennent nos
Euphorbes indigènes dans leur tissu; elle est plus grande encore dans les Euphorbes à formes de Cactus, au groupe desquelles appartient l'*Euphorbia resinifera* Berg. Ainsi en cinq
minutes, une incision faite sur l'*Euphorbia canoriensis* L., peut
donner une tasse à thé de liquide. Ce suc est contenu dans des
vaisseaux lacticifères, qui sont ramifiés et abondamment répandus partout dans le parenchyme des divers tissus. Ces vaisseaux lacticifères sont remarquables par leurs parois assez
épaissies qui les font ressembler sur la coupe transversale aux
fibres libériennes. Ils sont surtout développés au voisinage de
ces fibres; de là ils envoient des prolongements vers les parties
extérieures de l'écorce, ainsi que vers la moelle; c'est surtout
aux nœuds de la tige et aux coussinets des feuilles qu'ils forment
des nombreuses ramifications (1). Le latex que contiennent ces
vaisseaux, est opaque, blanchâtre, très-corrosif; il s'épaissit
assez promptement à l'air.

C'est un suc semblable, concrété à l'air, qui nous arrive
d'ordinaire par la voie de Mogador dans le Maroc, et qui constitue notre gomme résine d'Euphorbe.

La substance est très-facile à reconnaître. Elle est en larmes
d'un aspect tout particulier, irrégulières, arrondies ou angu-

(1) M. David (*Uber die Milchzellen der Euphorbiacem, Moreen, Apocyneen
und Aclepiadeen*, Breslau, 1872) regarde ces vaisseaux lacticifères comme de
longues cellules, isolées, qui suivent l'allongement de la tige et envoyent des
branches latérales dans les méats du tissu ambiant.

leuses, souvent conoïdes, et fréquemment percées de un ou deux trous coniques, qui se touchent par la base. La substance est jaunâtre, demi transparente, friable, et se réduit facilement en une poudre, qu'on trouve à la surface des larmes, et qui est très-fortement sternutatoire.

L'odeur de la gomme d'Euphorbe est très-peu marquée. La saveur, qui est d'abord peu sensible, devient rapidement extrêmement âcre et corrosive.

Le suc d'Euphorbe est très-fréquemment mêlé de débris de plantes, de fragments de tiges, de fruits non encore mûrs, de pédoncules et surtout d'aiguillons. Ces derniers sont d'ordinaire enveloppés par la substance, qui s'est moulée sur elle, et les orifices coniques que nous avons signalés ne sont autre chose que les empreintes de ces aiguillons, lorsqu'ils se sont détachés des larmes de gomme résine. D'autres larmes arrondies ou oblongues renferment les organes de la floraison, les fleurs ou les capsules déjà grossies.

Une petite larme de gomme d'Euphorbe ne montre au microscope aucune structure bien déterminée. On n'y trouve aucune trace de la fécule si curieuse, qu'on rencontre dans le suc d'un grand nombre de nos Euphorbes indigènes et aussi de l'*Euphorbia antiquorum* L., et dont les grains ont la forme soit de massues, soit de bâtonnets dilatés et arrondis à leurs extrémités.

L'eau ne dissout qu'une petite portion de gomme et ne donne pas d'émulsion. L'alcool lui enlève 40 à 60 p. 100 de résine.

Le suc desséché d'Euphorbe a été étudié au point de vue de sa composition chimique par un assez grand nombre de savants. Les anciennes analyses donnaient :

	Braconnot.	Pelletier.	Brandes.
Résine......................	37	60,8	43,77
Cire........................	19	14,4	14,93
Caoutchouc.................	»	»	4,84
Bassorine..................	»	2	»
Malate de chaux............	20,5	12,2	18,82
Malate de potasse..........	2	1,8	4,90

Sulfate de potasse et de chaux.	»	»	0,70
Phosphate de chaux.........			
Matière ligneuse.............	13,5	»	5,60
Eau.......................	5	8	6,40
Perte.......................	3	0,8	

Ces analyses n'indiquaient pas la présence de la gomme. M. Flückiger, en opérant sur la gomme résine, complétement débarrassée de débris de la plante, est arrivé aux résultats suivants :

Résine.............................	38
Euphorbon.........................	22
Gomme.............................	18
Malates............................	12
Substances minérales.................	10
	100

La résine serait, d'après M. Flückiger, le principe toxique de la gomme résine ; le principe drastique serait l'Euphorbon, substance cristallisable, insoluble dans l'eau, soluble dans l'éther, dans l'alcool amylique et le chloroforme.

CHAPITRE IV

DES RÉSINES (*RESINÆ*).

Les *Résines* sont des corps plus ou moins colorés, durs et cassants, solubles en tout ou en partie dans l'alcool, dans les éthers et les essences, insolubles dans l'eau. Elles brûlent avec une flamme fuligineuse. Très-souvent elles sont un mélange de plusieurs résines différentes, qu'on peut séparer l'une de l'autre, à cause de leur solubilité différente dans l'éther et dans l'alcool. Leur réaction est fréquemment acide.

Par elles-mêmes, les résines ne sont pas généralement odorantes, mais elles contiennent souvent une proportion plus ou moins grande d'autres corps, qui leur communiquent une odeur particulière. C'est d'ordinaire une petite quantité d'essence, qui leur donne cette propriété. Parfois, la proportion de cette huile volatile devient assez considérable, pour qu'on puisse se demander si le produit doit être rangé dans les résines proprement dites ou dans les oléo-résines, qui sont un mélange de résine et d'essence. A cet égard, on peut dire qu'il n'y a pas de limite bien tranchée entre ces deux groupes, et qu'ils passent par des nuances insensibles de l'un à l'autre.

Les résines ne sont pas toujours des produits naturels. Un certain nombre sont retirés des oléo-résines par des procédés industriels, et nous arrivent ainsi dans les pharmacies, après avoir subi une première préparation ; telles sont, par exemple : les résines de Conifères, colophane ou poix diverses obtenues des diverses térébenthines ; les résines de Convolvulacées, retirées par l'intermédiaire des dissolvants des racines de Jalap, de Turbith et de Scammonée. Le plus grand nombre découle cependant, soit naturellement, soit à la suite d'incisions pratiquées sur les arbres résinifères, et rentrent dans le groupe des produits naturels. Enfin, il en est qu'on trouve enfouies dans la terre et qui proviennent d'arbres disparus depuis longtemps ; ce sont les résines fossiles, dont le type est le Succin, et dans lesquelles rentrent aussi certains Copals.

Les arbres qui donnent les résines appartiennent à des familles assez variées ; mais ici, comme pour les gommes résines, nous pouvons indiquer certains groupes naturels, qui fournissent plus spécialement ces produits : ce sont des Conifères, des Térébinthacées, des Légumineuses, des Convolvulacées, des Styracinées ; et comme, il y a d'assez grands rapports entre les produits des arbres d'un même groupe, nous indiquerons les résines dans l'ordre des familles naturelles.

Quant aux organes, qui secrètent les résines, ils sont aussi très-variés. Le Sang-Dragon est retiré des fruits du *Calamus Draco ;* le Ladanum exsude à la surface des feuilles de Cistes ; mais ce sont surtout les troncs des arbres, qu'on exploite, parce qu'ils contiennent une grande abondance de résine. Les parties les plus riches du tronc sont généralement l'écorce, dans les couches qui avoisinent le liber : souvent cependant le bois tout entier contient aussi le produit en abondance. Nous indiquerons les divers cas particuliers à propos de l'étude de chacune des substances.

Les éléments anatomiques, dans lesquels s'élaborent ou se montrent les sucs résineux sont de divers genres. Dans un grand nombre de cas, ce sont des canaux sécréteurs, analogues à ceux que nous avons décrits à propos des gommes résines ; on les rencontre dans les Térébinthacées, les Conifères, par exemple. D'autres fois, dans les bois, comme dans celui de Gayac ou de Santal rouge, par exemple, on voit le tissu presque tout entier pénétré de la substance résineuse ; les cellules des rayons médullaires, les cellules du parenchyme ligneux, les vaisseaux, parfois même les fibres ligneuses, la contiennent en abondance, C'est ce que nous avons déjà indiqué dans l'étude de ces bois (tom. II, pag. 89). Enfin la résine se présente parfois comme

une sorte d'exsudation ou d'efflorescence à la surface extérieure des organes. C'est le cas du Ladanum et du *Sang-Dragon*,
qui recouvre les fruits du *Calamus Draco.*

Quant au monde de formation de la substance résineuse, on
a émis diverses opinions. Pour certains physiologistes, c'est
une simple transformation de la cellulose et de l'amidon, qui
se fait soit directement, soit en passant tout d'abord à l'état de
matière tannique. La plupart des chimistes y voient une
transformation des essences, qui, en absorbant l'oxygène de
l'air, se durcissent et se résinifient. Ce fait, qu'on observe dans
les laboratoires, se produit-il d'une manière analogue dans l'inti-
mité des tissus ? C'est une question qui ne paraît pas encore suffisamment résolue.

Les plantes, qui fournissent des substances résineuses à l'état
de résine pure (et non d'oléo-résine ou de gommes résines) sont
distribuées seulement dans les régions chaudes des deux hémisphères. La partie orientale du bassin méditerranéen forme la limite septentrionale de ces végétaux ; elle nous donne le Mastic,
dans les îles de l'archipel Grec ; le Ladanum, en Crète. L'Afrique
septentrionale fournit la Sandaraque ; l'Afrique tropicale, les
Copals de la côte ouest ; l'Afrique méridionale, le Copal dur de
Madagascar. En Asie, les pays équatoriaux donnent : le Benjoin,
le Sang-Dragon, le Santal rouge, le Dammar. L'Amérique
tropicale nous envoie la Résine de Gayac, des Antilles ; la
Résine de Jalap, du Mexique ; les *Animé* de Cayenne et des
côtes septentrionales du Brésil, du Venezuela et de la Nouvelle-
Grenade. L'influence de la chaleur sur l'écoulement des produits est ici manifeste, comme pour les gommes résines, et de
même que pour l'Opopanax, nous avons vu le *Chironium*, qui
en est l'origine, ne donner des produits que dans la région
orientale de la Méditerranée, bien qu'il existe dans les autres
parties du bassin, de même nous voyons le Lentisque, si abondant dans toute la région méditerranéenne, ne produire d'exsudation résineuse que dans l'archipel Grec ou l'Orient, et le

Styrax officinale ne fournir de résine que dans ces parties relativement chaudes.

Les diverses résines, que nous avons à étudier, ont un aspect différent suivant la manière dont on les a obtenues. Celles que l'industrie nous procure, après les avoir retirées des produits plus complexes, des Térébenthines, ou des Racines de Jalap, par exemple, sont généralement en masses plus ou moins irrégulières. Il en est de même de celles qu'on extrait sur place de certains bois ou de certaines racines, telles que les Santals rouges, les résines de Jalap, de Scammonée ou de Turbith, ou encore des fruits du *Calamus Draco*. Celles qui découlent naturellement des végétaux ont très-souvent la forme de larmes, de dimensions très-variées. En outre de cette forme extérieure, les résines peuvent présenter comme caractères des différences de couleur, d'odeur, de solubilité dans divers véhicules : toutes circonstances qui permettent d'établir entre elles des signes différentiels, que nous résumerons dans le tableau suivant.

I. Résine en larmes de moyenne dimension, recouvertes d'une fine poussière.

    Larmes arrondies, se ramollissant sous la dent, incomplétement solubles dans l'alcool.. **3. Mastic.**

    Larmes allongées, se réduisant en poudre sous la dent, complétement solubles dans l'alcool. **13. Sandaraque.**

II. Grosses larmes irrégulières, ou gros morceaux de formes diverses.

    A. Résine d'un brun rougeâtre ou rouge.

        Globules ou baguettes d'un brun - rouge , rayant en rouge le papier ; ou grosses masses rouges............ **19. Sang-dragon.**

        Résine d'un brun-rouge, en grains, en plaques ou entourant des rameaux ligneux. **12. Laque.**

B. Grosses larmes ou masses d'un
brun verdâtre.
   Larmes ou masses, brillantes
   en dedans, brunes avec des
   reflets verts sur les parties
   exposées à la lumière et à
   l'air .... **2. Résine de Gayac.**
   Masses irrégulières, verdâtres,
   généralement enveloppées
   de feuilles de monocotylédone .... **4. Caragne.**
C. Masses irrégulières, de formes
variées, odeur balsamique.
   Cassure homogène-noirâtre. **1. Ladanum.**
   Cassure montrant plus ou
   moins de larmes blan-
   châtres ; odeur benzoïque
   ou de vanille .... **6-7. Résines de Styraci-**
D. Masses d'un jaune pâle, ou   **nées.**
brunâtre, à saveur âcre et plus
ou moins nauséeuse .... **8-11. Résines de Convol-**
E. Masses irrégulières ou larmes   **vulacées.**
et morceaux plus ou moins
arrondis, d'un jaune brun,
transparents ou simplement
translucides, au moins à l'intérieur.
   1° Résine peu soluble ou presque insoluble dans l'alcool.
   Morceaux cylindroïdes ou
   masses irrégulières, se
   boursouflant sans couler à
   la flamme de la bougie.. **17. Succin.**
   Morceaux plus ou moins
   gros, couverts d'une
   épaisse efflorescence blanchâtre, ou marqués de
   nombreuses impressions
   granuleuses à la surface ;
   brûlant et coulant à la
   flamme de la bougie.... **5. Copals.**
   2° Résine soluble dans l'alcool froid ou chaud.
Gros morceaux, d'un jaune clair,

à cassure vitreuse ; incomplétement solubles dans l'alcool
froid ; tout à fait dans l'alcool
bouillant...................... 17. **Dammar.**

Morceaux irréguliers, d'un brun
foncé, solubles complétement
dans l'alcool froid............ 14. **Colophane.**

III. Masses, se ramollissant par la chaleur et prenant la forme des vases
qui les renfermaient.

Masses noires, d'odeur empyreumatique................... 16. **Poix noire.**

Masse blanche ou jaunâtre
d'odeur résineuse............ 15. **Poix résine.**

CISTINÉES.

1. LADANUM.

Labdanum. Ladanum. Resina Ladanum.

Le **Ladanum** est un produit résineux, qui exsude à la surface des feuilles de diverses espèces de Cistes, les *Cistus Creticus* L., *Cistus Cyprius* L., *Cistus ladaniferus* L., etc.

Les diverses espèces de ce genre sont extrêmement abondantes
dans la région méditerranéenne, où elles jouent un rôle considérable dans la végétation sous-arborescente. Leurs feuilles
laissent exsuder à leur surface une substance gluante, résineuse, d'une odeur balsamique très-caractérisée, qui se répand
dans l'air pendant la saison chaude. C'est ce produit qu'on
récolte depuis longtemps, et dont on se sert encore en Orient.
Dans nos pays, le Ladanum est presque tombé en désuétude.

Autrefois, on recueillait, paraît-il, la résine en peignant la
barbe des chèvres, qui allaient brouter dans la région des
Cistes. De nos jours, on emploie un autre moyen. On fait passer
des lanières de cuir sur les plantes, au moment des chaleurs ;
le Ladanum s'attache à ces lanières et on le détache, en râclant
le cuir au couteau. On rassemble alors le produit en masses
d'aspect varié.

Il n'est pas de produit qui puisse varier davantage dans sa pureté. Il nous est très-difficile en Europe d'obtenir le vrai Ladanum : ce sont généralement des mélanges, où les impuretés l'emportent de beaucoup sur la matière utile. La substance est déjà altérée sur les lieux mêmes de production ; mais elle devient bien plus impure, lorsqu'elle est passée par Smyrne, ou Constantinople, voie qu'elle suit d'ordinaire pour arriver dans l'Occident. — On a distingué les sortes suivantes.

1° **Ladanum de Chypre** ou **Ladanum en masses**. *Ladanum in massis.* — C'est un produit sensiblement pur et très-rare. Il est d'un brun-rouge foncé ou presque noir, dur, se ramollissant entre les doigts. La cassure fraîche est grisâtre, mais elle se fonce rapidement et devient noirâtre. Le produit brûle avec une flamme claire. Il a une odeur très-agréable, qui rappelle celle de l'ambre jaune ; une saveur amère et balsamique.

Ce Ladanum est insoluble dans l'eau et presque entièrement soluble dans l'alcool. Guibourt a analysé un échantillon de cette sorte, qui lui a donné :

Résine et huile essentielle............	86
Cire.................................	7
Parties terreuses , poils..............	6
Extractif...........................	1
	100

2° **Ladanum in tortis.** — C'est une sorte très-impure, qui vient en masses cylindroïdes, contournées en spirale. La couleur est généralement foncée et la densité considérable. L'odeur de Ladanum est généralement très-peu marquée, et souvent térébinthacée, quand on y ajoute, comme cela arrive fréquemment, des produits résineux de Conifères. Pelletier a analysé un échantillon de cette sorte, qui lui a donné :

Résine...............................	20
Cire.................................	1,9
Acide malique.......................	0,6
Gomme et malate de chaux...........	3,6
Matières étrangères consistant surtout en sable......	73,9
	100,0

3° **Ladanum en bâtons.** *Ladanum in baculis.* — Cette sorte
est probablement retirée, dans le midi de l'Europe, du *Cistus ladaniferus* L., en faisant bouillir les feuilles dans l'eau et recueillant le produit, qui tombe au fond de la liqueur. Elle arrive
d'ordinaire dans le commerce en baguettes et rappelle le suc de
réglisse par son aspect extérieur. Elle est mêlée de matières terreuses et de poils, et a une légère odeur de *Ladanum.*

ZYGOPHYLLÉES.

2. RÉSINE DE GAYAC.

Guayacum. Resina Guajaci nativa. Gummi Guajaci.

La Résine de Gayac du commerce est produite par le *Guajacum officinale* L., dont nous avons déjà étudié le bois et
l'écorce (Voyez tom. II, pag. 82).

Nous avons déjà vu que presque tous les tissus de la partie
centrale du bois, sont remplis de cette résine, qui apparaît sous
le microscope dans les cellules des rayons médullaires, dans
celles du parenchyme ligneux et aussi dans les gros vaisseaux,
qui se font remarquer dans ce bois. Lorsqu'on veut obtenir la
résine, on s'y prend de deux façons. Ou bien on coupe les
branches et le tronc en longs morceaux, qu'on perce d'un
canal dans leur axe ; on les met sur le feu et on reçoit dans
des calebasses, la résine, qui, liquéfiée par la chaleur, coule le
long du canal. Ou bien encore, on réduit le cœur du bois en
fragments, on le fait bouillir dans l'eau et on recueille la résine,
qui s'est déposée au fond du liquide. On obtient ainsi la **résine
de gayac en masses.**

On trouve aussi quelquefois dans les collections une **résine
de gayac en grains ou en larmes,** qui n'arrive pas habituelle-
ment dans le commerce. Celle-ci a découlé naturellement des
branches ou du tronc de l'arbre, ou encore par les incisions
qu'on a pratiquées sur ces parties. Elle paraît répondre à la
résine du *Guajacum sanctum* L.

1° **Résine de gayac en larmes.** *Resina Gajaci in granis seu la-crymis.* — Elle est en larmes irrégulièrement globuleuses, grosses de 1 à 3 centimètres, recouvertes d'une poussière d'un gris verdâtre, brillantes et transparentes à l'intérieur, d'un jaune verdâtre. Les minces lames, écrasées sur le papier, deviennent à l'air d'un vert d'émeraude. Elle ne se ramollit pas par la chaleur de la main.

2° **Résine de gayac en masses.** *Resina Guajaci in massis.* — C'est la sorte qui vient d'ordinaire dans le commerce. Elle est en masses informes, irrégulières, homogènes ou fendillées, la plupart du temps recouvertes d'une poussière verdâtre. Les lames minces sont complétement transparentes ; la cassure est inégale et montre une surface d'une couleur verdâtre ou brunâtre selon les points. Longtemps exposée à la lumière et à l'air, la surface devient bleuâtre ou verdâtre. La résine ne se ramollit pas sous les doigts, ni à la chaleur de la main. Elle devient ductile par la mastication. Elle a une densité qui dépasse 1, 2 ; elle fond à 85°.

La résine de gayac a une saveur d'abord peu sensible, mais qui produit au bout de temps sur la gorge une impression extrêmement âcre. Son odeur est agréable, et rappelle un peu celle du benjoin. Cette odeur, faible à la température ordinaire, se prononce beaucoup lorsqu'on chauffe la résine, ou lorsqu'on la pulvérise.

La résine de gayac se dissout dans l'alcool, l'éther, le chloroforme, l'acétone, les alcalis, etc., en donnant au liquide une coloration brune. Les agents oxydants, tels que l'acide nitrique, les vapeurs rutilantes de l'acide hypo-azotique, colorent en vert ou bleuâtre la résine brune, de même que sa teinture alcoolique. Les agents réducteurs et la chaleur peuvent produire la décoloration ; de telle sorte qu'avec une teinture de gayac on peut, en faisant agir alternativement ces agents, obtenir à plusieurs reprises des colorations et des décolorations successives. Cette propriété se perd cependant après un certain nombre d'expériences sur une même teinture.

La résine de gayac a été étudiée par un assez grand nombre de chimistes. Nous ne donnerons ici que l'analyse de M. Hadelich, qui est une des plus récentes :

Acide gayaconique......................	70,5
Résine acide de Gayac................	10,5
Résine β.............................	9,8
Gomme...............................	3,7
Cendres..................'...........	0,8
Acide gayacique, matière colorante jaune, impuretés........................	4,7
	100,0

L'acide gayaconique est amorphe, d'un brun clair, insoluble dans l'eau, formant avec les alcalis des sels solubles. Les substances oxydantes le bleuissent très-fortement. La résine acide ne se dissout ni dans l'ammoniaque ni dans l'eau ; elle n'est pas colorée en bleu par les corps oxydants. La seconde résine est soluble dans l'ammoniaque et dans les autres alcalis. L'acide gaïacique cristallise en aiguilles incolores ; il ne se trouve dans la résine que dans de très-petites proportions, 1 sur 20,000 parties de résine. Quant à la matière colorante, elle est jaune, cristallisable en octaèdres ; l'acide sulfurique lui donne une coloration très-fugace d'un bleu d'azur. En somme, le produit sur lequel agissent les corps oxydants est surtout l'acide gaïaconique.

Les auteurs allemands décrivent sous le nom de **Résine aromatique de Gayac du Pérou** (*Resina Gajaci peruviana aromatica*) une substance, qu'il est facile de distinguer du vrai Gayac. Elle est d'un jaune brun, qui ne devient bleuâtre ou verdâtre ni par les chlorures de fer, ni par l'acide nitrique, ni par aucun des moyens oxydants, qui produisent cette coloration sur le Gayac. En outre elle a une odeur très-prononcée qui rappelle le mélilot, ou bien un mélange de rue et d'anis.

La résine de Gayac a été quelquefois altérée par certains produits résineux, entre autres par la colophane. On peut reconnaître cette substance aux caractères suivants : la solution alcoolique traitée par l'eau donne dans les deux cas un précipité, que dissout la potasse, quand c'est de la résine de Gayac, et qui reste insoluble dans ce réactif, si c'est de la cophane. L'essence de térébenthine chaude dissout ces deux résines ; en se refroidissant, elle laisse déposer la résine de Gayac et retient au contraire la colophane.

TÉRÉBINTHACÉES.

Les produits résineux abondent dans la famille des Térébinthacées ; mais dans la plupart, la résine s'y trouve associée à d'autres principes immédiats, soit à la gomme, dans les gommes résines que nous avons déjà décrites, soit à des huiles essentielles. Tel est le cas du Baume de la Mecque, de la térébenthine de Chio, et aussi des Elemis et des Tacamaques, que l'on range souvent dans le groupe des Résines, mais, qui doivent rentrer dans les Oléo-résines. En réalité, nous n'avons à décrire ici que le mastic et la caragne.

3. MASTIC.

Mastic. Mastiche. Resina Mastix.

Le **Mastic** est donné par le *Lentisque* (*Pistacia Lentiscus* L.) qui croît dans toute la région méditerranéenne, à l'état d'arbrisseau. Dans l'île de Chio, on en cultive une variété arborescente (*Pistacia Lentiscus var.* γ *Chia* DC.), qui se distingue par une plus grande largeur des folioles, et c'est cette forme qui donne exclusivement le produit résineux, que nous recevons dans le commerce.

Le siége de la substance est dans la partie interne de l'écorce. Au-dessous des couches subéreuses et du parenchyme moyen de cette écorce, se trouve une assise de cellules pierreuses, qui limite extérieurement les couches libériennes. Ces dernières sont formées, dans les tiges ou les branches âgées, de faisceaux fibreux alternant avec des couches de parenchyme. C'est surtout dans ce parenchyme que se trouvent des canaux sécréteurs limi-

tés par de petites cellules, analogues à ceux que nous avons indiqués dans les Ombellifères, les Composées, la Myrrhe, le
Lierre, etc. Le bois ne contient aucun de ces réservoirs résineux.
Des exfoliations se produisent assez généralement sur l'écorce.
Les couches extérieures tombent en petites plaques, mais qui
restent toujours assez minces et laissent à peu près intacte la
couche de cellules pierreuses. Ces exfoliations n'en rapprochent pas moins de la surface extérieure les canaux résinifères ; aussi suffit-il d'attaquer très-légèrement la tige pour en
faire écouler le Mastic.

La récolte se fait d'ordinaire vers le milieu de juillet. On fait
de légères incisions, perpendiculaires à l'axe, sur toutes les parties du tronc et sur les branches principales. De ces légères
blessures, il s'écoule immédiatement un suc clair et aromatique, qui se prend en quelques heures et se durcit à la surface
en larmes arrondies ou légèrement allongées. Ce n'est cependant que 15 ou 20 jours après, dans le courant du mois d'août,
qu'on recueille ces larmes sur la plante. D'autres tombent sur
des pierres disposées pour cela; une partie du produit est recueilli à terre. De là diverses sortes, de valeur différente.

1° **Mastic en larmes.** *Mastiche in lacrymis, seu granis, seu
electa.* — Il est en larmes plus ou moins arrondies, qui peuvent
atteindre un centimètre de longueur. Elles sont généralement
couvertes à la surface d'une poussière blanchâtre, qui provient
du frottement des morceaux les uns contre les autres, mais la
substance intérieure est parfaitement transparente, et brillante
comme le verre sur la cassure. La couleur en est d'un jaune
très-clair, un peu verdâtre, quand les larmes sont récentes; mais
cette légère teinte s'éclaircit peu à peu et finit par s'effacer avec
le temps. La densité est un peu plus forte que celle de l'eau ;
elle est représentée par 1,074. — Les larmes se ramollissent vers
90° et fondent vers 108°. Mâchées, elles deviennent ductiles.
Leur saveur est aromatique ; leur odeur est peu marquée, balsamique ; elle se prononce surtout sous l'influence de la chaleur.

Cette sorte est la meilleure ; c'est la seule qu'on doive rece-
voir dans les pharmacies. Il faut en éloigner :

2° Le **Mastic commun** ou **Mastic en sortes**. *Mastiche in sortis*. — Ce Mastic est celui qu'on a recueilli à terre. Il est formé
de morceaux irréguliers plus gros, d'une transparence moins
grande, mêlés d'un certain nombre de larmes brunes, même
presque noires, et de nombreuses impuretés : écorces d'arbres,
débris de feuilles, sable. Les larmes de cette sorte se ramollissent à une température un peu plus basse.

Le Mastic se dissout dans l'éther et l'essence de térébenthine
chaude, incomplétement dans l'alcool froid ; il y laisse un
résidu, qu'on a désigné sous le nom de *Masticine* et qui paraît
être une résine neutre, tandis que la partie soluble dans l'alcool a des propriétés acides. C'est cette dernière qui domine
dans la substance : elle y est dans la proportion de 90 p. 100,
tandis que la Masticine n'y est contenue que dans la proportion de 10 p. 100. En outre, il y a des traces insignifiantes d'huile
essentielle.

La résine qui ressemble le plus au Mastic et qu'on peut le
plus facilement confondre avec lui est la *Sandaraque*. Il est cependant des caractères bien tranchés qui permettent de l'en
distinguer. Les larmes de la Sandaraque sont très-allongées ; en
outre, elles se réduisent en poudre sous la dent ; enfin elles sont
complétement solubles dans l'alcool, et incomplétement dans
l'éther et l'essence de térébenthine.

Le Mastic sert de masticatoire en Orient et l'on utilise aussi
quelques produits semblables, découlant des *Pistacia*. Ainsi en
Perse, dans l'Afghanistan et le Bélouchistan, on emploie à cet
usage les larmes pyriformes du *Pistacia mutica*, qui se ramollissent à la température de 40°. — Dans l'Etat de Tunis, c'est le
Pistacia atlantica Desf., qui donne des larmes analogues.

On a désigné sous le nom de *Mastic de Bombay*, des larmes
d'une couleur jaune brun, qui rappellent un peu les sortes tout
à fait inférieures du Mastic de Chio. Elles se dissolvent com-

plétement dans l'alcool chaud, et ont une odeur de térébenthine bien marquée. On ne sait si elles découlent d'un *Pistacia* ou d'un *Boswellia*.

4. RÉSINE CARAGNE.

Caranna. Resina Caranna.

Le nom de **Caragne** ou **Résine Caragne** a été appliqué suivant les temps à des substances différentes. La Caragne primitive, celle qui était apportée de la Nouvelle-Espagne et que Monardès a décrite, n'est pas autre chose que l'**Elemi en pains** de Guibourt, qui est produit par l'*Icica Caraña* Humb., Bonpl. et Kunth, et qui porte encore à la Nouvelle-Grenade le nom de *Caragne*. Mais, dans nos droguiers, on donne actuellement ce nom à d'autres produits.

Ce que nous trouvons dans la collection de l'École de pharmacie, avec cette désignation, est une résine enveloppée dans des feuilles de Monocotylédone. Elle est actuellement en morceaux d'un vert noirâtre, marqués sur leur surface extérieure de stries parallèles, représentant l'impression des nervures de la feuille qui enveloppait la substance. La cassure est assez brillante ; le produit est dur, ne se ramollit pas sous les doigts, mais devient ductile sous la dent, en donnant à la bouche un parfum aromatique, mêlé d'une saveur de térébenthine.

En outre, on trouve dans le droguier de Guibourt une substance résineuse, en morceaux aplatis de dimensions très-diverses, atteignant 1 centimètre à 1 centimètre et demi de longueur. Ces morceaux semblent avoir été formés d'une substance d'abord molle, qu'on aurait façonnée. La surface est parcourue de fentes qui courent dans diverses directions ; elle est recouverte d'une fine poussière grisâtre. La substance en elle-même est d'un vert noirâtre, à cassure vitreuse et brillante ; elle se ramollit sous la dent, en donnant à la bouche une saveur résineuse, faiblement marquée. — C'est la substance que Guibourt a traitée par l'alcool et qui lui a donné : une teinture rougeâtre et un résidu, formé d'une matière terreuse et d'une substance pulvérulente d'un vert foncé.

La résine caragne ne se trouve plus guère dans nos pharmacies. Il est difficile de lui assigner une origine bien certaine.

LÉGUMINEUSES.

5. COPALS.

Résine Animé. — *Copal seu Gummi Copal, seu Resina Copal.*

On donne le nom de **Copal** à diverses résines, qui découlent de Légumineuses appartenant à des genres de plantes qui se groupent autour des Hymenæa : aux *Trachylobium*, aux *Guibourtia*, enfin aux *Hymenæa* proprement dits. Ces produits portent aussi le nom de *Résines animé*.

Les espèces qui les produisent croissent dans des régions diverses, dont on peut indiquer trois centres principaux. Sur les côtes orientales de l'Afrique, vis-à-vis de l'île de Zanzibar, dans le Zanguebar, le Mozambique, et aussi, paraît-il, à Madagascar viennent les *Trachylobium*, qui se rangent autour du *Trachylobium verrucosum* Klotzsch (*Hymenæa verrucosa* Lam.), entre autre le *Trachylobium mossambicense* Klotzsch. — Sur les côtes occidentales du même continent, dans la Sénégambie et la Guinée, ce sont les espèces d'un genre voisin, les *Guibourtia*, Bennett, et particulièrement le *Guibourtia copallifera*. — En Amérique enfin, le long des côtes septentrionales de l'Amérique du Sud, dans le Venezuela, la Guyane et le Brésil, ce sont les *Hymenæa* proprement dits, et particulièrement l'*Hymenæa Courbaril* L.

Le Copal peut se trouver dans diverses conditions. On le rencontre quelquefois en grosses larmes, ou même en espèces de stalactites, attachées encore aux branches des arbres qui les ont fournies, et se détachant alors par les mouvements mêmes des arbres. Telles sont les grosses stalactites qu'on a récoltées sur les *Trachylodium verrucosum* Klotzsch à Madagascar ; dans le Zanguebar, sur le *Thachylobium mossambicense* Klotzsch. D'autres fois, ce sont des larmes qui ont exsudé de racines enfouies, ou qui ont été ensevelies, au voisinage des plantes qui les ont produites ; enfin, dans certains cas, les plantes mères ont disparu, et les substances résineuses que l'on recueille sont restées longtemps ensevelies dans la terre, et sont devenues de véritables résines fossiles, comme le succin. Tel est le Copal que l'on recueille en abondance dans le Zanguebar, à une distance de 20 à 40 milles anglais dans les terres, loin de tous les *Trachylobium*, qui croissent toujours actuellement à proximité du rivage. On cite aussi des Copals recueillis dans des conditions analogues sur les côtes de la mer des Antilles, dans la Nouvelle-Grenade et le Venezuela. Enfin, un grand nombre de Copals de la côte occidentale d'Afrique sont aussi enfouis dans le sable et regardés comme fossiles.

Les diverses sortes de Copal présentent les caractères communs suivants : ce sont des substances plus ou moins dures, rappelant le succin dans leur apparence générale, brillantes à l'intérieur, à cassure conchoïdale, transparentes ou translucides, d'une densité qui varie entre 1,045 et 1,140, d'une saveur et d'une odeur très-peu marquées. La surface extérieure tend à se recouvrir d'une poussière efflorescente, blanchâtre, facilement soluble dans les alcalis.

Les diverses sortes de Copal se fondent à la chaleur, sans se décomposer et ont alors une odeur balsamique. L'alcool ne les dissout pas complétement, l'éther les dissout mieux, et mieux encore l'alcool absolu mêlé à l'essence de térébenthine.

Les sortes de cette matière résineuse sont extrêmement nombreuses. Nous les réunissons en groupes principaux, d'après leur origine géographique.

1° **Copals des côtes occidentales de l'Afrique.** — *Copal de Madagascar*, de *Mozambique*, de *Zanzibar* ou *Zanguebar ; Copal des Indes*, de *Bombay* ou de *Calcutta ; Copal dur. Animé dure, orientale,*

Ce sont des produits résineux qui découlent naturellement des *Trachybolium verrucosum* Klotzsch; *Trach. mossambicense* Klotzsch, etc., etc. ou qu'on trouve à l'état fossile.

Les grosses larmes que divers observateurs ont signalées, et qui atteignent parfois la dimension de stalactites, de 30 à 50 centimètres de long, sont des raretés qui n'arrivent guère dans le commerce. Elles ont, du reste, le caractère que nous assignerons à ce premier groupe des Copals, sauf que leur surface est parfaitement unie et ne présente pas les rugosités ou l'espèce de chagrin qu'on remarque à la surface de la sorte ordinaire.

Les échantillons qui nous arrivent en Europe partent généralement de la côte de Mozambique, ou plutôt de Zanguebar, vis-à-vis de l'île de Zanzibar; ils sont de là portés dans les Indes, à Calcutta et à Bombay, et viennent dans notre commerce par cette voie indirecte. Ce sont, d'après les données de Kirck (1), des produits enfouis depuis longtemps dans le sable, et dont les plus estimés sont ceux qui remontent à des périodes reculées et qui peuvent être regardés comme fossiles.

Ces morceaux sont généralement aplatis, de dimensions variables, ayant en moyenne 4 à 5 centimètres de long, recouverts à la surface de petites verrues de 1 millimètre à 1 millimètre et demi de diamètre, régulièrement rangées à côté l'une de l'autre et leur donnant un aspect chagriné. La substance elle-même est brillante dans sa cassure, très-difficile à rompre, d'une couleur jaune pâle. Elle est dure, mais se laisse cependant rayer et entamer par le couteau.

La surface de ce Copal, lorsqu'on le retire du sable où il a été longtemps enfoui, présente une efflorescence blanche, qui peut devenir assez épaisse. Cette partie extérieure est généralement enlevée avant que le Copal soit livré au commerce. Rarement, et seulement pour les gros morceaux, on enlève la surface au couteau (**Copal de Bombay**); le plus souvent on lave la surface avec une lessive alcaline ou une dissolution de

(1) Kirck, *Pharmaceutical Journal and Transactions*. 2ᵉ série, X, 654.

carbonate de potasse ; on nettoye ainsi complétement la surface qui apparaît brillante et avec son aspect chagriné caractéristique. Lorsqu'on examine avec soin cette espèce de chagrin, on voit qu'il est composé de verrues aplaties, mais qui à la loupe, ou à un grossissement de 80 diamètres, montrent manifestement de petites facettes sur leur surface. Ces rugosités ne sont pas dues, comme on l'a dit quelquefois, à l'impression de grains de sable ; on voit qu'elles proviennent de nombreuses fentes qui se croisent dans diverses directions, et qui, très-serrées les unes contre les autres, limitent ces petites élevures verruqueuses. Ces fentes proviennent probablement du retrait de la substance qui a été se durcissant et se condensant de plus en plus.

Le Copal des côtes occidentales d'Afrique est le plus estimé dans le commerce pour la confection des vernis. Il ressemble plus que tous les autres au succin, dont il se distingue extérieurement par l'aspect chagriné de la surface et aussi par les caractères suivants :

1° Le Copal s'enflamme à la bougie, se fond et coule goutte à goutte. Le succin se boursoufle sans couler.

2° Le Copal devient poisseux lorsqu'on le mouille avec de l'alcool à 80°, et l'alcool laisse en s'évaporant une tache blanche transparente ; le succin reste sec et transparent.

3° Le Copal ne donne pas, lorsqu'on le distille, l'acide que donne le succin dans ces conditions, et qu'on a nommé acide succinique.

Nous avons vu que le Copal est très-incomplétement soluble dans l'alcool, il reste un résidu qui atteint de 60 à 67 pour 100. La poudre de Copal exposée à l'air chaud, pendant quelque temps, absorbe l'oxygène et devient alors complétement soluble dans l'alcool. Une addition de camphre ou d'ammoniaque dans l'alcool favorise aussi beaucoup la dissolution de la substance ; mais les vernis qu'on ferait en employant ce moyen ne sécheraient que difficilement.

L'éther gonfle la poudre de Copal et en dissout une partie, mais laisse encore beaucoup de résidu. L'essence de térében-thine ne donne pas un meilleur résultat. Les dissolvants les meilleurs de la substance sont : l'huile de caoutchouc et l'huile empyreumatique que donne le Copal même, lorsqu'on le sou-met à une fusion prolongée et à la distillation.

Les recherches de M. Filhol ont montré que le Copal dur contient cinq résines différentes, qu'on peut isoler en traitant successivement le produit par divers dissolvants.

2° **Copals de la côte occidentale d'Afrique.** — Les Copals de ce groupe sont produits par des *Guibourtia*, et particulière-ment par le *Guibourtia copallifera* Bennett. Un certain nom-bre se trouvent enfouis dans le sable, sans qu'on trouve à côté les arbres qui les ont jadis produits; ce sont des copals fossiles.

Les premiers, qui découlent de plantes actuellement vi-vantes, appartiennent surtout à la partie septentrionale de la région copallifère ; on distingue parmi eux le **Copal de Sierra Leone** et le **Copal d'Akra**. La résine exsude de l'arbre comme un suc de couleur claire, puis se durcit à l'air en masses irré-gulières, en se fonçant peu à peu. Les masses sont plus ou moins grosses, arrondies, coniques ou mamelonnées, à cassure vi-treuse; la substance est d'un jaune plus ou moins pâle, trans-parente ou parfois nébuleuse, surtout dans le Copal d'Akra. La surface extérieure est revêtue d'une mince couche efflorescente, qui va s'épaississant avec le temps, mais dont on peut facilement débarrasser les morceaux, en les lavant avec le carbonate de potasse ou une lessive alcaline.

Les Copals de la région méridionale, particulièrement ceux du **Congo, d'Angola** et de **Benguela**, sont en général en masses plus fragiles, moins compactes et moins mamelonnées, recou-vertes à la surface d'une efflorescence blanchâtre, crayeuse ou colorée en jaune orangé plus ou moins foncé. Cette efflo-rescence est profondément sillonnée de fentes qui se croissent dans tous les sens, et, au-dessous de la croûte, la surface est généralement verruqueuse, quelquefois régulièrement, comme le Copal d'Angola, d'autres fois très-irrégulièrement, comme dans celui de Benguela. — La plupart de ces produits sont des résines fossiles.

L'alcool dissout une partie seulement de la substance, mais en plus grande quantité que dans les Copals de la côte occidentale; la dureté est moindre. — Les principes résinoïdes isolés par les divers dissolvants sont tout à fait analogues.

3° **Copals du Brésil, de Cayenne.** — Animé tendre orientale.

Ce sont les produits des *Hymenæa*, et particulièrement du Courbaril.

Ces Copals ont mérité le nom de *Copals tendres ;* ils sont en effet plus facilement attaqués par le couteau que les copals précédents. Ils sont en morceaux plus ou moins arrondis et de dimensions très-variables, recouverts extérieurement d'une efflorescence blanchâtre, généralement en couche mince. La substance elle-même est d'une couleur tantôt claire, tantôt plus ou moins foncée, mais très-fréquemment marquée par place de nébulosités.

Ces copals sont remarquables par leur peu de dureté, et aussi par leur solubilité moins incomplète dans l'alcool, dans l'éther et dans l'essence de térébenthine.

On trouve aussi en Amérique des copals enfouis dans le sable et qu'on peut regarder comme fossiles. Ils sont plus durs, plus transparents et plus souvent recouverts d'une croûte efflorescente, souillée d'impuretés et de matières terreuses.

STYRACINÉES.

Les **Styracinées** fournissent à la matière médicale deux produits, qu'on range d'ordinaire dans les résines, quoique leur odeur prononcée toujours chez eux la présence d'une petite quantité d'huile essentielle. Ces produits sont le **Benjoin** et le **Styrax Calamite.**

6. BENJOIN.

Benzoe. Benzoïnum. Resina Benzoë. Asa dulcis.

Le **Benjoin** est produit par le *Styrax Benzoin* Dryander (*Benzoin officinale* Hayne), qui croît dans la presqu'île de l'Indo-Chine, le royaume de Siam, la Cochinchine; on le trouve aussi à Sumatra.

Le produit découle parfois naturellement à travers l'écorce, mais le plus souvent on l'obtient par des incisions sur le tronc des arbres. Un même pied peut être exploité depuis l'âge de 5 à 6 ans jusqu'à l'âge de 20 ans environ. Les arbres jeunes donnent un produit de couleur blanchâtre ou pâle et en moins grande quantité que les troncs plus âgés, qui donnent une masse beaucoup plus foncée. — Le produit qui s'échappe naturellement a un parfum beaucoup plus prononcé que celui qu'on obtient par des incisions. Lorsqu'une incision a été faite à un arbre, le suc s'en écoule mais avec beaucoup de lenteur, et se durcit peu à peu à la surface.

Le Benjoin du commerce vient de Siam et de Sumatra. On distingue les sortes suivantes :

1° **Benjoin en larmes**. *Benzoë in lacrymis.* — Il vient surtout de Siam et forme une sorte très-estimée. Les larmes sont aplaties, à larges faces pouvant atteindre 10 à 15 centimètres carrés, sur une épaisseur de 1 centimètre. Elles sont d'un jaune brun à la surface, d'un blanc de lait à l'intérieur. La substance est tout à fait homogène : elle fond à 95° et donne un liquide aqueux et incolore.

2° **Benjoin amygdaloïde**. *Benzoë amygdaloides.* — Ce Benjoin est formé d'une masse de couleur grisâtre ou brunâtre, qui renferme de nombreuses larmes, atteignant parfois 3 centimètres. La proportion des larmes et de la masse amorphe est assez variable. Les larmes ont une teinte d'abord claire, qui se fonce avec le temps, de telle sorte que la surface est d'un jaune rougeâtre et la substance intérieure d'un blanc opalin. Le point de fusion de la masse est un peu plus élevé que celui des larmes; 95° pour la première, 85° environ pour les secondes.

3° **Benjoin commun**, Benjoin en masses, Benjoin en sortes, Benjoin de Calcutta. *Benzoë communis. Benzoë in massis seu in sortis.*

Ce Benjoin arrive en gros blocs, qui ont été, paraît-il, préparés à Calcutta : la surface porte encore l'impression des nattes, qui les enveloppaient. La masse est formée d'une matière brunâtre ou d'un jaune rougeâtre, lacuneuse par places, contenant de nombreux débris de plantes et des impuretés. On y remarque un très-petit nombre de petites larmes ou plutôt de grains empâtés dans la masse.

4° **Benjoin de Penang** ou **Benjoin de Sumatra**. Ce Benjoin se trouve dans le commerce depuis une quinzaine d'années environ. Venu d'abord sous le nom de Benjoin de Penang, on lui a donné plus tard le nom de Benjoin de Sumatra. Il est formé d'une masse brun-chocolat pâle et mat, dans lequel se trouve des larmes de dimensions variées, d'un jaune pâle à l'extérieur, blanches à l'intérieur, dont l'odeur rappelle celle du storax.

Cette sorte vient d'ordinaire en gros cubes, qui dans les couches supérieures contiennent de très-grosses larmes, mais qui deviennent plus pauvres dans les parties inférieures, où l'on ne voit que des grains rares et de petite dimension.

Le Benjoin a une odeur balsamique, qui se prononce surtout lorsqu'on le chauffe. La saveur est âcre et aromatique. La poudre est sternutatoire.

La composition chimique du Benjoin est assez compliquée. Il est complétement soluble dans l'alcool; mais si l'on fait intervenir divers dissolvants, on sépare de la substance 5 résines différentes, quoique très-analogues. On n'y a trouvé que des traces d'huile essentielle.

En outre, les premières sortes que nous avons décrites contenaient l'acide volatil, qu'on a désigné sous le nom d'*acide ben-*

zoïque. Cet acide se trouve associé dans les larmes du Benjoin de Siam à un acide de composition différente, également volatil, qu'on nomme *acide cinnamique*. Dans la dernière sorte, on ne trouve plus d'acide benzoïque ; il a été remplacé par l'*acide cinnamique*, qui se trouve seul associé aux résines. La proportion de ces acides est de 14 à 19 0/0 pour l'acide benzoïque ; de 11 à 12 0/0 pour l'acide cinnamique.

La présence de l'acide cinnamique dans le Benjoin de Sumatra, et de l'acide benzoïque dans les autres sortes, a fait supposer à quelques auteurs que l'origine de ces deux produits devait être différente, et que le Benjoin de Sumatra provenait d'une autre espèce que le *Styrax Benjoin*. Mais il faut observer que ces deux acides se rencontrent souvent concurremment dans les mêmes larmes, que d'ailleurs on voit souvent accidentellement l'un d'eux se trouver dans une sorte où il ne se rencontre pas d'ordinaire, qu'ils peuvent donc jusqu'à un certain point se remplacer l'un l'autre. Il y a là des raisons suffisantes pour ne pas donner à la présence ou à l'absence d'un des produits une trop grande importance et ne pas se fonder sur ce fait pour infirmer une opinion, que tout tend d'autre part à établir.

7. STORAX.

Styrax solide. Styrax Calamite. Baume Storax. — *Resina Styracis.*

Le **Storax** est produit par le *Styrax officinale* L., vulgairement nommé *Aliboufier*. Cet arbre croît dans la région méditerranéenne. On le trouve en Provence, dans le midi de la France, en Italie, dans l'Orient ; mais il ne donne d'exsudation balsamique que dans la partie orientale de la région méditerranéenne. C'est en Asie Mineure qu'on récolte le produit, qu'on trouve dans les droguiers sous le nom de **Styrax solide**, et qu'il faut distinguer avec soin de ceux que nous décrirons plus tard, comme découlant du *Liquidambar orientale* L. et qui ont pour base le Styrax liquide. On lui a aussi donné le nom de

Styrax Calamite, sous lequel les anciens le désignaient, parce qu'à cette époque, on avait l'habitude de le couler dans des *Calamus* ou roseaux.

Actuellement le vrai Styrax Calamite est très-rare dans les pharmacies et c'est plutôt un produit curieux que vraiment utile. Guibourt en a décrit deux formes, d'après les échantillons de son droguier :

Le **Storax blanc**, qui est composé de larmes blanches, agglutinées ensemble, en une masse qui prend peu à peu la forme des vases qui la renferment.

Il a une odeur forte, mais très-agréable, qui rappelle à la fois le Liquidambar et la Vanille. La saveur est parfumée et douce, mais laisse un arrière-goût d'amertume.

Le **Storax amygdaloïde** ou **Storax benjoin**, dont la surface a une couleur d'un brun-rouge brillant, dû à la masse d'aspect vitreux, qui enveloppe les larmes. Ces larmes sont d'un blanc jaunâtre.

L'odeur est suave et rappelle celle de la vanille. La saveur est douce et parfumée.

Le Storax n'est pas complétement soluble dans l'alcool, même bouillant : il laisse un petit résidu insoluble d'une couleur blanche ; en outre, la liqueur alcoolique filtrée se trouble en se refroidissant.

Le Storax est à proprement parler un baume plutôt qu'une résine ; il contient en effet de la résine, un peu d'huile essentielle et de l'acide benzoïde ou cinnamique. Si nous l'avons décrit ici, c'est qu'en réalité il se rapproche beaucoup du Benjoin et que nous avons cru devoir laisser à côté l'un de l'autre ces produits d'un même genre naturel.

CONVOLVULACÉES.

Nous avons déjà étudié les produits importants des Convolvulacées, en décrivant les racines de Jalap, de Scammonée et de Turbith (I, page 516 et suiv.), et en donnant les caractères des

principales sortes de la Gomme-résine de Scammonée (II,
page 172). Pendant longtemps ces produits sont seuls arrivés
dans les pharmacies; mais depuis quelque temps on trouve
dans le commerce les résines, retirées de ces Convolvulacées, et
il est bon de les connaître, quoiqu'il soit toujours préférable
que le pharmacien les prépare directement par les procédés ordinaires, indiqués au Codex.

Nous ne revenons pas ici sur le siége de ces substances résineuses dans les racines. Nous avons vu, à propos de chacune de
ces racines, comment se distribuent, au milieu des tissus corti-
caux ou ligneux, les grosses cellules, qui contiennent le produit.
Quant au procédé d'extraction, il repose, en général, sur la solubilité de la résine dans l'alcool et son insolubilité dans l'eau ;
le premier de ces véhicules s'étant emparé de la substance, on
la précipite par le second, on en rapproche les diverses parties
et on lui donne les formes diverses, qu'elle présente dans le
commerce. On n'a guère exploité, de cette façon, que les Jalaps
et la Scammonée, mais nous décrirons en même temps la
résine du Turbith, qui rentre si naturellement dans le même
groupe.

Ces résines n'ont pas été décolorées, et arrivent avec une
teinte qui varie du blond au brun noirâtre. Leur odeur est
assez différente suivant les sortes ; leur saveur plus ou moins
âcre et nauséeuse. Elles se dissolvent toutes complétement
dans l'alcool; mais elles sont très-inégalement solubles dans
d'autres véhicules et particulièrement dans l'éther. Cette circonstance tient à la solubilité différente des principes, que
nous avons déjà signalés en étudiant les racines, mais qui
jouent ici un rôle prépondérant dans les propriétés de la
substance.

Ces principes portent le nom de *Jalapine*, *Convolvuline et Turpéthine*. Ils rentrent tous trois dans le groupe des glucosides.

La *Jalapine* (*Pararhodéorétine, Scammonine, Orizabine*), est
une substance incolore, transparente en lames minces, qui se

ramollit à 123°, fond à 150°; sa teinture alcoolique n'a pas de
réaction acide. Elle est très-peu soluble dans l'eau; elle se dissout, au contraire, facilement dans l'alcool, l'éther et le chloroforme. Elle n'a ni odeur ni saveur bien prononcées. Sous l'action des acides étendus, elle se dédouble en *glucose* et *jalapinol*.

La *Convolvuline* (*Rhodéorétine*, *Jalapine* de quelques auteurs)
est une substance analogue, qui se ramollit vers 141°, fond
aussi vers 150°. Sa teinture alcoolique est légèrement acide.
Elle est insoluble dans l'éther, très-peu soluble dans l'eau, soluble en toute proportion dans l'alcool. Les acides étendus la
dédoublent en *glucose* et *convolvulinol*.

La *Turpéthine* est un isomère de la *Jalapine*. On l'obtient en
une masse résineuse d'un jaune-brun, qui fond à 183°, qui n'a
pas d'odeur, mais une saveur âcre et amère. Elle est insoluble
dans l'eau et dans l'éther, se dissout au contraire facilement
dans l'alcool. Les acides étendus la dédoublent en glucose et en
un acide particulier. L'acide sulfurique lui donne une couleur
rouge, qui se fonce peu à peu et devient d'un brun noirâtre.

Si nous tenons compte de la composition des résines de
Convolvulacées, de la manière dont elles se conduisent avec
l'éther et de la forme sous laquelle elles se présentent d'ordinaire dans le commerce, nous les distinguerons facilement les
unes des autres.

A. Résines ne se dissolvant pas com-
    plétement dans l'éther :
Résine en masses cylindroïdes, enrou-
    lées en corde, de couleur brune;
    en partie soluble dans l'éther...   8. **Résine de Jalap tu-
        béreux.**
Résine en masses informes, complé-
    tement insoluble dans l'éther;
    rougissant par l'acide sulfurique. 11. **Résine de Turbith.**
B. Résines se dissolvant dans l'éther.
Résine en masses cylindroïdes, enrou-
    lées en corde; couleur rougeâtre. 9. **Résine de Jalap fusi-
        forme.**
Résine en masses irrégulières, de
    couleur blonde............... 10. **Résine de Scammonée.**

8. RÉSINE DE JALAP.

Résine de Jalap tubéreux. — *Resina Jalapæ.*

La **Résine de Jalap** est extraite des grosses racines tubéreuses de l'*Ipomæa Purga*, que nous avons déjà étudiées en détail
dans le chapitre des Racines (Tom. I, pag. 518). Nous y avons
mentionné la présence de nombreux cercles concentriques
résinifères, qui tranchent par leur couleur noire sur le fond du
tissu, d'une couleur beaucoup plus pâle.

Si, après avoir fait macérer pendant quelques heures le Jalap divisé dans l'alcool à 85°, on le soumet à la lixiviation, on
obtient la résine en dissolution dans ce véhicule. En traitant
ensuite les liqueurs par l'eau, on précipite la résine, sous
forme de masse visqueuse et molle ; on en fait des cylindres
allongés, qu'on enroule autour de baguettes et on les dessèche
à l'étuve, sans prendre la précaution de les décolorer.

La Résine est alors en cylindres, tordus en forme de corde.
— La couleur est brune, la substance est très-fragile, la cassure est brillante. La poudre a une couleur jaunâtre. Mise dans
l'eau froide, la résine s'y ramollit, mais sans s'y dissoudre. Dans
l'alcool, elle se dissout en toutes proportions. Elle cède à l'é-
ther une portion résineuse, analogue sinon identique à la *Jalapine*, et laisse un résidu insoluble de *Convolvuline*.

L'odeur de la Résine de Jalap est faible, la saveur est âcre
et désagréable.

9. RÉSINE DE JALAP FUSIFORME.

Resina Jalapæ orizabensis.

La **Résine de Jalap tubéreux** est retirée de l'*Ipomœa orizabensis* Le Danois, que nous avons déjà étudié plus haut (T. I,
page 521).

Cette résine, obtenue par les mêmes procédés que la Résine
du Jalap tubéreux, se présente aussi dans le commerce en

masses cylindroïdes, tordues en forme de corde. Elle a une couleur d'un rouge foncé. Elle se distingue de la précédente par son odeur parfumée, qui rappelle celle des fruits cuits, et qui devient surtout sensible par la pulvérisation et par sa solubilité complète dans l'éther.

Elle est uniquement composée de *Jalapine*.

On a falsifié la résine de Jalap avec d'autres résines : la colophane, la résine d'Agaric, la résine de Gayac. Voici quelques moyens de reconnaître ces falsifications :

La colophane est soluble dans l'essence de térébenthine, qui ne dissout pas la résine de Jalap.

La résine d'Agaric peut être reconnue au moyen de l'éther, qui la dissout complétement ; ou encore au moyen d'une petite quantité d'eau bouillante, avec laquelle elle donne un liquide visqueux, coagulable par l'eau froide.

La résine de Gayac a une odeur aromatique, qui se prononce surtout par la chaleur et lorsqu'on enflamme le mélange ; elle prend, sous l'influence de l'acide nitreux, une coloration bleue ; ou une coloration rouge, sous l'action de l'acide sulfurique.

10. RÉSINE DE SCAMMONÉE.

Nous avons dit, en parlant des Gommes-résines de Scammonée, quelles variétés peuvent présenter, dans la proportion de résine, les diverses sortes que fournit le commerce. Cette circonstance a donné l'idée de se servir de la résine pure, qu'on peut extraire de la racine par le procédé suivant :

On rrache les aracines de la plante et on les traite d'abord par de l'eau pure, puis par de l'eau acidulée, qui enlève toutes les portions solubles dans ces véhicules. Sur la racine ainsi épuisée, mais qui a gardé toute sa résine, on fait agir l'alcool, qu'on évapore ensuite, de manière à laisser déposer la résine en dissolution.

Ainsi obtenue, la substance arrive dans le commerce en

masses irrégulières, recouvertes à la surface d'une poudre blanchâtre. Elle est à l'intérieur d'une couleur brune, qui devient
blonde par transparence dans les lames minces. Son odeur est
parfumée, sa saveur n'est pas âcre; elle plus agréable que celle
de la gomme-résine.

Elle est complétement soluble dans l'éther, et presque uniquement composée de *Jalapine*.

11. RÉSINE DE TURBITH.

Resina Turpethi.

Ce produit n'est d'ordinaire pas fourni par le commerce. On
l'obtient directement dans les pharmacies, par les mêmes procédés que pour les résines de Jalap, en traitant la racine du *Convolvulus Turpethum*, que nous avons déjà précédemment étudiée (Tom. I, pag. 525).

Cette résine est d'une couleur jaune, un peu rougeâtre. Elle
est à peu près uniquement formée de turpéthine et en présente
les propriétés principales. Son odeur est particulière, forte et
nauséeuse : sa saveur à peu près nulle.

MORÉES ET EUPHORBIACÉES.

12. LAQUE.

Résine Laque. — *Resina Lacca. Gummi Laccæ. Lacca.*

La **Laque** est produite sur les jeunes branches et les rameaux
de diverses plantes, parmi lesquelles on remarque surtout plusieurs espèces de *Ficus* des Indes (*Ficus religiosa* L., et *Ficus
indica* L.) et l'*Aleurites laccifera* Welld., plante des Iles Moluques, appartenant à la famille des Euphorbiacées. On la trouve
également sur le *Rhamnus Jujuba* L.; sur le *Butea frondosa* L., etc.
La production de la substance se lie toujours à la présence sur
ces arbres d'un insecte de l'ordre des Hémiptères, le *Coccus
Lacca* Kerr. Les femelles de cette espèce se rassemblent à l'extré-

mité des rameaux, elles s'y fixent, serrées les unes contre les
autres, et se revêtent bientôt d'une exsudation résineuse, qui
se solidifie autour d'elles et forme sur les petites branches des
espèces de manchons raboteux à la surface.

Dans le commerce, on apporte la Laque sous divers états.
Tantôt, on se contente de recueillir le rameau entier, bois et
résine ensemble; c'est la **Laque en bâtons**. D'autres fois, on
détache les cylindres de leur axe ligneux et on les apporte en
gros morceaux, c'est ce qu'on a quelquefois appelé **Laque en
grappes**; ou bien, on concasse les morceaux et on en fait de la
Laque en grains. Dans ces diverses opérations, on laisse à la
Laque ses caractères naturels. On pousse quelquefois plus loin
la préparation : on fait fondre la Laque dans l'eau bouillante
pure ou alcalinisée; on la passe à travers une toile, on l'étend
sur une surface plane, et on presse de manière à en faire des
plaques. C'est la **Laque en plaques ou en écailles**.

1° **Laque en bâtons**. — *Lacca in ramulis seu in baculis*.

Cette laque arrive dans le commerce, avec l'extrémité des
rameaux. Elle y forme des espèces de manchons irréguliers,
raboteux à la surface, d'une épaisseur de 4 à 5 millimètres en
moyenne. La couleur de la substance est rougeâtre : elle est
transparente dans les lames minces, brillante dans la cassure.
On y voit un grand nombre de petites logettes, dans lesquelles
on trouve souvent les débris de l'insecte ou des petits, qui sont
au nombre de 20 à 30 dans le corps de leur mère. Elle colore
la salive en rouge. Son odeur est nulle à la température ordinaire; mais elle se développe, et devient forte et agréable,
quand on la chauffe ou qu'on la brûle.

2° **Laque en grappes**. — *Lacca in racemis*.

Cette sorte ne diffère de la précédente qu'en ce qu'on l'a débarrassée de l'axe ligneux, qu'elle recouvrait. — Elle est en
gros morceaux, généralement semi-cylindriques, et présente les
caractères de la sorte précédente.

3° **Laque en grains**. — *Lacca in granis*.

C'est la Laque mise en petits morceaux, anguleux et irréguliers. Elle est quelquefois d'une couleur pâle; il faut alors la rejeter. Elle ne contient, en effet, qu'une partie de son principe colorant; on a enlevé le reste par un traitement à l'eau alcalinisée.

4° **Laque en plaques ou en écailles.** — *Lacca in tabulis.*

C'est une sorte qui a subi la préparation particulière, que
nous avons indiquée plus haut. Elle est en lames minces, de
structure assez homogène, translucides. La couleur est variable
suivant qu'on a enlevé une plus ou moins grande proportion
de matière colorante. Aussi la distingue-t-on en *blonde, rouge*
ou *brune.*

La composition de la Laque a été recherchée par un assez
grand nombre de chimistes. Voici, d'après John, les divers principes qu'on a retirés de la Laque en grains :

Résine.........................	66,55
Substance particulière...............	16,70
Matière colorante...................	3,75
Extractif.........................	3,92
Acide particulier...................	0,62
Chitine..........................	2,08
Matière cireuse....................	1,67
Sels............................	1,04
Sable et terre.....................	0,62

La Résine contient 5 corps résinoïdes différents, qu'on isole les
uns des autres par les divers dissolvants. La substance particulière est transparente, brunâtre; elle est insoluble dans l'alcool,
dans l'éther et dans les huiles essentielles. La chitine n'est pas
autre chose que la substance qui forme les téguments des insectes.

Lorsqu'on épuise la Laque par une dissolution étendue de
carbonate de soude, et qu'on précipite par l'alun, on obtient
le *Lac-laque*, dont on se sert pour la teinture. Le *Lac-dye* est la
même préparation faite avec le plus grand soin.

CONIFÈRES

Les Conifères donnent à la matière médicale un très-grand

nombre de produits résineux, mais la plupart, à l'état où ils découlent de la plante, sont mélangés d'huile essentielle. La Sandaraque et les Dammars sont les seuls produits naturels, qu'on puisse ranger dans les résines pures. La Poix de Bourgogne, telle qu'elle découle des Sapins; le Galipot ou Barras des Pins, quoique très-pauvres en essence, n'en sont pas moins de vraies Térébenthines, qu'on ne peut séparer de ces produits oléo-résineux. Les autres résines sont obtenues artificiellement dans le traitement des diverses térébenthines. Nous rapprocherons des résines naturelles le Succin, qu'on a attribué à une espèce éteinte de Pin.

13. SANDARAQUE.

Sandaraca. Resina Sandaraca.

La **Sandaraque** est le produit d'une Cupressinée, le *Callitris quadrivalvis* Ventenat (*Thuya articulata* Desf.), qui croît sur l'Atlas, dans l'Algérie et la région du nord-ouest de l'Afrique. Le produit découle, soit naturellement, soit par des incisions. Il se durcit rapidement sur la plante, et nous arrive principalement du Maroc, par la voie de Mogador.

La Sandaraque vient d'ordinaire en larmes, débarrassées de toute impureté. C'est la **Sandaraque choisie** (*Sandaraca electa*). Les larmes sont généralement allongées, cylindroïdes, pouvant atteindre 3 centimètres de long sur un demi-centimètre d'épaisseur. Rarement elles sont pyriformes. Le plus souvent isolées, elles sont parfois réunies quelques-unes ensemble et forment alors une masse aplatie. Elles sont recouvertes à la surface d'une fine poussière blanchâtre. La substance en elle-même est d'un jaune plus ou moins pâle, à cassure vitreuse, transparente. Elle est fragile. La densité des larmes les plus pures est de 1,066. A la température ordinaire, elles restent dures, se ramollissent seulement au-dessus de 100°, et se fondent en se boursouflant vers 145°

La Sandaraque est complétement soluble dans l'alcool ; seulement en partie dans l'éther et la benzine. — Elle ne se ramollit pas sous la dent, mais se réduit en une poudre fine ; elle a une saveur aromatique légèrement amère. A la température ordinaire, elle a une odeur aromatique et térébinthacée, qui se prononce davantage quand on chauffe la substance.

L'action des divers dissolvants et des réactifs sur la teinture alcoolique a permis de distinguer dans la Sandaraque trois résines différentes. Quand la Sandaraque est encore récente, elle contient peut-être une petite quantité d'huile essentielle, mais cette essence a complétement disparu dans la Sandaraque de nos droguiers.

La **Sandaraque commune** (*Sandaraca in sortis seu naturalis*) est une sorte inférieure, contenant des larmes de couleur foncée, moins transparentes, et beaucoup d'impuretés.

Nous avons déjà dit (page 192) les différences qui permettent de distinguer la Sandaraque du mastic. Nous n'y reviendrons pas.

14. COLOPHANE.

Colophone. — *Colophonium.*

On désigne sous ce nom un produit secondaire du traitement des térébenthines du commerce. Lorsqu'on a distillé ces térébenthines et qu'on en a retiré toute l'huile essentielle, on coule les résidus au moyen d'une tubulure adaptée au bas de l'alambic ; on les fait arriver sur des filtres à mailles métalliques, d'une extrême finesse, et on laisse durcir les produits, passés à travers ces filtres. On obtient ainsi la **Colophane** et les **Brais.**

La Colophane est le produit le plus pur, celui qui a le moins de couleur et le plus de transparence. Les Brais sont les produits foncés en couleur et plus ou moins opaques.

La Colophane peut être obtenue de diverses sortes de térébenthines. Celle qu'on trouve le plus souvent en Europe est le produit des térébenthines de Bordeaux, qui découlent du

Pinus Pinaster Solander (*Pinus maritima* Lam.). Elle est en masses solides, cassantes, friables et donne une poudre d'un blanc jaunâtre. Sa couleur varie suivant les procédés que l'on a employés pour la distillation. Distillée à la vapeur, la térébenthine laisse une colophane d'un jaune pâle : mais, distillée à feu nu, elle donne un produit beaucoup plus brun et plus foncé. Les lames minces sont toujours transparentes.

Exposée à la chaleur, la colophane se ramollit vers 80° ; à 100° elle fond et donne un liquide d'un jaune clair ; elle peut rester ainsi fondue sans perdre sensiblement de poids jusqu'à 150° ; elle prend seulement une teinte plus foncée.

La Colophane a une odeur résineuse et une saveur peu marquée. Elle est entièrement soluble dans l'alcool, dans l'éther, dans les huiles grasses et volatiles. Elle est insoluble dans l'eau, mais, quand on la met dans l'alcool étendu, elle prend 3 ou 4 pour 100 d'eau et on remarque qu'il s'est formé dans sa masse une foule de cristaux d'acide abiétique.

De cette expérience, Maly a cru pouvoir conclure que la Colophane est principalement composée d'un anhydride de l'acide abiétique ; les acides *pimarique*, *pinique* et *sylvique*, qu'on a indiqués dans la colophane, ne seraient, dans cette opinion, que des états de l'acide abiétique.

La **Colophane d'Amérique**, qui vient en assez grande abondance dans notre commerce européen et fait concurrence aux produits de Bordeaux, est fournie par les térébenthines des États-Unis. Elle est très-belle et bien transparente ; la couleur est d'un jaune un peu verdâtre. Elle se pulvérise entre les doigts en donnant une odeur aromatique.

13. **RÉSINE JAUNE.**

Poix résine. *Pix flava.*

Nous avons dit que les résidus de couleur foncée et de transparence très-incomplète, portent le nom de **Brais**. On se sert de ce produit pour fabriquer ce qu'on nomme la **Résine jaune** ou la **Poix résine**.

Pour cela on met le brai dans de l'eau bouillante, et on bat ensemble le mélange dans une grande auge, pendant environ vingt minutes. A ce moment le brai, qui était coloré, prend une teinte jaune; on coule la résine dans des moules et on la laisse sécher. Le Brai a ainsi absorbé 10 à 12 pour 100 d'eau. Il est devenu complétement opaque, friable; son odeur térébinthacée est assez marquée. Cette Résine jaune est surtout préparée avec les produits des Pins de Bordeaux.

16. POIX NOIRE.

Resina Pini empyreumatica solida. Pix solida. Pix atra. Pix navalis.

La **Poix noire** est aussi un produit très-complexe du traitement des térébenthines. On l'obtient en brûlant les filtres de paille, qui servent à passer et à purifier la térébenthine. Ces filtres ont retenu une grande quantité de produits résineux. On les place dans un four en maçonnerie sans courant d'air. On y met le feu par en haut; et on obtient ainsi un liquide épais, noirâtre, qui contient de la colophane, colorée par du noir de fumée, du goudron, un peu d'essence de térébenthine, et une huile pyrogénée qu'on nomme *huile de poix* ou *pisselœon*. Ce corps est passé à l'alambic, pour en obtenir la petite quantité d'essence qu'il contient encore. Le résidu est ce qu'on nomme **Poix noire**.

Cette poix est en masses amorphes, d'une couleur noire ou d'un brun noir. Elle est cassante à une température peu élevée; sa cassure est d'un noir lisse; elle se ramollit à 37°, et fond complétement dans l'eau bouillante. Elle brûle avec une flamme très-éclairante, fuligineuse.

Son odeur est empyreumatique et en même temps térébinthacée et aromatique.

La poix qu'on obtient au moyen de la distillation de la

houille, et qu'on appelle **Poix de houille**, est loin d'avoir les
mêmes propriétés que la Poix noire, extraite directementdes
produits térébinthacés, et il faut la rejeter. Elle n'a pas l'odeur
aromatique de la véritable Poix noire. En lames minces, elle a
par transparence une teinte verdâtre et non la couleur brun
rouge de la Poix; enfin, bouillie dans l'eau, elle ne donne pas
au liquide d'acidité marquée.

17. DAMMAR.

Dammara. Resina Dammaræ.

On a donné le nom de **Dammar** à un certain nombre de produits résineux qui découlent d'arbres de la famille des Conifères, du genre *Dammara*, ou du *Shorea robusta*, de la famille
des Diptérocarpées. Les plus répandus sont ceux qui proviennent des *Dammara;* ce sont ceux sur lesquels nous insisterons
particulièrement.

Les *Dammara* sont des plantes qui croissent dans les îles de
l'archipel Indien, dans l'Australie, la Nouvelle-Zélande. On distingue deux sortes bien distinctes de Dammars de ce groupe,
donnés par des espèces différentes dans des localités distinctes.

A. La première sorte provient du *Dammara orientalis* Lamb.,
qui est le *Dammara alba* de Rumphius. La plante croît sur les
montagnes des Moluques, et donne une abondance considérable de résine, qui découle, à travers l'écorce, sur les grosses
branches de l'arbre, en stalactites volumineuses, d'abord vitreuses et incolores, mais prenant peu à peu une teinte jaune
dorée. C'est le **Dammar des Indes orientales**.

Il arrive dans le commerce en morceaux irréguliers, souvent
de grosses dimensions, de couleur claire ou jaunâtre, transparents, à cassure conchoïde et vitreuse. La substance se fend
facilement et est très-friable. Elle se ramollit vers 100° et se

fond ensuite. Sa densité est représentée par les nombres 1,042 à 1,23. Sa poudre est blanche.

Le Dammar a une odeur à peine marquée et une saveur résineuse. Il est incomplétement soluble dans l'alcool froid, et dans l'éther. Il se dissout dans l'alcool bouillant, dans les huiles grasses et volatiles.

Le **Dammar** des *Dammara orientalis* Lamb. contient, d'après Dulk (1), deux substances particulières qu'il a nommées *Dammaryle* et acide *Dammarylique*, et qui se trouvent à l'état anhydre et à l'état hydraté dans le Dammar. La substance acide hydratée est obtenue en traitant à froid la résine par l'alcool faible ; l'acide anhydre en reprenant les résidus par l'alcool absolu. Les parties restées insolubles donnent à l'éther la Dammaryle, et à la térébenthine la Dammaryle hydratée. Ce dernier corps est un carbure d'hydrogène $C^{45}H^{36}$; l'acide contient de l'oxygène et a pour formule $C^{45}A^{37}O^{4}$.

2° La seconde sorte de Dammar, produit par les *Dammara*, vient de la Nouvelle-Zélande, des *Dammara australis* Don. et porte généralement le nom de **Dammar austral** ou de **Dammar de la Nouvelle-Zélande**. On l'appelle **Kauri** ou **Kouri** dans le pays d'origine, et il garde cette dénomination dans le commerce.

Il arrive en gros morceaux, qui peuvent atteindre parfois 7 à 8 kilogrammes. La couleur est d'un jaune pâle, ou d'un jaune verdâtre, quelquefois à reflets d'opale. La substance est transparente, sauf parfois dans la partie centrale, qui est un peu nébuleuse, et dans une très-mince couche extérieure, qui est formée d'une croûte opaque et d'apparence terreuse. Il se fond facilement. Il se dissout dans l'alcool bouillant et dans l'essence de térébenthine.

Le Dammar austral est composé d'une résine acide cristallisable, soluble dans l'alcool faible, qu'on appelle *acide Damma-*

(1) Dulk. *Journal pract. chem.*, XLV. 16.

rique ($C^{40}H^{30}O^7$) et d'une résine neutre *Dammarane* ($C^{40}A^{30}O^6$) qui est soluble dans l'alcool absolu.

Les *Dammara Moori* L. donne, à la Nouvelle-Calédonie, un produit analogue au Dammar austral.

Il ne faut pas confondre les Dammars précédents avec le Dammar des bazars du Bengale, qui est produit par le *Shorea robusta* Roxb. et qui ne vient guère dans notre commerce européen. Il est complétement transparent, incolore ou jaune plus ou moins foncé. Il n'a ni odeur, ni saveur prononcées. Il est entièrement soluble dans l'éther, la térébenthine et les huiles fixes.

18. SUCCIN.

Ambre jaune. — *Karabe. Succinum. Electrum.*

Le **Succin** est une résine fossile, qu'on rencontre dans les couches terrestres, généralement au voisinage des lignites. On le trouve en abondance, sur les bords de la mer Baltique. Les vagues, en remuant le terrain de la côte, en entraînent des morceaux, qu'on pêche à la marée montante avec des filets. Le reste se trouve en place au milieu des cailloux roulés et de la terre. — On en rencontre également dans diverses localités d'Angleterre, de France, d'Allemagne, de Hollande, de Suède, d'Espagne et d'Italie. — C'est évidemment un produit qui a exsudé autrefois d'arbres maintenant éteints : il contient, en effet, au milieu de sa substance des débris végétaux et des insectes parfaitement intacts. Ces êtres ont depuis longtemps disparu de notre globe ; ils appartiennent donc aux époques géologiques.

M. Göppert, dans ses études sur les Conifères fossiles, a déterminé, d'après les débris trouvés auprès du Succin ou dans le Succin même, la nature de l'arbre qui devait le produire. C'est une espèce éteinte rappelant les *Pinus,* qu'il a nommé *Pinites succinifer.* D'autres plantes du même genre, qu'on a trouvées dans le voisinage, concourraient aussi probablement à sa production.

Le Succin est solide, dur, cassant. Il est tantôt transparent, et alors d'un jaune d'or ; tantôt à peine translucide et même opaque, et alors d'une couleur blanchâtre. Sa cassure est en général conchoïde, plus ou moins brillante. Son poids spécifique varie entre 1,065 et 1,070. Il n'a pas d'odeur et de saveur marquées, au moins à la température ordinaire ; mais il donne aux bocaux qui le renferment une odeur douce et aromatique ; et lorsqu'on le frotte et qu'on le pulvérise, il développe encore ce parfum particulier.

Le frottement lui fait acquérir des propriétés électriques, qui se manifestent d'une manière très-marquée, par l'attraction qu'il exerce sur les corps légers.

Le succin brûle à la bougie en se boursouflant, mais sans couler et tomber en gouttes ; il répand alors une forte odeur aromatique. Il fond à la température de 287° ; puis, à une plus haute température, il se décompose et donne de l'eau, de l'acide succinique et des hydrocarbures.

Il est presque complétement insoluble dans l'eau, dans l'alcool, dans l'éther et dans les huiles grasses et volatiles. Bouilli avec de l'huile de lin, il se ramollit, si bien qu'on peut lui donner par la pression les formes que l'on désire ; il se dissout dans les alcalis en un liquide qui peut se mélanger avec l'eau et l'alcool.

Lorsque le succin arrive à l'état brut et qu'il a été récolté en place, il est le plus souvent recouvert d'une croûte extérieure assez dure. Ce succin, ainsi enveloppé de sa couche extérieure, contient plus d'acide succinique que le succin pêché dans la mer et dont la surface extérieure est tout à fait nette.

L'acide succinique qu'on obtient par la distillation sèche du succin, existe tout formé dans la substance et on peut l'en retirer par l'éther, qui dissout en même temps une huile volatile et deux résines, insolubles dans l'alcool. Il reste un résidu jau-

nâtre, qu'on appelle *Succinine* ou *Bitume du Succin*, et qui donne
à lui seul 88 à 90 pour 100 du poids de la substance.

L'ambre jaune peut être tourné et poli : aussi est-il employé
pour faire des bijoux. On utilise souvent en pharmacie les débris
qui résultent de cette fabrication. Il faut prendre garde dans ce
cas, qu'on n'y mêle point de la Colophane ou du Copal. — Nous
avons déjà dit précédemment les principales différences qui
existent entre les Copal et le Succin ; nous ajouterons seulement ici qu'une solution de potasse donne au Copal une odeur
particulière de Baume de Copahu, qui permet de le reconnaître
facilement. — Quant à la Colophane, elle se reconnaît par sa
moindre dureté, et surtout par sa solubilité dans l'alcool.

19. PALMIERS.

SANG-DRAGON.

Sanguis Draconis. Resina Draconis.

On donne le nom de **Sang-Dragon** à une matière résineuse,
de couleur rouge-brun, souvent foncée, mais donnant toujours une poudre rouge, sans saveur bien marquée, sans odeur,
insoluble dans l'eau, complétement soluble dans l'alcool,
quand elle est pure. Le Sang-Dragon, qui vient dans nos pharmacies, est donné par des plantes du genre *Calamus*, et particulièrement par le *Calamus Draco* Willd (*Dæmonorops Draco*
Blume), qui vient dans l'Indo-Chine et dans les îles Moluques.

Cette espèce a, comme les autres Calamus et les Sagoutiers,
des fruits à péricarpe dur et résistant, formé comme d'écailles
imbriquées les unes sur les autres et soudées ensemble. A la
surface de ces fruits, se fait une sorte d'exudation résineuse,
d'une couleur rouge caractéristique. Cette même substance se
trouve à l'intérieur du fruit. C'est cette résine qu'on recherche
et qui fournit le Sang-Dragon du commerce.

On peut l'obtenir de diverses façons. On commence tout
d'abord par secouer les fruits dans un sac de toile. La résine

se détache des fruits par le frottement des uns contre les autres, et passe à travers les parois du sac. On la fait fondre et on lui donne les formes principales suivantes :

1° **Sang-Dragon en olives** ou **Sang-Dragon en globules.** *Sanguis Draconis in granis.* — Il est en boules arrondies, qui varient de la grosseur d'un pois à celle d'une noisette, mais qui ont le plus souvent de 18 à 20 millimètres de diamètre. Ces boules sont enveloppées d'une feuille de palmier, du genre *Licuala*, qui en réunit un certain nombre à la suite des uns des autres. Ces boules ont une couleur d'un brun foncé; elles sont recouvertes à la surface d'une poudre rouge, et laissent sur le papier ou sur la porcelaine une trace de même couleur.

2° **Sang-Dragon en baguettes.** *Sanguis Draconis in baculis.* — Cette sorte est en bâtons de 30 à 50 centimètres de long, sur une épaisseur de 1 centimètre à 1 centimètre et demi. Les baguettes sont enveloppées d'une feuille de *Licuala*, retenue par une mince lanière de tige de Rotang.

Ces deux sortes, qui sont les meilleures, doivent être seules employées dans les pharmacies, à l'exclusion des sortes suivantes, qui ont été différemment obtenues :

3° **Sang Dragon en masses** (*Sanguis Draconis in massis*). — Ce sont des masses irrégulières, extrêmement impures, ou du moins contenant une grande quantité de débris de fruits. La résine, qui y est mêlée, a une belle couleur rouge.

Cette sorte a été probablement obtenue de la façon suivante : On a broyé les fruits, on les a fait bouillir dans l'eau et l'on a réuni en une seule masse les morceaux de ces fruits, et la résine qui s'est précipitée au fond du liquide.

Quant au Sang-Dragon, qu'on a obtenu en recueillant la matière qui vient surnager à la surface de l'eau dans l'opération précédente, il ne contient que très-peu de résine, et, malgré son bel aspect, malgré l'absence de débris de fruits, il est inférieur même au Sang-Dragon en masse :

4° C'est le **Sang-Dragon en galettes** (*Sanguis Draconis in* *placentis*) qui est d'ordinaire en pains orbiculaires, aplatis, de 8 à 11 centimètres de diamètre, remarquables par la demi-transparence de leur substance.

Le Sang-Dragon présente une composition variable, suivant les sortes. Dans le Sang-Dragon en globules, Herberger a trouvé :

Résine acide, amorphe, rouge..........	90,7
Matière grasse......................	2
Oxalate de chaux..	1,6
Phosphate de chaux.................	3,7
Acide benzoïque (?).................	3

On a parfois falsifié le Sang-Dragon avec diverses matières résineuses. Ainsi, on a apporté dans le commerce des boules de résine commune, de colophane, colorées avec de la brique pilée ou de l'ocre rouge. Cette altération est si grossière, qu'on la reconnaît très-facilement. L'odeur résineuse du mélange, la nuance pâle de la substance écrasée, sont des signes qui ne peuvent tromper.

D'autres arbres que les *Calamus* peuvent donner une substance analogue au Sang-Dragon, mais on ne les reçoit plus dans le commerce, et elles n'ont qu'un intérêt de curiosité. Nous en dirons cependant quelques mots.

La première est le Sang-Dragon du *Pterocarpus Draco* L., qu'on désigne sous le nom de **Sang-Dragon d'Amérique, Sang-Dragon des Indes occidentales** (*Sanguis Draconis de Carthagena*). Le *Pterocarpus Draco* L. croît aux Antilles, et y donne une matière résineuse, qui, telle qu'elle se trouve dans le droguier de l'École de pharmacie de Paris, présente les caractères suivants :

Morceaux irréguliers, anguleux ou arrondis, de la grosseur d'un pois, d'un brun-rouge à la surface, à cassure brillante, vitreuse, montrant sur un fond brun des points d'un rouge-carmin, faiblement translucide dans les lames minces. Sous la dent, les lames se réduisent d'abord en une poussière, qui se réunit ensuite en une masse ductile. La saveur est d'abord douce et parfumée ; elle laisse un arrière-goût légèrement âcre. L'odeur est nulle à la température ordinaire. Exposée à la flamme d'une bougie, la substance s'enflamme et coule en répandant une odeur qui rappelle celle de l'encens.

Le Sang-Dragon des Antilles est insoluble dans l'eau, soluble dans l'alcool. Il se distingue de celui des Moluques en ce que sa teinture alcoolique n'est pas précipitée par l'ammoniaque.

Ce Sang-Dragon est quelquefois arrivé en baguettes, entourées de feuilles retenues par des vrilles de Cissus.

Une autre sorte de **Sang-Dragon** est celui que donne le Dragonnier (*Dracœna Draco* L.), arbre gigantesque des îles Canaries. Cette sorte qu'on a désignée sous le nom de *Sanguis Draconis Canariensis* est une véritable rareté, qu'on ne peut même plus se procurer aux îles Canaries. D'après les auteurs, qui la décrivent, elles est en masses informes, mattes, terreuses, opaques, d'un brun-rouge, à poussière d'un rouge-cinabre.

D'autres arbres encore donnent des résines analogues au Sang-Dragon ; ce sont par exemple, le *Croton Draco* Schlecht., dans le Mexique ; le *Croton hib.scifolius* Kunth, dans la Nouvelle-Grenade ; le *Dalbergia monetaria* L., dans la Guyane ; les *Pterocarpus santalinus* L., et *Pterocarpus indicus* Willd., dans les Indes orientales. Mais ces produits ne viennent pas dans le commerce.

CHAPITRE V

OLEO-RÉSINES ET BAUMES.

(OLEORESINÆ. TEREBENTHINÆ. BALSAMA)

Les *Oléo-Résines* sont des mélanges de résine et d'huile essentielle en proportions, qui peuvent être très-variables suivant la substance que l'on considère, et aussi suivant le moment où on l'étudie. Lorsque ces produits viennent de découler de l'arbre, ils sont, en général, assez riches en essence, et c'est même en grande partie, grâce à ce principe, qu'ils peuvent arriver facilement à la surface et se répandre à l'air extérieur. Mais à mesure que ces oléo-résines sont exposées à l'air libre, elles subissent une double action, qui tend à réduire la proportion de leur huile essentielle. La volatilité de ce principe tend d'une part à en faire disparaître une partie ; d'autre part, sous l'action oxygénante de l'air, il se *résinifie*, c'est-à-dire qu'il passe à l'état de résine, et augmente d'autant la proportion de ce principe solide. Cet effet est très-sensible chez la plupart des térébenthines, qui, mises dans un vase, à l'état liquide, forment bientôt à la surface supérieure, exposée à l'air, une couche compacte, qui peut, au bout d'un certain temps, acquérir une solidité considérable.

Les huiles essentielles et les résines étant généralement solubles dans l'alcool, il en résulte que les oléo-résines se dissolvent dans ce véhicule : elles sont aussi d'ordinaire solubles dans l'éther, et insolubles dans l'eau. Exposées à la flamme, elles brûlent avec plus de facilité encore que les résines pures.

Le nom d'oléo-résines que nous donnons à ces produits est relativement récent. Autrefois on les désignait soit sous le

nom de **Térébenthines**, soit sous le nom de **Baumes**, et beaucoup de produits gardent dans les pharmacies cette dernière
désignation, qui de nos jours a pris une signification plus
étroite et plus arrêtée. On l'applique en effet aux produits qui
contiennent, en même temps que de la résine et de l'essence,
une certaine proportion d'acide benzoïque ou cinnamique.

Nous avons fait déjà observer, à propos des résines, combien ces
deux groupes de produits sont voisins l'un de l'autre et se relient
par des intermédiaires, qui rendent bien difficile leur séparation.
Nous trouverons, en effet, dans ce chapitre des corps qui ont
peut-être une moindre proportion d'essence que certains produits que nous avons déjà indiqués dans le groupe des résines
proprement dites. Les Galipots, la Poix de Bourgogne, par
exemple, sont des intermédiaires entre les produits résineux
des pins et les térébenthines de ce groupe, et si nous les plaçons
à côté de ces dernières, c'est moins à cause de leur composition que d'un ensemble de caractères qui nous paraît rendre
difficile leur séparation. Nous avons, de même, placé dans ce
chapitre les Elemis, les Tacamaques, que beaucoup d'auteurs
ont décrit comme des résines (1).

Les plantes qui donnent les oléo-résines peuvent appartenir
à des familles assez diverses. On peut cependant désigner
quelques groupes, qui donnent plus particulièrement ces produits. En tête, les Conifères et les Térébinthacées, dont les
sucs oléo-résineux ont plus particulièrement porté le nom
de Térébenthines. Puis les Légumineuses et particulièrement les genres *Copaifera* et *Myroxylon*, qui donnent soit
des oléo-résines, soit de véritables Baumes ; ensuite les Balsamifluées et particulièrement le genre *Liquidambar ;* enfin les Gut-

---

(1) Pour toutes ces raisons, nous engageons à chercher dans le chapitre des
Résines, les substances que les auteurs ont décrites parfois comme oléo-résines et qui ne seraient pas comprises dans le chapitre actuel. Par contre, on
devra chercher ici certaines substances regardées souvent comme des Résines pures.

tifères, qui donnent quelques Tacamaques. On voit que ce sont à peu près les mêmes familles que celles que nous avons indiquées à propos des Résines.

Les substances typiques de cette division sont des produits naturels, qui découlent spontanément ou à la suite d'incisions, des arbres qui les produisent. Il est cependant quelques produits secondaires, qui résultent du traitement qu'ont subi les matières premières, et qui doivent trouver place ici : ce sont, par exemple, les Goudrons, les Poix liquides, l'Huile de Cade, toutes substances assez complexes, qui résultent d'opérations particulières, que nous aurons à indiquer. Mais ce sont là des exceptions dans le groupe ; les vraies oléo-résines ne sont point des produits de l'art.

Ces oléo-résines se forment dans les organes divers des végétaux ; mais ce sont les tiges des arbres ou les grosses branches, qu'on exploite presque toujours, parce que c'est là que l'oléo-résine se trouve en grande abondance. Les incisions qu'on fait d'ordinaire pour faciliter l'issue du liquide, sont naturellement plus ou moins profondes suivant les parties du tronc qui fournissent le produit. Tantôt on se contente d'entailler ou de traiter par des procédés divers les couches extérieures, comme dans certains Sapins, ou encore dans le *Myroxylon peruiferum* Mutis, qui donne le Baume noir du Pérou ; tantôt on pénètre profondément dans le bois, et on se sert d'une tarière pour donner issue au suc, qui se forme dans les couches centrales du tronc.

Les éléments anatomiques, qui renferment l'oléo-résine, sont, dans la plupart des cas, des canaux sécréteurs, analogues à ceux que nous avons indiqués dans l'étude des Gommes résines.

Le développement de ces lacunes intercellulaires est plus ou moins complet suivant l'état des tissus dont elles font partie. Prenons, par exemple, une jeune branche de *Pinus sylvestris* L. (*fig.* 303). Dans le bois de cette branche, qui n'a pas pris un grand accroissement transversal, on trouve des canaux résinifères, qui ne sont pas parvenus à leur développement complet.

Ainsi on voit D les tissus ligneux *h* entourer un groupe de
cellules, qui ressemblent tout à fait à celles que nous avons

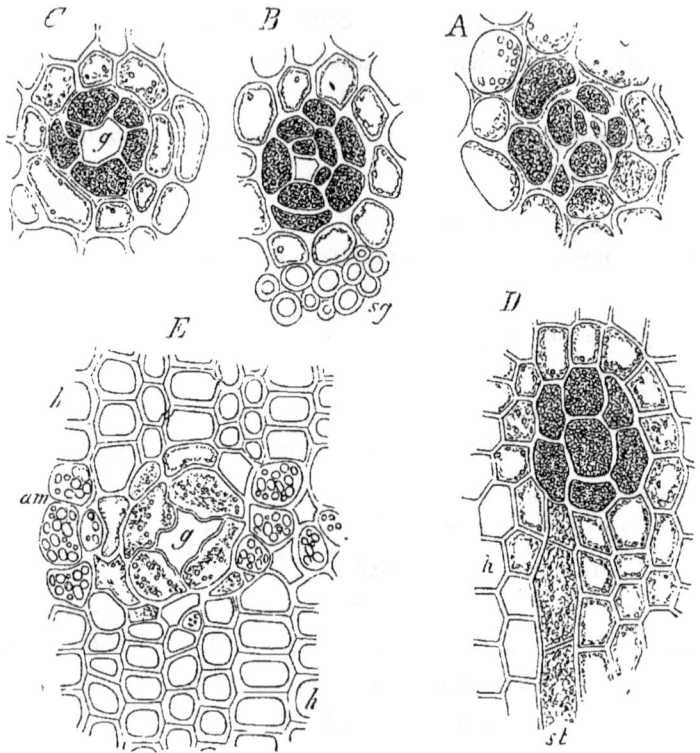

Fig. 303.

vues s'écarter pour border le canal sécréteur; mais ici, ces cellules sont restées en place et n'ont pas donné lieu à la lacune
intercellulaire.

Fig. 303. — Section transversale de canaux résineux (*g*) pris à la base d'un rameau
de l'année de *Pinus sylvestris*. A, B, C, canaux situés au pourtour de la moelle (*sg*,
vaisseaux spiralés d'un faisceau fibro-vasculaire); en A, le groupe n'est pas arrivé jusqu'à former un vrai canal, cependant les cellules résinifères destinées à cet organe sont en
place avec leurs membranes ramollies; D, cellules ligneuses (*h*) entourant un groupe de
cellules résinifères qui n'ont pas formé de canal entre elles; (*st*) un rayon médullaire; E,
portion du bois renfermant un canal résineux (*g*); à côté de ce canal sont des cellules ligneuses amylifères (*am*), qui forment dans le bois une zone circulaire comprenant tous les
canaux d'un même cercle.

On voit un fait pareil dans la fig. A, qui représente des canaux placés autour de la moelle, et que les couches ligneuses ont empêché de se développer latéralement. Dans les figures B, C, E on voit, au contraire, l'intervalle des cellules, qui se prononce de manière à former un véritable canal sécréteur *g*, qui peut même parfois s'élargir considérablement, ainsi que le montre la figure 304 en *h*.

Les canaux sécréteurs peuvent être répartis seulement dans l'écorce, ou à la fois

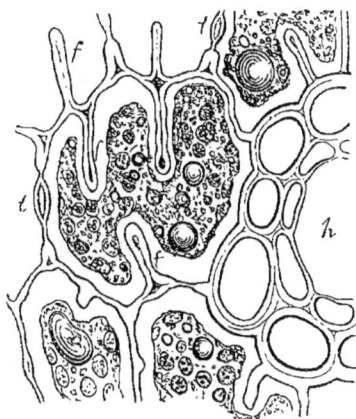

Fig. 304.

dans l'écorce et le bois. Nous verrons les cas particuliers qui peuvent se présenter en étudiant chacune des substances. — Ce sont les familles des Conifères, des Térébinthacées, des Guttifères, qui présentent dans leur plus grand développement ce système de canaux sécréteurs. — Dans d'autres groupes, dans les Balsamifluées, par exemple, on ne voit pas d'élément anatomique semblable, et l'oléo-résine paraît se former dans des utricules, ou être une véritable transformation de cellules.

L'aire géographique des végétaux, qui fournissent les oléorésines, est plus étendue que celle des gommes résines ou des résines pures, exsudant naturellement. Les Conifères s'étendent depuis les régions froides de l'hémisphère boréal jusque dans les régions chaudes et donnent des produits dans toutes ces zones. Dans l'Ancien Monde, on les voit fournir : les Goudrons, les Poix résines, et aussi des Térébenthines dans les pays

Fig. 304. — Portion d'une coupe transversale de la feuille du *Pinus Pinaster*. — *h*, moitié d'un canal résineux ; à gauche, cellules parenchymateuses contenant de la chlorophylle et munies de replis membraneux *f* ; *t*, ponctuation. Le contenu des cellules, contracté par la glycérine, renferme des gouttes d'huile.

scandinaves, en Norvége et en Suède ; puis, dans les régions tempérées de l'Europe, les nombreuses térébenthines d'Alsace, de Suisse, de Bordeaux, de Venise. Dans les parties chaudes, les Térébinthacées et les Styracifluées viennent se joindre aux Conifères, et fournir différentes sortes d'Oléo-résines et de Baumes : la Térébenthine de Chio, le Baume de la Mecque, les Baumes du Liquidambar oriental. Dans le Nouveau-Monde, même distribution des produits : depuis le Canada jusque dans les pays chauds, ce sont presque exclusivement des Conifères, qui donnent des Térébenthines comparables à celles d'Europe ; puis, dans les régions chaudes, des Térébinthacées, donnant des Elémis et des Tacamaques ; des Balsamifluées fournissant les Baumes du *Liquidambar Styraciflua* L. ; des Légumineuses, qui, par les produits des *Myroxylon* et des *Copaïfera*, viennent ajouter un élément important au groupe qui nous occupe. Enfin, les Guttifères donnent à la fois dans l'Ancien et le Nouveau-Monde, des Tacamaques, provenant des *Calophyllum*, et étendent l'aire géographique des Oléo-résines jusque dans l'hémisphère boréal par le *Calophyllum Tacahamaca* Willd., qui croît à Madagascar et dans l'île de la Réunion.

Il serait naturel de diviser les produits qui nous occupent en Baumes et en Oléo-résines, sans acide benzoïque ou cinnamique. Mais les caractères, qui frappent le plus les yeux, peuvent être tirés de la consistance plus ou moins grande des substances, dont les unes sont tout à fait liquides, d'autres molles, d'autres enfin tout à fait solides, au point de ne pas prendre la forme des vases qui les contiennent. — Si, à ces signes de détermination, nous ajoutons les caractères de couleur et d'odeur, qui sont ici assez nettement marqués dans la plupart des substances, nous arriverons à former le tableau suivant, qui nous permettra de distinguer entre elles les Oléo-résines.

I. Produits liquides, formant tout au
   plus une croûte à la surface.
   A. Liquide de couleur blonde ou

brune, transparente au moins en couches minces.

Odeur marquée de térébenthine....................	11-14. **Térébenthines.**
Odeur forte et balsamique....	10. **Liquidambar liquide.**
Odeur désagréable. Liquide oléagineux................	6. **Baume de Copahu.**

B. Produits de couleur grise ou noirâtre — plus ou moins opaques.

Liquide sirupeux, d'odeur aromatique forte..............	3. **Baume de la Mecque.**
Liquide d'un brun noirâtre, rougeâtre par transparence; odeur balsamique..........	8. **Baume noir du Pérou.**
Liquides plus ou moins épais, de couleur noirâtre, d'odeur empyreumatique...........	16-17. **Produits secondaires des Conifères.**
Liquide épais, grisâtre ou noirâtre, à odeur forte de vanille.	9. **Styrax liquide.**

II. Produits mous, coulant lentement, prenant la forme des vases qui les renferment.

Masses de couleur grisâtre ou d'un gris verdâtre, d'odeur faible, aromatique.........	2. **Térébenthine de Chio.**
Masses de couleur blanchâtre ou jaunâtre, à odeur de térébenthine................	15-16. **Résines molles de Conifères.**
Masses blanchâtres, à forte odeur de Styrax................	10. **Liquidambar mou.**
Masses de couleur rougeâtre, à odeur balsamique..........	7. **Baume de Tolu.**
Masses d'un vert jaunâtre ou noirâtre — odeur aromatique rappelant plus ou moins celle de Mélilot................	1. **Baume vert.**

III. Produits plus ou moins solides, ne prenant pas d'ordinaire la forme des vases qui les contiennent.

Masses plus ou moins molles, d'un jaune un peu verdâtre, mêlées de débris bruns végétaux; forte odeur de fenouil ou de macis..............	4. **Élémis.**

Masses en bâtons semi-cylindriques, ou en morceaux d'un
jaune plus ou moins pâle —
se couvrant souvent d'une
efflorescence terreuse —
odeur développée aromati-
que et un peu térébintha-
cée................................... 5. **Tacamaques.**

GUTTIFÈRES.

La famille des Guttifères donne un grand nombre de produits résineux. Nous avons déjà étudié la Gomme-gutte, dans
laquelle la résine se trouve associée à une proportion de
gomme, et nous avons vu que plusieurs plantes voisines des
Garcinia Morella Desr., pouvaient donner un produit analogue.
D'autres genres produisent des résines ou des oléo-résines : ce
sont les *Symphonia* (*Moronobœa*), de la Guyane et des Antilles, et
surtout les *Calophyllum* de l'Ancien et du NouveauMonde.

Le *Symphonia globulifera* L. fil. (*Moronobœa coccinea* Aub.,
pro parte), est une plante qui croît dans les régions basses, ma-
récageuses et maritimes de la Guyane, du nord du Brésil et de
quelques îles des Antilles. C'est cette espèce qui donne dans la
Guyane la résine qu'on a désignée sous le nom de **Résine de
Mani** et qui sert dans le pays à calfater les bateaux et à faire
des torches. Cette résine est un suc jaune, au moment où il
découle des branches de l'arbre. Il s'épaissit et se fonce à l'air,
et prend dans sa masse une couleur d'un vert noirâtre, qui l'a
fait vendre quelquefois comme résine caragne. Cette teinte,
jaunâtre ou verdâtre, est assez commune dans les produits des
Guttifères et nous allons la retrouver dans ceux qui nous intéressent particulièrement, les Oléo-résines des *Calophyllum*.

On devrait aussi, d'après le docteur Bancroft, rapporter au
Symphonia globulifera la production de la substance, qu'on a
nommée **Résine de cochon**, *Hog-gum* des Anglais, et qui au-

rait été à tort attribuée à l'*Hedwigia balsamifera* Swartz (1). Ce
suc, qui reste liquide, lorsqu'il n'a pas été exposé à l'air, est
épais, d'un rouge foncé, d'une saveur âcre et amère, d'une
odeur forte, qui rappelle celle du Copahu. Il donne, d'après
Bonastre :

Huile volatile..............................	12.00
Résine soluble dans l'alcool froid...............	74.00
Résine insoluble dans l'alcool.................	5.00
Extrait très-amer...........................	2.80
Matière organique combinée à la chaux........	0.80
Sels à base de potasse et de magnésie..........	0.40
Perte......................................	5.00
	100.00

Une autre résine, qui a de l'intérêt, est celle du *Mammea
americana* L., *Resina de Mammi*. Mais le genre le plus important,
au point de vue des produits oléo-résineux, est certainement
celui des *Calophyllum*. Ces arbres s'étendent dans l'Amérique
tropicale, depuis les Antilles jusqu'au Brésil, et, dans l'ancien
continent, particulièrement dans l'océan Indien, depuis Madagascar et les îles Bourbon jusque dans les Indes orientales,
Java, etc. Leurs belles feuilles, coriaces, marquées de nervures
secondaires, parallèles, très-nombreuses et très-rapprochées
les unes des autres, se trouvent souvent mêlées aux produits
qu'ils fournissent et les font assez facilement reconnaître.

Quant aux produits, la plupart des auteurs les ont décrits
sous le nom de **Tacamaques**, en les réunissant, sous cette dénomination, aux produits des *Icica* et genres voisins de Térébinthacées, auxquels nous conservons spécialement ce nom. —
Nous leur appliquerons ici le nom spécial de **Baume vert** ou
de **Baume Marie**, qu'on leur a donné dans le commerce, tant
dans la région américaine que dans l'île Bourbon. La qualifi-

(1) Bancroft, in HOOKER, *Journal of Botany*, IV, pag. 136 et suiv. et Planchon et Triana, *Mémoire sur la Famille des Guttifères*, p. 134. (Extrait
des *Annales des Sciences naturelles*. Botanique, 5ᵉ série, tomes XIV, XV et
XVI.)

cation de **Baume vert** est assez caractéristique : c'est là, en effet, la couleur la plus générale de ces produits, surtout dans les portions encore liquides, qui suintent le plus souvent des écorces ou coulent des résines que nous avons dans nos droguiers. La partie déjà solidifiée garde cette couleur verte, mais elle est devenue foncée et tourne presque au noir. L'odeur de toutes ces Tacamaques est forte, agréable, et rappelle soit les racines d'Ombellifères, soit le Mélilot.

1. BAUME VERT.

Baume Marie. Tacamaque des auteurs. — *Balsamum Mariæ. Tacamahaca.*

On a désigné sous ce nom deux substances qui viennent l'une de Bourbon, l'autre des Antilles et des côtes septentrionales de l'Amérique du Sud, depuis la Nouvelle-Grenade jusqu'à la Guyane et au Brésil. Les espèces de *Calophyllum* qui les fournissent sont :

1° Le *Calophyllum Calaba* Jacquin, qui croît dans les Antilles, où il porte le nom de Calaba ou de Galba.

2° Le *Calophyllum Mariæ* Planchon et Triana, qui rappelle le *Calophyllum Calaba* Jacq., dont il diffère par ses nervures secondaires beaucoup plus nombreuses et plus fines. Il vient sur le continent américain, à la Nouvelle-Grenade.

3° Le *Calophyllum Tacahamaca* Willd., qui croît spontanément dans l'île de France et l'île Bourbon.

4° Enfin le *Calophyllum inophyllum* L., qui a une extension considérable et croît sur les rivages maritimes de la région indo-océanique, depuis les Indes orientales jusqu'à la Nouvelle-Calédonie, d'une part, jusqu'à Madagascar de l'autre. Il porte dans cette dernière localité le nom de *Fooraha* ou de *Foura*.

De ces quatre espèces, les deux premières donnent le Baume vert d'Amérique ; la troisième, le Baume vert de Bourbon ; la quatrième, une Tacamaque un peu différente par sa couleur, qu'on a décrite sous le nom de *Tacahamaca orientalis.*

1° **Baume vert de Bourbon.**— Baume Marie de Bourbon.— Résine Tacamaque de Bourbon. — *Tacahamaca Bourbonensis.*

La Tacamaque de Bourbon se montre sous divers aspects. La plupart des échantillons de l'École de pharmacie ont été coulés dans des bocaux en verre, dont ils ont pris la forme. La masse, vue dans son ensemble, est d'un vert noirâtre, mais les couches minces sont d'un vert jaunâtre ou rougeâtre par transparence. La surface supérieure de la masse, exposée à l'air est assez brillante, au-dessous d'une poussière jaunâtre ou blanc jaunâtre. La masse a une odeur de mélilot.

Dans d'autres échantillons, la masse est d'un vert moins foncé; la poussière est également jaunâtre; la consistance est moins grande; la substance est comme onctueuse; l'odeur de mélilot est très-prononcée.

Enfin, dans certains échantillons, peut-être plus anciens, la masse est tout à fait solide; elle est enveloppée par une feuille de Monocotylédone. La couleur est d'un vert noirâtre à la surface, d'un vert plus clair et quelquefois un peu jaunâtre par transparence. A l'intérieur, la structure est granuleuse, composée de petites larmes agglutinées ensemble, mêlées de débris végétaux. L'odeur est assez marquée; elle rappelle celle du mélilot.

Ce Baume vert de Bourbon, sous quelque forme qu'il se présente, est incomplétement soluble dans l'alcool. Il laisse tantôt un résidu de matière gommeuse, soluble dans l'eau; tantôt une matière grasse, qui vient à la surface du liquide.

2° **Baume vert de l'Amérique.**—Baume vert des Antilles.— Baume Marie des Antilles.

C'est le produit des *Calophyllum Calaba* Jacq. et *Calophyllum Mariæ* Planchon et Triana. Ces Baumes sont employés comme vulnéraires dans les pays d'origine et arrivent quelquefois dans nos droguiers, quoique moins fréquemment que ceux de Bourbon. Dans les collections de l'École de pharmacie, on voit plusieurs écorces de *Calaba*, où sont encore attachées les couches résineuses qui en ont exsudé. C'est une substance d'un vert noirâtre, épaisse, visqueuse, qui a laissé couler sur le verre du bocal qui la contient une partie encore plus molle, d'un vert clair par transparence. Ce produit a une odeur agréable, qui rappelle le mélilot.

D'autres échantillons rappellent plus encore les Baumes verts de Bourbon. Ils sont produits par le *Calophyllum Mariæ*, sur les côtes de la mer des Antilles, dans la Nouvelle-Grenade ou les contrées avoisinantes. Un Baume Marie, noté comme venant du Guatemala, est formé de masses enveloppées de feuilles de Monocotylédones, dont la structure interne est assez grossière et mêlée de nombreux débris végétaux. La masse est d'un noir verdâtre, encore molle et comme gluante; et il s'en est échappé une partie presque liquide, qui par transparence est d'un vert-bouteille. L'odeur est celle du mélilot.

Cet échantillon est intéressant en ce qu'il montre la parenté des Baumes verts de l'Amérique et de ceux de Bourbon. La partie la plus solide est, à la consistance près, comparable aux échantillons secs venus du *Calophyllum Tacahamaca* L.; la partie qui s'est écoulée de la masse a tout à fait l'apparence de celle du *Calophyllum Calaba* des Antilles.

Baume vert des Indes orientales. — *Tacahamaca orientalis.*

Nous trouvons décrit dans les auteurs allemands, sous le nom de Tacamaque des Indes orientales, le produit du *Calophyllum inophyllum* L. Le suc de l'arbre est reçu dans des calebasses, et se montre en morceaux d'un jaune brun, à moitié transparents, mous et gluants, à cassure d'un éclat gras, à odeur de lavande et à saveur amère.

Cette description du *Tacahamaca orientalis* répond assez bien à ce que Guibourt a décrit sous le nom de **Baume Focot** ou **Tacamaque ordinaire**, qui est, d'après lui, en masses jaunes ou

rougeâtres, formées par l'agglomération de petites larmes transparentes, mêlées des débris d'une écorce jaune, très-mince,
à fibres apparentes, très-serrées, droites et parallèles. Cette
résine est amère, inodore en masse, mais donne, lorsqu'on
l'écrase, une odeur assez marquée d'Angélique.

Si l'on ajoute à cette description que Guibourt rapporte cette
résine à un arbre de Madagascar nommé *Fouraha*, que c'est là,
en effet, le nom que porte dans cette contrée le *Calophyllum inophyllum ;* que les écorces du Baume Focot ne sont autre chose
que des morceaux de feuilles de Calophyllum, on sera à peu près
convaincu de l'identité du *Baume Focot* et du *Tacahamaca orientalis* et on connaîtra par cela même l'origine de ce Baume.

Guibourt rapprochait du Baume Focot, une **Tacamaque
angélique**, **Tacamaque en coque**, **Tacamaque sublime**, qui,
par son odeur de racine d'Angélique et aussi un peu de mélilot,
rappelle bien les Tacamaques des *Calophyllum*, et pourrait bien
peut-être être un produit du *C. inophyllum*.

TÉRÉBINTHACÉES.

Les divers groupes naturels, qu'on a réunis sous le nom commun de Térébinthacées, et qui comprennent, entre autres, les
Cassuviées ou Anacardiées et les Burseracées, donnent un grand
nombre de produits dont nous avons déjà étudié plusieurs :
l'Encens et la Myrrhe, dans les gommes résines ; le Mastic et la
Caragne, dans les résines proprement dites. Il nous reste à com-
pléter cette étude par la description des produits oléo-résineux,
qu'on a nommés : **Térébenthine de Chio**, **Baume de la
Mecque**, **Tacamaques** et **Élémis**. De ces produits, les uns sont,
sans contredit, des oléo-résines et ont été rangés par tous les
auteurs dans cette catégorie. D'autres, les Élémis et les Tacamaques ont été souvent placés parmi les résines, et c'est un
exemple de plus de ces corps intermédiaires, qui forment la
transition d'un groupe à l'autre.

L'examen anatomique des Térébinthacées, indique en général, d'une manière bien évidente, où se trouvent les organes sécréteurs de la substance résineuse. Ce sont, dans la plupart des genres, des canaux bordés de cellules particulières, en tout semblables à ceux que nous avons eu l'occasion de décrire, et que nous avons déjà figurés à la page 144. Nous n'y revenons pas ici d'une manière spéciale.

2. TÉRÉBENTHINE DE CHIO.

Terebinthina Cypria. Terebinthina Chia, seu Pistaciæ, seu vera.

La **Térébenthine de Chio** est une exsudation oléo-résineuse, qu'on retire du Térébinthe (*Pistacia Terebinthus* L.). Cet arbre est extrêmement répandu dans toute la région méditerranéenne, où il accompagne d'ordinaire son congénère, le Lentisque. Mais, comme ce dernier, il ne donne pas de produits dans toutes les parties de cette région. C'est uniquement dans les contrées chaudes et particulièrement dans le Levant et dans l'île de Chio, que l'on obtient l'exsudation résineuse. Nous n'en avons pas vu dans le midi de la France, où la plante est si abondante ; ce n'est que dans les galles de Térébenthine qu'on voit souvent se produire de grosses gouttes de résine.

Le Térébinthe rappelle dans sa structure celle du Lentisque ; il contient, comme lui, dans son écorce et particulièrement au voisinage des faisceaux du liber, les canaux résinifères. Le suc s'échappe, pendant l'été, soit naturellement à travers les fissures de l'écorce, soit par des incisions qui entament ces couches. On le reçoit d'ordinaire sur des pierres plates, qu'on place au-dessous de la plante ; on le purifie en le faisant passer à travers de petits paniers exposés à l'ardeur du soleil. On ne récolte d'ordinaire que très-peu de résine, un arbre de taille moyenne n'en donnant guère que 300 à 350 grammes. C'est ce qui explique la rareté de cette térébenthine.

Dans nos pharmacies, elle arrive en consistance assez épaisse.

Elle a une couleur d'un gris verdâtre ou d'un jaune verdâtre ; elle est à peine translucide, et a, le plus souvent, une apparence nébuleuse. Avec le temps, elle s'épaissit, au point de devenir presque solide, et en même temps elle prend de l'opacité.

La Térébenthine de Chio a une odeur peu pononcée lorsqu'elle est à l'air libre, mais qui devient assez marquée lorsqu'elle est concentrée. Cette odeur rappelle alors à la fois celle de la térébenthine et celle de certaines Ombellifères, telles que le fenouil, par exemple. La saveur est douce, parfumée, très-légèrement amère.

L'alcool ne dissout pas complétement la térébenthine de Chio; il laisse au fond du vase une matière glutineuse, résinoïde. L'éther la dissout complétement.

3. BAUME DE LA MECQUE.

Baume de Judée. Baume égyptien. Baume oriental. Baume de Constantinople ou Gilead. — *Balsamum de Mecca. Balsamum Gileadense. Opabalsamum verum.*

Le **Baume de la Mecque** est produit par le *Balsamodendron Gileadensis* Kunth (*Amyris Gileadensis* L.), et par le *Balsamodendron Opobalsamum* K., qui est très-voisin du précédent, et en est peut-être même une simple variété. Cet arbre existe dans l'Arabie Heureuse, du côté de Médine et de la Mecque, où il croît naturellement; de là le nom de Baume de la Mecque, qu'on donne le plus ordinairement au produit. Mais autrefois, du temps de Théophraste et de Dioscoride, c'est en Judée qu'on l'exploitait principalement (Baume de Judée); puis ce fut du XIᵉ au XVIᵉ siècle, aux environs du Caire, qu'on retira surtout le Baume (Baume du Caire, — Baume d'Égypte). En tout cas, ça été toujours un produit rare, et qu'il a été difficile d'avoir à l'état de pureté.

Les *Balsamodendron* ont une structure dont nous avons déjà parlé à propos de la Myrrhe. C'est dans la partie interne de l'écorce que se trouvent les canaux résinifères, bordés de cellules, qui renferment le suc et le laissent échapper au dehors. Ces données histologiques pouvaient être prévues par les renseignements donnés par les auteurs anciens, tant sur l'aspect extérieur que sur la manière d'obtenir le suc. « Le baumier, dit un auteur arabe de la fin du xii° et du commencement du xiii° siècle, a deux écorces : l'une extérieure, qui est rouge et mince ; l'autre interne, qui est verte et épaisse. Quand on mâche celle-ci, elle laisse dans la bouche une saveur onctueuse et une odeur aromatique, etc. (1). » L'écorce extérieure est évidemment formée des couches subéreuses et péridermiques, qui restent inertes ; l'écorce interne, au contraire, indique par sa saveur qu'elle contient le suc oléo-résineux.

Le bois ne contient pas de résine. Pour obtenir le Baume, on faisait, en effet, des incisions qui n'intéressaient que l'écorce. Dans les exploitations du Caire, que décrit l'auteur arabe, on recueillait avec le doigt le suc qui s'écoulait des blessures ainsi faites, et on faisait tomber la larme au fond d'une corne, où le liquide se rassemblait peu à peu. On épuisait ainsi l'arbre de tout le suc qu'il pouvait donner, puis on enfermait le produit dans des bouteilles qu'on mettait en terre jusque dans le milieu de l'été. On exposait alors les bouteilles aux rayons du soleil et on recueillait l'huile qui venait surnager à la surface. En répétant plusieurs fois cette exposition du produit à la chaleur solaire, on récoltait toute l'huile qui pouvait se séparer. C'était là le Baume du Caire.

D'après d'autres auteurs, le Baume était obtenu en faisant bouillir dans l'eau les feuilles et le bois du Baumier et en recueillant l'huile qui venait surnager à la surface. Les premières portions d'huile qu'on obtenait ainsi étaient les plus fines et restaient d'ordinaire dans le pays ; l'huile plus épaisse, qui se produisait ensuite, était surtout destinée au commerce.

Quoi qu'il en soit de ces procédés d'extraction, lorsque le

_____

(1) Abd-Allatif, *Relation de l'Egypte,* traduit par Sylvestre de Sacy. Paris, 1810.

Baume de la Mecque est pur, il présente les caractères suivants :
C'est un liquide sirupeux, d'une couleur gris-fauve, ou d'un
blanc jaunâtre, qui se sépare souvent en deux couches : une supérieure, fluide, mobile et presque transparente ; l'autre inférieure, opaque et épaisse.

L'odeur du Baume est très-forte lorsqu'on la respire en
masse ; à l'air et en petite quantité, elle devient beaucoup plus
douce et suave, d'un parfum tout à fait spécial. La saveur est
aromatique, amère et âcre.

Le poids spécifique du Baume de la Mecque est de 0,95 ; il
est incomplétement soluble dans l'alcool, qui laisse déposer une
substance glutineuse ; il est soluble dans l'éther et donne, lorsqu'on le distille avec de l'eau, une assez grande quantité d'huile
essentielle.

C'est, avons-nous dit, un produit rare et cher : aussi le
falsifie-t-on très-souvent, principalement avec des huiles. Voici
les moyens que Guibourt a proposés pour reconnaître sa
pureté :

Lorsqu'on fait tomber une goutte de Baume de la Mecque
dans l'eau, elle pénètre à travers les couches du liquide, mais
elle remonte bientôt à la surface, en raison de sa faible densité. Si le Baume est pur, la goutte s'étale presque instantané-
ment, elle forme un cercle assez large, mais à contours bien
nets et bien dessinés, qui rend la surface de l'eau nébuleuse et
souvent irisée, à cause du peu d'épaisseur de la couche. Ce
cercle est formé d'une foule de globules, qui sont très-uni-
formément placés à côté l'un de l'autre, et lui donnent un
aspect très-homogène dans toutes ses parties. Si, au contraire, on a ajouté au Baume une petite quantité d'huile, la
couche mince qui se produit à la surface de l'eau est très-peu
homogène ; on y voit des points miroitants et transparents, et
les contours du cercle sont très-imparfaitement limités. —
Lorsqu'on prend avec un poinçon la couche de Baume, on peut
la soulever tout entière, comme une très-fine pellicule, mais à

condition que le Baume soit pur ; l'huile empêche l'expérience de réussir.

Un autre moyen est le suivant : une goutte de Baume liquide versée sur du papier collé ne le pénètre pas et ne lui donne pas de transparence. L'huile grasse surajoutée donne, au contraire, une tache qui rend le papier translucide. Elle donne en même temps au Baume une viscosité, une mollesse particulière, qui l'empêche de se dessécher par l'exposition à l'air, si bien que la couche mise sur le papier, au lieu de devenir, au bout d'une journée, tenace au point de coller fortement deux feuilles de papier ensemble, reste visqueuse, et ne peut retenir les feuillets liés l'un à l'autre.

Ajoutons que le Baume de la Mecque ne se solidifie pas par l'action de la magnésie calcinée, même lorsqu'on se met dans les conditions d'hydratation favorables, comme le font les térébentines de Conifères et le Baume de Copahu.

Le Baume de la Mecque, contient d'après Bonastre :

Huile essentielle............................. 10.00
Résine soluble dans l'alcool.................... 70.00
Résine insoluble (Bursérine) 12.00
Extrait amer................................. 4.00
Substance acide et matières étrangères......... 1.00

D'après Tromsdorf :

Huile essentielle............. .... 30.00
Résine sèche................................. 64.00
Résine molle................................. 4.00
Substance colorante amère.................... 4.00

L'huile essentielle est fluide, incolore, soluble dans l'alcool, dans l'éther et dans les huiles. La résine sèche est jaune, translucide, cassante, difficilement soluble dans l'alcool froid, se dissolvant facilement dans l'alcool chaud et dans l'éther. La résine molle est brune, insoluble dans l'alcool.

4. ÉLÉMIS.

Elemi. Resina Elemi.

Sous le nom d'**Élémi**, on a désigné, suivant les époques, des

produits assez divers. Dans le principe l'Élémi venait d'Éthiopie,
et les anciens le comparaient à la Scammonée et à la gomme Ammoniaque ; il est difficile de dire actuellement quelle était cette
substance. Plus tard, Pison et Marcgraff décrivirent sous ce
nom un produit d'une toute autre région, découlant de l'*Icica
Icicariba* DC., du Brésil, et c'est cette substance, qui est devenue le type de nos Élémis actuels. Aujourd'hui, l'Élémi du Brésil n'arrive plus guère dans notre commerce ; ce sont d'autres
produits soit des *Icica*, soit d'un genre tout voisin, les *Canarium*, qui sont surtout exploités. Tous ces produits répondent à certains caractères communs, que nous allons indiquer :

A l'état récent, ils sont tous plus ou moins mous, faciles à
pétrir dans les doigts ; leur couleur est d'un jaune pâle ou d'un
blanc plus ou moins verdâtre ; leur cassure cireuse ; ils contiennent une plus ou moins grande quantité de débris végétaux,
le plus souvent de couleur brunâtre, mêlés à la substance
même. En outre, ils donnent très-facilement des cristaux d'élémine, qu'on peut voir au microscope. Leur odeur est aromatique
et rappelle à la fois l'odeur des Ombellifères, du Fenouil par
exemple, et celle des térébenthines. La saveur est balsamique
et amère. — Ils sont incomplétement solubles dans l'alcool
froid, se dissolvent facilement dans l'alcool bouillant, dans
l'éther et dans l'essence de térébenthine.

Les Burséracées, qui donnent ces produits, *Icica* et *Canarium*,
se trouvent répandues dans les régions chaudes du globe, soit
dans l'Amérique tropicale, soit dans les îles de l'Archipel Indien,
de la Malaisie et des environs de la Nouvelle-Guinée. — Nous
décrirons les principales sortes, bien que toutes ne viennent pas
actuellement dans nos pharmacies, mais parce qu'elles ont toutes
un véritable intérêt.

1° **Résine Élémi du Brésil.** — C'est le type des *Élémis* actuels ; il est produit par l'*Icica Icicariba* DC.

On l'obtient en faisant des incisions au tronc, et en recueillant
le suc qui s'est écoulé au bout de 24 heures. On en fait des

caisses de 100 à 150 kilogrammes. Il ne vient plus dans notre commerce qu'accidentellement.

A l'état récent, ce suc est, paraît-il, mou et facile à pétrir, mais il se durcit avec l'âge, et présente alors les caractères, que nous lui trouvons dans les échantillons anciens du droguier de l'École de pharmacie : Morceaux irréguliers, secs et solides, cassants, d'une couleur jaune, assez uniforme ; à cassure irrégulièrement conchoïdale ; ils sont mêlés de particules brunâtres, qui sont des débris végétaux. L'odeur est forte, agréable, rappelant un peu celle du macis ; la saveur est amère et en même temps aromatique. — La substance se ramollit par la chaleur ; exposée à la flamme de la bougie, elle se fond, et coule en répandant une odeur, qui rappelle celle de l'encens.

L'Élémi du Brésil, traité par l'alcool chaud, se dissout complétement ; la solution, mise à refroidir, laisse déposer peu à peu un précipité cristallin, de couleur blanche, qui est formé d'élémine.

La composition de cet Élémi est, d'après Bonastre :

Résine transparente, soluble dans l'alcool froid...	60.00
Élémine......................................	24.00
Essence......................................	12.50
Extrait amer..................................	2.00
Impuretés ....·.....	1.50
	100.00

2° **Élémi en pains.** *Élémi en roseaux.*— Un autre Élémi, produit également par un *Icica*, est l'ancienne Caragne des auteurs, qui vient de la Nouvelle-Grenade, où on la retire de l'*Icica Caraña* Humb. Bonp. et Kunth.

Ce produit arrive quelquefois dans le commerce, en masses triangulaires ou aplaties, enveloppées d'une feuille de Monocotylédone (*Cocotier, Carloduvica, Æchmea,* etc.). La substance est molle, homogène, d'un blanc ou d'un jaune pâle verdâtres, présentant çà et là des parcelles d'une matière ligneuse brune. Elle est ductile sous la dent et s'y attache assez fortement. La saveur est franche, parfumée, très-légèrement amère; l'odeur rappelle celle de l'Élémi du Brésil. Mise à la flamme de la bougie, elle se fond et donne aussi l'odeur de l'encens.

3° Élémi du Mexique. — Sous le nom d'Élémi du Mexique, Guibourt a décrit une oléo-résine qui découle de l'*Elaphrium elemiferum* Royle. Actuellement, nous la trouvons dans le droguier de l'École de pharmacie, en masses irrégulièrement arrondies, solides, friables, luisantes à la surface, et comme onctueuses, d'un jaune blond, marqué çà et là de quelques taches verdâtres. A sa surface, sont appliqués des débris de feuilles brunâtres, et on trouve çà et là des débris analogues dans l'intérieur de la substance. Cet Élémi a conservé une odeur très-prononcée, aromatique, et un peu térébinthacée; la saveur est légèrement amère. Il fond à la bougie, en donnant un parfum d'encens.

Les Élémis précédents ont été remplacés depuis un certain temps par ceux de Manille, qui sont produits par des plantes d'un autre genre : les *Canarium*. Il faut placer dans ce groupe :

4° Élémi de Manille. — Cet Élémi nous arrive de Manille en masses molles, d'un blanc jaunâtre, à structure grenue, mêlées çà et là de quelques débris de plantes de couleur brunâtre. La substance se laisse pétrir entre les doigts en s'y attachant légèrement. Elle s'épaissit mais très-lentement. L'odeur est très-prononcée, fragrante, aromatique, rappelant à la fois le fenouil et le macis. Sous le doigt, cet élémi est complétement ductile et donne à bouche une saveur piquante, très-parfumée. A la flamme de la bougie, il coule, et répand une odeur beaucoup moins prononcée que les Élémis précédents.

La Résine de Manille, mouillée avec la benzine, se désagrége et se montre sous le microscope composée en très-grande partie de cristaux prismatiques ou aiguillés. On peut aussi obtenir les mêmes cristaux, en reprenant par l'alcool bouillant le résidu que l'alcool froid a laissé, après avoir agi sur la substance.

L'Élémi de Manille rappelle tout à fait par ses caractères exté-

rieurs et microscopiques la résine qui a été apportée autrefois
des Philippines par Perrotet, et qui est identique à celle que
M. Baup a analysée et qui découlait de l'*arbre à Brai* (*Arboi-a-
Brea*), espèce de *Canarium*. — Seulement cette dernière substance, en prenant de l'âge, s'est épaissie et solidifiée; de plus
elle a une couleur noirâtre, qui tient à ce qu'on a brûlé l'écorce
de l'arbre, et à ce que des particules de charbon se sont inter-
posées dans la masse.

Dans ces Élémis, Baup a trouvé les principes suivants :

a. Une matière résineuse, insoluble dans l'eau, peu soluble
dans l'alcool froid, très-soluble dans l'alcool bouillant et dans
l'éther, fusible à 174° : c'est l'*Amyrine*.

b. Une substance soluble dans l'alcool, l'éther, insoluble dans
l'eau, fusible à 187° et cristallisable en prismes rhomboïdaux
obliques : c'est la *bréine*.

c. Une substance résineuse, neutre, amère, cristallisant en
fibres soyeuses, fusible à 135°, peu soluble dans l'eau, très-
soluble dans l'alcool et l'éther : on la nomme *Bryoïdine*.

d. Une substance cristallisable en prismes rhomboïdaux transparents, soluble dans l'eau, l'alcool et l'éther, fusible au-dessous
de 100°, volatile : c'est la *Bréidine*.

5° Une huile essentielle, incolore, plus légère que l'eau, d'une
odeur agréable. La proportion de cette essence est différente suivant l'âge de l'Élémi. Elle peut varier suivant les cas de 3,5 à 13
pour 100. Elle rappelle beaucoup l'essence de térébenthine, bout
de 166° à 174°, et dévie fortement à gauche le plan de polarisation.

6° Il faut rapprocher de la résine de Manille une autre sorte
d'Élémi, produit comme elle par un *Canarium*, soit le *Canarium commune* L., soit le *Canarium zephyrinium* Rumphius, qui
est très-rapproché du *C. commune* et qui n'en est même peut-être
qu'une simple variété. Cette résine est venue quelquefois dans
le commerce par la voie d'Amsterdam, exportée des colonies
Hollandaises. C'est l'Élémi qu'on a appelé des **Indes Orien-**

tales, mais qui paraît venir en réalité des Moluques, du côté
d'Amboine. Il est en grosses masses, sèches, d'un blanc jaunâtre ; il se ramollit facilement et prend alors une odeur prononcée d'Élémi.

Cette sorte paraît répondre à la **Résine de la Nouvelle-Guinée à odeur d'Élémi**, qui a été apportée par Lesson de son voyage
autour du monde, et qui a été décrite par Guibourt, dans son
Histoire naturelle des drogues simples.

Nous pourrions ajouter aux sortes précédentes un certain
nombre d'autres formes, qui sont venues à diverses époques :
ainsi, un **Élémi des Indes occidentales** ou **Élémi du Yacatan**
qu'on a rapporté à l'*Amyris Plumieri* DC., et qui rappelle beaucoup celui du Brésil ; puis des **Résines de Gommart**, produites
par divers *Bursera*, et qui sont intermédiaires entre les Élémis
et les substances que nous décrirons sous le nom de Tacamaque. Mais ce serait entrer dans des détails inutiles et qui
nous éloigneraient trop du but pratique de ce livre. Il nous suffit
d'avoir indiqué les caractères généraux de ces substances, et les
principales différences qu'elles peuvent présenter.

5. TACAMAQUES.

Animé. — *Tacamahaca. Resina Anime.*

Sous le nom de **Tacamaques**, on a désigné un certain nombre
de résines, qui ne se rapportent pas toutes à la même famille de
plantes ; les unes sont produites par des espèces appartenant au
groupe des Guttifères, et particulièrement aux *Calophyllum;*
nous les avons déjà étudiées précédemment sous les noms de
Baume vert, Baume Marie, etc., etc. D'autres se rapportent aux
Térébinthacées, et sont surtout données par les *Icica* et les
Elaphrium.

On voit tout de suite qu'elle parenté il doit exister entre les
Tacamaques et les Élémis, que nous venons de décrire. Ce sont
en effet des espèces du même genre qui fournissent les uns et

les autres : des *Icica*, comme pour les Élémis de l'Amérique du
du sud ; des *Elaphrium*, comme pour ceux du Mexique. Enfin,
comme nous l'avons déjà indiqué, certaines résines de *Bursera*
et particulièrement du *Bursera gummifera* Jacq. relient étroitement ces produits entre eux. Les résines de cette espèce ont été
tantôt données comme de l'Élémi, d'autres fois décrites comme
Tacamaques. Elles ont en effet parfois l'aspect assez homogène, la teinte uniforme, un peu verdâtre, l'odeur de certaines
sortes de l apremière résine; d'autres fois on y trouve des larmes
jaunes, opaques ; ou même la substance tout entière est dure,
d'un jaune blanchâtre, opaque, analogue enfin aux tacamaques
de l'Amérique du Sud. — Un caractère, indiqué par Guibourt,
distingue seul très-nettement les produits de *Bursera* de l'un
et de l'autre groupe auxquels ils confinent; c'est la présence
d'un principe volatil, qui donne aux papiers placés à leur portée
une coloration brune particulière.

Des tacamaques, que nous avons à étudier ici, on peut faire
deux groupes distincts ; celle de l'*Elaphrium tomentosum* Jacquin, qui par son aspect et sa couleur rougeâtre rappelle plutôt l'Oliban ou le Bdellium que les autres tacamaques ; celles
des *Icica*, qui rappellent beaucoup plus les Élémis.

1° **Tacamaque des Indes occidentales. Tacamaque rougeâtre de Guibourt**; *Tacahamaca occidentalis*, produit par l'*Elaphrium tomentosum* Jacq. (*Amyris tomentosa* Sprengel). — C'est
la *résine Tacahamaque* de Bergius et de Monardès. — Elle ne
vient qu'accidentellement dans le commerce, et ne mérite de
description que parce que c'est un des types le plus anciennement établis de Tacamaque.

Elle est en morceaux, qui varient depuis la grosseur d'un
pois jusqu'à celle d'une noix. Ces larmes ont une couleur jaune
rougeâtre, ou brune ; leur surface, assez irrégulièrement bosselée,
est recouverte d'une poussière jaunâtre ou grisâtre. La cassure
est brillante et montre des places ternes et blanchâtres. La substance est translucide et a une densité de 1,046. L'odeur est

forte et aromatique, la saveur amère. Cette résine sèche et cassante se ramollit par la chaleur; elle brûle avec une flamme blanche. Elle est soluble dans l'alcool et dans les solutions alcalines.

2° **Résine Tacamaque des Iciquiers.**—Les diverses Tacamaques, qu'on rapporte aux *Icica*, ont été décrites par beaucoup d'auteurs sous le nom d'*Animé* (1) et restent encore avec cette dénomination dans le commerce.

Nous ne leur conservons le nom de Tacamaque que parce qu'ils sont ainsi dénommés dans les Traités de matière médicale française. Ces substances sont en morceaux plus ou moins réguliers, de couleur jaune, ou d'un blanc jaunâtre. La substance est tantôt brillante et comme onctueuse, tantôt mate, et le plus souvent, sur la cassure, on voit les deux couleurs blanche et jaunâtre former de véritables marbrures. En tout cas, il tend à se faire vers la surface une croûte opaque ou une efflorescence soit blanchâtre, soit de couleur sale, qui caractérise bien le produit. L'odeur rappelle celle des Élémis. La saveur est un peu amère.

Voici les formes sous lesquelles nous trouvons ces Tacamaques :

A. La **Tacamaque jaune huileuse** de Guibourt. — Cette Tacamaque est l'*Anime occidentalis* d'un grand nombre d'auteurs. Elle est en morceaux irréguliers, à surface bosselée, portant souvent des portions d'une écorce papyracée jaunâtre, et recouverte d'une poussière blanchâtre. Au-dessous d'une mince croûte opaque, la cassure montre à l'intérieur une surface bril-

(1) Le mot *Animé* a été appliqué à la fois à des sortes de Copal, produites par des Légumineuses, et à des produits oléo-résineux du groupe des *Icica*. Le mieux serait peut-être pour éviter toute confusion entre ces divers noms : *Tacamaque, Animé, Copal,* d'appliquer le premier aux Résines de Calophyllum et de Guttifères, que nous avons étudiés précédemment sous les noms de *Baumes verts* et dont le type est le produit du *Calophyllum Tacahumaca ;* le second aux oléo-résines des *Icica* et genres voisins, qui ne rentrent point dans les *Élémis ;* enfin le troisième aux résines, qui découlent des Légumineuses : *Hymenœa, Trachilobium, Guibourtia,* etc., etc.

lante, comme huileuse, de couleur jaune, parsemée çà et là de
petits morceaux de couleur blanchâtre et mate.

L'odeur de cette Tacamaque est aromatique et rappelle un
peu celle de l'encens. Mise sous la dent, la résine se pulvérise
d'abord, mais ensuite elle se conduit comme le mastic ; elle
a une saveur douce et aromatique, très-faiblement amère. Elle
est presque complétement soluble dans l'alcool, qui ne laisse
qu'un petit résidu blanchâtre.

La Tacamaque huileuse de Guibourt se présente quelquefois
en morceaux demi-cylindriques, comme huileux à la surface et
montrant au-dessous d'une très-mince couche opaque, une
substance blanchâtre, brillante et transparente. La résine a une
odeur semblable à la précédente, seulement un peu moins
faible.

B. A côté de cette Tacamaque jaune huileuse, plaçons la **Tacamaque huileuse incolore** de Guibourt, qui pourrait répondre
à l'**Encens de Cayenne** et à la **Résine Icica**, qui a été analysée
par M. Scribe (1). Dans le droguier de l'École de Pharmacie et
telle que Guibourt l'a décrite, elle est en bâtons semi-cylindriques amincis à l'extrémité ; mais on la trouve aussi en morceaux et en grains blancs ou d'un blanc jaunâtre, transparents,
d'une odeur forte et agréable, d'une saveur d'abord simplement
parfumée, puis amère. Elle est donnée par les *Icica* de la Guyane
et particulièrement par l'*Icica guyanensis* Aublet.

Cette résine se dissout dans 53 parties d'alcool froid et dans
15 parties d'alcool bouillant ; elle est plus soluble dans l'essence de térébenthine. On peut la considérer comme un mélange
de trois résines, dont deux cristallisables : la *Bréane* et l'*Icicane*
et une amorphe incristallisable, la *Colophane.*

C. La Tacamaque qui vient le plus souvent dans le commerce,
celle qui à notre point de vue pratique mérite d'être mise en
première ligne, est la **Tacamaque jaune terreuse** de Guibourt,

_____

(1) *Annales de Chimie et de Physique,* 3e série, XIII, 168.

dont nous avons vu des échantillons exposés par M. Triana, en 1867, sous le nom de Résine animé, provenant de l'*Icica heptaphylla* Aubl.

Cette substance est très-facilement reconnaissable et très-caractérisée par l'abondante efflorescence, d'apparence terreuse, qui se fait à sa surface. Elle est en morceaux généralement aplatis, portant parfois sur une des faces des débris d'écorce. Au-dessous d'une croûte extérieure d'un gris noirâtre, peu uniforme, on voit, en brisant la substance, une alternance de couches de couleur jaune soufre plus ou moins pâle et de couleur blanche mate, ou encore de teinte grisâtre sale. Quand le morceau est un peu épais, la substance, tout en restant mate, rappelle davantage, par ses marbrures blanche et jaune, la Tacamaque jaune huileuse en larmes, que nous avons décrite ci-dessus. Cette résine est opaque dans toutes ses parties. Elle se fond à la flamme de la bougie et brûle avec flamme, en répandant de la fumée et donnant une faible odeur d'encens.

L'odeur de la Tacamaque terreuse est résineuse et térébinthacée ; sa saveur est d'une amertume bien marquée. Toutes les parties, tant extérieures qu'intérieures, sont solubles dans l'alcool.

LÉGUMINEUSES.

Deux genres de Légumineuses donnent à la matière médicale des produits oléo-résineux importants. Ce sont les *Copaifera* et les *Myroxylon*, qui habitent les régions de l'Amérique centrale et les parties septentrionales de l'Amérique du Sud : la Nouvelle-Grenade, le Vénézuela, la Guyane et le Nord du Brésil. — De ces deux genres, le premier nous fournit une Oléo-Résine, qui porte dans le commerce le nom de Baume de Copahu ; le second, de véritables Baumes contenant avec la résine et l'essence une certaine proportion d'acide benzoïque et d'acide cinnamique. Ce sont les **Baumes de Tolu** et de **Pérou**.

Nous avons déjà eu l'occasion d'étudier la structure d'un cer-

tain nombre de tiges de Légumineuses et particulièrement des
Bois contenant des matières colorantes ou résinoïdes; les bois
de Campêche, de Brésil et de Santal rouge. Nous y avons vu les
principes utiles imprégner presque tous les tissus des couches
ligneuses : cellules du parenchyme et cellules des rayons médullaires, vaisseaux et fibres ligneuses. Dans les *Copaifera* et les
Myroxylon, on peut observer une structure analogue ; c'est
surtout dans les couches ligneuses que se trouve l'oléo-résine,
c'est là qu'on la voit au microscope, remplissant la capacité des
vaisseaux, et c'est là qu'on va la chercher en pénétrant plus ou
moins profondément, suivant les espèces auxquelles l'on a à
faire.

6. OLÉO-RÉSINE DE COPAHU.

Baume de Copahu. — *Copaiva. Balsamum Copaivæ.*

Le **Baume de Copahu** est produit par diverses espèces du
genre *Copaifera;* les *Copaifera multijuga* Hayne, *Copaifera
Langsdorfii* Desfontaines, *Copaifera coriacea* Martius, *Copaifera
Jacquini* Desfont. (*C. officinalis* L.), etc., etc.

Ces espèces s'étendent depuis le Vénézuela et la Nouvelle-
Grenade jusque dans le Brésil. Le *Copaifera Jacquini* Desf.
(*C. officinalis* L.) croît surtout dans le Vénézuela et aussi dans
les Antilles; le *Copaifera multijuga* Hayne occupe la région du
fleuve des Amazones ; le *Copaifera Langsdorfii* Desf., les provinces de Saint-Paul et de Minas-Geraes; le *Copaifera coriacea*
Mart. se trouve dans les mêmes régions, jusqu'à Bahia. — Peut-
être faut-il ajouter à ces espèces les *Copaifera cordifolia* Hayne,
C. Jussiæi Hayne, *C. laxa* Hayne, *C. Sellowii* Hayne, *C. bijuga*
Willd., *C. nitida* Mart., *C. oblongifolia* Mart., qui viennent aussi
dans le Brésil, et le *Copaifera Guyanensis* Desf. qui croît sur les
bords du Rio Negro.

La substance oléo-résineuse paraît exister à la fois dans l'é-
corce et dans le bois des troncs de ces diverses espèces. Au moins,
O. Berg, qui a étudié l'histologie des jeunes rameaux, tels

qu'on les trouve dans les collections, a-t-il montré qu'au-dessous des couches subéreuses et de l'écorce moyenne se trouvent
des canaux balsamifères, limitant extérieurement la zone libérienne. Ces canaux sont placés à distance les uns des autres et
forment un cercle assez régulier. Les couches ligneuses, coupées
de nombreux rayons médullaires, contiennent des vaisseaux
ponctués ou rayés, dans lesquels on voit d'ordinaire une
certaine quantité de matière résineuse. — C'est en somme dans
ces couches que l'on trouve la plus grande abondance de suc,
et c'est là que l'on pénètre lorsqu'on veut exploiter les *Copaifera.*

Pour cela, on fait, à la base du tronc, des orifices qui arrivent
presque dans les couches centrales. Le suc liquide s'en échappe
rapidement, si bien qu'au bout de quelques heures on en a
recueilli plus d'une livre. Une opération semblable peut donner
6 kilogrammes de Copahu par pied, et on la répète deux ou
trois fois dans l'année sur le même arbre.

Le Baume de Copahu est un liquide de consistance oléagineuse, d'une couleur jaune plus ou moins foncée, laissant parfois
déposer une partie solide au fond du vase qui le renferme,
d'une densité un peu inférieure à celle de l'eau (0,95 à 0,99),
d'une odeur forte, tenace; d'une saveur amère, âcre, désagréable.

La plus grande partie du Baume du commerce vient du Para,
de Maranham et de Rio-de-Janeiro : mais on en reçoit aussi du
Vénézuela et de la Nouvelle-Grenade, par les ports de Maracaybo, de Savanille et de Carthagène. Guibourt a signalé une
sorte de Cayenne. On en reçoit rarement par la voie des Antilles.
— Ces diverses sortes de Copahu présentent entre elles, dans la
consistance, la couleur et les propriétés organoleptiques, des
différences assez marquées, qui méritent d'être indiquées.

1° **Baume de Copahu du Brésil.** — Ce Copahu est un liquide,
ressemblant par sa consistance à de l'huile; il est d'un jaune
peu foncé, transparent, plus léger que l'eau, dans laquelle il ne se

dissout pas ; soluble en toutes proportions dans l'alcool absolu, l'éther et les huiles volatiles. Cependant avec l'alcool, la dissolution reste d'ordinaire un peu laiteuse, et donne par le repos un léger dépôt de résine molle ou d'huile fixe. Avec l'ammoniaque et les alcalis, il donne une liqueur claire. Il dévie à gauche le plan de polarisation. Il donne par la distillation de 40 à 45 pour 100 d'huile essentielle. Avec le temps, il se fonce et prend une plus grande consistance. Il a une odeur forte, tenace, désagréable et une saveur amère, âcre et repoussante.

Il est produit, dans le Para et le Maranham, par les diverses espèces que nous avons signalées dans la région, et particulièrement par le *Copaifera multijuga* Hayne, qui paraît en fournir la plus grande partie. Il vient rarement par Rio-de-Janeiro.

Il est arrivé quelquefois du Para un Baume de Copahu très-fluide, d'une couleur jaune, d'un poids spécifique un peu moindre que le Baume ordinaire du Brésil (0,94 au lieu de 0,97 à 0,99). Ce Baume ne se dissout pas complétement dans l'alcool, donne une dissolution trouble avec l'ammoniaque et les alcalis ; il contient 82 pour 100 d'huile essentielle.

2° **Baume de Copahu de la Colombie** ou **Copahu de Maracaïbo**. — *Copahu de Savanille*. — *Copahu des Antilles*.

On désigne sous ces noms divers un Baume de Copahu, qui vient surtout par la voie de Maracaïbo, mais aussi par Savanille, par Carthagène et par les Antilles. Les lieux de production sont : le Vénézuela, la Nouvelle-Grenade, et peut-être aussi la Trinité. C'est surtout le *Copaifera Jacquini* Desf. (*Copaifera officinalis* L.), qui paraît donner ce Baume.

Il est plus épais que le Baume de Copahu du Brésil, d'une couleur jaune d'or, et laisse déposer au fond des vases une assez grande quantité de matière résineuse cristallisée. Ces deux parties, liquide et précipité, sont, du reste, toutes deux solubles dans l'alcool absolu. M. Buignet (1) a trouvé que ce

(1) Buignet, *Journal de pharmacie et de chimie*, 3ᵉ série, XL, 262.

Baume déviait à droite le plan de polarisation. Le poids spécifique atteint 0,993; il contient seulement 34 pour 100 d'essence et 66 de résine.

3° **Copahu de Cayenne.** — Guibourt a décrit sous ce nom
une sorte de Copahu, qui est remarquable par son odeur non
désagréable, parfumée au contraire comme le bois d'aloès,
et par sa saveur d'une amertume marquée, mais non repoussante et persistante comme celle des autres espèces. Mais ce ne
sont là que des échantillons de droguier, et nous ne sachions
pas que cette sorte soit jamais venue en abondance dans le
commerce, comme les deux précédentes.

Le Copahu se dissout, avons-nous dit, dans l'alcool absolu;
mais si l'alcool devient faible, s'il descend au-dessous de 70 ou
75°, l'influence de l'eau se fait sentir et l'alcool ne donne plus
qu'un mélange très-trouble. Les alcalis donnent tantôt une
dissolution claire, et tantôt, avec certaines sortes, qui ne sont
pas cependant falsifiées, une dissolution trouble. Les bases al-
calino-terreuses, la chaux, la baryte et la magnésie se combinent avec le Baume de Copahu, et donnent, au bout de quelque temps, un mélange qui s'épaissit et prend beaucoup de
consistance. Mais il faut pour cela une condition; c'est l'existence d'une petite quantité d'eau. Si les deux corps sont
anhydres, le Copahu reste à l'état liquide; si l'un d'eux est humide ou hydraté, il suffit d'un seizième de magnésie pour amener le corps à la consistance pilulaire.

Le Baume de Copahu se mêle facilement avec les huiles essentielles et les huiles grasses. On a profité de cette circonstance
pour l'altérer, soit avec de l'essence de térébenthine, soit,
en Amérique, avec l'huile de Sassafras. Enfin, on y a mêlé des
huiles grasses. — Voici les principaux moyens de reconnaître
la fraude :

Pour reconnaître la présence des huiles grasses, autres
que l'huile de ricin, l'alcool absolu est le meilleur moyen. En

effet, ce véhicule s'empare du Baume de Copahu, qu'il dissout, et laisse en évidence l'huile qui a été surajoutée.

Pour l'huile de ricin, on ne peut pas employer ce moyen, car ce corps gras est complétement soluble dans l'alcool; mais il est un grand nombre de procédés proposés pour arriver à ce résultat. Nous nous bornerons à quelques-uns.

Tout d'abord on peut faire tomber dans de l'eau bien pure une goutte du liquide qu'on veut essayer. On voit immédiatement se former à la surface de l'eau un cercle, dont les contours sont parfaitement arrêtés, quand le Copahu est pur. S'il y a de l'huile, on voit, au contraire, la tache circulaire centrale s'étendre dans toutes les directions, et former ainsi une sorte de réseau à la surface de l'eau. — De même, si on laisse tomber une goutte du liquide suspect sur un morceau de papier et qu'on l'expose à la chaleur, on voit, dans le cas où le Baume est pur, la résine, débarrassée de l'huile essentielle qui s'est volatilisée, former un cercle très-net et consistant. Dans le cas où une huile grasse aurait été mélangée, elle laisserait une tache persistante, qui entourerait la résine et lui formerait une sorte de bordure grasse caractéristique.

Un autre moyen, qui a été proposé depuis longtemps par Henry, rappelle un peu celui que nous venons d'indiquer en dernier lieu. Si l'on fait bouillir dans un litre d'eau 5 grammes de Copahu, et qu'on laisse vaporiser complétement tout le liquide, il ne reste, si le Copahu est pur, qu'une résine dure et cassante. Dans le cas, au contraire, où une huile grasse y a été ajoutée, cette huile, qui est restée mêlée à la masse résineuse, la rend d'autant plus molle qu'elle s'y trouve en plus grande quantité.

Enfin, M. Flückiger a proposé un moyen de mettre en évidence l'huile de ricin, isolée du reste de la masse. On mélange ensemble 4 parties d'alcool (d'une densité de 0,84) et 1 partie du baume suspect; on porte le mélange à 40 ou 60°, et on laisse refroidir. Dans cet état, la couche supérieure du liquide contient en dissolution l'huile essentielle du Copahu, une très-petite quantité de résine et de l'huile de ricin, quand elle existe dans le mélange. On chasse par la distillation l'essence et l'alcool, et on laisse à nu l'huile, mélangée d'une proportion insignifiante de résine.

Ce procédé pourrait aussi mettre en évidence la présence des autres huiles grasses et même des huiles essentielles, telles que l'essence de térébenthine et l'essence de Sassafras. Comme, en effet, le point de l'ébullition de ces huiles essentielles est plus bas que celui de l'huile essentielle de Copahu, l'odeur s'en manifeste bien avant, et on peut ainsi, par ce seul caractère, les reconnaître très-suffisamment.

On connaît dans les Indes orientales sous le nom d'**Huile de bois**, *Vood-oil* des Anglais, ou encore sous le nom de **Baume de Gurjun**, une sorte de Baume qui découle de diverses espèces de la famille des Diptérocarpées, et particulièrement des *Dipterocarpus lævis* Blume, *Dipterocarpus trinervis* Blume, *Dipt. alatus* Roxb, *Dipt. turbinatus* Gœrtn. etc., etc. Ce liquide ressemble par son odeur et sa saveur au Copahu, mais il s'en distingue par une couleur moins franche ; par une matière résineuse en suspension, qui trouble la transparence du suc ; par son poids spécifique plus considérable, par son goût plus âcre, et enfin surtout par cette circonstance, qu'à la température de 180 à 130° il se prend en une sorte de gelée ; avec les alcalis, il forme d'ordinaire une dissolution trouble, mais cependant certaines sortes paraissent se dissoudre complétement et donner un mélange tout à fait clair.

Lorsqu'on filtre le liquide, il prend beaucoup plus l'apparence du Copahu, et on l'a apporté dans le commerce sous le nom de *Balsamum Capivi*. Son huile essentielle surtout rappelle beaucoup celle du Copahu. Il est facile à reconnaître aux caractères précédents, lorsqu'il est pur, mais la chose devient plus difficile quand on le mêle au Baume de Copahu. Dans ce cas, M. Flückiger a proposé le procédé suivant :

On dissout le baume suspect dans la benzine et l'on traite la liqueur, filtrée s'il est nécessaire, par l'alcool amylique ou l'alcool œthylique. Si le Baume est pur, la couleur reste claire ; s'il est impur, il y a un trouble caractéristique.— Si l'on veut avoir une nouvelle preuve de la pureté, on chasse par la chaleur les huiles essentielles. La résine qui reste, comme résidu, fond vers 100° et est solide au-dessous de 60° ou même de 80°, tandis que la résine du *Vood-oil,* qui est molle au-dessous de 60°, n'est pas arrivée à l'état de fusion à 100°. Enfin, tandis que l'alcool œthylique dissout complétement la résine de Copahu, il ne prend qu'une partie de celle de l'autre baume (1).

Le Copahu est une solution d'une matière résineuse dans une huile essentielle. L'essence a l'odeur caractéristique de la substance ; nous avons vu que les proportions varient beaucoup dans les diverses sortes : depuis 34 à 35 pour 100, jusqu'à 80. Ces proportions doivent nécessairement influer beaucoup sur l'état du Baume, qui est d'autant plus fluide qu'il contient plus d'essence, et dont le poids spécique varie aussi par la même raison.

Quant à la partie résineuse, elle est formée elle-même de deux résines, dont une est mollasse et visqueuse, et dont l'autre est acide et a été nommée *acide copahivique.* Cette dernière est d'une couleur jaune d'ambre, cristallisable, soluble dans l'alcool et l'éther. C'est la partie qui se combine avec les bases salifiables pour former des sels solubles dans l'alcool et l'éther.

Dans le Copahu de Maracaïbo, on trouve un acide un peu différent de l'acide copahivique ; on l'a désigné sous le nom d'acide *métacopahivique* (2).

(1) Pour toutes ces falsifications, on peut consulter FLÜCKIGER, *Bemerkungen über Copahu-balsam (Schweiz. Wochenschrift für Pharmacie,* mai 1866), et WIGGERS ET HUSEMANN, *Jahresbericht für Pharmacognosie,* 1867, p. 162.

(2) Voir Strauss, *Ueber einige Bestandtheile der Copaivabalsams* (Thèse inaugurale, à Tubingue, année 1865), et WIGGERS ET HUSEMANN, *Jahresbericht der Pharmacognosie,* année 1867, page 158.

7. BAUME DE TOLU.

Balsamum tolutanum scu de Tolu. Resina tolutana. — *Opobalsamum siccum.*

Le **Baume de Tolu** est donné par le *Myroxylum toluiferum* Humb. Bonpl. et Kunth (*Myrospermum toluiferum* Richard).

Cette espèce habite la Nouvelle-Grenade, dans la partie infé-rieure du fleuve Magdalena, du côté de Turbaco, le long du fleuve jusqu'à Mompax, enfin à Tolu, au sud-ouest du port de Carthagène. D'autres espèces concourent peut-être aussi à la production de ce Baume.

La matière balsamique se trouve dans les couches ligneuses et, pour l'obtenir, on perce profondément le bois avec une tarière. Un suc de consistance épaisse s'en échappe; on le recueille dans des calebasses et on nous l'expédie en Europe, soit directement par les ports de la Nouvelle-Grenade : Carthagène, Sainte-Marthe et Savanille, soit par la voie indirecte des Antilles et de New-York.

Au moment où le liquide s'écoule, il a une consistance de térébenthine; mais peu à peu il se durcit à l'air, et il finit par former une substance solide, très-ferme lorsqu'elle est ancienne. En même temps, le Baume subit quelques transformations. Tandis que les couches minces du liquide étaient transparentes et ne présentaient aucune trace de cristallisation, les lames du Baume solidifié sont devenues opaques, et on voit que les rayons lumineux y sont brisés par une quantité de cristaux. La pro-portion d'huile essentielle a aussi considérablement diminué, par le fait de sa résinification, et le produit a une odeur moins forte, mais toujours prononcée et très-agréable. Comme la solidification du Baume peut se faire très-lentement et que l'é-tat à peu près liquide peut persister même quelques années, sans que la cristallisation se produise dans la masse, on peut avoir dans le commerce le **Baume de Tolu mou** et le **Baume** de **Tolu sec**. C'est cependant dans ce dernier état qu'il nous arrive le plus fréquemment.

Baume de Tolu mou. — Ce Baume vient soit à l'état de térébenthine, soit dans un état de solidification plus avancé et comme une poix molle. Il est de couleur foncée, plus ou moins transparent, homogène ou de structure granuleuse. Il a une odeur suave et aromatique, très-prononcée. — Mis en couches minces, il se durcit assez rapidement et l'on peut constater que son huile essentielle diminue et qu'au contraire la résine augmente de proportions : l'un des principes se forme aux dépens de l'autre.

Baume de Tolu sec. — Le Baume de Tolu sec est le précédent solidifié par l'âge. Il est solide, cassant, de structure cristalline ; sa couleur est d'un roux ou d'un fauve plus ou moins rougeâtre. Il se ramollit facilement vers 30° ou 65° ; au feu, il fond en donnant une fumée d'odeur agréable. Son poids spécifique est de 1, 2 environ. Étudié au microscope, il montre de nombreux cristaux. L'odeur de ce Baume es tplus faible que celle du Tolu mou ; elle est très-agréable. La saveur, douce d'abord, devient ensuite âcre à la gorge.

Le Baume de Tolu arrivait autrefois dans de petites calebasses, qu'on ne trouve plus guère que dans les anciennes collections. Actuellement, on le met après l'avoir recueilli, dans de grandes boîtes en fer-blanc, et c'est ainsi qu'il nous parvient, tant à l'état sec qu'à l'état mou.

Le Baume de Tolu est soluble dans l'alcool et dans l'éther. Il cède à l'eau bouillante une certaine quantité d'acide benzoïque et cinnamique. Mais une circonstance caractéristique est son insolubilité dans le sulfure de carbone et les huiles essentielles ; une lessive alcaline, à la densité de 1,17, donne au contraire une dissolution tout à fait claire ; l'acide sulfurique concentré le dissout, en donnant au mélange une coloration rouge.

L'on a falsifié le Baume de Tolu avec diverses matières résineuses, la colophane par exemple ; mais ces matières sont solubles dans le sulfure de carbone et dans les huiles essentielles. On a là un moyen de le reconnaître.

Le Baume de Tolu contient :

1° Une essence liquide, particulière qu'on a nommée Tolène. Elle a un goût poivré, une odeur d'élémi ; elle a une densité de 0,857 et bout entre 154° et 160° d'après Kopp ; d'après M. Deville à 170° ;

2° De l'acide cinnamique et de l'acide benzoïque ;

3° Deux résines, dont l'une très-soluble dans l'alcool froid, et l'autre très-peu soluble dans ce liquide.

Il ne contient ni styracine, ni cinnaméine.

Il faut rapprocher du **Baume de Tolu** le Baume, qui paraît découler dans le Pérou, la Bolivie, etc., du *Myrospermum peruiferum* ou d'espèces voisines. Cet arbre donne, dit-on, à la suite d'incisions faites à l'écorce, un liquide incolore qui, dans des bouteilles, peut se maintenir tel pendant des années, et qu'on appelle sous cette forme **Baume blanc liquide**. Mais ce Baume, reçu à l'air dans des calebasses, se durcit peu à peu et donne un produit qu'on a désigné sous le nom de **Baume du Pérou sec**, **Baume blanc sec**, et aussi **Baume de Tolu**, parce qu'il ressemble en effet beaucoup au Baume de Tolu en coques. Dans le droguier de l'École de Pharmacie de Paris on le trouve à cet état, solide, d'un blond rougeâtre, ayant une cassure esquilleuse et cristalline. Il se ramollit facilement et présente le goût et l'odeur du Baume de Tolu.

Il ne faut pas confondre ce Baume avec celui qu'on a nommé **Baume blanc de San-Sonate** et que nous allons décrire dans l'article suivant, comme provenant du fruit des *Myrospermum* de San Salvador.

8. **BAUME DU PÉROU NOIR.**

Baume du Pérou. Baume de San Sonate. Baume de San Salvador. Baume du Pérou liquide du commerce. — *Balsamum peruvianum. Balsamum indicum nigrum.*

Le **Baume du Pérou** qui vient dans le commerce, à l'exclusion des autres baumes qui ont porté le même nom et qui ne sont que des sortes curieuses ou des spécimens de droguier, est produit par un ou plusieurs *Myroxylon* de l'Amérique centrale, dans l'état de San Salvador. On l'attribue plus particulièrement à la forme qu'on a décrite sous le nom de *Myroxylon Sonsonatense* Klotzsch (*Myrospermum Sonsonatense* Pereira, — *Myrospermum Pereiræ* Royle). Mais il est très-probable que d'autres espèces, et particulièrement les *Myroxylon punctatum* Klotzsch, *Myrolylon robiniæfolium* Klotzsch, *Myrospermum peruiferum* Mutis, contribuent aussi à la production de ce médicament (1). Quoi qu'il en soit, c'est dans une région bien déterminée que le Baume du Pérou est récolté : dans cette partie de l'État de San Salvador, qu'on a appelé la Côte du Baume, au voisinage d'Acapuclo, entre le golfe d'Acahulta et la Libertad. Le Baume une fois récolté est envoyé directement dans le commerce; mais pendant longtemps, à l'époque de la domination espagnole, il passait par le port de Lima, et c'est pourquoi on l'appelait dans le commerce de cette époque du nom de Baume du Pérou, qu'il a conservé jusqu'à présent.

M. Vogl a donné une étude anatomique de l'écorce du *Myroxylon punctatum* Ruiz (*Myroxylon peruiferum* Ruiz), de laquelle il résulte que cette partie de l'arbre ne contient pas de canaux résinifères, ni aucun élément anatomique renfermant et produisant le Baume. Il faudrait admettre d'après cela que tout le produit balsamique se trouve exclusivement dans les couches ligneuses. Cependant O. Berg, dans son ouvrage sur les plantes officinales, parle d'une écorce de *Myroxylon peruiferum* Mutis, qui contient un Baume de couleur foncée et d'une odeur tout à fait analogue à celle du Baume du Pérou. D'autres auteurs

---

(1) M. Baillon n'admet que deux espèces dans les diverses formes de *Myroxylon* décrites par les auteurs et regardées par eux comme des types spécifiques. Ce sont d'une part les Myroxylon à fruits non balsamifères, qui se rapportent tous au *Myroxylon toluiferum*, et ceux dont la graine est entourée de lacunes remplies de baume et qu'il nomme *M. peruiferum*.

parlent des écorces odorantes du *Myrospermum peruiferum* Ruiz (*Myroxylon robiniæfolium* Varczewitz), et M. Weddell dit que l'écorce de cette espèce est imprégnée de suc résino-balsamique. Si on joint à ces données la circonstance indiquée par Ruiz, qu'on fait des incisions à l'écorce de ces arbres pour en obtenir le suc, que nous avons indiqué plus haut sous le nom de Baume blanc liquide, il faut, nous semble-t-il, admettre que les couches corticales ne sont pas étrangères à la production du Baume de Pérou noir.

Quoi qu'il en soit de ces opinions, voici, d'après les renseignements fournis par M. Dorat à M. Daniel Hanbury, comment on opère pour se procurer le Baume.

On commence d'ordinaire l'exploitation des arbres aux mois de novembre et de décembre. On bat pour cela l'écorce des troncs sur quatre côtés, soit avec un maillet, soit avec une cognée, afin de la faire détacher des couches sous-jacentes. On prend seulement la précaution de laisser intactes quatre bandes intermédiaires, afin de laisser à l'arbre sa vitalité et de pouvoir l'exploiter ainsi plusieurs années consécutives. Cinq ou six jours après, on fait de grandes entailles longitudinales et transversales sur l'écorce ainsi battue, et on en approche des torches enflammées. L'écorce, brûlée à la surface, se détache d'ordinaire dans les sept jours qui suivent; on la détache artificiellement, lorsqu'elle ne tombe pas d'elle-même, et l'on voit une exsudation balsamique se faire sur le bois mis ainsi à découvert. On garnit alors les larges plaies qu'on a faites de morceaux d'étoffes qui s'imbibent de suc. Quand ils sont ainsi saturés, on retire ces chiffons, on les met dans l'eau bouillante et on les voit se débarrasser peu à peu du Baume, qui tombe au fond de l'eau. En les exprimant, on se procure une nouvelle quantité de produit qu'on joint à celle qu'on avait déjà obtenue. On laisse refroidir l'eau, on la fait écouler et on verse le Baume dans des calebasses. — Si on veut encore le purifier, on le remet dans l'eau bouillante et l'on enlève avec soin l'écume et les impuretés qui viennent flotter à la surface.

D'après M. Dorat, les arbres peuvent produire du Baume depuis l'âge de 5 ans jusqu'à 30. La récolte dure toute la saison sèche, depuis novembre jusqu'en avril. — On a calculé que 100 arbres peuvent donner une récolte annuelle de 250 kilogrammes à peu près, soit en moyenne $2^k,50$ par pied.

Le Baume, ainsi obtenu, présente les caractères suivants. C'est un liquide de consistance sirupeuse, rappelant la mélasse par son aspect, il est d'un brun noirâtre, lorsqu'il est vu en masse ; d'un brun rouge, vu par transparence. Les couches minces laissent passer les rayons lumineux. Sa densité est de 1,15 à 1,16. Il ne se solidifie pas et ne s'épaissit pas sensiblement, même avec l'âge, comme le fait le Baume de Pérou. Il ne montre aucune trace de cristallisation.

L'odeur du Baume du Pérou est forte, aromatique, vanillée ; elle rappelle un peu celle du Styrax ; sa saveur est amère et très-âcre.

Le Baume du Pérou traité par l'eau lui cède une petite quantité d'acide cinnamique, qui donne au véhicule une légère réaction acide. — L'alcool absolu le dissout complétement, mais la liqueur reste cependant légèrement trouble et laisse déposer à la longue une petite quantité de matière pulvérulente. Dans l'éther et dans l'alcool étendu, il n'est soluble qu'en partie, de même que dans les huiles grasses et essentielles.

Le Baume du Pérou a une réaction acide : 5,000 parties de baume saturent 75 environ de carbonate de soude cristallisée. Lorsqu'on traite la substance par une solution alcaline, on en sépare une huile d'un blanc jaunâtre, qu'on a nommée **huile de Baume du Pérou** et qui forme environ les 60 centièmes du produit. C'est un corps complexe, dont la nature est très-discutée, et qui paraît surtout composé de *cinnaméine*, c'est à-dire d'une huile liquide, incolore lorsqu'elle est pure, d'une odeur aromatique très-faible, et d'une saveur âcre. — La Cinnaménie ne se volatise qu'en se décomposant ; aussi ne peut-on l'obtenir par la distillation du Baume du Pérou. On a signalé aussi à côté de la cinnaméine, une petite quantité de Styracine.

Lorsqu'on a séparé l'huile du Baume du Pérou, il reste dans la solution alcoolique : de l'acide benzoïque, de l'acide cinnamique, et deux résines dont l'une soluble, l'autre insoluble dans l'alcool étendu.

Les falsifications du Baume du Pérou sont assez fréquentes. On y a ajouté soit de l'alcool, soit des huiles grasses ou volatiles, soit encore du Baume de Copahu. Voici quelques-uns des moyens qu'on peut employer pour déceler la présence de ces corps.

Pour l'alcool, le procédé est très-simple : on n'a qu'à agiter le produit suspect avec de l'eau; l'alcool est dissous et le baume diminue de volume, d'autant plus qu'il y a plus d'alcool. En outre, la densité du mélange est notablement plus faible que celle du Baume pur.

Pour les huiles grasses, on peut traiter la substance par l'alcool, qui dissout le baume et laisse libres les huiles; l'huile de ricin échappe seule à ce procédé, parce qu'elle est soluble dans l'alcool.

On peut, pour reconnaître l'huile de ricin aussi bien que les autres huiles grasses, employer le procédé suivant, qui a été proposé par Ulex : on mêle ensemble 10 gouttes de baume et 20 gouttes d'acide sulfurique concentré; on traite par l'eau, qui précipite la résine. Cette matière séchée est dure et cassante si le baume est pur : c'est une masse grasse, quand il y a de l'huile.

Le même traitement peut déceler la présence du Baume de Copahu, parce que pendant la réaction il se produit de l'acide sulfureux, facilement reconnaissable à son odeur. D'ailleurs, en étendant d'eau le Baume du Pérou et en le chauffant, on sent assez nettement l'odeur caractéristique du Copahu.

On peut de même reconnaître à l'odeur les huiles essentielles, et aussi à la diminution de densité du Baume, à laquelle elles sont mêlées.

Nous avons parlé dans l'article précédent d'un **Baume blanc liquide**, retiré par des incisions du *Myroxylon peruiferum*. On a donné un nom analogue, **Baume blanc de San Sonate**, à un produit odorant, qu'on peut retirer des fruits des *Myroxylon* de San Salvador.

Ces fruits sont des légumes allongés, bordés sur la plus grande partie de leur longueur par une aile membraneuse et terminés par une loge unique, à une seule graine. Tout autour de la loge se trouvent un certain nombre de lacunes, remplies d'une substance balsamique, qui est venue depuis quelque temps en Europe et qui a été surtout employée comme objet de parfumerie. Ce Baume blanc de San Salvador arrive dans de grandes cruches en terre, recouvertes d'un réseau de natte; il a la consistance d'une térébenthine épaisse, ou bien plutôt du miel; il est d'un blond jaunâtre et grenu, un peu nébuleux; avec le temps, la liqueur s'épaissit et se sépare en deux parties, une supérieure fluide, une inférieure opaque, d'aspect cristallin, qui se dissout dans l'alcool. Elle est surtout formée d'une matière neutre, qu'on a nommée *Myroxocarpine*. Ce corps est en cristaux minces et larges, qui appartiennent au système triclinique.

Le Baume blanc de San Salvador a une odeur très-agréable, qui rappelle celle du mélilot. — Il est peu soluble dans l'alcool, beaucoup plus dans l'éther, et contient, outre la Myroxocarpine, une matière grasse qui paraît provenir des semences de ce Myroxylon.

BALSAMIFLUÉES.

Les **Balsamifluées** ou **Styracyfluées** donnent à la matière médicale les produits intéressants connus sous le nom de **Styrax liquide** et de **Baume Liquidambar**. Ces substances balsamiques sont toutes deux fournies par deux espèces du même genre très-rapprochées l'une de l'autre, au point de vue de leurs affinités botaniques : le *Liquidambar orientale* Mill., le *Liquidambar styraciflua* L.

L'une d'elles, *Liquidambar orientale* Mill., a une aire géographique assez étroitement limitée : on le trouve dans les parties de l'Asie Mineure, placées vis-à-vis des îles de Cos et de Rhodes, et dans la partie septentrionale de la Syrie, le long du fleuve Assy, non loin de l'ancienne Antioche. L'autre (*Liquidambar styraciflua*. L.) se trouve en Amérique dans les parties méridionales des États-Unis, la Louisiane et la Floride. Il s'étend aussi dans certaines régions du Mexique. Près de ces deux espèces, s'en trouve une troisième qui ne donne que des produits très-peu importants pour le commerce : c'est le *Liquidambar Altigianum* Blume, qui croît à Java et dans les îles de l'archipel Indien.

Les *Liquidambars* rappellent beaucoup les Platanes par leurs feuilles et leurs fruits : ils les rappellent aussi par la manière dont se détachent de leur écorce des plaques épaisses qui ne laissent au-dessous que les parties internes du liber, réduites à une faible épaisseur. Dans les jeunes tiges et les rameaux, où cette exfoliation n'a pas encore eu lieu, on ne voit dans l'écorce que quelques cellules, remplies de Baume ou de résine, dispersées principalement dans les couches internes ; mais dans les vieux troncs le baume se trouve en abondance, aussi bien dans les épaisses cellules fibreuses de la couche libérienne que dans le parenchyme cortical, qui relie entre elles les faisceaux fibreux, et dans les rayons médullaires qui coupent radialement ces couches. Il ne paraît pas y avoir d'organe sécréteur spécial : c'est dans les cellules mêmes que se fait le produit et peut-être par une transformation de leurs parties constituantes. En tout cas, c'est l'écorce qui contient le baume et c'est là qu'on va le chercher dans l'exploitation de la plante.

9. STYRAX LIQUIDE.

Balsamum Styracis. Balsamum Storacis. Storax liquidus seu liquida.

Le **Styrax liquide** est retiré du *Liquidambar orientale* Mill., en Asie Mineure et dans la Syrie.

Lorsqu'on veut l'obtenir, on enlève l'écorce extérieure de l'arbre et les plaques, qui sont près de tomber. On les met à part pour s'en servir comme bois odorant, et en faire des fumigations. — L'écorce interne, ainsi mise à nu, on la racle avec un couteau semi-circulaire et on en ramasse une quantité considérable. On la met alors bouillir dans l'eau ; la résine monte à la surface, où on la recueille. On presse ensuite l'écorce bouillie dans des sacs de crin et on recueille le produit balsamique qui filtre à travers le tissu. On réunit ensemble les deux produits ainsi obtenus.

Un autre moyen, indiqué par M. Maltass, et qui a l'avantage de ne pas soumettre le baume à une ébullition prolongée, capable de l'altérer ou d'en diminuer l'activité, consiste à mettre directement l'écorce dans des sacs de crin et à la soumettre à la presse, en jetant dessus de l'eau bouillante. On obtient ainsi la plus grande partie du produit résineux.

Quoi qu'il en soit de ces procédés, le Styrax liquide vient dans le commerce avec les caractères suivants. Lorsqu'il est relativement récent, c'est un liquide épais, de la consistance du miel, un peu visqueux, d'une couleur grisâtre ou gris brunâtre ; avec le temps, il s'épaissit, sans cesser d'être coulant. Sa couleur se fonce, il devient d'un gris noirâtre. On le trouve quelquefois séparé, en deux couches bien distinctes : une couche inférieure grisâtre épaisse ; une couche supérieure coulante et fluide, de couleur foncée et presque noire. En lames minces, il se dessèche lentement, et ne se solidifie qu'imparfaitement et après un très-long temps.

Lorsqu'on l'examine au microscope, on voit au milieu d'un liquide épais de petits granules bruns, et çà et là de grosses larmes transparentes. — Des débris de plantes, dans lesquels on reconnaît des fibres ligneuses, se montrent aussi au milieu de la partie fluide ; enfin on peut voir, surtout au moyen de la lumière polarisée de très-nombreux débris de cristaux, et çà et là des cristaux entiers plus gros, tabulaires. — Si l'on étend sur le porte-objet du microscope une petite goutte de baume, et qu'on l'expose à une chaleur modérée, on voit sur les bords de la goutte se former de petits cristaux aiguillés de styracine, et dans les grosses larmes transparentes des cristaux en table, qui sont de l'acide benzoïque.

Le Styrax liquide a une odeur très-caractérisée, forte, aromatique, qui rappelle la vanille. La saveur est à la fois aromatique et âcre, avec une légère amertume.

L'alcool bouillant dissout complétement le Styrax liquide, sauf les impuretés qui y sont souvent mêlées; en se refroidissant, la liqueur se trouble et laisse déposer un précipité, qui est formé surtout de Styracine.

Le Styrax liquide contient une essence qu'on appelle le Styrol, de l'acide cinnamique et de la Styracine, et une petite quantité de résine. C'est donc un véritable baume.

Le Styrol est une essence liquide, à odeur de benzine ou de naphtaline, d'une densité de 0,924, bouillant à 175°; très-peu soluble dans l'eau, d'avantage dans l'alcool faible, soluble dans l'alcool absolu, dans l'éther, les huiles grasses et volatiles. Elle se change, lorsqu'on la maintient quelque temps à une haute température, en une substance, solide à la température ordinaire, qu'on a appelée Métastyrol et qui, d'après Kowalewsky, se trouverait en partie dans la résine.

La *Styracine*, que nous avons déjà signalée dans le Baume de Pérou, est une substance cristallisable, en lames minces, incolore, se fondant de 38 à 44°. Elle est insoluble dans l'eau, difficilement soluble dans l'acool froid, soluble dans l'alcool bouillant.

Le Styrax liquide, que nous venons de décrire, est celui du commerce. Mais nous devons signaler un certain nombre de corps qui sont soit un produit plus pur, soit des substances provenant du mélange du styrax liquide avec des matières étrangères.

A. Le produit le plus pur, qui ne vient pas d'ordinaire dans nos pharmacies, est celui que Guibourt a décrit sous le nom de **Storax liquide pur** (*Huile de Buchuri* ou *Huile de Storax* de

Landerer). Ce produit, tel que nous le trouvons à l'École de Pharmacie, est un liquide épais, ne coulant que très-lentement, transparent, mais tenant en suspension un grand nombre de particules qui le rendent un peu nébuleux. Il a une odeur prononcée de Styrax. Le microscope y montre un grand nombre de cristaux soit tabulaires, soit en aiguilles.

B-C. D'autres Styrax sont au contraire des produits impurs : tels sont le **Storax noir** et le **Storax en pains ou sarille** ou **Sciure de storax**. Le premier est une masse de la consistance de la poix, d'un brun noir, à éclat gras à la surface, à odeur de vanille, se recouvrant parfois à la longue, de petits cristaux brillants. L'autre est en masses, d'un brun rougeâtre, qu'il est facile de réduire en une sorte de poussière grasse d'un brun noir. L'odeur rappelle celle du styrax liquide, mais elle est plus faible et moins agréable.

D. Enfin sous le nom de **Storax rouge** ou d'**Écorce de Storax** on a décrit les écorces, qui ont été pressées lors de la préparation du *Styrax liquide*, et qui contiennent encore une partie balsamique. Ces écorces sont sous forme de rubans irréguliers minces, appliqués les uns contre les autres, de couleur rouge. Elles ont une odeur parfumée, qui rappelle celle du Styrax, et on y voit parfois des efflorescences cristallines, qui se sont formées à la surface.

10. **BAUME LIQUIDAMBAR.**

Liquidambar. Ambra liquida. Balsamum Indicum album.

On désigne sous le nom de **Baume Liquidambar** le produit de l'exsudation du *Liquidambar styraciflua* L. Lorsqu'on fait des incisions à cet arbre, et qu'on récolte le suc qui s'en écoule, on le voit se séparer en deux parties : l'une inférieure blanchâtre ou d'un gris sale, épaisse et opaque ; l'autre supérieure, translucide, d'une couleur brune. C'est ainsi que se présentent d'anciens échantillons que possède l'École de Pharmacie de Paris.

La partie supérieure forme croûte à la surface, qui s'est résinifiée, mais, au-dessous de cette mince couche, elle est
molle et coule lentement. Son odeur est très-forte, balsamique;
sa saveur est âcre, aromatique et légèrement amère. C'est cette
partie qui paraît former ce qu'on a désigné sous le nom de
Liquidambar liquide ou d'**huile de Liquidambar**.

Quant à la partie inférieure, elle est peut-être utilisée pour
la préparation du **Liquidambar mou** ou **blanc**. Cette substance nous vient dans le commerce en masses, qui ont été coulantes à un moment donné, puisqu'elles ont pris exactement la
forme des vases, qui les renferment; mais la plupart des échantillons, que nous en avons à l'École de Pharmacie, se sont épaissis
considérablement, au point d'adhérer très-fortement aux parois
du verre et même aux corps étrangers, qui y ont été accidentellement introduits. La substance est opaque, d'une couleur
blanchâtre ou d'un blanc roussâtre. L'odeur en est douce et
agréable, la saveur parfumée, mais âcre à la gorge.

Les deux baumes, liquide et mou, contiennent de l'acide
benzoïque, et exercent, à cause de la présence de ce corps, une
réaction acide sur la teinture et le papier de tournesol. L'alcool ne les dissout qu'imparfaitement.

D'après Bonastre, on trouve dans le Baume Liquidambar :

Huile essentielle......................	7
Substance molle soluble dans l'eau....	11,1
Acide benzoïque (?)..................	1
Substance cristallisable soluble dans l'alcool et dans l'eau..............	5,3
Résine molle........................	49
Styracine...........................	24

L'huile essentielle est incolore, peu soluble dans l'eau, plus
soluble dans l'alcool et l'éther. La matière cristallisable est
aussi incolore, sans réaction acide, d'un goût et d'une odeur
particuliers. La Styracine est insoluble dans l'eau, peu soluble
dans l'alcool froid, très-soluble dans l'alcool chaud, d'où elle
se précipite en cristallisant par le refroidissement. — Cette Sty-

racine de Bonastre est-elle identique à celle que Simon a retirée du Styrax liquide? Le fait n'est pas bien établi.

CONIFÈRES.

Divers genres de Conifères fournissent des oléorésines à la matière médicale; ils appartiennent pour la plupart aux groupes des Abiétinées, et aux genres *Larix*, *Pinus* et *Abies*, que beaucoup de botanistes, suivant en cela Linné, réunissent en un seul sous le nom commun de *Pinus*. Une seule de ces plantes, le *Juniperus Oxycedrus* L., qui fournit l'huile de Cade, appartient à une autre division, celle des Cupressinées.

Les produits oléo-résineux de ces Conifères sont de deux ordres : les uns découlent par incision des troncs de ces espèces et sont des produits naturels, dans la véritable acception du mot; ce sont ceux qu'on appelle Térébenthines, auxquels nous adjoindrons les Galipots et la Poix de Bourgogne, qui se produisent dans des circonstances analogues, et ne diffèrent des Térébenthines ordinaires, que par une proportion beaucoup moindre d'huile essentielle. D'autres sont ce que nous appellerons des produits secondaires; ils sont préparés dans la carbonisation des Genévriers ou des Pinus et donnent ce qu'on a nommé **Huile de Cade** et **Goudrons** : ce sont les équivalents, dans le groupe des oléo-résines, des Poix noires et des Poix blanches, que nous avons étudiées à propos des Résines.

Les produits naturels sont tout formés dans les diverses parties des Conifères ; les organes sécréteurs sont des canaux tout à fait comparables à ceux que nous avons figurés à la page 226. Ces lacunes résinifères, bordées de cellules spéciales, se trouvent dans toutes les portions de la plante, feuilles, cônes, tiges et branches, et, si l'on exploite d'ordinaire les gros troncs, c'est uniquement à cause des dimensions considérables de ces parties et de l'abondance beaucoup plus grande de sucs, qu'ils peuvent donner. Quant à la dimension des canaux, elle peut être très-variable : nous en avons indiqué à la page 227 les principales variations. Ils peuvent dans certains cas devenir beaucoup plus larges encore, se distendre considérablement, ou envoyer des expansions latérales qui s'étendent d'ordinaire dans la direction du rayon, par exemple vers le tissu cortical, de manière à former dans ces dernières parties de véritables poches remplies d'oléo-résine.

La distribution des réservoirs résinifères est variable suivant les genres; nous empruntons au mémoire de M. Van Tieghem sur les canaux sécréteurs des plantes (1) le tableau suivant qui résume cette distribution dans les principaux types de Conifères.

1° Pas de canaux dans la racine. Pas de canaux dans la tige (*Taxus*) ;

2° Pas de canaux dans la racine. Canaux dans le parenchyme cortical de la tige (*Cryptomeria*, *Taxodium*, *Podocarpus*, *Dacrydium*, *Torreya*, *Cunninghamia*, *Tsuga*) ;

3° Pas de canaux dans la racine. Canaux dans le parenchyme cortical et dans la moelle de la tige (*Gincko*) ;

4° Un canal central dans la racine. Canaux dans le parenchyme cortical de la tige (*Cedrus*, *Abies*, *Pseudolarix*) ;

5° Canaux dans le bois des faisceaux de la racine et de la tige. Canaux dans le parenchyme cortical de la tige (*Pinus*, *Larix*, *Picea*, *Pseudotsuga*) ;

6° Canaux dans le liber des faisceaux de la racine et de la tige. Canaux dans le parenchyme cortical de la tige (*Araucaria*, *Widdringtonia*, *Thuia*, *Biota*, *Cupressus*).

De ces six divisions, deux surtout nous intéressent : la quatrième et la cinquième, qui comprennent les genres *Abies*, *Larix* et *Pinus*.

Les espèces de Pinus qui donnent les térébenthines sont nombreuses et se rencontrent, dans l'Ancien et le Nouveau Monde,

---

(1) Voyez *Annales des sciences naturelles*, 5ᵉ série, t. XVI, p. 185 et suiv. On peut aussi consulter la thèse inaugurale de M. C. E. Bertrand, sur l'anatomie comparée des tiges et des feuilles chez les Gnétacées et les Conifères (*Annales des sciences naturelles*, 5ᵉ série, t. XX, p. 5).

dans les régions froides et tempérées de l'hémisphère boréal. Le
Pinus sylvestris L., qui, dans les pays de l'Europe septentrionale,
donne une térébenthine commune et en tout cas des goudrons
très-répandus, croît depuis les pays Scandinaves jusque dans les
régions méridionales de l'Europe ; mais à mesure qu'il descend
vers des latitudes plus chaudes, on le voit s'élever sur les flancs
des montagnes. Ainsi font le Mélèze, qu'on remarque en abondance sur les Alpes, et les Sapins, également répandus dans les forêts de l'Europe méridionale centrale des Alpes, des Vosges, et
dans les pays scandinaves. D'autres espèces, le *Pinus Pinaster* L.
(*Pinus maritima* Lam.), croissent surtout dans les pays déjà
chauds ; c'est ce pin qui occupe les Landes et fournit les Térébenthines de Bordeaux.

En Amérique, nous remarquons une distribution semblable ; dans le Canada et les parties septentrionales des États-
Unis, l'*Abies balsamea* Mill. (*Abies canadensis* Mich.) ; dans la
Virginie, la Caroline et jusque dans la Floride, les *Pinus Tœda*
L. et *Pinus australis* Mich. Tous les produits naturels de ces
arbres sont liquides ou mous, au moment de leur extraction ;
mais ils tendent plus ou moins à s'épaissir, soit par l'évaporation lente de leur huile essentielle, soit par sa résinification.
Ils ont tous une odeur assez caractéristique d'essence de térébenthine, plus ou moins adoucie suivant les diverses sortes. Ils
sont presque entièrement solubles dans l'alcool et l'éther, brûlent avec une flamme fuligineuse, donnent, par leur distillation avec l'eau, une huile essentielle (essence de térébenthine),
et laissent, comme résidu, un mélange de résines neutres et
acides, que nous avons déjà décrit sous le nom de Colophane.

La rapidité plus ou moins grande avec laquelle elles se solidifient ou forment une croûte à leur surface extérieure, l'action
plus ou moins marquée des bases alcalines terreuses et en particulier de la magnésie sur leurs résines acides, sont des caractères qui, indépendamment de certains signes organoleptiques,
permettent de distinguer les principaux produits naturels des

Conifères. Nous résumons ces différences dans le tableau suivant :

A. Produits plus ou moins fluides.

Térébenthine très-fluide , ne formant que lentement une pellicule solide à sa surface ; ne se solidifiant pas par un seizième de magnésie ; complétement soluble dans l'alcool............ **11. Térébenthine de Venise.**

Térébenthine fluide, formant cependant une mince pellicule à l'air ; incomplétement soluble dans l'alcool................ **12. Térébenthine des Vosges.**

Térébenthine fluide, mais siccative, formant facilement une pellicule à l'air ; se solidifiant par un seizième de magnésie.......... **13. Baume du Canada.**

Térébenthine très-siccative, laissant déposer au fond du vase une matière cristallisable; solidifiable par un trente-deuxième de magnésie .... **14. Térébenthine de Bordeaux.**

B. Produits mous ou solides.

Masses molles blanchâtres, avec des marbrures couleur lie de vin ou fleur de pêcher............. **15. Poix de Bourgogne.**

Masses formées de croûtes solides, sèches, d'un blanc jaunâtre..... **16. Galipot.**

Quant aux produits secondaires, **Huile de Cade** et **Goudron**, ce sont des liquides épais, d'un brun noir plus ou moins foncé, reconnaissables à leur odeur empyreumatique, toujours prononcée. On les distingue facilement aux caractères suivants :

Liquide huileux, brunâtre, d'une odeur empyreumatique, extrêmement forte et désagréable. **16. Huile de Cade.**

Liquide très-épais, granuleux, brun-noir ; d'une odeur empyreumatique et aromatique...... **17. Goudron.**

11. TÉRÉBENTHINE DE VENISE.

Térébenthine du Mélèze. Térébenthine de Briançon. — *Terebinthina Veneta. Terebinthina laricina.*

La **Térébenthine de Venise** est donnée par le Mélèze, *Larix decidua* Mill. (*Larix europœa* DC., *Pinus Larix* L.), qui croît en Europe, depuis la Russie jusque dans les Alpes et les Apennins. Ce n'est guère que dans les Alpes qu'on exploite l'arbre pour en retirer le suc oléo-résineux, et encore sur la partie méridionale de la chaîne, dans le Tyrol, les vallées Vaudoises du Piémont, enfin dans les Alpes françaises du côté de Briançon.

L'écorce du Mélèze ne contient qu'un très-petit nombre de canaux résinifères peu développés; les diverses couches de l'aubier en renferment beaucoup plus; c'est là même que paraissent se former la matière résinoïde et l'huile essentielle; mais c'est dans les couches centrales, que se trouve surtout en abondance le mélange d'essence et de résine, qui forme la térébenthine. Aussi, si l'on scie transversalement un arbre, c'est dans le cœur du bois qu'on verra exsuder le plus d'oléo-résine.

Pour exploiter les arbres, on fait avec une tarière un orifice qui pénètre jusque dans les parties centrales du tronc. On bouche cet orifice au printemps, et on le débouche une fois par an vers l'automne. Il s'écoule ainsi 250 grammes environ de térébenthine par an. Ce procédé, qui est généralement suivi dans le Tyrol, fournit une moindre quantité de produits que la méthode, généralement suivie en France, qui consiste à percer un certain nombre de trous sur le même arbre et à faire écouler de temps en temps le suc résineux. On obtient ainsi d'un même pied jusqu'à 3 ou 4 kilogrammes par an. Mais l'arbre ne donne de produit que pendant 40 à 50 ans, et son bois ne peut plus être utilisé pour bois de construction; tandis que, par l'autre méthode, les Mélèzes fournissent très-longtemps de la térébenthine, sans que leur bois diminue sensiblement de qualité.

La térébenthine, ainsi obtenue et débarrassée de ses impuretés, est un liquide épais, filant, de couleur jaune ou jaune un peu verdâtre. Elle n'a jamais une structure granuleuse et cristalline, et reste toujours translucide; elle n'est pas d'ordinaire complétement claire, mais uniformément nébuleuse.

L'odeur de cette térébenthine est particulière, tenace, elle rappelle un peu le parfum de la noix muscade, mais elle est moins agréable. La saveur est aromatique, résineuse, âcre et amère. Cette amertume est peut-être due à un principe nommé Pinipicrine, dont on a constaté la présence dans les écorces et dans les aiguilles des *Pinus sylvestris* et de certains *Thuya*.

La térébenthine de Venise est très-peu siccative : elle ne s'é-paissit que très-lentement à l'air, même lorsqu'on la met en lames minces ; elle ne prend pas de consistance pilulaire par le mélange avec la magnésie calcinée. — Elle dévie à droite le plan de polarisation ; ce pouvoir rotatoire est dû à la résine qu'elle contient, car son essence est au contraire lévogyre.

L'alcool dissout complétement cette térébenthine et donne avec elle une liqueur tout à fait claire, à réaction acide : de même, l'eau bouillie avec elle rougit le papier de tournesol. A la distillation, elle donne environ le quart de son poids d'une essence de térébenthine particulière.

D'après Unverdorben, la térébenthine récente contient, à part l'huile essentielle, dans sa partie résineuse, de l'acide pi-nique en assez grande quantité ; de l'acide sylvique en moindre proportion ; une résine neutre, un extrait amer, enfin un peu d'acide succinique, qui, avec un peu d'acide formique, paraît donner à la teinture alcoolique et à l'eau, bouillie avec la téré-benthine, les propriétés acides que nous avons constatées.

12. TÉRÉBENTHINE D'ALSACE.

Térébenthine de Strasbourg. Térébenthine au citron. Térében-thine du Sapin. — *Terebinthina Argentoratensis. Terebinthina Alsatica.*

La **Térébenthine d'Alsace** découle des troncs du *Sapin vrai* ou *Sapin argenté* (*Abies pectinata* DC., *Pinus Picea* L.), espèce des montagnes d'Europe, depuis les pays septentrionaux (Suède et Russie) jusque dans les Pyrénées. Mais c'est dans les Alpes et surtout dans les Vosges, que l'on exploite cette espèce.

Ici les canaux résinifères sont nombreux dans l'écorce et

manquent complétement dans le bois; il se forme dans les couches tout à fait externes du tronc de grosses lacunes, qui se distendent et viennent soulever les parties subéreuses. Ce sont ces réservoirs ou grosses *utricules*, que l'on crève avec les bords d'un cornet en fer-blanc, dans lequel on reçoit le suc oléo-résineux. La térébenthine ainsi obtenue est versée dans des bouteilles, où l'on en réunit une certaine quantité; elle est ensuite filtrée à travers des entonnoirs d'écorce, et livrée au commerce. La récolte se fait au printemps et en automne; elle n'est pas très-productive, ce qui rend la térébenthine d'Alsace rare et chère. D'ailleurs, l'écorce ne donne des utricules que pendant une assez courte période du développement de la plante.

Au moment de la récolte, le liquide est un peu blanchâtre et laiteux, mais, après un assez long repos au soleil, il devient parfaitement clair. Il a une consistance moindre que la térébenthine du mélèze et a l'apparence d'un liquide huileux, de couleur pâle, quand il est récent, mais qui devient foncée avec le temps. Examinée au microscope, elle montre, surtout dans la lumière polarisée, la présence de nombreux cristaux d'acide abiétique.

L'odeur de cette térébenthine est très-agréable, et rappelle celle du citron. Sa saveur est âcre et amère. — La térébenthine d'Alsace est beaucoup plus siccative que la précédente; au bout de quelque temps, sa surface exposée à l'air forme une croûte dure et cassante ; étendue en lames minces, elle se durcit et se solidifie complétement. Avec un seizième de magnésie, elle prend en peu de temps une consistance pilulaire. Elle dévie à gauche le plan de polarisation, de même que l'essence qu'on en retire.

L'alcool ne dissout pas complétement cette térébenthine : la liqueur reste trouble et il se fait, par le repos, un précipité grenu d'une matière résineuse. M. Caillot avait donné les chiffres suivants, comme représentant la composition de cette térébenthine.

Huile essentielle...................... 33,50
Résine insoluble (sous résine)......... 6,20
Abiétine........................... 10,85
Acide abiétique..................... 46,39
Extrait aqueux contenant de l'acide suc-
    cinique......................... 0,85
Perte.............................. 2.21
                                    ─────
                                    100,00

D'après M. Flückiger (1), la térébenthine de Strasbourg contient 72,2 pour 100 de matières résineuses (acides sylvique,
pinique, etc.) et 27,8 pour 100 d'une essence de térébenthine,
bouillant à 163° et déviant de 8° vers la gauche le plan de polarisation.

13. BAUME DU CANADA.

Térébenthine du Canada. — *Terebinthina canadensis. Balsamum
canadense.*

Le **Baume du Canada** est donné par l'*A bies balsamea* D. C.
(*Pinus balsamea* L.), qui croît dans le Canada et dans les parties
septentrionales des États-Unis.

Les canaux sécréteurs se trouvent distribués à peu près de la
même façon dans cet *Abies* que dans le sapin de nos pays; la
térébenthine s'accumule de même dans des utricules, qui font
relief dans les couches extérieures de l'écorce, et, en perçant
ces utricules, on peut recueillir le suc oléo-résineux. Après avoir
filtré le produit au soleil, on l'obtient sous la forme suivante,
qu'il présente dans le commerce.

Lorsqu'il est récent, le baume est d'abord nébuleux, comme
la térébenthine du sapin, mais, comme elle, il se clarifie peu à
peu et devient transparent. Il ne présente pas la structure cristalline et granuleuse, que l'on observe au microscope dans les
autres térébenthines, et rappelle sous ce rapport la térébenthine
de Venise. La couleur, d'abord peu marquée, devient peu à peu
jaune d'ambre.

(1) Flückiger, *Notizen über Terpenthin* (*Neues Jarbuch für Pharmacie*,
XXXI, 73).

L'odeur du Baume de Canada est très-prononcée, et d'un arome agréable ; la saveur est âcre et amère.

Le Baume de Canada est siccatif ; une couche mince se solidifie et se durcit rapidement, et dans les surfaces, exposées à l'air, il se forme assez facilement une croûte ferme et cassante. Une seizième de magnésie calcinée l'amène facilement à l'état de consistance pilulaire. Il dévie vers la droite le plan de polarisation ; son pouvoir rotatoire, qui est de 2° dans ce sens, tient au pouvoir dextrogyre de la résine, que M. Flückiger (1) a trouvé de 8°,5, tandis que l'essence a un pouvoir rotatoire en sens inverse.

L'alcool ne dissout pas complétement le baume du Canada. Il reste environ 16 pour 100 d'une résine, qui se précipite de la dissolution par le repos.

Bonastre a attribué la composition suivante à cette oléorésine :

Huile essentielle......................	18,6
Résine soluble dans l'alcool...........	46
Sous-résine difficilement soluble dans l'alcool..............................	33,4
Résine molle semblable à la sous-résine.	4
Extractifs amers, sels et traces d'acide acétique...........................	4

D'après M. Flückiger (1) on trouve dans le baume du Canada :

Essence.............................	24
Résine soluble dans l'alcool absolu.....	59,8
Résine soluble dans l'éther, mais non dans l'alcool.......................	16.2
	100,0

14. TERÉBENTHINE DE BORDEAUX.

Térébenthine commune. — *Terebinthina Gallica. Terebinthina pinea. Terebinthina communis.*

Sous le nom de **Thérébenthine commune**, on désigne un certain nombre d'oléo-résines, découlant dans divers pays de

(1) Flückiger, *loc. cit.*

plusieurs espèces de *Pinus*. En Allemagne, ce sont les *Pinus austriaca* L., *Pinus sylvestris* L., *Pinus rotundata* Link; en France, c'est le *Pinus Pinaster* Solander (*Pinus maritima* Lam.), qui est cultivé dans les Landes et aux environs de Bordeaux; en Amérique, ce sont les *Pinus Tœda* L., *Pinus australis* Mich. (*Pinus palustris* Miller). De toutes ces térébenthines, la plus répandue, même en dehors de notre pays, est la térébenthine de Bordeaux, que nous décrirons plus spécialement.

Le Pin maritime (*Pinus Pinaster* Solander) est planté en abondance dans toute la région des Landes, depuis les bords de la Garonne et de la Gironde jusqu'à ceux de l'Adour : il a servi à fixer les sables mobiles, qui menaçaient d'envahir toutes ces contrées, et y est exploité sur une très-large échelle. Le tronc de ces arbres contient des canaux résinifères dans l'écorce et dans les couches extérieures du bois; aussi, lorsqu'on veut en extraire la résine, a-t-on intérêt à attaquer ces deux parties. Voici comment l'on opère ordinairement.

On choisit des arbres ayant au moins 1 mètre de circonférence, c'est-à-dire ayant atteint environ l'age de 30 ans; on fait avec une petite hache une entaille de 9 centimètres de large, pénétrant dans l'aubier à la profondeur de 1 centimètre environ. Cette entaille, qu'on appelle *care*, est rafraîchie tous les dix jours environ, de telle sorte qu'au bout de la campagne, qui s'étend depuis mars jusqu'en octobre, elle atteint une hauteur de 60 centimètres environ. — C'est par cette blessure, ainsi entretenue, que s'écoule le suc oléo-résineux, qu'on reçoit soit dans des pots particuliers, soit dans un creux fait au pied de l'arbre. Quand une care ne donne plus de produit, on en ouvre une autre à côté de l'ancienne. On peut ainsi exploiter un arbre pendant 50 à 60 ans.

Le suc qui découle des cares porte le nom de *Gemme*. D'abord liquide et transparent, au moment où il sort de ses vaisseaux, il perd bientôt au contact de l'air sa transparence et sa fluidité ; il devient opaque, blanchâtre et demi-solide. A cet état, la gemme est exposée soit à la chaleur du soleil, soit à une chaleur artificielle, qui la fait fondre; on la débarrasse alors de ses impuretés, en la faisant passer à travers des filtres en paille ou en toile métallique. On a ainsi la térébenthine du commerce, qui se reconnaît aux caractères suivants :

Elle a la consistance d'un miel épais, grenu, trouble et comme laiteux. Lorsqu'on la laisse au repos, elle se divise en deux couches : une supérieure, semi-fluide, transparente, plus ou moins foncée en couleur; une inférieure, résinoïde, d'apparence cristalline. La densité de la térébenthine est variable, mais toujours inférieure à celle de l'eau.

L'odeur de la térébenthine de Bordeaux est forte, très-caractérisée; sa saveur est âcre, amère et nauséeuse.

Elle est très-siccative, plus qu'aucune de celles que nous avons étudiées jusqu'ici. En vingt-quatre heures, une couche mince se solidifie et se durcit complétement. De même, elle se solidifie rapidement sous l'influence de la magnésie; 1/28 de cette base alcalino-terreuse suffit pour l'amener bien vite à la consistance pilulaire.

La térébenthine de Bordeaux est complétement soluble dans l'alcool, l'éther, les huiles fixes et volatiles et le sulfure de carbone. Elle donne, à la distillation avec l'eau, environ 25 p. 100 d'essence. Elle dévie à gauche le plan de polarisation.

A côté de la térébenthine de Bordeaux, nous devons signaler, sans beaucoup nous y arrêter, les oléo-résines qui ont porté comme elle le nom de térébenthines communes.

1° La **Térébenthine de Boston** ou *Térébenthine commune d'Amérique.*

Cette térébenthine est recueillie surtout dans la Virginie, où on la retire soit du *Pinus australis* Mich., soit du *Pinus Tæda* L.

Elle a une consistance épaisse, analogue à celle du miel coulant; elle est opaque ou translucide, d'une couleur jaune blanchâtre. Elle ne se sépare pas en deux couches comme la téré-

benthine de Bordeaux. Elle a une odeur aromatique analogue
à celle de notre térébenthine commune. Sa saveur est chaude,
âcre et amère. Elle contient 17 p. 100 d'une essence de térébenthine, qui dévie très-fortement à droite le plan de polarisation, et qui a une odeur tout à fait spéciale.

2° **Térébenthine d'Allemagne.** — La Térébenthine ainsi désignée est obtenue des *Pinus austriaca* L., P., *sylvestris* L., *P. ro-*
tundata L., par des procédés analogues à ceux que nous avons
indiqués pour les deux précédentes.

La térébenthine ainsi recueillie est de consistance épaisse,
d'un blanc sale, trouble et d'apparence granuleuse. L'odeur et
la saveur sont fortes et peu agréables ; elle se dissout complètement dans l'alcool, l'éther et les huiles grasses et volatiles.

Toutes les térébenthines dont nous venons de parler, sous le
nom de *Térébenthine commune*, montrent, examinées au microscope, une proportion considérable de cristaux, dus à la présence de l'acide sylvique.

15. GALIPOT

Barras. — *Resina Communis.*

On désigne, sous le nom de **Galipot**, une sorte de térébenthine, très-pauvre en essence, qu'on recueille dans les Landes
sur les *Pinus Pinaster* Sol., alors que l'exploitation d'été est finie,
et que le suc oléo-résineux, très-appauvri, s'est solidifié sur les
troncs mêmes où on le récolte en hiver. C'est sur l'arbre une
substance blanche, nacrée, en larmes stalactiformes. Dans le
commerce, on le trouve en masses solides, d'un blanc jaunâtre,
de structure grenue, d'odeur forte et térébinthacée, de saveur
amère et aromatique. Une masse de petits cristaux, très-visibles
au microscope, lui donnent l'apparence grenue, que nous avons
signalée.

Le Galipot est très-pauvre en huile essentielle, soit que cette
huile se soit évaporée, soit qu'elle se soit résinifiée, et proba-

blement aussi, parce qu'au moment de l'exsudation, l'essence était moins abondante dans l'arbre qu'au moment de l'exploitation de la térébenthine. La résine, qui forme la masse principale, et le peu d'essence qui reste sont complétement solubles dans l'alcool.

Les Pins d'Amérique donnent un produit semblable, qu'on a désigné sous le nom de **Galipot d'Amérique** ou plus particulièrement de **Barras**. Ce sont aussi des masses molles ou solides, jaunâtres, ou d'un jaune un peu verdâtre, qui ont un peu l'apparence de certains Élémis américains. Ce Galipot est aussi complétement soluble dans l'alcool. Il a une odeur et une saveur qui rappellent celles des térébenthines des *Pinus Tœda* L. et *P. australis* Mich..

16. POIX DE BOURGOGNE.

Poix des Vosges. — *Pix Burgundica. Resina Burgundica.*

Sous le nom de **Poix des Vosges** ou de **Bourgogne**, on désigne un produit naturel, qui découle de la *Pesse* ou *faux Sapin*, *Abies excelsa* Lam. (*Pinus Abies* L.).

Cette espèce habite les montagnes de l'Europe, depuis les régions septentrionales jusque dans les Pyrénées. Dans les Vosges et aussi dans diverses parties de l'Allemagne, on fait de larges incisions au tronc et aux grosses branches de l'arbre et on obtient de cette manière un produit épais, opaque, d'une couleur blanchâtre, marqué par place de larges taches couleur lie de vin ou fleur de pêcher. Ce produit a une odeur thérébinthacée assez particulière.

C'est avec la Poix de cette térébenthine qu'on fait ce qu'on appelle assez communément **Poix de Bourgogne** dans le commerce ou encore **Poix jaune** (*Pix flava*). On l'obtient en fondant la Poix des Vosges dans l'eau. Le résultat est une substance résineuse opaque, de couleur fauve, solide et cassante à froid, mais qui, avec le temps, devient coulante et prend la forme des vases dans lesquels on la met. Son odeur est forte, aromatique, balsamique. Sa saveur n'a pas d'amertume : elle est douce et parfumée. Elle est imparfaitement soluble dans l'alcool.

Cette odeur et cette saveur particulière, cette solubilité incomplète dans l'alcool permettent de distinguer facilement cette **Poix jaune** de la **Poix blanche,** qu'on prépare artificiellement en brassant du Galipot dans l'eau avec de la térébenthine de Bordeaux ou de l'essence de Térébenthine. Cette Poix blanche a une saveur amère très-marquée, et est entièrement soluble dans l'alcool.

17. GOUDRON.

Resina empyreumatica liquida. Pix liquida.

Le **Goudron** est un des produits secondaires qu'on obtient en traitant les bois résineux des Conifères. Lorsque les troncs de ces arbres ont été complétement épuisés de leur oléo-résine, et qu'ils ne peuvent plus être exploités pour cet usage, on les emploie d'ordinaire à la fabrication du charbon. Mais, dans cette opération, on se garde de perdre les parties résineuses qui existent encore dans le bois, et qui s'écoulent, par une sorte de distillation *per descensum.*

Pour obtenir ces produits, on emploie des troncs d'arbres qu'on a laissés sécher pendant longtemps ; on en remplit une sorte de four en cône renversé, creusé en terre et pourvu à sa partie inférieure d'un canal qui peut conduire les liquides dans un réservoir extérieur. Au-dessous de ce four, on continue à accumuler du bois, de manière à former un second cône appliqué par sa base sur le premier et on recouvre le tout de terre et de gazon. On met le feu par la partie supérieure. La combustion se fait ainsi lentement, et la résine contenue dans le bois peut couler, sans se brûler, entraînant avec elle des produits empyreumatiques et se chargeant de fumée. Le liquide arrive jusqu'en bas; il est conduit dans le réservoir extérieur où il se ramasse. On a ainsi le goudron surmonté d'une huile noire.

Le goudron, tel qu'il arrive dans le commerce, est un liquide de consistance épaisse, granuleuse, d'une couleur brun noirâtre. L'odeur est empyreumatique, la saveur est âcre et amère. Le goudron est plus dense que l'eau; il cède une petite portion de ses principes à l'eau distillée froide, une plus grande quantité à l'eau bouillante. Il est soluble dans l'alcool, dans l'éther, dans le sulfure de carbone, dans les huiles essentielles et brûle avec une flamme rouge bien éclairante.

Le goudron est un corps extrêmement complexe; il contient un certain nombre de corps qui peuvent passer à la distillation et qu'on sépare les uns des autres en élevant peu à peu le produit à des températures diverses : ces principes sont de l'*acide pyroligneux*, de l'*esprit de bois* ou *alcool méthylique*, de l'*acétone*, des hydrocarbures tels que la *benzine*, le *toluène*, le *xylène*, le *cymène*, le *cumolène*, l'*eupione*, puis des corps qu'on a nommés *xystite*, *mésite*, *capnomore*, *picamare*, etc., etc. Les principes précédents sont contenus dans une partie plus légère que l'eau, qui a passé à la distillation de 90° à 250°. — Dans une autre portion, plus lourde que l'eau et qui distille de 250° à 350°, on trouve à côté d'un certain nombre d'hydrocarbures, de la *créosote*, du *capnomore* et une huile particulière qu'on a nommée *pyroxantogène*. — La partie qui reste comme résidu, et qui a la consistance solide, renferme des hydrocarbures tels que la *naphtaline*, l'*anthracène* et la *paraffine*, le *cédrivet*, le *pittacal*, etc., enfin une résine et du charbon. — Le Goudron contient aussi de l'ammoniaque libre ou combinée avec l'acide acétique.

On voit quelle série de corps, importants pour l'industrie, peuvent être retirés du goudron. Au point de vue pharmaceutique, ce produit est surtout employé pour faire l'eau de goudron, et il importe pour cette préparation d'avoir du vrai goudron, retiré du bois des Conifères, et non le goudron qu'on obtient

par la distillation des houilles et des lignites. Ce dernier est
tout différent en effet dans sa composition chimique ; il ne
renferme ni l'acide pyroligneux, ni l'esprit de bois, ni la créosote, ni aucun des produits particuliers qui donnent à l'eau de
goudron ses propriétés. Il est facile du reste de distinguer les
deux produits. Le goudron des Conifères a une couleur brun
rouge, quand on le voit en couche mince ; il communique
à l'eau une acidité, très-manifeste au papier de tournesol. Le
goudron de charbon a une couleur verdâtre, par transparence ;
il ne donne à l'eau, dans laquelle on le fait bouillir, qu'une
très-faible acidité, qu'accuse à peine le papier réactif. L'odeur
d'ailleurs seule suffirait à reconnaître les deux substances ; il
y a loin en effet de l'arome franc du goudron vrai, à l'odeur
très-désagréable du goudron de houille.

Dans les pays septentrionaux, particulièrement en Russie, on
donne comme officinal le Goudron, qu'on retire du Bouleau.
C'est le produit désigné sous le nom de *Oleum Rusci, Pix betu-*
lina liquida. On emploie pour le préparer les écorces de l'arbre,
dont les couches extérieures blanches et feuilletées sont riches
en résine, et on les traite comme on fait chez nous pour les bois
de Conifères. — De même, la Pharmacopée hollandaise indique
une sorte de goudron fait avec le bois de Hêtre (*Fagus sylva-*
tica L.).

18. HUILE DE CADE.

Oleum Juniperi empyreumaticum.

L'**Huile de Cade** est une sorte de goudron retiré du bois du
Juniperus Oxycedrus L., qui croît dans la région méditerranéenne.

Le bois de cette Conifère, soumis au même traitement que
les bois de Pins, laisse découler un liquide complexe, huileux,
de couleur brunâtre, qui s'enflamme facilement et qui a

une odeur résineuse et empyreumatique extrêmement forte.

Cette substance était autrefois assez employée, surtout dans le Midi, comme insecticide. La saveur en est extrêmement âcre et presque caustique. — Elle est maintenant bien moins fréquemment utilisée.

CHAPITRE V

HUILES ESSENTIELLES. (ESSENCES. HUILES VOLATILES).

(ESSENTIÆ. OLEA ÆTHEREA. OLEA VOLATILIA.)

Les Huiles essentielles sont des produits huileux et volatils, qui donnent généralement aux plantes leur arôme particulier. Comme les corps gras, elles font tache sur le papier; mais cette tache disparaît complétement, lorsqu'on l'expose à la chaleur.

Les huiles essentielles sont d'ailleurs des corps très-variés dans leur composition chimique. Les unes sont des carbures d'hydrogène (Essences de Conifères, Essences d'Aurantiacées, etc.); d'autres sont oxygénées (Essences d'Ombellifères, de Composées, etc., etc.). Quelques-unes enfin contiennent du soufre (Essences de Crucifères, etc.). — Leur fonction chimique n'est pas moins variée : les unes sont des alcools, les autres des éthers, d'autres encore des aldéhydes, etc., etc.

Un certain nombre d'essences ne sont pas des produits simples : ce sont des mélanges de plusieurs huiles essentielles, le plus souvent des hydrocarbures tenant en dissolution des essences oxygénées. Un des éléments peut d'ordinaire passer à l'état solide et cristallin, c'est ce qu'on a appelé *Stéaroptène*, l'autre restant à l'état liquide (*Élæoptène*). — La solidification du stéarophène se fait à des températures diverses; quelques essences, celle de Roses, par exemple, montrent cette portion cristallisée à la température ordinaire, la partie solide ne fondant qu'à 25°; d'autres ne se solidifient qu'au voisinage de 0° ; enfin le plus grand nombre ne se séparent en partie solide et partie fluide qu'à une température bien inférieure à — 20° ou — 25°. Le camphre, qui, par ses propriétés générales, est une véritable essence, est solide jusqu'à une température très-élevée, 175°.

Les huiles essentielles se trouvent d'ordinaire tout à fait formées dans les plantes, et on n'a qu'à les en retirer par distillation ou expression. Dans certains cas particuliers cependant, la plante contient seulement les éléments nécessaires à la production de l'essence, et il faut la réaction de ces éléments l'un sur l'autre, en présence de l'eau, pour que le produit volatil arrive à se former ; nous avons déjà vu le fait en étudiant les graines deMoutarde noire et les Amandes amères.

Un grand nombre de plantes contiennent des huiles essentielles. On ne compte pas moins de 17 pour 100 des familles végétales, qui se font remarquer par la production de quelque essence. Il est cependant des groupes qui sont plus particulièrement remarquables à cet égard, et qu'il convient de citer : les Conifères, les Aurantiacées, les Labiées, les Composées, les Ombellifères, les Laurinées, les Pipéritées, les Rutacées, les Crucifères, les Rosacées, etc., etc.

Quant aux organes contenant l'huile volatile, ils peuvent être très-variés ; toutes les parties des plantes peuvent en produire ; ce sont cependant généralement les fruits, les fleurs et les feuilles qui sont riches en essences. Les tiges en contiennent plus rarement ; les racines plus souvent que les tiges.

Les éléments anatomiques dans lesquels se sécrète ou se ramasse l'huile, sont parfois des cellules toutes simples, qui ne se distinguent guère des cellules contenant soit des cristaux, soit des matières tanniques. Dans le Camphrier, on voit l'essence renfermée dans de pareilles cellules, et il en est de même d'un certain nombre de plantes que nous mentionnerons en faisant l'étude détaillée des diverses essences. D'autres fois les glandes oléifères, au lieu d'être unicellulaires, sont de véritables lacunes, analogues à celles que nous avons déjà signalées dans l'étude de la plupart des produits résineux, gommo-résineux ou oléo-résineux. Ces lacunes sont bordées par des cellules spéciales, qui

les isolent des tissus environnants. — Les glandes pluricellu-
laires ainsi constituées peuvent être internes ou externes. Nous
avons eu déjà l'occasion, en étudiant les parties des plantes de

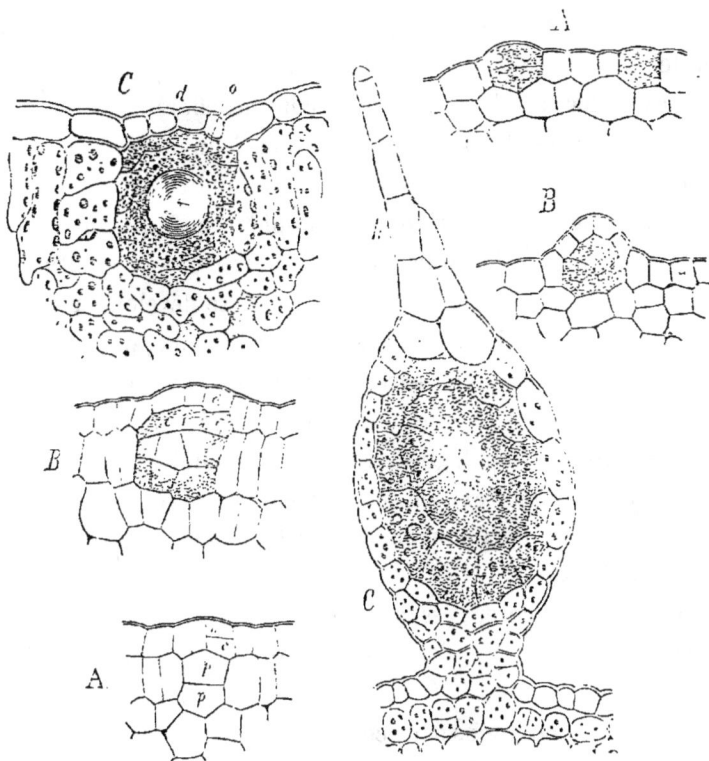

mentionner un certain nombre de ces glandes ; par exemple,
dans les Aurantiacées, où nous avons décrit et figuré les glandes
internes, qui sont si évidentes dans les péricarpes des citrons et
des oranges.

Fig. 303. — Glande interne du *Dictamnus Fraxinella*, d'après M. Rauter; — *A, B,* premiers états de développement ; — *C,* glande achevée ; — *d,* l'assise recouvrante qui prolonge l'épiderme ; — *c* et *p,* cellules-mères du tissu de la glande ; — *o,* une grosse goutte
d'huile essentielle.

Fig. 304. — Glande avec poil terminal du *Dictamnus Fraxinella*, d'après M. Rauter ;
— *A,B,* premiers états de développement ; — *C,* glande parfaite avec poil terminal.

La figure 303 montre la formation de glandes internes dans les feuilles d'une Diosmée, la *Fraxinielle* ; on y voit comment les cellules (*A*, *c*, *p*), qui doivent former la glande se divisent, sécrètent (*B*, *c*) la matière oléagineuse et se détruisent en partie de manière à laisser une partie vide remplie par une grosse goutte d'essence (*C*, *d*, *o*). — La figure 304 montre une des glandes placées sur la surface des pédicelles floraux, des bractées et des sépales de la même plante, qui, à un moment donné, sécrète une assez grande quantité de produits volatils pour être entourée d'une véritable atmosphère inflammable. On voit en A des cellules sous-épidermiques se diviser en 2, puis en 4, sécréter de la matière oléagineuse, se développer en B au-dessous de l'épiderme, faire saillie sur l'organe, et enfin devenir la glande complète avec poil terminal, qu'on remarque en C. — Un grand nombre de végétaux présentent des éléments organiques analogues. Parfois, les glandes, au lieu de porter un poil à leur extrémité, sont au contraire terminales, portées par un pédicelle ou par un véritable poil, qu'on appelle poil glanduleux.

D'autres fois encore, l'essence imprègne les tissus ou remplit les vaisseaux ; c'est ce qu'on voit par exemple dans le bois de Santal.

Les produits contenus dans ces divers éléments anatomiques sont souvent des essences toutes pures ; c'est le cas du camphre, des essences de citrons et d'oranges, de Labiées, etc., etc. Mais d'autres fois, l'essence est engagée dans un mélange intime avec d'autres principes ; la gomme résine, dans les Ombellifères ; la Résine, dans les Térébenthines des Conifères, etc., etc. ; si bien qu'au lieu d'extraire l'huile volatile directement de la plante, on la retire parfois des produits gommo-résineux ou oléo-résineux qu'elle a donnés.

Dans tous les cas, on peut dire que les essences sont un produit plus ou moins artificiel et qui a déjà nécessité une opération pharmaceutique. Aussi beaucoup de celles que nous

décrirons peuvent-elles et doivent-elles même être faites dans
le laboratoire du pharmacien, et ne devraient pas être comprises dans le groupe des drogues simples, si le commerce
ne les offrait souvent toutes faites et s'il n'y avait pas avantage à connaître leurs véritables caractères. — Deux moyens
peuvent être employés pour leur extraction. Le plus général,
qu'on peut appliquer à toutes les essences que nous étudierons
ici, est la distillation avec l'intermédiaire de l'eau ou de la vapeur. Mais un autre moyen, qu'on a quelquefois employé,
pour les essences des écorces de citrons et d'oranges est l'expression. Quelques essences ont pu être formées de toutes pièces
par voie de synthèse : ainsi par exemple, l'essence d'Ulmaire,
l'essence de *Winter Green*.

Les essences sont très-peu solubles dans l'eau, assez cependant
pour donner de l'arôme aux eaux distillées qui les contiennent.
L'alcool les dissout très-bien pour la plupart, d'autant plus
qu'il est plus concentré. L'éther, l'essence de térébenthine, les
huiles grasses les dissolvent aussi. Elles peuvent à leur tour dissoudre divers corps simples, entre autres le phosphore et le soufre. — Le point d'ébullition des diverses essences varie entre 140°
et 250° environ. Elles se décomposent quelquefois par l'ébullition. — Elles s'enflamment facilement et brûlent en donnant
une flamme fuligineuse. Exposées à l'air, elles tendent à absorber
l'oxygène et, par cette sorte d'oxydation, elles se durcissent et
se résinifient. D'autres fois elles s'acidifient ; l'essence de cannelle donne, dans des conditions semblables, de l'acide cinnamique ; l'essence d'amandes amères de l'acide benzoïque ; l'essence de cumin, de l'acide cuminique.

L'aire géographique des plantes qui contiennent des essences
est extrêmement étendue ; on peut même dire que toutes les
régions du globe peuvent en présenter. Cependant, c'est surtout dans les pays chauds qu'on remarque un plus grand
développement de ces produits volatils. Les Conifères, qui
contiennent les essences à l'état d'oléo-résine, sont, nous

l'avons vu, très-répandues depuis les régions froides du Nord jusque dans les parties chaudes, en prenant une extension considérable dans les montagnes des régions tempérées. Les Composées, les Crucifères sont également répandues dans les latitudes moyennes; les Labiées et les Ombellifères, les Aurantiacées prennent leur développement le plus considérable dans la région méditerranéenne : les Pipéritées, les Laurinées, dans les parties chaudes ou tropicales. Les Rutacées s'étendent dans les deux hémisphères austral et boréal, depuis les régions chaudes jusque dans les régions tempérées, où elles donnent, dans l'un des hémisphères, l'essence de Rue, dans l'autre les *Buchu* ou *Bucco* du Cap, que nous avons déjà étudiés.

Les diverses essences ne sont pas toujours faciles à distinguer entre elles, sinon à leur odeur, qui, lorsqu'elle est diluée, rappelle d'ordinaire celle de la plante qui a fourni le produit. Mais lorsqu'on veut faire abstraction de ces propriétés organoleptiques, on se trouve en présence de difficultés sérieuses pour la détermination. Aussi les auteurs ont-ils multiplié les moyens de distinguer entre elles les essences et de constater leur pureté. Nous indiquerons les principaux, et nous nous en servirons pour établir le tableau, qui résume les caractères distinctifs de ces produits.

Tout d'abord on peut diviser les essences en deux catégories, suivant qu'elles sont plus ou moins denses que l'eau, à la température ordinaire. Il est en effet des huiles, comme celles de Cannelle, de Moutarde, d'Amandes amères qui tombent au fond de l'eau, lorsqu'on les verse dans ce liquide. C'est un moyen de distinction commode et que nous ne devons pas négliger. Les essences moins lourdes que l'eau ont un poids spécifique qui ne s'éloigne pas toujours beaucoup de celui de ce liquide; il est en effet des essences dont la densité est 0,99. Les plus légères pèsent 0,74.

Une autre considération, tirée des phénomènes physiques, est le pouvoir rotatoire des essences. Nul dans quelques-uns, il est en général assez nettement marqué, tantôt vers la droite, tantôt vers la gauche. D'ordinaire le sens du pouvoir rotatoire est constant pour une même espèce; cependant il est des essences chez lesquelles il varie d'une sorte à l'autre; c'est ainsi que les diverses essences de térébenthine sont les unes lævogyres, les autres au contraire dextrogyres.

A ces caractères, il faut ajouter les signes qui peuvent résulter de la réaction d'un certain nombre de corps sur les essences. A cet égard, on a varié beaucoup les expériences. Nous allons les résumer en quelques mots.

L'un des réactifs qu'on a le plus préconisé est l'iode. Si, dans un verre de montre, on verse cinq ou six gouttes d'essence, qu'on y mêle vivement deux grains d'iode fondu ou finement divisé, et qu'on agite avec une baguette, il peut se produire divers phénomènes, qui ont fait classer par Zeller les essences en cinq groupes distincts : — 1° les unes, comme les essences de Conifères et d'Aurantiacées par exemple, produisent une petite explosion, avec élévation de température et volatilisation d'une partie de l'iode, qui donne des vapeurs violettes; — 2° d'autres essences ne donnent pas une réaction aussi vive; les vapeurs qui se produisent sont d'un jaune rougeâtre, et il se fait un mouvement centrifuge, qui rejette vers la circonférence la solution; — 3° d'autres encore produisent une élévation de température, mais pas assez forte pour emmener la formation de vapeurs; — 4° dans le quatrième groupe se rangent les huiles, qui ne donnent pas avec l'iode d'élévation sensible de la température; l'iode se dissout tranquillement, sans aucun tumulte dans la liqueur; — 5° enfin, dans la dernière catégorie, se trouvent les essences qui se montrent tout à fait indifférentes vis-à-vis de l'iode, qu'elles ne dissolvent pas.

Les réactions de l'acide azotique ne sont pas moins curieuses. Si on mêle dans un verre de montre 12 à 16 gouttes d'acide, pesant 1,28, avec 3 ou 4 gouttes d'essence, l'huile reste incolore ou prend des teintes vert bleu, rouge brun, ou jaune. Les réactions peuvent être plus ou moins vives. Dans un premier groupe Zeller a placé les essences, qui, à la température ordinaire, manifestent une vive réaction, une élévation considérable de température et un dégagement de gaz. Dans le second groupe, se trouvent les essences, qui donnent également une vive réaction et un dégagement tumultueux de gaz, mais seulement lorsqu'on élève la température. Le troisième groupe comprend les huiles qui produisent, par l'élévation de la température, un dégagement lent et tranquille de gaz. Enfin, dans un dernier groupe, se trouvent les essences, qui ne sont pas attaquées par l'acide azotique, même à la température de l'ébullition.

L'acide sulfurique a été préconisé également comme moyen de détermination. Hager [1] a remarqué que, si on met dans un tube 5 à 6 gouttes de l'huile volatile à essayer avec 25 ou 30 gouttes d'acide sulfurique concentré, et qu'on les agite ensemble, le mélange tantôt reste froid, tantôt produit une élévation de température, qui est quelquefois assez vive pour emmener le dégagement de vapeurs. D'ailleurs, le liquide est parfois clair, d'autres fois plus ou moins trouble ou même laiteux et de colorations assez diverses. Si, au mélange refroidi on ajoute 8 à 10 centimètres cubes d'alcool fort et qu'on agite, on s'aperçoit que la liqueur est tantôt clair et tantôt trouble, que la couleur peut être pâle ou foncée. De là des différences assez marquées qu'on peut utiliser pour la détermination des produits. M. Flückiger [2] a proposé de rendre plus nettes et plus faciles à observer les réactions des acides sulfurique et nitrique, en les mélangeant de sulfure de carbone, qui ne diminue en rien l'action, mais la rend au contraire plus marquée et la prolonge davantage.

Certains corps colorés subissent, sous l'action de certaines essences, des réactions, qu'on peut utiliser pour la détermination de ces huiles. La *Santaline* ou *matière rouge du Santal* est plus

(1) Hager. *Pharmaceutische Centralhalle*, XI, 169-172, 187-188 et 195-197.
(2) Flückiger. *Schweizer, Woschenschrift fuer Pharmacie*, 1870, p. 261.

ou moins soluble dans ces huiles, quelquefois tout à fait insoluble (1).

Quant à la Fuschine, qu'on a proposée dans ces derniers temps
comme un bon moyen de détermination, elle peut présenter
avec les huiles les particularités suivantes : ou bien elle est soluble à froid dans les essences, et reste à son état ordinaire sans
réduction et décoloration, quand on élève la température ; ou
bien encore, elle est soluble à froid et réduite à chaud ; ou enfin,
insoluble à froid dans l'essence, elle peut être réduite lorsqu'on
la fait dissoudre dans l'alcool par exemple, et qu'on la mêle
alors à l'huile volatile.

A tous ces signes caractéristiques, on peut joindre la réaction
tantôt acide, tantôt neutre des produits. Mais il faut observer
que plusieurs essences tendent par la vétusté à s'acidifier, et
qu'il faut par conséquent ne faire l'essai que sur des huiles récentes.

Les essences sont souvent mélangées de corps étrangers. Nous
indiquerons, à propos des principales, les moyens de reconnaître
les falsifications spéciales à chacune d'elles, mais il est quelques
procédés généraux, pouvant s'appliquer à la plupart des essences
et que nous devons indiquer ici.

Les corps étrangers, qu'on mêle d'ordinaire aux huiles essentielles sont : des huiles grasses, de l'alcool, du sulfure de carbone, de l'eau, des essences de moindre valeur commerciale, de
l'essence de térébenthine par exemple, ajoutées aux huiles essentielles plus rares et plus chères.

L'addition d'une huile grasse se reconnaît assez facilement,

---

(1) D'après Vogel, la Santaline est insoluble dans les essences d'anis, de
bergamote, de camomille commune, de citron, de néroli, de fenouil, de baies
de genièvre, de macis, de térébenthine, de valériane et dans l'huile grasse
d'amandes ; — peu soluble dans les essences de cajeput, de succin, dans
les huiles grasses d'olive et de pavot ; — soluble seulement en partie, dans les
essences d'anis étoilé, de calamus, de carvi, de lavande, de menthe poivrée,
de sabine, de sassafras ; — complétement soluble dans les essences d'amandes
amères, de girofle, de cannelle de Chine, de menthe crépue, d'origan de
Crète, de roses et de tanaisie.

lorsqu'il y en a une quantité un peu considérable : l'huile grasse laisse en effet sur le papier une tache persistante, même lorsqu'on la soumet à une température élevée. En outre, la liqueur ne se dissout pas complétement dans huit parties d'alcool, la teinture reste louche et laiteuse, tandis qu'elle est claire lorsque l'huile essentielle est pure. L'huile de ricin échappe seule à ce procédé de vérification, parce qu'elle est complétement soluble dans l'alcool (1).

On ajoute assez souvent aux essences, surtout à celles d'Aurantiacées une certaine quantité d'alcool. Le procédé le plus simple pour déceler la fraude, dans le cas où la quantité d'alcool est assez considérable, consiste à secouer le liquide avec de l'eau dans un tube gradué ; l'eau s'empare de l'alcool et la couche d'essence, qui se sépare, a une épaisseur bien moins considérable qu'avant l'expérience. — Si la quantité d'alcool ajoutée à l'essence est faible, on peut employer un autre procédé, proposé par Borsarelli. On met le liquide dans un petit tube et on ajoute un petit fragment de chlorure de calcium en chauffant quelques minutes. Si ce corps reste solide et n'est pas attaqué, c'est que l'essence est pure : s'il est dissous ou s'il devient mou et pâteux, c'est qu'il y a de l'alcool, et la diminution de volume de l'essence indique la quantité plus ou moins grande de liquide ajouté. — Enfin Böttger (2) propose d'agiter l'huile essentielle avec de la glycérine. Cette dernière entraîne avec elle l'alcool, s'il y en a, et la diminution de volume de l'essence, qui surmonte la glycérine, indique sensiblement les proportions du liquide alcoolique.

Le sulfure de carbone, qu'on ajoute quelquefois aux huiles essentielles, distille lorsqu'on met le mélange dans un bain d'eau bouillante et se sépare ainsi de l'essence.

---

(1) On peut voir dans le *Büchner's Neues Repertorium*, XXI, p. 502, un procédé proposé par M. Rhien et qui s'applique à la fois à toutes les huiles grasses : l'auteur regarde comme le moyen le plus simple et le plus sûr de vérification une distillation faite avec précaution, de l'huile volatile suspecte.

(2) Böttger, *Buchner's neues Repertorium*, XX, 566.

Il est des essences, qui contiennent une certaine quantité de l'eau avec laquelle on les a distillées, sans pour cela cesser de rester parfaitement claires et homogènes. Pour déceler la présence de ce liquide, le meilleur moyen, d'après Leuchs (1), est d'agiter l'essence avec la benzine. Il se fait alors dans la liqueur un trouble, dû à la présence de petites gouttelettes microscopiques provenant du mélange de l'eau et de la benzine, qui restent suspendues au milieu de l'essence.

Quant au mélange de certaines essences entre elles, il est quelquefois beaucoup plus difficile de le reconnaître. L'essence de térébenthine, qu'on mêle souvent à d'autres, peut jusqu'à un certain point être décelée par son odeur très-prononcée et caractéristique ; il faut pour la mettre bien en évidence verser quelques gouttes sur la main et frotter rapidement.

Lorsque l'odeur ne suffit pas, il faut recourir aux caractères, soit de l'ordre physique, soit de l'ordre chimique, que nous avons énumérés ci-dessus, et les appliquer à l'huile essentielle dont il s'agit. Par exemple, si on obtient avec l'iode une vive réaction, une explosion avec production de vapeurs, on est sûr qu'on a dans le mélange des huiles du premier ou du second groupe, et si l'huile, qu'on veut éprouver, appartient à un autre groupe, on sait qu'il y a falsification. — Pour chacune des essences en particulier, nous indiquerons la manière dont elles doivent se conduire vis-à-vis des principaux réactifs et nous donnerons ainsi les moyens de reconnaître leur pureté.

Pour le moment nous allons appliquer ces divers caractères à leur détermination, en résumant dans le tableau suivant le moyen de les distinguer les unes des autres (2).

---

(1) Leuchs, *Journal fur pract. Chemie Neue Folge*, VI, 159. — D'après cet auteur, les essences qui peuvent contenir de l'eau, sans que leur aspect soit modifié sensiblement, sont : les essences de lavande, d'aspic, de girofles, de cannelles, de romarin, de sassafras, de genévrier, de citrons et de bergamote.

(2) Nous rappellerons ici, ce que nous avons dit plus haut, c'est que l'odeur particulière de chaque essence, rappelant celle de la plante qui l'a donnée, est

I. Essences plus lourdes que l'eau.

A. Essences à réaction acide.

Essence soluble dans 30 parties d'eau, bouillant à 180°. Odeur très-spéciale d'amandes amères.. **8. Essence d'Amandes amères.**

Essence d'odeur agréable, de saveur douce, bouillant de 200 à 222°.. **20. Essence de Winter Green.**

B. Essences à réaction neutre.

1° Pouvoir rotatoire s'exerçant vers la gauche.

Essence bleuissant par l'acide sulfurique.................. **9. Essence de Girofles.**

2° Pouvoir rotatoire nul.

Liquide, soluble dans 50 parties d'eau, donnant un produit clair avec l'acide sulfurique ; odeur et saveur piquantes et âcres... **1. Essence de Moutarde.**

Liquide épais, donnant avec l'acide sulfurique une liqueur trouble, d'un brun noir. Odeur agréable..................... **30-31. Essences de Cannelles.**

3° Pouvoir rotatoire s'exerçant vers la droite.

Liquide épais, d'odeur agréable.. **29. Essence de Sassafras.**

II. Essences plus légères que l'eau.

A. Essence solide, fondant seulement à 175°................... **32. Camphre.**

B. Essences contenant à la température ordinaire ou au-dessus de 0° un stéaroptène cristallisé.

Essence laevogyre. — Stéaroptère fondant à 25°. Solution claire par l'acide sulfurique......... **7. Essence de Roses.**

Essence à pouvoir rotatoire nul. — Stéaroptère fondant à 10°. — Solution par l'acide sulfurique formant 2 couches, dont une seule fluide...................... **13. Essence d'Anis.**

Essence dextrogyre. — Stéaroptène fondant à 5°. — Solution avec l'acide sulfurique presque claire. **14. Essence de Fenouil.**

un des meilleurs moyens de la reconnaître, quand on a acquis quelque habitude.

C. Essences liquides au-dessus de 0°.

1° Essences faisant explosion avec
l'iode, avec production de vapeurs violettes.

   a. Essences s'épaississant à l'air
et se résinifiant facilement.
Essence demandant pour se
dissoudre plusieurs volumes
d'alcool.................... **35-37. Essences de Conifères.**

   b. Essences ne s'épaississant ou
ne se résinifiant que très-
lentement à l'air.

     α. Pouvoir rotatoire s'exer-
çant à droite.
Essences fluides dissolvant le
rouge de santal.......... **2-5. Essences d'Aurantiacées.**
Essence épaisse, ne dissol-
vant pas le rouge de santal. **33. Essence de Macis.**

     β. Pouvoir rotatoire s'exer-
çant vers la gauche.
Essence à réaction acide se
dissolvant dans un volume
d'alcool................ **21. Essence de Lavande.**
Essence à réaction neutre, se
dissolvant dans 12 à 15 vo-
lumes d'alcool.......... **26. Essence d'Origan.**

2° Essences ne donnant pas d'explosion par l'iode, mais une
élévation de température avec
ou sans vapeurs rougeâtres.

A. Essence à réaction acide.

     α. Essence bleue ou verte, à
réaction acide peu mar-
quée................... **19. Essence de Millefeuille.**

     β. Essence incolore ou brune.
Essence donnant avec l'a-
cide sulfurique une li-
queur trouble. — Pouvoir
rotatoire s'exerçant vers la
gauche................ **27. Essence de Marjolaine.**
Essence se troublant très-peu
par l'acide sulfurique, devenant d'un rouge violet
par l'acide nitrique. Pou-

voir rotatoire nul. Odeur
spéciale................ 16. **Essence de Valériane.**
  b. Essences à réaction neutre.
    α. Essence se dissolvant diffi-
      cilement dans l'alcool.... 24. **Essence de Sauge.**
    β. Essences solubles dans l'al-
      cool en toutes proportions.
    † Pouvoir rotatoire s'exer-
      çant vers la droite.
    Essence incolore ou jau-
      nâtre, s'épaississant à
      l'air, dissolvant et ré-
      duisant la fuchsine..... 15. **Essence de Carvi.**
    Essence épaisse, d'un jaune
      brun ou jaune-rouge.
      Odeur spéciale........ 39. **Essence de Calamus.**
    †† Pouvoir rotatoire s'exer-
      çant vers la gauche.
    Essence fluide, à odeur
      aromatique.......... 25. **Essence de Romarin.**
    Essence épaisse, à odeur
      très-piquante......... 34. **Essence de Cubèbe.**
3° Essences dissolvant l'iode sans
  réaction vive et sans élévation
  de température.
  a. Essence de couleur bleue
    ou verte.
  Essence de couleur bleue ;
    odeur camphrée agréable... 17. **Essence de Camomille.**
  Essence de couleur verte, s'é-
    paississant à l'air, dextrogyre. 18. **Essence d'Absinthe.**
  Essence de couleur habituelle-
    ment verte, n'exerçant pas
    de déviation sur la lumière
    polarisée................ 10. **Essence de Cajeput.**
  b. Essences incolores ou d'un
    jaune brun.
    α. Essence donnant un stéa-
      roptène solide à près de
      0° (— 1° ou — 2°)...... 6. **Essence de Rue.**
    β. Essence restant liquide à
      plusieurs degrés au-dessous
      de 0°.
    † Essences dextrogyres.

Essence acide, donnant,
avec l'acide sulfurique,
une solution légèrement
trouble, devenant claire
après addition d'alcool.. 12. **Essence d'Aneth**.

Essence donnant, avec l'a-
cide sulfurique, une solution trouble de couleur
jaune-rouge clair, de-
venant par l'alcool cou-
leur fleur de pêcher... 11. **Essence d'Eucalyptus**.

†† Essences lævogyres.

Essence acide, s'épaississant à l'air. Odeur très-
spéciale.............. 22-23. **Essences de Menthe**.

Essence neutre. — Odeur
camphrée............ 28. **Essence de Thym**.

4° Essence ne dissolvant pas
l'iode, ne s'échauffant pas par
l'acide sulfurique, sans réaction
par l'acide azotique.

Odeur empyreumatique........ 38. **Huile de Pétrole**.

CRUCIFÈRES.

Les Crucifères contiennent, pour la plupart, des essences très-caractéristiques, dont le type est l'huile essentielle de Moutarde, que nous étudierons en particulier. Ces essences ont dans leur constitution une certaine quantité de soufre, et sont soit des sulfures, soit des sulfocyanures d'un radical particulier, l'*allyle*, qui se retrouve dans les plantes du genre *Allium*. — Un grand nombre d'espèces ont été étudiées à ce point de vue : les racines d'*Erysimum Alliaria* L., les semences du *Raphanus Rhaphanistrum* L., du *Capsella Bursa pastoris* M., des *Sysimbrium officinale* Scop., donnent des huiles identiques à l'essence de moutarde; les semences du *Thlaspi arvense* L., les feuilles et les tiges de l'*Erysimium Alliaria* L. contiennent un mélange d'essence de moutarde et d'essence d'Ail; enfin les semences des *Lepidium ruderale* L., *Lepidium sativum* L., *Lepidium campestre*

R. Brown., *Lepidium Draba* L., *Raphanus sativus* L., *Brassica Napus* L., *Cheiranthus annuus* L., donnent des huiles particulières, mais analogues aux précédentes.

Un trait curieux de l'histoire de ces essences, c'est qu'elles n'existent point toutes formées dans la plante : il faut, pour qu'elles se produisent, la réaction, en présence de l'eau, de deux principes, analogues à ceux que nous avons trouvés dans la graine de moutarde et que nous avons nommés myrosine et myronate de potasse.

De toutes ces essences les trois plus importantes sont : 1° l'essence de *Cochlearia officinalis* L., qui, d'après Hofmann, est un homologue du sulfocyanure d'allyle. C'est une huile jaunâtre, plus lourde que l'eau, d'une odeur et d'une saveur âcre et piquante, bouillant à 159 ou 160°.

2° L'essence de Raifort, retirée de la racine de *Cochlearia Armoracia* L., qui est tout à fait analogue à celle de moutarde.

3° Enfin l'essence de Moutarde noire, que nous devons étudier plus spécialement.

1. ESSENCE DE MOUTARDE.

Essence de Moutarde noire. — *Oleum Sinapis æthereum.*

On obtient l'essence de moutarde en broyant les graines du *Brassica nigra* Koch., que nous avons déjà décrites (tom. I, p. 370) et en les laissant pendant quelque temps macérer dans 3 à 6 parties d'eau. On distille, et il passe une quantité d'essence qui varie, de 5 à 7 pour 1,000, lorsqu'on distille simplement à l'eau ; de 7 à 31, lorsqu'on a distillé à la vapeur.

Le liquide qu'on obtient dans nos pharmacies est d'abord incolore, puis il prend avec le temps une couleur citrine. Son poids spécifique est de 1,01 à 1,02, à la température ordinaire de 15°. — Il bout vers 148°. Son odeur est extrêmement piquante, sa saveur âcre et caustique. L'essence rougit fortement la peau et produit même une véritable vésication.

L'huile essentielle de moutarde est soluble dans 50 parties d'eau ; elle se dissout facilement dans l'alcool et dans l'éther. Sa réaction est neutre. — Son pouvoir rotatoire est nul.

Elle dissout l'iode sans produire aucune réaction sensible ; l'acide azotique l'attaque vivement. — L'acide sulfurique ne produit pas d'élévation de température bien marquée, et donne une solution claire, d'un jaune pâle, qui, lorsqu'on y ajoute de l'alcool, reste claire et devient presque incolore. — Elle dissout à froid la fuchsine, et la réduit lorsqu'on élève la température.

L'essence de Moutarde contient du carbone, de l'hydrogène, de l'azote et du soufre, c'est un *sulfo-cyanure d'allyle*, dans lequel on a signalé la présence d'une petite quantité de *cyanure d'allyle*, à l'état de mélange (1).

L'on a quelquefois falsifié l'essence de moutarde en y ajoutant de l'alcool, du sulfure de carbone, de la benzine, d'autres huiles essentielles. Voici quelques moyens de reconnaître la fraude.

On peut au moyen de l'eau reconnaître la présence de corps de faible densité. La densité de l'essence étant en effet très-rapprochée de celle de l'eau, des corps légers diminuent suffisamment son pouvoir spécifique pour qu'elle ne tombe plus au fond de ce liquide. Ainsi, si l'on verse une goutte d'huile essentielle dans de l'eau distillée et froide, on voit la goutte tomber au fond du vase si l'essence est pure ; mais si elle contient de la benzine par exemple ou de l'alcool, on voit la goutte rester à la surface, ou lorsqu'on l'agite vivement, former de petites gouttelettes qui flottent dans le liquide.

L'acide sulfurique donne un bon moyen de reconnaître les falsifications par le sulfure de carbone, l'alcool ou les autres huiles essentielles. Si l'on met dans un tube 1 volume d'es-

(1) Will et Körner. Annal. Chemie Pharmac. CXXV, 279.

sence avec 10 volumes d'acide sulfurique concentré et qu'on agite le mélange, la solution restera claire et pâle, il n'y aura pas d'élévation de température, si l'huile est pure. Si elle est mélangée d'autres essences, la température s'élèvera et la couleur deviendra rouge-brun. S'il y avait du sulfure de carbone, il tendrait à se séparer et, en secouant la liqueur, on le diviserait en petites particules qui troubleraient le liquide. Quant à l'alcool, il produirait une élévation assez sensible de température (1).

AURANTIACÉES.

Les diverses espèces du genre *Citrus*, Orangers et Citronniers, que nous avons déjà eu l'occasion d'étudier précédemment (t. I, pages 230 et 278), contiennent dans leurs divers organes des glandes remplies d'une huile essentielle. On en trouve dans les feuilles, dans les fleurs et surtout dans le péricarpe des fruits. Ces essences varient entre elles non-seulement d'une espèce à l'autre, mais aussi, dans une même espèce, d'un organe à un autre, si bien que l'essence de fleurs, de feuilles et de l'écorce du fruit ne sont pas identiques.

Les essences des zestes ou péricarpe des fruits peuvent être obtenues de deux façons, ou par expression ou par distillation. Par le premier procédé on obtient une essence, qui est moins pure que par le second, fait sur le papier une tache permanente, mais qui a une odeur plus agréable, et c'est pour cela qu'on l'emploie de préférence dans les pharmacies. — On prépare ainsi les essences de Citron, d'Orange amère, de Bergamote, de Mandarine, etc. — Quant aux essences de fleurs, on ne peut les obtenir que par distillation ; celle qu'on emploie d'ordinaire est retirée des fleurs du Bigaradier. On lui donne le nom d'*essence de Néroli*.

Les essences des zestes d'Aurantiacées ont un certain nombre

(1) Voyez pour ces divers moyens : Hager, *Pharmaceut. Central halle,* XI, 106, et Fluckiger, *Archiv. der Pharmacie,* CXCVI, 214.

de propriétés communes, qui les relient entre elles. Ce sont des carbures d'hydrogène, isomères de l'essence de térébenthine, dont le point d'ébullition est entre 170° et 185°. Avec l'iode. elles donnent une vive réaction et une détonation avec production de vapeurs violettes. — Elles dévient toutes le plan de polarisation vers la droite.

2. ESSENCE DE FLEURS D'ORANGER.

Essence de Néroli. — *Oleum Aurantii florum. Oleum Neroli.*

On obtient cette essence par la distillation avec l'eau des fleurs de Bigaradier, que nous avons déjà décrites précédemment (t. I, page 230). L'essence qu'on obtient ainsi est plus suave que celles que donnent les fleurs de l'Oranger à fruits doux ; et c'est pour cette raison que les essences préparées à Paris et dans les environs, où l'on n'emploie que les fleurs de Bigaradier, sont préférables à celle qui vient du Midi.

L'essence de Néroli est presque incolore à l'état frais ; elle prend assez rapidement une couleur jaune, puis jaune-rouge. Sa densité est comprise entre 0,85 et 0,90. Elle dévie vers la droite le plan de polarisation. Elle a une réaction neutre. Elle dissout la fuchsine à froid, et ne la réduit pas à la chaleur. Elle détone avec l'iode.

L'essence de Néroli est composée de deux huiles volatiles : l'une soluble dans l'eau et qui, dans la préparation de l'essence, reste en grande partie en dissolution ; elle a l'odeur de la fleur d'Oranger, et la communique à l'eau distillée. Elle rougit par l'acide sulfurique. L'autre, qui surnage l'eau distillée est presque insoluble dans l'eau : elle a une odeur différente de celle des fleurs et forme presque à elle seule l'essence de Néroli.

L'essence de Néroli laisse déposer au fond du vase une substance cristallisable, qu'on a désignée sous le nom d'*Aurade*. C'est un stéaroptène insoluble dans l'eau, qui se dissout difficilement dans l'alcool, facilement dans l'éther. D'après Gladstone, l'essence de Néroli contient un carbure d'hydrogène bouillant à 173° et une huile oxygénée dont la solution alcoolique est fluorescente.

L'essence de fleurs d'Oranger est parfois mélangée d'**essence de petits grains**. On désignait autrefois sous ce nom l'huile volatile obtenue par la distillation des orangettes, dont nous avons déjà parlé précédemment. Mais c'est à présent à l'essence retirée des feuilles d'Oranger ou de Citronnier qu'on applique d'ordinaire ce nom. — On reconnaît le mélange en versant quelques gouttes de l'essence sur le sucre et mettant le sucre dans l'eau. Si l'essence est falsifiée, la solution a une saveur amère.

3. ESSENCE DE CITRON.

Oleum Citri. Oleum de Cedro. Oleum corticis Citri.

L'**Essence de Citron** est tirée des zestes du *Citrus Limonum* Risso, que nous avons déjà étudié (t. I, page 281).

Lorsqu'on l'a obtenue par expression, cette essence est fluide, de couleur jaune, un peu louche, parce qu'elle contient un peu d'eau, et quelques principes fixes ; à — 20°, elle donne un stéaroptène en cristaux incolores. Son odeur est très-agréable, et très-suave.

Lorsqu'on l'a obtenue par distillation, elle est incolore, très-fluide, d'une odeur moins suave.

La densité de cette essence varie entre 0,84 et 0,86. Son pouvoir rotatoire est de 72,5 à 80,5 vers la droite ; elle entre en ébullition de 160° à 175°. — Elle se dissout dans l'alcool absolu en toutes proportions ; mais avec 10 parties d'esprit-de-vin, à 85°, elle donne une liqueur trouble. Elle se dissout très-facilement dans l'éther et les huiles grasses ou volatiles.

D'après Blanchet et Sell, l'essence de Citron serait un mélange de deux huiles, le *citrène* et le *citrylène*, isomères tous deux de l'essence elle-même : bouillant l'un à 165°, l'autre à 175°. D'après Soubeiran et Capitaine, ces deux hydrocarbures ne préexisteraient pas et ne se formeraient que par l'action de l'acide chlorhydrique sur l'essence.

L'essence de Citron produit une explosion avec l'iode (1) : elle se décompose sous l'action de l'acide nitrique, en donnant lieu à un développement de vapeurs. Elle ne dissout pas ou dissout à peine le rouge de Santal ; elle ne dissout pas la fuchsine à froid, mais la réduit à chaud. L'acide sulfurique produit un trouble et une coloration rouge-brun qui, lorsqu'on ajoute de l'alcool, devient jaunâtre.

On mêle à l'essence de Citron de l'alcool et diverses essences. L'alcool se reconnaît par le procédé que nous avons indiqué dans les généralités de ce chapitre. — Quant aux essences étrangères ce sont : ou de l'essence de térébenthine, ou d'autres essences d'Aurantiacés, et particulièrement l'essence qu'on désigne sous le nom de Portugal, et qui est retirée des zestes des oranges douces.

L'essence de térébenthine a une odeur spéciale, qu'on sent très-bien lorsqu'on frotte quelques gouttes du mélange falsifié dans la paume des mains.

Quant à l'**Essence de Portugal**, elle a une odeur spéciale d'oranges, qu'on peut reconnaître même lorsqu'elle est mélangée à l'essence de citron. Cette essence a d'ailleurs des réactions qui rappellent beaucoup celle de citron. Son pouvoir rotatoire est de 82° vers la droite. Elle bout vers 180° et donne à la distillation deux huiles, dont la première a une densité de 0,65, et a un pouvoir rotatoire environ deux fois plus fort que l'essence elle-même ; la seconde a une densité représentée par 0,837.

(1) D'après une communication de Schaick (voy. Wiggers et Husemann, *Jahresberich der Pharmacognasie*, 1861, p. 391), l'essence tout à fait pure ne donnerait aucune réaction avec l'iode, d'où il faudrait conclure que l'essence du commerce contient toujours une certaine proportion d'essence de térébenthine.

4. ESSENCE D'ORANGES AMÈRES.

Essence de Bigarade. Essence d'Orange. — *Oleum Aurantii Corticum.*

L'**Essence de Bigarade** est obtenue d'ordinaire par expression de l'écorce d'oranges amères (*Citrus vulgaris* Risso), que que nous avons déjà précédemment étudiée (t. I, page 283). On obtient d'ordinaire par l'expression des écorces fraîches 2,3 p. 100 d'essence, et par la distillation des écorces sèches, 0,8 p. 100.

L'essence est d'une couleur jaune ou incolore, suivant ie procédé par lequel on l'a obtenue ; elle est fluide, a une densité qui peut varier entre 0,8 et 0,9 ; elle a une réaction neutre. Son pouvoir rotatoire est de 92° à droite, d'après Luboldt. Elle a une odeur très-pénétrante, une saveur amère.

L'iode produit une vive réaction et une détonation avec cette essence ; l'acide azotique exerce également une action très-vive. Le rouge de Santal s'y dissout. — Avec l'acool absolu, elle donne une liqueur tout à fait claire ; avec l'alcool à 75°, elle ne donne qu'un liquide trouble. — Avec l'acide sulfurique, il se fait un mélange trouble d'un brun rouge, qui, par l'alcool, devient d'un blanc jaunâtre, mais ne s'éclaircit pas, même par la chaleur. Au bout de un à deux jours, il s'est fait un précipité floconneux et blanchâtre.

5. ESSENCE DE BERGAMOTE.

Oleum Bergamotæ.

L'**Essence de Bergamote** est retirée d'une variété de *Citrus Limetta* Risso, qu'on a décrite sous le nom de *Citrus Bergamium* Risso. On la cultive et on l'exploite surtout en Italie, et particulièrement à Messine.

L'essence est obtenue par expression de l'écorce, et on en retire environ 1,5 pour 100.

Elle est liquide et jaunâtre, d'abord trouble, mais devenant peu à peu limpide, en laissant déposer un résidu au fond du vase. Elle a une densité de 0,87 à 0,88. Sa réaction est très-légèrement acide. Son pouvoir rotatoire s'exerce vers la droite ; il est de 14°,25 d'après Luboldt. Elle bout vers 183°, elle a une odeur très-agréable et particulière.

Elle réagit vivement avec l'iode en produisant une forte élévation de température, une détonation et des vapeurs violacées : cette réaction est plus marquée qu'avec les autres essences d'Aurantiacées. — Elle ne dissout pas la Santaline. Elle ne dissout pas non plus la Fuchsine à froid, mais la réduit quand on élève la température. Elle se dissout dans un demi-volume d'alcool à 85°. Elle est soluble dans une lessive alcaline, et se distingue par là des essences d'orange et de citron.

L'essence de Bergamote paraît composée d'un carbure d'hydrogène, isomère de l'essence de térébenthine, et d'une huile oxygénée peu connue. On peut aussi considérer cette dernière comme un hydrate d'un carbure d'hydrogène. Lorsqu'on la distille sur l'acide phosphorique anhydre, elle donne, en effet, un carbure d'hydrogène, répondant à la formule du térébène $C^{20}H^{16}$. Quand au dépôt qui se forme dans l'essence brute, il est cristallisable en aiguilles incolores ; il se fond à 206°, en donnant une huile également incolore ; il se sublime, et brûle avec une flamme éclairante. Il se dissout à peine dans l'eau et peu dans l'alcool froid. Il contient de l'oxygène dans sa formule brute, C^3HO. On l'a nommé *Bergaptène*.

RUTACÉES.

Les **Rutacées**, et particulièrement le groupe des Rutées et des Diosmées, contiennent un grand nombre de plantes, caractérisées par leurs glandes oléifères. Nous avons déjà signalé dans les Rutées les diverses espèces de *Ruta ;* dans les Diosmées, les plantes du groupe des *Barosma* et des

Empleurum, qui donnent le Bucco, enfin le *Galipea officinalis* Hank., qui donne l'*écorce d'Angusture vraie* et les racines de *Dictamnus Fraxinella* (*Dictamnus albus* L.). Toutes les
parties de cette dernière espèce sont remarquables par leur
richesse en glandes à huile essentielle. Ces glandes sont dans la
plupart des espèces renfermées dans le tissu même des organes ;
elles forment dans les feuilles des ponctuations remarquables ;
elles ont ou la structure des glandes d'Aurantiacées ou bien
une structure analogue, que nous avons figurée page 289
et qui se rapporte à la Fraxinelle. En outre, on voit parfois à
la surface des organes des glandes externes, faisant saillie, ou
même placées à l'extrémité de poils ; et dont la structure est
également celle que nous avons figurée page 290.

De ces diverses essences, la seule qui se trouve d'ordinaire
dans les pharmacies est l'huile essentielle de Rue, que nous
allons décrire.

6. ESSENCE DE RUE.

Oleum Rutæ.

L'**Essence de Rue** est retirée des feuilles et des fleurs du
Ruta graveolens L., au moyen de la distillation par l'eau.

Cette huile est incolore ou jaunâtre, fluide, d'une densité de
0,83 à 0,84. A 1° ou 2° au-dessous de zéro, elle se prend en
une masse cristalline, formée de petits feuillets brillants. Elle
bout vers 228°. Son odeur est forte et aromatique, sa saveur
très-âcre et très-amère. Son pouvoir rotatoire est de 5° vers la
gauche.

L'essence de Rue se dissout en partie dans l'alcool faible,
très-bien dans l'alcool absolu. Elle ne donne pas de réaction vive
avec l'iode. L'acide nitrique la décompose en produisant des vapeurs. Elle dissout en partie seulement la Santaline. Avec l'acide
sulfurique, elle donne une réaction vive, une élévation de température, et le mélange est trouble et d'un rouge foncé. Si on
ajoute de l'alcool à la solution, elle devient moins trouble

et prend une couleur framboise ; enfin par la chaleur, cette solution devient tout à fait limpide.

L'essence de Rue est formée d'un hydrocarbure, qui paraît être un camphène, et qui bout au-dessous de 200°, et d'une huile oxygénée, fluorescente, qui, à l'état pur, bout vers 225° ou 226° (1), a une densité de 0,827, et se prend vers 6° en une masse fibreuse cristalline. — Cette dernière essence oxygenée est du Méthycaprinol.

ROSACÉES.

Le grand groupe des Rosacées donne à nos pharmacies deux essences très-particulières et facilement reconnaissables toutes deux : l'une, l'**essence de Roses**, produite par des espèces du genre *Rosa*, se rapportant à la division des Rosées proprement dites; l'autre, l'**Essence d'Amandes amères**, provenant de plantes appartenant à une autre division de la famille, celle des Amygdalées. Nous étudierons en détail l'une et l'autre essence, mais nous devons auparavant dire quelques mots d'une essence, qui n'est vraiment pas pharmaceutique, mais qui a un grand intérêt au point de vue chimique; nous voulons parler de l'*Essence d'Ulmaire*, fournie par la Reine des Prés (*Spiræa Ulmaria* L.), appartenant à la division des Spiréacées.

Cette essence est formée de deux huiles volatiles, dont l'une est neutre, l'autre acide. Cette dernière peut être considérée comme l'hydrure d'un radical, qu'on a nommé salicyle, ou encore comme un acide salicyleux, et on a pu, en traitant la salicine par un mélange d'acide sulfurique et de bichromate de potasse, la produire dans les laboratoires. C'est un liquide incolore, dont l'odeur rappelle celle des amandes amères, dont la saveur est âcre et brûlante, et qui produit sur la peau des taches jaunes, qui s'effacent rapidement. Sa densité est plus forte que celle de l'eau ; elle égale 1,173; elle bout à 196°.

(1) Voir Giesecke (*Neues Jarbuch Pharmacie*, XXXIV, 306).

Elle est le point de départ de corps curieux, mais qui ne peuvent intéresser que le chimiste.

7. ESSENCE DE ROSES.

Oleum Rosæ. Oleum Rosarum.

L'Essence de Roses est donnée par la distillation avec l'eau d'un certain nombre d'espèces de Roses, qui sont désignées sous le nom général de Roses d'odeur. Ces espèces sont originaires de l'Orient, mais la culture les a transportées dans un grand nombre de régions, où elles sont répandues tant à cause de la beauté de leurs fleurs que de leur utilité. Dans nos jardins, le type de ces Roses est la *Rosa centifolia* L., ou *Rose à cent feuilles*, originaire du Caucase oriental, et qui se présente sous une foule de variétés. Mais les espèces qu'on exploite de préférence, parce qu'elles sont plus riches en essence, sont la *Rosa Damas-cœna* Miller et la *Rosa moschata* Miller.

La *Rosa Damascœna* Miller est l'espèce qu'on cultive autour de Paris sous le nom de *Rose de tous les mois* ou de *Rose des quatre saisons*. On la nomme aussi *Rose de Puteaux ;* elle est re-montante et fleurit d'ordinaire au printemps et à l'automne, et parfois même au milieu de l'été.

La *Rosa moschata* Miller est originaire des vallées du Népaul dans l'Himalaya ; mais depuis très-longtemps, elle s'est répandue et presque naturalisée dans les parties chaudes de la Méditer-ranée. Ses fleurs petites, blanches ou rarement roses, ont une odeur forte, qui rappelle un peu le musc.

Ces diverses espèces de Roses d'odeur sont très-répandues dans les pays d'Orient, où on consomme une grande quantité soit d'eau de Rose, soit d'essence ; mais la plupart de ces centres de production ne donnent réellement pas de produit à notre commerce européen. L'Inde renferme, surtout à Ghazipur, entre Patna et Bénarès, des cultures extrêmement étendues, et l'eau de roses est employée dans ces régions comme l'est, chez nous, l'eau de Cologne. Dans le sud de la Perse, on fait beaucoup d'eau de roses, peu d'essence. L'Égypte, dans les environs du Caire, et Tunis produisent aussi de l'eau et de l'essence; mais, là encore, la plupart de ces produits sont employés sur place et ne sont pas envoyés en abondance dans nos régions occidentales.

En France, Grasse donne une certaine quantité d'essence de roses; mais c'est une production bien bornée. Le centre principal d'exploitation des roses d'odeur et la source principale de notre commerce, est la région de la Turquie d'Europe, qui se trouve au sud de la chaîne des Balkans : Kezanlik, Eski-Sagra, Philippopolis. On n'y fait pas moins de 1,500 à 2,500 kilogrammes d'essence par an, ce qui suppose une production de 3 à 4 millions de kilogrammes de roses. Il faut en moyenne 100,000 fleurs pour donner 10 grammes d'essence. Pour obtenir cette essence, on se sert d'alambics en cuivre étamé, qu'on charge de 12 à 15 kilogrammes de pétales de roses avec 40 à 60 kilogrammes d'eau. On reçoit le produit de la distillation dans de grandes bouteilles ; on redistille cette première eau, de façon à en retirer environ un sixième ; c'est sur cette nouvelle eau, maintenue à une température de 59° que l'on recueille l'huile essentielle, qui vient à la surface. On l'envoie, d'ordinaire, à Constantinople, d'où elle est vendue, en gros dans des bouteilles plates de cuivre, contenant de 1 à 10 livres d'essence ; au détail, dans de tout petits flacons en verre, qui peuvent contenir une quinzaine de gouttes.

L'essence de Roses pure est incolore, lorsqu'elle est récente; mais elle devient rapidement jaunâtre. A la température ordinaire, elle est formée de nombreuses lames cristallines, transparentes et brillantes (*stéaroptène*), placées au milieu d'un liquide oléagineux (*élœoptène*). Cette partie solide se fond très-facilement, par la seule chaleur de la main, et l'essence prend alors l'aspect d'un liquide mobile. La densité varie de 0,865 à 0,88. Elle est, d'après Baur, de 0,87 à 22°,5.

La température, à laquelle se sépare la partie solide, varie
entre 18° et 30°, et ce point dépend surtout de la quantité plus
ou moins grande de stéaroptène que contient l'essence. Une
essence, dont le stéaroptène ne se sépare qu'à 11°, ce qui est
rare, est une essence très-estimée, parce qu'elle contient surtout la partie odorante, qui est l'*élæoptène.*

L'essence de roses est peu soluble dans l'eau et dans l'alcool
froid ; elle se dissout dans l'alcool bouillant. Sa réaction est
acide au papier de tournesol. Elle dissout l'iode sans vive réaction ; elle dissout le rouge de Santal. Avec l'acide nitrique, elle
ne réagit que difficilement et sous l'influence de la chaleur.
Elle dissout la Fuchsine à froid et la réduit à chaud. L'acide
sulfurique lui donne une couleur d'un brun-rouge foncé, qui
devient tout à fait limpide par l'addition de l'alcool, en prenant
une couleur brune.

L'odeur de l'essence est très-forte, lorsque l'essence est concentrée ; elle est très-agréable et très-douce, lorsqu'on la respire
en petite quantité et au grand air, ou étendue. Cette odeur est
due uniquement à l'élæoptène.

Le stéaroptène de l'essence de roses est spécifiquement plus
léger que la partie liquide ; il se fond vers 33°, bout à 280° ou
300°, se volatilise complétement, et reste tout à fait sans
influence sur la lumière polarisée. Il est soluble dans l'éther,
dans les huiles, dans l'acide acétique concentré, dans les alcalis. Il ne se dissout pas dans l'alcool.

L'élæoptène a une odeur forte : il bout vers 210° et dévie
vers la droite le plan de polarisation, mais très-faiblement, de
4° environ.

L'essence de Roses n'est pas toujours également riche en
matière odorante ; il peut y avoir, suivant certaines conditions
et surtout suivant le climat sous lequel ont fleuri les plantes,
des différences considérables. Ainsi, dans un échantillon venu
des Balkans et qui fondait à 18°,5, M. Hanbury n'a trouvé que
6,7 pour 100 de stéaroptène, tandis que, dans un échantillon

provenant d'une distillation faite en Angleterre et qui fondait
à 33°, le même pharmacologiste a trouvé jusqu'à 68 pour 100
de matière cristallisable. Comme intermédiaire, citons des
échantillons de Grasse, qui donnent 35 pour 100 de stéaroptène. Il est donc important de s'assurer de la qualité du produit et, pour cela, le moyen le plus sûr est d'observer la température à laquelle se sépare le stéaroptène.

On doit aussi, pour un produit aussi cher que l'huile essentielle de Roses, se préoccuper des altérations qu'on peut lui
faire subir.

Les substances qu'on peut y mêler sont : l'alcool, le blanc
de baleine et diverses huiles essentielles, parmi lesquelles les
essences dites de Géranium.

La présence de l'alcool et des huiles grasses peut se reconnaître par les procédés que nous avons indiqués, en traitant de
la falsification des essences en général.

Le blanc de baleine est en petites écailles blanches, qui rappellent un peu les lames cristallines du stéaroptène de roses.
Aussi a-t-on essayé de l'ajouter à l'essence. La fraude est assez
facile à reconnaître. Tout d'abord, le blanc de baleine est plus
lourd que l'essence ; aussi les lames de ce corps, au lieu de rester suspendues dans le liquide, tendent à tomber dans le fond
du vase et à y former un résidu, dont on peut accélérer la formation en soumettant le vase à un mouvement centrifuge un
peu rapide. D'ailleurs, en élevant la température jusque vers
30°, on voit deux couches se former dans l'essence, si elle contient du spermaceti. Le stéaroptène s'est liquéfié, et il ne reste
de solide que la substance qu'on y a ajoutée et qui ne fondrait
qu'à 50° environ.

La facilité de mettre en lumière ces diverses altérations fait
qu'on les a presque abandonnées et qu'on a cherché plutôt à
ajouter d'autres huiles essentielles. On a employé surtout celles
qui, par leur odeur, pouvaient se rapprocher de l'essence de

Roses : les *essences de bois de Rhodes* et *de Santal citrin*, et enfin les *essences de Géranium*.

L'essence de *Santal citrin* a une odeur si particulière qu'on peut, rien qu'à ce caractère, reconnaître la falsification; il n'y a qu'à sentir successivement l'essence de Roses pures et l'essence suspecte pour s'apercevoir de la différence. Quant à l'essence de Bois de Rhodes, elle donne à l'huile essentielle de Roses une fluidité particulière; elle prend sous l'influence des vapeurs d'iode une coloration brune, qui devient presque noire, tandis que l'essence pure ne change pas de couleur.

Mais les essences qui méritent le plus de nous arrêter sont celles qui portent le nom d'*Essences de Géranium*. A cet égard, il faut distinguer avec soin l'Essence de Géranium, que nous obtenons en France ou en Algérie de diverses espèces de *Pelargonium*, les *P. Radula* Aiton, *P. roseum* Willd, *P. capitatum* Aiton, de l'Essence de Géranium, qui vient des Indes, où on la retire des rhizomes de diverses Graminées, voisines de l'*Andropogon Schœnanthus* L.

La véritable essence de *Géranium* ou de *Pelargonium* se distingue aux caractères suivants : si on l'expose aux vapeurs d'iode, elle prend une coloration brune plus foncée encore que l'essence de bois de Rhodes. Les vapeurs d'acide hypoazotique lui donnent une coloration vert pomme, tandis que l'essence de Roses prend une coloration jaune foncé ; enfin, si on traite par l'acide sulfurique, l'essence de Roses vraie conserve son odeur spéciale, tandis que l'essence de Géranium prend une odeur forte et désagréable.

L'*Essence de Géranium* des Indes, l'*Idris-Yaghi* des Turcs, l'huile *Roschi*, *Rosia* ou *Rosa* des Indiens, est la seule essence de Géranium qu'on mêle à l'essence de Roses des Balkan. Elle est beaucoup moins chère, au moins 6 ou 10 fois moins que celle de vrai Géranium, et présente d'ailleurs avec cette dernière des différences qui permettent de la reconnaître facilement. Elle n'exerce aucune action sur la lumière polarisée ;

elle a une odeur spéciale ; enfin elle ne change pas sensiblement sous l'influence des vapeurs iodées.

Cette essence est préparée dans le voisinage de Delhi, en distillant les rhizomes des divers *Andropogon* et particulièrement
de l'*Andropogon Pachnodes.* Les Arabes la portent à travers l'A-
rabie jusqu'à Constantinople et de là elle est envoyée dans le
Balkan, où on la mélange à l'essence de roses soit directement,
soit encore en la faisant passer à la distillation en même temps
que le produit. Cette essence, que les auteurs désignent à présent sous les noms d'*Oleum Schœnanthi* ou d'*Oleum Siri* est, à
l'état récent, d'un jaune clair ou d'un jaune brunâtre, quelquefois colorée en vert par les vases de cuivre dans lesquels on la
renferme. Elle a une odeur qui rappelle à la fois le Santal et le
Patchouly. Rectifiée, elle bout de 280° à 283°. Elle est formée
d'un carbure d'hydrogène, bouillant à 255°, et d'une essence
oxygénée.

Pour reconnaître la présence de cette huile dans l'essence
de roses, le meilleur procédé, le plus sûr, est de vérifier
le pouvoir rotatoire de l'essence, qui doit être de 4° vers la
droite. Ce moyen est, il est vrai, assez délicat, parce qu'il demande beaucoup de soin et beaucoup d'attention, en même
temps que des instruments très-précis.

En somme, on peut résumer, avec Baur, tout cet article sur
les falsifications dans ces quelques mots. Pour qu'une huile soit
regardée comme pure, il faut : qu'elle possède son odeur agréable particulière, sans mélange d'aucune autre ; que, portée à
la température de 10° ou 11°, elle ait produit, en 5 minutes
environ, un stéaroptène cristallin ; enfin qu'elle accuse un pouvoir rotatoire de 4° vers la droite.

8. ESSENCE D'AMANDES AMÈRES.

Oleum amygdalarum amarum œthereum.

Nous avons vu, en étudiant la constitution des amandes

amères (t. I. page 393) qu'il y avait en présence dans ces graines deux éléments distincts : l'*amygdaline* et l'*émulsine* ou *synaptase*. Le premier de ces éléments peut, en présence de l'émulsine et de l'eau, se dédoubler et donner une certaine quantité d'acide cyanhydrique, du glucose et une essence particulière, que l'on désigne sous le nom d'**essence d'amandes amères**. Pour produire cette essence, on utilise d'ordinaire les tourteaux d'amandes amères, dont on extrait l'huile grasse par l'expression à sec. On les met en macération dans l'eau pendant vingt-quatre heures; on distille ensuite, en faisant passer un courant de vapeur. On retire l'essence, on agite avec de la chaux et ensuite du perchlorure de fer, on redistille sur la chaux, sur l'oxyde de mercure, et on obtient ainsi l'essence, débarrassée de l'acide cyanhydrique et de l'acide benzoïque qu'elle contenait. On en retire 7 à 8 p. 1000 des Amandes : on la trouve aussi dans les graines du pêcher (3 à 4 p. 1000), et dans les feuilles de Laurier cerise (5 à 6 p. 1000).

Cette essence, lorsqu'elle est pure, est incolore, fluide, très-fortement réfringente, devenant à l'air d'un jaune brun, et s'épaississant un peu. La densité est représentée par 1,043; elle est donc plus lourde que l'eau. Elle bout à 180°. Elle n'exerce pas d'action marquée sur la lumière polarisée.

L'essence d'amandes amères se dissout dans 30 parties d'eau, elle se dissout facilement dans l'alcool et dans l'éther. Sa réaction est manifestement acide. Elle ne réagit que faiblement avec l'iode, qu'elle dissout lentement. Elle dissout aussi la Santaline. Elle donne avec l'acide sulfurique une solution limpide de couleur brunâtre, qui se décolore presque complètement par l'addition de l'alcool.

L'essence débarrassée de l'acide cyanhydrique a une odeur aromatique spéciale; mais le plus souvent, ce qui domine dans les essences du commerce c'est l'odeur particulière de l'acide cyanhydrique, qui s'y trouve toujours en certaine proportion.

L'essence, au point de vue chimique, est un aldéhyde (1)
benzoïque ; c'est-à-dire que, sous l'action de l'air, elle se transforme peu à peu en acide benzoïque. On peut la considérer
aussi comme un hydrure du radical, qu'on a nommé benzoïle
et qui a pour formule $C^{14} H^5 O^2$.

L'essence d'Amandes amères a été assez souvent falsifiée,
surtout au moyen de l'acool et d'autres essences, particulièrement du produit artificiel qu'on a appelé *essence de mirbane* ou
nitrobenzine.

L'alcool diminue le poids spécifique de l'essence. Quant aux
essences et à la nitrobenzine, on a proposé de les reconnaître
en traitant par une solution concentrée et chaude de bisulfate
de potasse ou de soude : la liqueur est rose et claire, quand
l'essence d'amandes amères est pure : elle est au contraire
trouble quand l'essence est falsifiée.

L'essence de mirbane est une huile pesante, dont l'odeur rappelle celle des amandes amères et dont le mélange avec l'essence est par suite difficile à reconnaître. Nous avons indiqué
déjà un procédé, nous en mentionnerons quelques autres.

Wagner (2) s'est fondé sur la différence de densité des liquides : à 12°,5 le poids spécifique de l'essence d'amandes amères
est de 1,04 à 1,044 ; 5 centimètres cubes de ce liquide pèsent donc de 5^{gr},20 à 5^{gr},22, tandis que la nitrobenzine,
dont la densité est de 1,2 à 1,8 pèserait sous le même volume
5,9 à 6 grammes. De là des différences appréciables dans le
poids des mélanges. — Mais il faut, pour appliquer ce procédé,
qu'il n'y ait réellement en présence que de la nitrobenzine et
de l'essence d'amandes amères.

M. Flückiger (3) se fonde sur les colorations que prend

---

(1) On nomme aldéhydes des corps qui résultent de l'oxydation des alcools,
mais qui, eux-mêmes, sont susceptibles d'absorber de l'oxygène et de donner
des acides. Ce sont, en somme, des intermédiaires entre les alcools et les
acides. •

(2) Wagner, *Zeitschrift fur analyt. Chimie*, v, 285.

(3) Fluckiger, *Schweizer. Woschenschrift fur Pharmacie*, 1870, p. 196.

l'aniline traitée par divers réactifs. Pour cela, il met la nitro-benzine contenue dans l'essence en état de se transformer en aniline, sous l'influence de l'hydrogène naissant. Il prend du zinc granulé, y verse de l'acide sulfurique étendu, avec quelques grammes de la liqueur à essayer et laisse quelques heures en contact, en secouant de temps en temps. Il filtre et obtient ainsi la liqueur qui doit être essayée. Si l'essence contient de la nitrobenzine, il se produira par le bichromate de potasse une coloration bleue, qui passera rapidement au rouge, au brun et finalement au vert foncé presque noirâtre : le sesquichlorure de fer colorera en rouge ; le chlorate de potasse en violet, ou s'il est en très-petite quantité, en un beau rose pur.

Enfin M. Bourgoin (1) propose le moyen suivant : « On traite une petite quantité d'essence, 1 gramme par exemple, dans un tube à essai, par la moitié environ de son poids de potasse caustique pure ; on agite pour favoriser l'action de l'alcali. L'essence est-elle pure, elle prend seulement une coloration jaunâtre ; contient-elle de l'essence de mirbane, la couleur jaune fait rapidement place à une teinte jaune rougeâtre, qui disparaît en moins d'une minute pour donner lieu à une coloration verte ; si alors on ajoute une petite quantité d'eau, le mélange se sépare nettement en deux parties ; une couche inférieure jaune et une couche supérieure verte, qui devient rouge du jour au lendemain. »

MYRTACÉES.

Les Myrtacées sont des plantes remarquables par le nombre de glandes à huile essentielle qu'elles contiennent dans les tissus de leurs feuilles, de leurs fleurs ou de leurs fruits. Aussi, un grand nombre d'entre elles donnent-elles des essences, dont plusieurs sont employées dans nos pharmacies. Nous avons eu l'occasion d'étudier déjà quelques-uns de ces organes et d'in-

(1) E. Bourgoin, *Journal de Pharmacie et de Chimie*, 4e série, XV, 282.

diquer la structure des glandes, qui rappellent celle des Aurantiacées. — Les feuilles d'Eucalyptus, les clous de Girofle, les
fruits du Piment de la Jamaïque, nous ont offert ces éléments
anatomiques; on les trouve également dans les feuilles et les
fleurs du Myrte commun, qui donne une essence au commerce,
et dans les feuilles des *Melaleuca*, qui fournissent à la pharmacie l'huile de Cajeput.

Ces plantes viennent toutes dans les pays chauds, depuis la
région méditerranéenne, où est répandu le Myrte, jusque sous
les tropiques, où croissent les Girofliers, les Piments, et d'où les
Eucalyptus sont partis pour être transportés et se naturaliser
dans les régions chaudes ou abritées de la Méditerranée, la Provence, l'Espagne, l'Algérie, etc., etc.

On n'utilise guère dans nos pharmacies que trois de ces
huiles essentielles : l'**Essence de Girofle**, l'**Essence de Cajeput**
et l'**Essence d'Eucalyptus**. Mais il en est quelques autres qui
méritent une mention.

Tout d'abord l'*Essence de Myrte*, qu'on retire des feuilles du
Myrtus communis L. et qui se compose aux trois quarts d'un
hydrocarbure bouillant à 160 ou 170°. On employait autrefois
l'eau distillée, dont cette essence faisait le fond.

L'Essence des *Piments de la Jamaïque*, que nous avons déjà
étudiés (tome I, p. 306), est quelquefois employée en guise
d'essence de girofles. Elle est jaune ou jaune-brun, épaisse,
fortement réfringente. Elle a à 8° une densité de 1,03; elle est,
par conséquent, plus lourde que l'eau; mais, lorsqu'on la met
dans ce liquide, elle se divise en deux parties, dont l'une tombe
au fond, tandis que l'autre monte à la surface. — Elle a une
odeur qui rappelle celle de l'essence de girofles et une composition tout à fait analogue. Traitée par la potasse, elle donne
une certaine proportion d'*acide eugénique*, qui se dissout dans
l'alcali, et il reste un carbure d'hydrogène, bouillant à 255°,
ayant pour densité 0,98 et exerçant sur la lumière polarisée
une légère déviation vers la gauche.

9. ESSENCE DE GIROFLES.

Oleum Caryophyllorum.

On extrait cette huile en distillant, avec de l'eau salée, les clous de Girofle, que nous avons déjà étudiés (t. I, p. 236) et qui, nous l'avons vu, contiennent, surtout dans leur partie périphérique, un grand nombre de glandes oléifères. On peut aussi utiliser ce qu'on a appelé *griffes du girofle*, c'est-à-dire les pédoncules brisés des fleurs de Giroflier. On retire, en prenant la précaution de recohober, de 14 à 28 pour 100 des clous, et 4 pour 100 environ des griffes.

L'huile, telle qu'on la trouve dans le commerce, est, en général, d'une couleur brune : mais, au moment où on vient de la préparer, elle est incolore. Elle a une consistance oléagineuse ; elle reste encore liquide à la température de — 25°. Elle est plus lourde que l'eau, sa densité étant représentée par les nombres 1,04 à 1,06. Elle dévie vers la gauche le plan de polarisation.

L'essence de Girofles a une odeur très-forte, qui rappelle celle de la substance qui la fournit : sa saveur est âcre, brûlante et même caustique. Elle a une réaction légèrement acide. Elle se dissout dans l'alcool, dans l'éther et dans les huiles grasses et volatiles.

Elle n'exerce pas de réaction vive avec l'iode ; elle dissout rapidement et complétement la santaline. Elle dissout aussi la fuchsine à froid, sans la réduire lorsqu'on élève la température. L'acide nitrique exerce sur elle une action très-vive. Si l'acide est concentré, elle s'enflamme ; s'il est étendu, il se produit des vapeurs et un échauffement considérable du mélange. L'acide sulfurique donne un mélange limpide d'une couleur bleu-foncé.

Lorsqu'on traite l'essence par la potasse, il se forme dans la liqueur un sel, formé d'acide eugénique et de l'alcali. L'*acide eugénique* est une des parties constituantes de l'essence : il est huileux, incolore, d'une odeur de girofles, d'une densité de 1,068 à 1,079 ; il bout de 242 à 251°. Il a une faible réaction acide. Il se dissout dans l'alcool, dans l'éther, dans l'acide acétique, très-peu dans l'eau. — Outre l'acide eugénique, l'essence de girofle contient une huile volatile, qui est un hydrocarbure neutre. Cette partie passe la première, lorsqu'on distille l'essence avec l'eau ; elle est plus légère que ce liquide, sa densité étant représentée par 0,09 à 0,92. Elle a une composition analogue à l'essence de térébenthine ; elle est plus épaisse que cette dernière, beaucoup moins soluble dans l'alcool, et ne donne pas de produit cristallisé ou de camphre sous l'action de l'acide chlorhydrique.

L'essence de girofles dépose, au bout de quelque temps, une substance cristalline, en aiguilles déliées, qui est probablement identique avec le principe que Ladibert a retiré des clous de girofles des Moluques et de Bourbon, et qu'il n'a pas retrouvé dans ceux de Cayenne. Cette substance est neutre, sans odeur et sans saveur ; elle se volatilise complétement entre 280 et 290°. Elle est insoluble dans l'eau, et très-peu soluble dans l'alcool froid ; mais elle se dissout dans l'alcool bouillant, et facilement dans l'éther. Elle contient de l'oxygène ($C^{20} H^{16} O^2$) et a la même composition que le camphre des Laurinées. On peut la considérer comme provenant de l'oxydation de l'essence neutre $C^{20} H^{16}$.

L'essence de girofles peut être falsifiée soit par les huiles fixes, soit par l'alcool ; mais elle l'est surtout par l'acide carbolique.

Pour reconnaître la présence de l'alcool et des huiles fixes, on peut recourir aux moyens que nous avons indiqués en traitant de la falsification des essences en général.

Pour l'acide carbolique, on a donné un certain nombre de procédés, parmi lesquels le plus sûr, et celui qu'on doit préférer, est dû à M. Flückiger. Le voici, d'après l'auteur lui-

même (1) : On agite 2 à 10 grammes de l'huile suspecte avec
50 ou 100 fois son volume d'eau chaude : on laisse refroidir et
on décante. On concentre la liqueur, en la laissant évaporer
lentement à une douce chaleur ; on verse alors dans quelques
centimètres cubes de cette liqueur une goutte d'ammoniaque
et on laisse tomber à la surface une pincée de chlorure de
chaux. Si l'essence contient seulement quelques centièmes
d'acide carbolique, la liqueur agitée plusieurs fois prendra
une couleur verte, qui passera lentement à un bleu fixe, pouvant se maintenir plusieurs jours. L'essence pure ne donnerait
pas ces colorations.

10. ESSENCE DE CAJEPUT.

Huile de Cajeput. — *Oleum Cajeput. Oleum Cajeputi.*

L'**Huile de Cajeput** est le produit des feuilles du *Melaleuca
minor* Smith, et aussi probablement du *Melaleuca Leucaden-
dron* L.

Ces plantes habitent en grand nombre les Moluques : à Amboine et dans les îles environnantes, en général au voisinage
des côtes. Leurs feuilles coriaces contiennent dans leur parenchyme des glandes oléifères, qui les font paraître ponctuées.
— C'est là qu'est contenue l'huile essentielle, qu'on obtient par
la distillation. On l'enferme dans des bouteilles soit en cuivre,
soit en verre, et on nous l'expédie ainsi en Europe.

Cette huile nous arrive dans le commerce avec une coloration verte. Cette coloration est due le plus souvent à une petite
quantité d'oxyde de cuivre qui est entré en dissolution, soit
dans les opérations même de la distillation dans des vases en
cuivre, soit par le séjour dans des bouteilles de ce métal. Quoi
qu'il en soit, l'action de réactifs, tels que la potasse, ou le cyanure ferroso-potassique, ou encore la rectification, permettent
d'obtenir le produit débarrassé de cet oxyde, et alors générale-

(1) Flückiger. *Schweizerig. Woschenschrift für Pharmacie.* 1870, p. 200.

ment incolore. Cependant ce n'est pas le cas pour tous les
échantillons de Cajeput; il en est qui résistent à ce traitement
et qui, malgré tout, conservent leur coloration verte, qui paraît
due alors à une matière résineuse particulière.

Quoi qu'il en soit, l'huile de Cajeput est un liquide mobile,
transparent, dont la densité varie entre 0,91 et 0,97. Il n'a que
peu d'action sur la lumière polarisée. Il commence à bouillir
et à distiller à 175°. A cette température et jusqu'à 178°, il passe
environ les deux tiers de l'huile. Le reste distille de 178 à 250°.

L'Huile de Cajeput est complétement soluble dans l'alcool
absolu, et dans parties égales d'alcool à 85°. L'iode ne produit
pas de vive réaction. La santaline, la fuchsine s'y dissolvent à
froid ; la dernière est réduite à chaud. L'acide nitrique donne, par
une élévation de température, une réaction vive et la production
de vapeurs. L'acide sulfurique produit une élévation de température, des vapeurs et une solution trouble de couleur jaune-
rouge, qui, si l'on ajoute de l'alcool, devient d'un gris-rose,
tout en restant trouble : elle ne se clarifie que sous l'action de
la chaleur, par un long repos. Il se forme alors un dépôt de
petites larmes transparentes de nature résineuse.

L'essence de Cajeput a une odeur aromatique, qui rappelle
à la fois le camphre, le romarin, la menthe et l'essence de térébenthine ; la saveur est âcre et brûlante.

Nous avons vu que la distillation donne deux produits : le premier qui passe et qui forme les deux tiers environ de l'huile, est
considéré comme un hydrate d'un hydrocarbure qu'on désigne
sous le nom de *Cajeputène*, et qu'on peut obtenir en distillant
l'hydrate sur l'acide phosphorique anhydre. En agissant pareil-
lement sur l'essence brute, on obtient le même produit et d'autres produits isomères, qui présentent une composition semblable à celle de l'essence de térébenthine.

L'huile de Cajeput a été falsifiée au moyen des huiles
grasses ; les procédés ordinaires peuvent mettre la fraude en
évidence.

On a donné aussi quelquefois comme *Essence de Cajeput* un mélange artificiel obtenu par la distillation de l'huile de Romarin, de Lavande et de Térébenthine sur les Cardamomes et le Camphre, et coloré soit par la chlorophylle, soit par l'oxyde de cuivre. Un pareil produit est facile à reconnaître par l'action de l'iode, qui produit, avec la plupart de ces essences, une vive réaction, et même une explosion, tandis qu'elle n'exerce qu'une action très-lente et fort tranquille sur l'huile pure.

Il est bon, pour l'usage interne, de ne se servir que de l'huile rectifiée, débarrassée de cuivre.

11. ESSENCE D'EUCALYPTUS.

Oleum Eucalypti Globuli.

L'Eucalyptus Globulus, dont nous avons déjà décrit les feuilles (t. I, p. 175), contient, dans toutes ses parties, de nombreuses glandes à huile essentielle. Aussi, cette plante étant entrée, depuis quelque temps, dans la thérapeutique, a-t-on naturellement songé à en retirer l'essence. On le fait par les procédés ordinaires de distillation, en employant, de préférence, les feuilles fraîches ou les boutons de fleurs.

L'huile qu'on obtient ainsi est un liquide très-fluide, à peine coloré, d'une odeur forte, aromatique, qui rappelle à la fois le Camphre et la Lavande. Le point d'ébullition de l'essence brute est 170°. Il passe alors à la distillation environ la moitié du liquide; puis la température s'élève jusqu'à 188 à 190°, et une grande partie de ce qui reste distille ; enfin le thermomètre s'élève jusqu'à 200°, et toute l'huile se volatilise. Il y a donc, en réalité, trois essences dont la première a été particulièrement étudiée ; c'est l'*Eucalyptol*.

Cette essence est un liquide très-mobile, incolore, bouillant à 175°. Sa densité à 8° est représentée par les nombres 0,905. Elle dévie à droite le plan de polarisation. Elle reste liquide par un froid de — 18°. Elle a une saveur fraîche et agréable et une odeur qui, lorsque l'essence est diluée dans l'alcool, rappelle celle de la rose.

L'Eucalyptol est peu soluble dans l'eau, beaucoup plus dans l'alcool, l'éther, les huiles essentielles. Elle ne produit pas de réaction vive avec l'iode. Elle ne dissout pas la Fuchsine à froid. L'acide nitrique l'attaque lentement et la transforme peu à peu en un acide incristallisable, analogue à l'acide camphorique. L'acide sulfurique produit une élévation de température et une solution trouble d'un rouge-brun, qui, par l'addition de l'alcool, devient d'un gris-rose ou couleur fleur de pêcher, mais reste trouble même sous l'influence de la chaleur. Distillé avec l'acide phosphorique anhydre, l'Eucalyptol, dont la formule est $C^{24} H^{20} O^2$, perd 2 équivalents d'eau et donne un hydrocarbure fluide $C^{24} H^{18}$, qu'on a nommé *Eucalyptène*. En outre, en continuant à chauffer, on obtient un polymère bouillant à 300°, qu'on a nommé *Eucalyptolène* (1).

L'essence d'Eucalyptus a déjà été falsifiée dans le commerce, quoiqu'elle y paraisse depuis quelques années seulement. On y a ajouté de l'alcool, des huiles fixes, de l'essence de térébenthine, de l'huile essentielle de Copahu. L'alcool se reconnaît soit par le procédé ordinaire de mélange avec l'eau, soit par la Fuchsine, qui ne colore pas l'huile pure, tandis qu'elle lui donne une teinte rouge s'il y a de l'alcool. Les huiles fixes sont aussi reconnues par le moyen général que nous avons indiqué plus haut.

L'addition de l'essence de térébenthine modifie le point d'ébullition du liquide. En effet, la première de ces huiles bout à 155°; la seconde, seulement à 169° : il en résulte que l'essence d'Eucalyptus sera d'autant plus pure que son point d'ébullition se rapprochera davantage de 169°. — En outre, on peut se servir de la réaction qu'exerce l'iode sur l'essence de térébenthine. On sait qu'il se fait, entre cet hydrocarbure et l'iode,

(1) Pour toute cette étude, voir: Cloëz, *Comptes rendus de l'Académie des sciences*, mars, 1870.

une réaction vive, une petite explosion, et qu'il se produit des vapeurs violettes. Rien de semblable ne se remarque avec l'essence pure d'Eucalyptus.

Quant à l'essence de Copahu, elle ne bout qu'à 260° et élève sensiblement le point d'ébullition du mélange. De plus, la solubilité dans l'alcool à 75° est sensiblement diminuée, et on n'obtient plus le résultat que donne l'huile pure : c'est-à-dire que 1^{cc},6 d'alcool ne peut plus tenir en dissolution 1 centimètre cube d'essence.

OMBELLIFÈRES.

Les Ombellifères sont, ainsi que nous avons déjà eu l'occasion de le montrer, très-riches en huiles essentielles ; seulement, l'essence n'existe pas seule dans ces plantes, elle est associée à une proportion plus ou moins grande de résine et de gomme. — Nous avons décrit les gommes-résines d'Ombellifères, et nous avons indiqué la proportion d'essence que contient chacune d'elles ; cette essence est en général intéressante, mais on ne l'emploie pas seule dans les pharmacies ; on utilise la gomme-résine avec tous ses principes réunis : aussi n'avons-nous pas à décrire ici les essences d'*Asa fœtida*, de *Galbanum*, de *Sagapenum*, de *Gomme-Ammoniaque* ou d'*Opopanax*. — Un grand nombre de racines sont aussi remarquables par leur contenu gommo-et oléo-résineux, mais ici encore, on n'emploie guère à l'état d'isolement les essences qu'on pourrait en retirer ; ce ne sont que les fruits, dont nous avons décrit un assez grand nombre, qui fournissent des essences utilisées directement dans nos pharmacies. Le plus grand nombre en contiennent, mais nous nous bornerons à l'étude de quelques-uns de ces principes volatils.

Le siége de ces essences a été décrit et figuré aux pages 313 et 314 du tome I. C'est dans les *bandelettes* que se trouve l'oléorésine, et c'est de là qu'est retirée l'essence, par la distillation avec l'eau.

On a extrait des fruits de ces Ombellifères, outre les essences, des substances complexes particulières : tel est l'*Apiol* de MM. Homolle et Joret, qui paraît tenir le milieu entre les corps gras et les huiles volatiles ; mais ce sont des médicaments préparés et qui ne peuvent pas nous arrêter ici. Nous ferons seulement remarquer, en passant, que l'huile extraite des fruits du Persil (voyez la description de ces fruits, tome I, page 328), est une essence lourde, qui a une densité de 1,015 à 1,144, qui se compose d'une essence liquide bouillant de 160 à 170°, déviant vers la gauche le plan de polarisation, et d'un stéaroptène, nommé camphre du Persil, cristallisable en fines aiguilles, blanches, soyeuses, pouvant atteindre plusieurs pouces de longueur. Dans la grande ciguë, l'essence paraît remplacée par un principe actif, très-énergique, l'alcaloïde que nous avons désigné sous le nom de *Cicutine* ou de *Conicine* (voyez tome I, page 330).

12. ESSENCE D'ANETH.

Oleum Anethi. Essentia Anethi.

On retire l'**Essence d'Aneth** des fruits de l'*Anethum graveolens* L., distillés avec de l'eau.

Cette essence est liquide, de couleur jaune ou parfois brune. Son poids spécifique est de 0,88 à 0,89. Elle donne une réaction assez fortement acide. Elle dissout l'iode tranquillement, sans réaction vive. Elle donne avec l'acide sulfurique une élévation de température considérable, des vapeurs, et une liqueur un peu trouble, d'un jaune foncé qui devient, après addition d'alcool, couleur cannelle, et se clarifie complétement.

Sa partie principale est une huile liquide, bouillant à 173°, déviant fortement vers la droite le plan de polarisation.

13. ESSENCE D'ANIS.

Essentia Anisi. Oleum Anisi seu Anisi vulgaris.

L'**Essence d'Anis** doit être préparée, pour l'usage médicinal

par les procédés ordinaires de distillation des fruits du *Pimpi-
nella Anisum* L. ou *Anis ordinaire;* mais dans le commerce, on
la retire souvent des résidus, qu'on sépare des fruits criblés et
préparés pour la vente. Les fruits donnent environ 1 à 2
pour 100 d'essence ; les déchets seulement 0,6 pour 100.

Cette huile est, suivant son âge, incolore ou jaunâtre, et plus
ou moins épaisse. Elle donne à 100° un stéaroptène cristallin, et
ne devient complétement fluide qu'à 22°. Une longue exposition
à l'air peut lui faire perdre la propriété de se prendre ainsi
en masses cristallines. Sa densité est de 0,97 à 1 et peut devenir,
avec l'âge, un peu plus forte que celle de l'eau ; elle atteint jusqu'à 1,075. Sa réaction est neutre ; son odeur est forte et rappelle celle des fruits.

L'essence d'Anis se dissout dans 2,5 parties d'alcool à 85° ;
elle est soluble en toutes proportions dans l'alcool absolu,
l'éther, les huiles grasses et essentielles. Elle ne dissout pas la
fuchsine à froid, mais la réduit à la chaleur. Sa réaction est
neutre au papier de tournesol.

Avec l'iode, elle ne produit pas de vive réaction, tout au
plus une légère élévation de température. L'acide sulfurique
produit avec l'essence une liqueur, composée de deux parties :
l'une épaisse, d'un rouge sombre, presque noire ; l'autre fluide et
claire. Si on la secoue avec de l'alcool, la partie épaisse s'attache au verre et reste foncée ; la partie fluide est très-claire et
à peine colorée.

L'essence d'Anis est un mélange de deux huiles, dont l'une
liquide (élœoptène) et l'autre solide et cristallisable (stéaroptène).
Ces deux huiles ont la même composition et portent toutes deux
le nom d'*Anethol : Anethol solide* et *Anethol liquide*. Le stéaroptène cristallise en plaques brillantes de couleur blanche, ou
forme une masse blanche, dure et grenue. Il fond à 21°, bout à
232° et a une densité de 0,989. Il a une odeur faible, plus
agréable que celle de l'essence brute d'Anis. L'élœoptène a une
densité de 0,945 et bout à 206° ou à 225°. — L'essence d'Anis

contient plus ou moins de stéaroptène suivant la manière dont on l'a obtenue et aussi suivant qu'elle est plus ou moins récente. L'huile obtenue par la distillation des résidus est plus épaisse et contient une plus grande quantité d'Anethol solide que l'huile retirée des fruits; la différence dans les proportions peut être considérable : dans certains cas, on peut trouver trois quarts de stéaroptène, et quelquefois un quart seulement. Il résulte de ces variations dans les proportions des deux corps, des variations correspondantes dans le point de solidification des essences; tantôt en effet les cristaux de stéaroptène se séparent déjà à 15°, d'autres fois seulement à 10° ou même à 6°. L'essence solidifiée se liquifie vers 17° ou 18°.

L'*Anis étoilé* ou *Badiane*, qui est le fruit de l'*Ilicium anisatum* L. de la famille des Magnoliacées a, nous l'avons vu, une odeur qui rappelle tout à fait celle de l'Anis. Cette odeur est due à une essence qui a une composition semblable à celle de l'Anis ordinaire, c'est-à-dire presque uniquement composée d'un mélange d'Anethol solide et d'Anethol liquide. — Il en est de même de l'essence d'Estragon, *Artemisa Dracunculus* L.

14. ESSENCE DE FENOUIL.

Oleum Fœniculi. Essentia Fœniculi.

L'**Essence de Fenouil** est retirée, par distillation avec l'eau, des fruits du *Fœniculum dulce* L., que nous avons déjà étudiés (tome I, page 324). Ces fruits donnent environ 3 pour 100 d'essence.

Cette essence est incolore ou d'un jaune pâle. Elle est assez fluide, mais s'épaissit et donne un stéaroptène de 5 à 10°. Sa densité varie de 0,93 à 0,99. Sa réaction est neutre au papier de tournesol. Son odeur est aromatique, rappelant celle des fruits. Sa saveur est douce et très-aromatique.

L'essence de Fenouil se dissout dans l'alcool à 85°, dans l'éther, les huiles grasses et les huiles essentielles. Elle ne dissont pas la fuchsine à froid, mais la réduit à la chaleur. Elle ne donne pas de vive réaction avec l'iode. Elle dévie vers la droite le plan de polarisation. — L'acide sulfurique donne avec elle une solution assez claire, d'un jaune rouge, qui, après addition de l'alcool, devient jaune et complétement claire.

L'essence de Fenouil est composée d'un carbure d'hydrogène, qui est isomère de l'essence de thérébenthine et qui bout à 185° ou 190°, et en outre d'un mélange d'Anethol solide et d'Anethol liquide, qui rappelle l'Essence d'Anis.

15. ESSENCE DE CARVI.

Essence de Cumin des prés. — *Oleum Carvi. Essentia Carvi.*

L'**Essence de Carvi** est retirée, par distillation avec l'eau, des fruits du *Carum Carvi* L., que nous avons déjà décrits précédemment (tome I, page 326). On obtient environ 5 pour 100 d'essence.

Elle est incolore lorsqu'elle est récente, mais prend avec le temps une couleur jaunâtre. Elle est fluide, mais s'épaissit à l'air. Elle a une densité de 0,975. — Son odeur et sa saveur sont aromatiques, rappelant celles des fruits. Sa réaction est neutre au papier de tournesol. — Elle dévie vers la droite le plan de polarisation.

L'essence de Carvi se dissout en très-petites proportions dans l'eau : elle se dissout dans 3 parties d'alcool à 85°, en toutes proportions dans l'alcool absolu. — Elle dissout la fuchsine à froid et la réduit à chaud; elle dissout seulement en partie le rouge de Santal.

L'iode produit avec l'essence de Carvi une assez vive réaction, avec élévation de température et production de vapeurs. L'acide nitrique donne aussi une élévation de température considérable. L'acide sulfurique produit de la chaleur, des vapeurs et une solution légèrement trouble, jaune-rouge ou brune, qui devient rouge, après addition de l'alcool, et se clarifie par la chaleur, en prenant une teinte framboise.

L'essence de Carvi est un mélange de deux essences de composition différente : l'une est un carbure d'hydrogène, qui répond à la formule $C^{10}H^8$ et qu'on a nommé *Carvène;* l'autre, qu'on a appelé *Carvol*, est oxygénée et a pour formule $C^{20}H^{14}O^2$.

Ces deux essences ont un point d'ébullition différent et peuvent être obtenues par des distillations fractionnées. L'une d'elles (Carvène) bout à 173°, est incolore, très-fluide, plus légère que l'eau, d'une odeur faible et agréable ; elle est presque insoluble dans l'eau et très-soluble dans l'alcool et dans l'éther; avec l'acide chlorhydrique, elle forme une combinaison cristallisable, qui fond à 50,°5. — Le Carvol est liquide, mais ne bout qu'à 250°. Son odeur est celle de l'essence de Carvi ; sa densité est 0,953 à 15°. Il donne un camphre avec l'acide chlorhydrique.

VALÉRIANÉES.

Les Valérianées donnent un certain nombre de plantes odorantes, dont nous avons étudié les principales sous les noms de Rhizomes de Valérianes et de Nards. De toutes ces plantes, la seule qui donne une essence à la pharmacie est la Valériane officinale, remarquable par son odeur caractéristique et très-développée.

16. ESSENCE DE VALÉRIANE.

Essentia Valerianæ. Oleum Valerianæ.

On obtient cette essence par la distillation avec l'eau des parties souterraines du *Valeriana officinalis* L. Le principe volatil existe en plus grande quantité dans les racines adventives que dans le rhizome; aussi les plantes, qui ont poussé dans les endroits secs et sablonneux, où les racines se sont beaucoup plus développées que le rhizome, donnent-elles une portion plus considérable d'essence; la quantité peut, dans des conditions favorables, s'élever jusqu'à 2 pour 100, tandis que les rhizomes de la plante, venus dans les endroits gras et humides et cueillis dans une saison peu favorable, ne donnent guère que 0,4 à 0,5 pour 100. La meilleure saison pour recueillir la plante paraît être l'automne.

L'essence de Valériane peut varier de couleur : lorsqu'elle est récente, elle est souvent verdâtre ; d'ordinaire elle est d'un jaune pâle ou d'un jaune brun. Elle est fluide à l'état frais, mais elle s'épaissit avec le temps. Sa densité est de 0,90 à 0,96. Elle a une réaction acide assez marquée. Son odeur est forte, très-caractéristique, rappelant celle des Racines. Elle commence à bouillir à 200°, mais ne se volatilise complétement qu'à la température de 400°. — Son pouvoir rotatoire est nul.

L'essence de Valériane se dissout dans son poids d'alcool à 85° et en toutes proportions dans l'alcool absolu. Elle ne dissout que très-peu la Santaline. Avec l'iode, elle produit une faible élévation de température et quelques vapeurs grisâtres. L'acide nitrique lui donne une coloration rouge-pourpre, qui devient ensuite violette et même bleue. L'acide sulfurique versé dans cette essence produit une élévation de température, quelques vapeurs et une coloration rouge foncée : la liqueur est un peu trouble ; après addition de l'alcool, elle prend une teinte framboise ; elle ne s'éclaircit que sous l'action de la chaleur.

L'essence de Valériane est un mélange d'un hydrocarbure, le Valérène ; d'une essence oxygénée, le Valérol, et d'une certaine quantité, 5 pour 100 environ, d'acide valérianique. Le Valérène, qu'on a assimilé au Bornéène, du Camphre de Bornéo, est, lorsqu'il est pur, un liquide incolore, bouillant à 160°, ayant l'odeur d'essence de térébenthine et pouvant se transformer en Camphre sous l'influence de l'acide azotique.

Quant au Valérol, ce serait, d'après M. Pierlot, un mélange de camphre de Valériane, de résine et d'eau.

COMPOSÉES.

Les Composées sont très-riches en produits oléo-résineux,

surtout dans le groupe des Corymbifères. Nous avons déjà vu
que les racines de la plupart contiennent des lacunes tout
à fait comparables à celles des Ombellifères et remplies de
principes analogues. De plus, nous avons signalé, dans le groupe
des Herbes et des Fleurs, beaucoup de Corymbifères odorantes.
C'est surtout de ces derniers organes (capitules ou herbes fleuries) qu'on retire les essences qui sont utilisées en pharmacie :
essences de diverses espèces d'*Anthemis*, d'*Artemisia*, d'*Achillea*, etc. Parfois cependant on emploie quelques essences de
racines, pour l'Arnica et le Millefeuille, par exemple.

Les seules que nous étudierons ici sont les Essences de Camomille, d'Absinthe et de Millefeuille.

17. ESSENCE DE CAMOMILLE.

Essence de Camomille romaine. — *Oleum Chamomillæ romanæ.
Essentia Chamomillæ romanæ.*

Nous avons décrit (t. I, p. 244 et 247) deux sortes de Camomille, l'une *Anthemis nobilis* L. ou *Camomille romaine*, principalement employée en France ; l'autre *Camomille commune* ou
Camomille des Allemands, Matricaria Chamomilla L. On retire
des fleurs de chacune de ces espèces des essences, toutes deux
intéressantes et que nous décrirons l'une et l'autre.

L'*Essence de Camomille romaine* est retirée par distillation des
capitules de l'*Anthemis nobilis*, qui en donnent de 0,5 à 0,8 pour
100. Elle a une couleur verte ou plus souvent bleue ; et une
odeur camphrée très-prononcée. Elle commence à distiller à
180° et donne de 180° à 190° les deux tiers environ de ses éléments : le reste passe vers 210°. — Elle dévie fortement vers
la droite le plan de polarisation. Elle est soluble dans l'alcool
et l'éther.

Cette huile essentielle est un mélange d'un hydrocarbure et
d'une huile oxygénée, encore imparfaitement étudiée. — L'hy-
rocarbure est un isomère de l'huile de térébenthine ; il a une

odeur de citron, et bout à 175°. — Le reste contient une certaine quantité d'acide angélicique, ou tout au moins un aldéhyde
de cet acide : elle contient aussi un peu d'acide valérianique ou
des éthers de ces acides.

L'*Essence de Camomille commune* est retirée, le plus souvent
par la distillation à la vapeur, des fleurs du *Matricaria Chamomilla*
L., qui en donnent de 0,4 à 0,5 pour 100 lorsqu'elles sont récemment séchées. La richesse diminue considérablement avec le
temps : des fleurs séchées depuis quatre ans n'ont donné que
0,4 pour 100.

Cette huile est d'une belle couleur bleu d'azur; elle est
épaisse, presque opaque, se prend en masses dures vers 12 ou
20°. Sa densité est de 0,92 à 0,94. Sa réaction est neutre. Son
odeur rappelle celle des fleurs. — A l'air et à la lumière, elle
perd sa couleur bleue, devient verte, puis brune; elle conserve d'autant plus longtemps sa couleur bleue, que les fleurs
d'où on l'a retirée étaient plus fraîches.

L'essence de Camomille commune est soluble dans 8 à 10 parties d'alcool à 85°. Elle dissout l'iode sans réaction vive, en
produisant seulement une légère élévation de température. Elle
est composée d'une huile de couleur bleue, qu'on a nommée
Azuline ou *Cœruléine*, d'une huile incolore oxygénée, d'acide
caprique et d'un hydrocarbure. L'hydrocarbure est fluide,
incolore, et rappelle l'essence de térébenthine. La matière
bleue distille à une haute température, vers 302°, et donne des
vapeurs de même couleur; elle forme la plus grande partie de
l'essence. Les alcalis et les acides la font passer au vert. L'huile
oxygénée, qui distille entre 150° et 165°, a une odeur très-prononcée de Camomille ; c'est elle qui donne surtout le parfum
et l'arome caractéristique de l'huile essentielle. Quant à l'acide
caprique, il existe en petite quantité (1).

(1) Voir pour ces résultats Kachler, *Berichte der deutchs. Chem. Gesellschaft
in Berlin.* IV, 36, d'après le *Jahresberichte der Pharmacognosie* de Wiggers et Hüsemann, 1871, page 391.

18. **ESSENCE D'ABSINTHE.**

Oleum Absinthii. Essentia Absinthii.

Cette essence est retirée de la plante fleurie de la *Grande Ab-sinthe* (*Artemisia Absinthium* L.), que nous avons déjà décrite (tome I, page 79). L'herbe sèche donne environ 0,65 pour 100 d'essence à la distillation ; les fleurs sèches, 0,46.

Cette essence est liquide, d'un vert foncé ; elle devient à l'air et à la lumière épaisse et d'un vert sombre, ou même brune. Sa densité est de 0,92 à 0,97 : elle bout entre 180 et 205°. Sa réaction est neutre ; elle dévie vers la droite le plan de polarisation. Son odeur est celle de la plante qui la fournit, sa saveur est âcre et brûlante.

L'essence d'Absinthe est soluble dans l'alcool. L'iode n'exerce pas sur elle de réaction bien vive ; l'acide nitrique la décompose en donnant des vapeurs et la colore d'abord en vert, puis en bleu ; l'acide sulfurique la colore en bleu, puis en violet.

L'essence d'Absinthe est isomérique avec le Camphre du Japon. Elle est composée, d'après Gladstone, d'un hydrocarbure, d'une huile essentielle oxygénée, enfin de l'essence que nous avons indiquée, dans l'huile de Camomille commune, sous le nom de *Cœruléine* ou d'*Azuline.* C'est ce dernier principe qui, mêlé à une résine jaunâtre, paraît donner sa couleur particulière à l'essence d'Absinthe.

Les *Artemisia*, genre auquel appartient la Grande Absinthe, renferment beaucoup de plantes médicinales, qui doivent en partie leur action à des oléo-résines. Nous ne pouvons mentionner ici toutes les huiles essentielles qu'on peut en retirer ; indiquons seulement :

L'*essence de l'Artemisia Dracunculus* L. ou Estragon, remarquable en ce qu'elle contient l'*Anethol*, que nous avons signalé dans l'essence d'Anis.

L'*essence de l'Artemisia Cina* Berg., ou du *Semen-Contra* qu'on

retire du Semen-Contra du commerce, que nous avons déjà
décrit (t. I, pag. 249). Elle est d'un jaune pâle ou d'un jaune
brun, s'épaississant et se fonçant à l'air, bouillant de 170 à 220°.
— Elle est composée d'un hydrocarbure et d'une essence oxygénée.

19. ESSENCE DE MILLEFEUILLE.

Oleum Millefolii. Essentia Millefolii.

On retire des fleurs, de l'herbe, des racines ou des fruits de
l'*Achillea Millefolium* L. des essences, différentes entre elles par
leurs propriétés physiques. L'huile que nous mentionnerons
particulièrement est celle des fleurs, qui donne à la distillation
environ 0,114 pour 100 de produit.

Cette essence est d'une couleur bleue ou verte ; elle est
liquide, assez épaisse ; sa densité est de 0,92. Elle a une réaction acide qui paraît due à la présence d'acides gras volatils.
L'iode produit avec elle une assez vive réaction, avec élévation
de température, mouvement tumultueux et dégagement de
vapeurs.

L'essence tirée de la tige feuillée, et qu'on obtient par distillation, dans la proportion de 0,065 pour 100, est d'un bleu foncé,
presque butyreuse, d'une densité de 0,85 à 0,91 ; elle a une odeur
forte, qui rappelle celle de la plante : elle est très-analogue,
sinon identique, à celle des fleurs.

Quant à l'huile des racines, elle est jaune et d'une odeur
désagréable d'acide valérianique : celle des semences est
verte.

ÉRICACÉES.

Les Éricacées donnent deux huiles essentielles intéressantes :
l'huile de *Ledum palustre* L., plante répandue dans le Nord de
l'ancien et du nouveau continent, et l'huile de *Gaultheria procumbens* L., connues dans le commerce sous le nom d'*essence
de Winter Green*. Nous ne nous occuperons que de cette dernière.

20. **ESSENCE DE WINTER-GREEN.**

Essence de Gaultheria. — *Oleum Gaultheriæ. Essentia Gaultheriæ.*

L'*Essence de Winter-Green* est obtenue par distillation de toutes les parties du *Gaultheria procumbens* L. (Voy. t. I, p. 192), mais surtout des sommités fleuries ou plus spécialement des fleurs.

Telle qu'elle se trouve dans le commerce, l'essence est fluide, incolore, lorsqu'elle est fraîche, mais prend rapidement une couleur rouge sous l'action de l'air. Elle est plus pesante que l'eau, et bout entre 200 et 222°. Son odeur est aromatique, agréable ; sa saveur est à la fois douce et aromatique.

L'essence de Winter-Green est un mélange d'un hydrocarbure, qu'on a appelé *Gaultherilène*, et d'une essence oxygénée, que M. Cahours a montré être du *salycilate de méthyle.*

L'hydrocarbure est une essence incolore, très-mobile, qui bout à 160° et qui est isomérique avec l'essence de térébenthine. Il a une odeur qui rappelle celle de l'essence de poivre. Il n'entre que pour un dixième environ dans l'essence brute de Winter-Green. La partie principale (les neuf dixièmes environ) est formée par l'autre essence, le salycilate de méthyle, liquide incolore, d'odeur pénétrante aromatique, de saveur chaude et agréable, d'une densité de 1,18, qui se dissout peu dans l'eau, mais en toutes proportions dans l'alcool, l'éther et les huiles essentielles.

Cette dernière essence a pu être obtenue artificiellement. M. Cahours est arrivé à ce résultat en distillant ensemble 2 parties d'esprit de bois (alcool méthylique), 2 parties d'acide salycilique et 1 partie d'acide sulfurique.

LABIÉES.

Les Labiées sont connues généralement comme des plantes aromatiques. Répandues abondamment dans toutes les parties de la région méditerranéenne, qui paraît être leur centre d'habitation, elles donnent un parfum caractéristique aux vastes espaces rocailleux qui se trouvent dans ces pays chauds. Des glandes, le plus souvent superficielles, contiennent ces essences, qu'il est facile d'obtenir par les moyens ordinaires de distillation.

Nous ne pouvons étudier et même mentionner ici toutes les huiles essentielles qu'on retire de ce groupe naturel, il faudrait pour cela passer presque tous les genres en revue. Nous nous bornerons à celles qu'on trouve le plus souvent dans nos pharmacies.

21. ESSENCE DE LAVANDE.

Oleum Lavandulæ. Essentia Lavandulæ.

L'essence de Lavande se retire par distillation soit des fleurs, soit des sommités fleuries du *Lavandula officinalis* Chaix (*Lavandula vera* DC.), que nous avons déjà décrit (t. I, pag. 255). L'huile qu'on retire des fleurs seules est plus agréable que celle qui est retirée de la plante entière ; c'est celle qu'il faut employer de préférence. — La proportion que donnent les fleurs est de 1 à 1,4 pour 100. Les fleurs sèches du Midi de la France donnent parfois jusqu'à 3 pour 100.

Cette essence est d'un jaune pâle ou un peu verdâtre, très-fluide ; elle brunit avec l'âge. Sa densité est de 0,87 à 0,94. Elle bout de 185 à 188°. Elle dévie vers la gauche le plan de polarisation. Sa réaction est quelquefois neutre, le plus souvent acide. Son odeur rappelle celle de la plante. — Exposée au froid, elle laisse déposer un stéaroptène de la nature du camphre.

L'essence de Lavande se dissout dans l'alcool à 85° en toutes proportions. Elle ne dissout que très-peu le rouge de Santal. Elle dissout la fuchsine à froid et la réduit à la chaleur. Avec l'iode, elle fait explosion avec production de vapeurs violettes. L'acide nitrique la décompose en donnant lieu à un dégagement de vapeurs, et il se forme de l'acide oxalique. L'acide sulfurique, mélangé avec l'essence, produit de la chaleur, des vapeurs et une solution trouble d'un rouge brun, qui, après addition d'alcool, devient d'un brun verdâtre. La liqueur se clarifie presque complétement par la chaleur.

L'essence de Lavande contient un hydrocarbure isomérique avec l'essence de térébenthine, bouillant de 200 à 210° et déviant fortement vers la gauche le plan de polarisation ; un stéaroptène oxygéné, qui rappelle le Camphre du Japon ; en outre, des acides gras volatils ; acide acétique et acide valérianique. .

L'essence de Spic ou d'**Aspic** ne doit pas être confondue avec l'essence de Lavande. Elle est donnée par la distillation de la plante, que nous avons décrite (t. I, pag. 255) sous le nom de *Lavandula Spica* Chaix, et qu'on exploite en grande abondance dans le midi de la France et dans les autres parties de la région méditerranéenne.

Cette huile (*Oleum Spicæ, Essentia Spicæ*) est très-répandue dans le commerce, où elle remplace l'essence de térébenthine.

Elle a une couleur d'un jaune verdâtre foncé ; son odeur est beaucoup moins fine que celle de l'essence de Lavande et rappelle beaucoup plus celle de l'essence de térébenthine. Son pouvoir rotatoire s'exerce dans un sens tout contraire à celui de la première, c'est-à-dire qu'elle dévie vers la droite le plan de polarisation. Elle dissout la fuchsine ; avec l'iode, elle produit une assez vive réaction, moindre cependant que celle que provoque l'essence de Lavande ; mais elle produit une plus forte élévation de température.

Comme l'essence de Lavande, elle contient un hydrocarbure et un stéaroptène. L'hydrocarbure bout à 175° ; il est dextrogyre.

22-23. **ESSENCE DE MENTHE.**

Oleum seu Essentia Menthæ piperitæ. Oleum seu Essentia Menthæ crispæ.

Nous avons décrit (t. I, pag. 97) un certain nombre d'espèces de Menthe et particulièrement la *Menthe poivrée*, la *Menthe crépue* et la *Menthe Pouliot*. Toutes ces Menthes, qui ont une odeur caractéristique, doivent leur parfum et leur arome à des essences, dont une surtout, l'*essence de Menthe poivrée*, est très-employée en pharmacie. L'*essence de Menthe crépue* est aussi utilisée et mérite une mention particulière. Quant à l'*essence de Menthe Pouliot*, nous nous bornerons à en dire quelques mots, en même temps que nous signalerons quelques autres essences du même genre.

L'essence de Menthe poivrée (*Oleum Menthæ piperitæ*) fait l'objet d'un commerce considérable. C'est surtout l'Angleterre qui a la réputation de fournir la meilleure qualité de cette huile essentielle. On l'y cultive sur une grande échelle, particulièrement dans les terrains frais et humides de Mitchann, dans le comté de Surrey. Cette culture demande des précautions minutieuses, un choix dans les variétés de la plante, le renouvellement fréquent des pieds de la Menthe, qui dégénère rapidement, l'éloignement de toute plante étrangère, enfin, au moment de la distillation, un triage dans les parties qu'on doit soumettre à l'opération. L'Amérique fournit une grande quantité de cette essence, mais elle est d'une qualité bien inférieure et par suite bien moins estimée, et d'un prix bien moins élevé. M. Roze (1), dans un mémoire spécial, a montré que, dans certains terrains du département de l'Yonne, on avait pu arriver à des résultats qui se rapprochaient beaucoup de ceux qu'obtiennent les Anglais.

Quoi qu'il en soit de l'origine géographique de cette essence,

---

(1) Roze. La Menthe poivrée. Sa culture en France, ses produits, etc. (*Journal de Pharmacie et de Chimie.* 5e série, VIII, 125).

elle présente, lorsqu'elle est de bonne qualité, les caractères
suivants :

Elle est liquide, d'une couleur jaune verdâtre plus ou moins prononcée, claire et transparente, et d'une consistance légèrement
huileuse. Elle prend, en vieillissant, une couleur de plus en plus
foncée, et la nuance verte devient de plus en plus jaunâtre. En
même temps, surtout sous l'action de la lumière, l'essence tend
à se résinifier ; elle se colore et s'épaissit. Sa densité varie entre
0,89 ou 0,92. Elle commence à bouillir à 190°. Elle a une réaction acide et dévie vers la gauche le plan de polarisation. Son
odeur est très-pénétrante, rappelant celle de la plante. Sa saveur
est chaude et aromatique.

L'essence de Menthe poivrée se dissout dans 1 à 3 parties
d'alcool à 85°, et en toutes proportions dans l'alcool absolu.
Elle dissout la fuchsine à froid et la réduit par la chaleur. L'iode
n'exerce pas sur elle de réaction vive. L'acide nitrique, pesant
1,2, et dans la proportion de 1 d'acide pour 50 à 60 d'essence,
donne une coloration jaune d'abord, puis brune, qui finit par
se fixer et devenir d'un bleu violet ou verdâtre, par transparence,
d'un rouge de cuivre à la lumière réfléchie. L'acide sulfurique
donne avec les bonnes qualités d'essence une solution d'un
jaune rouge assez foncé, qui, par l'addition de l'alcool, prend
une teinte framboisée. Sa solution, d'abord trouble, s'éclaircit
plus ou moins.

L'essence de Menthe poivrée se compose d'un hydrocarbure
peu étudié et d'une essence oxygénée, qu'on a désignée sous le
nom de *Menthol* ou de *Camphre de Menthe poivrée*. Cette dernière
partie, qui est la principale, se sépare en masses cristallines à des
températures différentes suivant les sortes d'essence, à 20° au-
dessous de zéro environ, pour nos essences d'Europe ; à 0° ou
même à 8° au-dessus de zéro pour certaines essences d'Amérique
et pour une essence particulière de Menthe venant du Japon
et qui ne contient guère que le *Menthol*. Les cristaux de ce
camphre fondent à 36° et bouillent à 210° sans se décomposer.

Ils sont incolores, brillants, ont l'odeur et la saveur de la Menthe poivrée. Ils se dissolvent très-peu dans l'eau, facilement dans l'alcool, l'éther, l'esprit de bois, le sulfure de carbone et les huiles volatiles. Distillés avec l'acide phosphorique, ils donnent l'hydrocarbure qu'on a nommé *Menthène*, et qui a pour formule $C^{20}H^{18}$.

L'essence de Menthe poivrée, étant d'un prix élevé, est très-fréquemment exposée aux falsifications. On y ajoute de l'alcool, des huiles grasses, ou plus souvent de l'essence de térébenthine, relevée et aromatisée par de l'essence de moutarde ou de gingembre, qui lui donne la saveur chaude, âcre et styptique.

L'addition de l'alcool et des huiles grasses se reconnaît par les procédés ordinaires, que nous avons indiqués en parlant de la falsification des essences en général. Pour vérifier si l'on n'a pas ajouté de la térébenthine, M. Roze a proposé un procédé assez curieux et facile à mettre en pratique. Il est fondé sur l'hydratation de l'essence de térébenthine par l'air humide. Si on souffle avec la bouche dans un flacon rempli aux trois quarts de cette dernière essence de manière à ne pas agiter le liquide, on voit l'humidité se condenser à la surface, et former des stries blanches ou nébuleuses, qui pénètrent dans le liquide et descendent vers le fond. Le même phénomène s'observe dans un mélange d'essence de Menthe et de 5 pour 100, ou davantage, d'essence de térébenthine.

Si l'essence est pure, au lieu de stries nuageuses, on ne voit que des gouttelettes claires en chapelet.

L'essence de Menthe crépue (*Oleum Menthæ crispæ, Essentia Menthæ crispæ*) est produite par la distillation des Menthes crépues, que nous avons précédemment décrites (t. I, pag. 98), mais particulièrement de la variété crispée du *Mentha sylvestris* (*Mentha crispa* Geiger). — Elle est beaucoup moins employée que celle du *Mentha piperita* L. On en retire environ 0,43 pour 100 de la Menthe fraîche; 2 pour 100 de la plante sèche.

Cette essence est d'un jaune pâle, qui tourne au rouge avec le temps. Elle est d'abord fluide, puis s'épaissit peu à peu. Sa densité est représentée par le nombre 0,969. Sa réaction est neutre. Son pouvoir rotatoire s'exerce vers la gauche. Elle a une odeur forte et prononcée, moins fine et moins pénétrante que celle de la Menthe poivrée. L'acide sulfurique produit avec elle une solution trouble, d'un jaune rouge foncé, qui, après addition de l'alcool, prend une couleur chamois, mais ne devient claire que par l'action de la chaleur. Elle n'exerce pas de réaction bien vive sur l'iode.

La *Menthe verte* (*Mentha viridis* L.), dont une variété est une sorte de Menthe crépue (*Mentha crispata* Schræder), donne une essence, d'odeur semblable aux précédentes, dont la densité est de 0,91 à 0,93, et qui se compose d'un hydrocarbure bouillant à 160°, et d'une essence oxygénée, isomère du Carvol, bouillant à 225° et ayant une densité de 0,95. Elle laisse déposer un stéaroptène par l'action du froid. Quant à la *Menthe Pouliot* (*Mentha Pulegium*, L.), elle donne une essence, qui a pour densité 0,927 et qui bout entre 183° et 188°.

24. ESSENCE DE SAUGE.

Oleum Salviæ. Essentia Salviæ.

L'**essence de Sauge** se retire par distillation des fruits des *Salvia officinalis* L. Les diverses variétés que nous avons indiquées (t. I, p. 100) donnent plus ou moins d'essence ; celle du Nord en produit environ 0,25 pour 100. La plante sèche en fournit environ 0,75 pour 100.

Cette essence est verdâtre ou d'un jaune brun : elle est fluide ; a une densité de 0,87 à 0,97, bout entre 130° et 150°. Sa réaction est neutre au papier de tournesol. Elle dévie vers la droite le plan de polarisation. Par une longue exposition au contact de l'air, elle laisse déposer un stéaroptène. Son odeur et sa saveur sont celles de la plante.

L'essence de Sauge se dissout en toutes proportions dans l'alcool à 85°; elle dissout en partie seulement le rouge de Santal; l'iode produit avec elle une réaction tumultueuse, mais sans explosion et sans grande élévation de température. L'acide sulfurique produit de la chaleur, des vapeurs et une solution trouble d'un jaune rouge, qui devient couleur framboise après addition d'alcool, et qui ne se clarifie que par l'action de la chaleur.

L'essence paraît composée de plusieurs essences oxygénées. Le camphre, qui se dépose, fond entre 31° et 37°; il a une odeur forte, chaude, qui laisse ensuite une impression de fraîcheur. Il se dissout dans 450 parties d'eau froide, dans 5 parties d'alcool à 90°, et en toutes proportions dans l'éther.

25. ESSENCE DE ROMARIN.

Oleum Rorismarini. Essentia Rorismarini.

L'essence de Romarin est retirée par distillation de la plante fleurie du Romarin (*Rosmarinus officinalis* L.) que nous avons déjà décrit (t. I, pag. 102). Les feuilles sèches donnent environ 1 pour 100 d'essence.

Cette essence est incolore ou jaunâtre, fluide. Sa densité est de 0,88 à 0,91. Elle bout à 160°; dévie vers la gauche le plan de polarisation, et est neutre au papier de tournesol. Son odeur est très-pénétrante et rappelle celle de la plante.

L'essence de Romarin est soluble dans l'alcool absolu et aussi en toutes proportions dans l'alcool à 85°. Elle ne dissout que très-imparfaitement le rouge de santal. L'iode exerce une vive réaction sur elle : élévation de température, mouvement tumultueux et production de vapeurs rougeâtres. Elle noircit au contact de l'acide chlorhydrique. Le mélange avec l'acide sulfurique donne, avec une forte élévation de température, une liqueur trouble d'un jaune rouge qui, par l'addition de l'alcool, prend une couleur chamois, et reste trouble même sous l'action de la chaleur. La distillation de cette solution donne un liquide oléagineux d'odeur alliacée, qui a la composition de l'essence de térébenthine.

L'essence de Romarin paraît être un mélange d'un hydrocarbure et d'une huile oxygénée. L'hydrocarbure est analogue à l'essence de térébenthine ; il bout à 165° et dévie vers la gauche le plan de polarisation. L'huile oxygénée donne, par évaporation ou par l'action de l'acide nitrique étendu, un camphre qui rappelle beaucoup le camphre du Japon, et n'en diffère que par un moindre pouvoir rotatoire, s'exerçant dans le même sens, c'est-à-dire vers la droite.

On ajoute quelquefois de l'alcool à l'essence de Romarin. En dehors des moyens ordinaires employés pour déceler cette fraude, on peut trouver un procédé particulier dans cette circonstance, que l'essence dissout à peine le rouge de santal, tandis que cette substance est soluble dans l'alcool. Si donc l'essence est colorée en rouge par l'addition d'un peu de santaline, on devra penser qu'il y a une certaine quantité d'alcool mélangée avec elle.

26. ESSENCE D'ORIGAN.

Oleum Origani. Essentia Origani.

L'**essence d'Origan** se retire par distillation de l'herbe fleurie de l'*Origanum vulgare* L., que nous avons déjà décrit (t. I, pag. 104). Le rendement est de 0,8 pour 100 environ de la plante sèche.

Cette essence est d'un jaune rougeâtre. Sa densité est de 0,87 à 0,97. Elle bout, lorsqu'elle est bien rectifiée, à la température de 161°. Sa réaction est neutre au papier de tournesol. Son odeur est forte, son goût âcre et aromatique, comme l'odeur et la saveur de la plante.

L'essence d'Origan est soluble dans 12 ou 16 parties d'alcool à 85°. Elle ne dissout que très-imparfaitement la fuchsine. L'iode exerce sur elle une vive réaction, avec explosion. C'est une essence oxygénée, qui répond à la formule $\overset{\backprime}{C}^{50}H^{40}O$. Elle laisse déposer, après un certain temps, un stéaroptène, analogue au camphre.

Dans certains pays, en Italie par exemple, on emploie plus fréquemment peut-être que l'essence de l'Origan vulgaire, celle de l'*Origanum creticum* L., qui vient dans l'Asie Mineure, la Crète, le nord de l'Afrique et qui, à la distillation, fournit 0,8 pour 100 d'essence de la plante sèche.

Cette essence (*Oleum Origani cretici*) est brune, un peu épaisse, d'une saveur aromatique et chaude. Sa densité est de 0,946. Elle dévie vers la droite le plan de polarisation. Sa réaction est neutre au papier de tournesol : elle dissout l'iode sans réaction marquée. Elle forme avec l'acide sulfurique une solution trouble d'un jaune rouge, qui, après l'addition de l'alcool, est à peine colorée en jaune, et montre de petites larmes transparentes nageant dans le liquide.

27. ESSENCE DE MARJOLAINE.

Oleum Majoranæ. Essentia Majoranæ.

La Marjolaine (*Origanum Majorana* L.), que nous avons décrite (t. I, pag. 104), donne de toutes les parties de la plante, feuilles et fleurs, une essence employée dans nos pharmacies. La plante sèche fournit à la distillation 1,5 pour 100; la plante fraîche 0,50 en France; 0,25 dans le nord de l'Allemagne.

Cette essence est d'un vert jaunâtre ou brunâtre. Sa densité est de 0,87 à 89 : elle bout à la température de 163°. Elle dévie vers la droite le plan de polarisation. Elle a une réaction acide au papier de tournesol. Son odeur est pénétrante et aromatique, sa saveur chaude, aromatique et âcre.

L'essence de Marjolaine donne avec une partie d'alcool à 85° une solution claire, et avec deux ou plusieurs parties une liqueur opalescente. L'iode exerce sur elle une assez vive réaction : élévation de température et production de vapeurs d'un jaune rouge. L'acide nitrique produit également une vive

réaction. L'acide sulfurique donne, avec une élévation de température, une solution trouble, qui, après addition d'alcool,
devient couleur fleur de pêcher, en restant trouble et laiteuse,
même après qu'on l'a chauffée.

L'essence de Marjolaine, conservée dans des flacons mal
bouchés, laisse déposer une matière camphrée, oxygénée, plus
dense que l'eau, incolore, fusible, capable de se sublimer, soluble dans l'eau bouillante et surtout dans l'alcool et l'éther.

28. ESSENCE DE THYM.

Oleum Thymi. Essentia Thymi.

L'essence de Thym est retirée de la plante fleurie du *Thymus
vulgaris* L., que nous avons déjà étudié (t. I, pag. 105). Le
rendement est de 0,6 pour 100 de la plante fraîche ; de 0,5 pour
100 de la plante sèche. Cette proportion augmente par la
culture : elle est aussi plus considérable dans les pays chauds,
où elle atteint 1 pour 100.

Cette essence est jaunâtre ou brunâtre, incolore lorsqu'elle
est récente, ou fraîchement rectifiée. Elle est fluide, d'une densité de 0,87 à 0,9. Elle dévie vers la gauche le plan de polarisation. Sa réaction est neutre au papier de tournesol. Son odeur
est très-pénétrante, et rappelle celle de la plante : sa saveur est
chaude et camphrée.

L'essence de Thym se dissout dans son volume d'alcool à 85°.
L'iode n'exerce pas de réaction marquée et s'y dissout sans mouvement tumultueux. L'acide sulfurique donne une solution
trouble, de couleur rouge, qui s'éclaircit par la chaleur et se
remplit de petites larmes oléagineuses, nageant dans la liqueur.

L'essence de Thym est formée de deux essences particulières,
le *Thymène* et le *Thymol*.

Le Thymène est un hydrocarbure liquide, incolore, dont
l'odeur rappelle celle du Thym, qui bout de 160° à 165°, dévie
vers la gauche le plan de polarisation et a pour densité 0,868.
Le Thymol forme environ la moitié de l'essence de Thym ; il se

dépose souvent sous la forme de prismes rhomboïdaux obliques. C'est une essence oxygénée, isomère du *Carvol*, qui a une odeur de Thym très-agréable. Elle fond à 44° et bout à 230°. Elle est très-soluble dans l'alcool, dans l'éther et peu soluble dans l'eau.

Une espèce du même genre, le Serpolet, donne une essence que nous devons mentionner ici.

L'Essence de Serpolet (*Oleum Serpylli. Essentia Serpylli*) est retirée par distillation de la plante fleurie du *Thymus Serpyllum* L., que nous avons déjà décrit (t. I, pag. 106). La plante fleurie donne, lorsqu'elle est fraîche, 0,07 pour 100 d'essence : à l'état sec 0,15 pour 100.

Cette essence est liquide, d'une couleur jaune d'or ou d'un brun rougeâtre. Sa densité est de 0,89 à 0,91. Sa réaction est neutre au papier de tournesol. Elle a une odeur agréable, une saveur aromatique, comme la plante.

L'Essence de Serpolet se dissout en toutes proportions dans l'alcool à 85°. Elle dissout en partie seulement le rouge de santal ; l'iode produit avec elle une réaction assez vive, mais sans explosion, et une élévation de température. — L'acide sulfurique donne une solution trouble d'un rouge de sang, qui reste trouble après addition de l'alcool, prend alors une couleur framboise et se clarifie presque complétement par la chaleur.

L'Essence de Serpolet est presque entièrement formée d'un hydrocarbure.

LAURINÉES.

Les Laurinées contiennent un grand nombre d'espèces, dont les diverses parties doivent leurs propriétés aromatiques à la présence d'une huile essentielle, en général lourde, atteignant ou dépassant la densité de l'eau. Ces produits sont assez variés, et peuvent être rapprochés les uns des autres de la manière suivante :

Un certain nombre sont remarquables par leur odeur qui rappelle celle du Girofle. Ce sont : les *noix de Ravensara*, données par l'*Agatophyllum aromaticum*, de Madagascar, et les feuilles de la même plante, — les écorces désignées sous le nom de *Cannelle giroflée*, que nous avons déjà décrites (t. II, pag. 61) comme provenant du *Dicypellium caryophyllatum* Nees, et qui doivent leur parfum et leur arome à une essence plus lourde que l'eau, contenant probablement de l'acide eugénique, comme l'essence de Girofle ; — l'*écorce de Culilawan*, que nous avons aussi mentionnée (t. II, pag. 60) et qui contient également une essence plus lourde que l'eau, ayant aussi l'odeur de Girofle.

Dans les baies du *Laurier ordinaire* (*Laurus nobilis* L.), se trouve une essence solide à 0°, molle à 12°, de saveur forte et amère, dont l'odeur rappelle celle du fruit dont on la retire, et qui, à côté d'un hydrocarbure, contient, comme les précédentes, une certaine quantité d'acide eugénique.

Dans un autre groupe, on peut placer les Cannelles (Cannelle de Chine, Cannelle de Ceylan, et les divers produits donnés à la matière médicale par des *Cinnamomum* (*Fleurs de Cannelier, écorce de Cassia-lignea*) dont les essences, ordinairement plus lourdes que l'eau, ont une odeur et un arome tout spécial.

D'autre part, se trouvent les bois de Sassafras et les bois du Camphrier, contenant, dans les cellules de leurs divers tissus, des huiles essentielles, que nous étudierons en détail.

Parmi ces essences nous insisterons particulièrement sur celles de Sassafras, de Cannelle, et enfin sur le Camphre du Japon.

29. ESSENCE DE SASSAFRAS.

Oleum Sassafras. Essentia Sassafras.

L'**Essence de Sassafras** est obtenue par la distillation du bois et de l'écorce de la racine de Sassafras (*Sassafras officinale* Nees d'Esenbeck), que nous avons décrite (t. I, p. 538). Nous avons vu que toutes les couches de cette racine contiennent de grosses cellules remplies d'huile essentielle. La distillation donne des quantités d'essence qui peuvent varier dans la proportion de 1,5 à 3 pour 100. Le bois donne environ moitié moins que l'écorce. L'essence nous vient des États-Unis, où l'on en vend de 15,000 à 20,000 livres par an.

Cette essence, lorsqu'elle est récemment rectifiée ou fraîchement distillée, est incolore, mais elle jaunit sous l'influence de l'air et de la lumière et devient même d'un jaune rougeâtre. Sa densité est à 0° de 2,08 : elle dévie vers la droite le plan de polarisation. Sa réaction est neutre au papier de tournesol. Son odeur rappelle celle de l'essence de fenouil ; elle est à la fois douce et aromatique.

L'Essence de Sassafras est soluble dans quatre ou cinq parties d'alcool à 85°. Elle dissout l'iode sans vive réaction. L'acide sulfurique produit par son mélange avec elle une élévation considérable de température, des vapeurs, et une solution trouble d'un rouge noir, qui, par l'addition de l'alcool, devient claire et d'une couleur rouge-cerise foncé.

L'Essence de Sassafras (1) est un mélange d'un hydrocarbure et d'une essence oxygénée : on y trouve en outre de très-faibles proportions d'un corps, qui paraît être un phénol, et qui lui communique la propriété de réduire l'azotate d'argent à l'ébullition.

L'hydrocarbure a été appelé *Safrène;* il a pour formule $C^{10}H^{16}$. Il bout entre 155° et 157°; il dévie vers la droite le plan de polarisation. Sa densité à 0° est de 0,83.

L'essence oxygénée, $C^{10}H^{10}O^2$, constitue environ les 9 dixièmes de l'huile de Sassafras, et passe à la distillation entre 230° et 236°. Elle est insoluble dans l'eau, a une densité de 1,11 à 0°, n'exerce aucune action sur la lumière polarisée et reste liquide à un froid de 20° au-dessous de zéro. Cette essence, analogue au camphre, se dépose souvent dans l'huile de Sassafras, en lames cristallisées, lorsqu'elle est exposée au froid.

(1) Voyez Grimaux et Ruotte, *Sur l'essence de Sassafras* (*Journal de Pharmacie et de Chimie.* 4ᵉ série, X, 178).

30-31. ESSENCES DE CANNELLES.

Il y a deux espèces principales de cannelles dans le groupe des Laurinées, qui donnent toutes deux leur essence : la cannelle de Ceylan et la cannelle de Chine. Ces deux huiles volatiles sont très-analogues entre elles. Cependant elles sont de valeur différente ; l'essence de la cannelle de Ceylan étant bien autrement fine et bien autrement estimée que celle de Chine.

30. ESSENCE DE CANNELLE DE CEYLAN.

Oleum Cinnamomi. Essentia Cinnamomi.

L'**Essence de Cannelle de Ceylan** se prépare à Colombo et dans toutes les localités où on cultive le *Cinnamomum Zeylanicum* Nees., avec les débris et les menus, qu'on obtient dans la préparation des Cannelles du commerce. On laisse macérer ces parties dans l'eau salée, on distille ensuite, et on obtient avec l'eau qui passe deux portions d'huile essentielle, l'une lourde, l'autre légère ; on les mêle ensemble et on les envoie ainsi dans le commerce. Le rendement est en moyenne de 0,5 pour 100.

Cette essence a une couleur jaune d'or, qui devient rougeâtre au bout de quelque temps de conservation. Elle est un peu épaisse, et a une densité qui varie entre 1,006 et 1,044. Elle n'exerce pas d'action sur la lumière polarisée, mais est très-fortement réfringente. Son odeur est très-fine et très-agréable ; sa saveur, douce et chaude.

Elle a une réaction neutre au papier de tournesol. Elle est soluble dans l'alcool ordinaire. L'iode produit avec elle une réaction peu vive, mais une élévation considérable de température.

L'Essence de Cannelle est composée principalement de l'aldéhyde de l'acide cinnamique, mêlé à une faible proportion d'hydrocarbures mal étudiés. Lorsqu'elle a été exposée quelque temps à l'air et qu'elle y a pris une couleur brune, les éléments se sont oxydés et on trouve alors en distillant l'essence : de l'aldéhyde cinnamique, de l'acide cinnamique, et une partie résineuse, qui est formée de deux résines, dont l'une est soluble dans l'alcool froid, l'autre insoluble dans le même véhicule.

Les feuilles du Cannellier de Ceylan donnent une essence qui est toute différente de celle de l'écorce. Elle est brune, a une réaction acide, et contient avec l'hydrocarbure, qui rappelle le cymol, de l'acide benzoïque et de l'acide eugénique. Elle se rapproche des essences de girofle, et rentre ainsi dans le groupe d'essences qui contient celles de l'écorce giroflée et de Culilawan.

31. ESSENCE DE CANNELLE DE CHINE.

Essence de Cassia. — *Oleum Cassiæ. Oleum Cinnamomi Cassiæ. Essentia Cassiæ.*

L'**Essence de Cassia** est donnée par la distillation avec l'eau de la Cannelle de Chine. Le rendement est plus considérable, environ le double, que pour la Cannelle de Ceylan, mais l'essence a une odeur beaucoup moins fine, et elle se vend dans le commerce un prix bien moins élevé.

Cette essence est jaunâtre ou brunâtre, suivant qu'elle est plus ou moins ancienne. Elle est un peu épaisse, plus lourde que l'eau, sa densité étant représentée par 1,03 à 1,09. Au-dessous de 0°, elle se solidifie, et fond ensuite à la température de 5° ; elle entre en ébullition vers 225°. Elle n'exerce pas d'action sur la lumière polarisée, mais est très-réfringente. Sa saveur est douce et chaude ; son odeur rappelle celle de la Cannelle de Ceylan, mais en même temps celle de la punaise.

L'Essence de Cannelle de Chine est soluble en toutes proportions dans l'alcool. Elle ne dissout pas la fuchsine à froid et ne la réduit pas à chaud.—Ses réactions avec l'iode, l'acide sulfu-

rique, etc., de même que sa composition chimique, sont identiques à celles de la Cannelle de Ceylan.

On rapproche de l'Essence de Cannelle de Chine, celle des
fleurs de Cannellier, que nous avons décrites (t. I, page 259). On
retire de ces organes 1,5 environ d'un produit qui se confond
avec l'*Essence de Cassia* et se vend sous le même nom dans le
commerce.

32. **CAMPHRE.**

Camphre du Japon. — *Camphora.*

Le **Camphre** est donné par le *Camphora officinarum* C. G. Nees
(*Laurus Camphora* L.). Cet arbre est répandu dans l'Asie orientale, depuis la Cochinchine et les provinces méridionales de la
Chine au sud jusqu'au fleuve Amour, vers le nord. On le
trouve également dans les îles placées vis-à-vis de ces parties
du continent : au Japon et à Formose.

Tous les organes de la plante, feuilles, écorce et bois, contiennent l'huile essentielle. De grosses cellules, à parois propres,
de forme sphérique, se trouvent répandues dans toutes ces parties ; elles renferment l'huile volatile, qu'il s'agit de retirer par
la distillation. Pour cela, on emploie d'ordinaire le bois de l'arbre,
tant de la racine que de la tige. On coupe ce bois en éclats
qu'on met avec de l'eau dans de grandes cucurbites de fer,
surmontées de chapiteaux en terre, garnis de paille de riz. On
distille à une chaleur modérée : le camphre se volatilise et vient
se condenser sur la paille. On le ramasse et on l'envoie le plus
souvent en Europe à cet état : c'est ce qu'on appelle le *Camphre
brut*. Il est alors sous la forme de grains grisâtres, d'aspect
plus ou moins sale, agglomérés entre eux, comme huileux et
mêlés d'impuretés.

Dans nos pharmacies et dans le commerce ordinaire, le
Camphre arrive seulement après avoir subi l'opération du *raffi-
nage*. Pour cela, on met le Camphre dans des matras à fond
plat, qu'on recouvre complétement de sable. On chauffe jus-

qu'à ce que le Camphre entre doucement en ébullition ; on continue pendant quelque temps, puis on retire le sable qui recouvre le haut du matras ; on refroidit graduellement, de manière à ce que le camphre s'y condense et donne de larges pains de 2 kilogrammes à 2 kilog. et demi, concavo-convexes et percés en leur milieu.

A cet état, le Camphre est un corps solide, blanc, translucide, de structure grenue ou cristalline, parcouru intérieurement de nombreuses fentes. Il est élastique et ne peut être pulvérisé que lorsqu'on l'a humecté avec un peu d'alcool. Sa densité est égale à celle de l'eau depuis la température de 0° jusqu'à celle de 6° ; elle est un peu plus faible vers 12°, et représentée par le nombre 0,992. Le corps fond à 175° et bout à 204°, sans se décomposer ; mais il donne des vapeurs à la température ordinaire, ce qui explique que lorsqu'on en met un petit morceau à la surface de l'eau, il subit un mouvement de rotation particulier. Ses dissolutions dévient vers la droite le plan de polarisation. Il a une réaction neutre au papier de tournesol. Son odeur est tout à fait particulière et caractéristique ; sa saveur, chaude et aromatique ; il laisse dans la bouche une impression de fraîcheur ; son odeur diminue ou s'efface complétement quand on le mélange avec certaines résines et gommes-résines, ou avec le musc.

Le Camphre est soluble dans 1,000 parties d'eau, et en toutes proportions dans les alcools et les éthers, le chloroforme, le sulfure de carbone, les huiles grasses et essentielles. — Il brûle en donnant une flamme fuligineuse. Lorsqu'on le traite par l'acide azotique, il s'oxyde et donne de l'acide camphorique. Chauffé avec de l'acide phosphorique anhydre, ou encore avec du chlorure de zinc, il donne un hydrocarbure $C^{20}H^{16}$, qu'on a nommé *Cymène*, et qui est contenu ou peut se produire dans un certain nombre d'huiles essentielles.

Au point de vue de ses fonctions chimiques, le Camphre doit être regardé comme un aldéhyde, dont l'alcool serait un camphre particulier, que nous allons rapidement étudier sous le nom de **Camphre de Bornéo.**

Cette essence, qui est extrêmement rare, et ne vient pas dans le commerce, mais se trouve seulement dans les collections, est produite par le *Dryobalanops Camphora* Colebrooke, grand arbre de la famille des Diptérocarpées, voisine des Tiliacées. Les parties jeunes de l'arbre contiennent un produit liquide, qui peut s'en écouler par des incisions ou plutôt par des orifices pénétrant profondément le tissu, qui donne l'*huile de camphre de Bornéo ;* mais les parties vieilles contiennent, soit sous l'écorce, soit plus souvent dans les couches intérieures et centrales, des morceaux d'un camphre solide, qui constituent le **Bornéol, Camphre de Bornéo** ou **de Sumatra.** Le nom qu'on donne à ces produits rappelle leur origine géographique ; c'est en effet à Bornéo, et plus encore sur les côtes nord-est de Sumatra, qu'on retire ces produits des *Dryobalanops*, qui y croissent spontanément. La petite quantité de ces essences qu'on obtient est en grande partie consommée sur place, ou vendue fort cher en Chine et au Japon. C'est ce qui explique leur rareté en Europe.

Le Camphre de Bornéo est en morceaux solides, blancs, transparents, ou un peu nébuleux ; il est plus dur et moins volatil que le Camphre du Japon. Il fond à 198° et bout à 212° ; il dévie vers la droite le plan de polarisation. Son odeur rappelle celle du Camphre du Japon, mais avec un parfum de patchouli. — Il est insoluble dans l'eau qu'il surnage, soluble dans l'alcool et dans l'éther.

Distillé avec l'acide phosphorique anhydre, le Bornéol donne un hydrocarbure, le *Bornéène*, qui a la même composition que l'essence de térébenthine, et que nous avons retrouvé dans quelques essences, et particulièrement dans celle de Valériane. Cet hydrocarbure est plus léger que l'eau et bout à 160°. — Il forme la plus grande partie de l'essence qui dé-

coule des parties jeunes du *Dryobalanops Camphora* Coleb., et
que nous avons appelée *Huile de Camphre de Bornéo.*

L'acide sulfurique fait passer le Camphre de Bornéo à l'état
de Camphre ordinaire. Nous avons déjà indiqué les rapports qui
existent entre ces deux corps : l'un étant l'aldéhyde de l'autre,
qui doit rentrer dans le groupe des alcools.

MYRISTICÉES.

Les Myristicées ne donnent à la matière médicale que les mus-
cades enveloppées de leur faux arille, que l'on nomme Macis. Nous avons décrit les uns et les autres (tom. Ier, pag. 409 et
410), et nous avons indiqué les grosses cellules remplies d'huile
essentielle, qu'on trouve dans les deux produits. On extrait ces
essences, soit par distillation avec l'eau, soit par des procédés
un peu plus complexes, et on obtient ainsi deux huiles essentielles très-semblables, que quelques auteurs ont même regardées comme identiques. — Le macis donne une plus grande
quantité de cette essence; c'est elle que nous décrirons particulièrement.

33. **ESSENCE DE MACIS.**

Essence de fleurs de muscade. — *Oleum Macidis. Essentia Macidis.*

Cette essence nous arrive d'ordinaire toute préparée des
Indes orientales; le rendement varie entre 6 et 9 pour 100.
Telle qu'on la trouve dans le commerce, elle est incolore, ou
plus souvent d'un jaune rouge. Elle est liquide, d'une densité
de 0,92 à 0,95; elle distille entre 160° à 210°. Sa réaction est
neutre; elle dévie vers la droite le plan de polarisation; son
odeur est très-aromatique et rappelle celle du macis, ainsi que
sa saveur.

L'Essence de macis est soluble dans l'alcool et l'éther; elle ne
dissout pas la fuchsine à froid et la réduit à chaud. Elle ne
dissout que très-peu le rouge de santal. L'iode exerce sur

elle une vive réaction, et produit une explosion. L'acide nitrique se décompose aussi en provoquant une réaction assez vive. L'acide sulfurique produit une élévation de température, des vapeurs, et donne une solution trouble d'un rouge sombre, qui, après addition de l'alcool, reste trouble et devient d'un brun rougeâtre. La chaleur ne clarifie pas le mélange, et lui donne une couleur d'un brun foncé, avec une légère teinte lilacée.

L'Essence de macis est composée, pour plus de la moitié, d'un hydrocarbure qu'on a appelé *Macène*, qui a la même composition que l'essence de térébenthine. Il bout à 160°. Il dévie vers la droite le plan de polarisation. — A côté du macène, se trouve une essence oxygénée, qui a un point d'ébullition plus élevé et qui n'est peut-être qu'un hydrate de l'hydrocarbure.

L'huile essentielle de muscade, qui se trouve mêlée à la matière grasse, qu'on appelle *Beurre de muscade*, a une odeur moins fine que celle du macis, qu'elle rappelle beaucoup. Sa composition est analogue. Elle contient un hydrocarbure, qu'on a identifié au macène, mais qui en diffère cependant, parce qu'il dévie à gauche et non à droite le plan de polarisation, et une essence oxygénée, qui a été comparée au Carvol, par M. Gladstone (1). — L'huile essentielle de muscade, abandonnée à elle-même, donne quelquefois un précipité oxygéné, cristallisable en longs prismes, soluble dans 19 parties d'eau, et qu'on a nommé *Myristicine* ou *Camphre de Muscade*.

PIPÉRITÉES.

La plupart des produits des Pipéritées, surtout les fruits des plantes de cette famille, ont à la fois une saveur piquante et une odeur aromatique. La saveur est due à la résine qu'elles contiennent, mais l'arome tient à la présence d'huiles essentielles. Ainsi, dans le *Poivre noir*, on trouve environ 1,17 p. 100

---

(1) Gladstone. *Pharmaceutical Journal.* 3ᵉ série, II, 246 et 247.

d'un hydrocarbure liquide, ayant la composition de l'essence
de térébenthine, bouillant entre 167° et 170°, ayant l'odeur du
poivre, mais une saveur douce et nullement piquante. Le
Poivre blanc, que nous avons vu n'être que le poivre noir dé-
cortiqué, contient la même essence, mais en donne une moindre
proportion : 1,04 pour 100 seulement. On trouve une essence
de saveur forte et d'odeur désagréable dans le *Poivre long ;* une
huile épaisse, de saveur camphrée dans le *Matico*. — Mais la
substance qui contient le plus d'essence, c'est le Cubèbe.
C'est, parmi les huiles essentielles de Pipéritées, celle qu'on
trouve d'ordinaire dans le commerce ; c'est celle que nous
allons décrire d'une manière spéciale.

34. ESSENCE DE CUBÈBE.

Oleum Cubebarum. Essentia Cubebarum.

L'**Essence de Cubèbe** est retirée des fruits du *Cubeba offi-
nalis* Miq., que nous avons décrits (tom. I, pag. 345), et qui
donnent à la distillation de 3 à 16 pour 100, suivant les circonstances; le rendement ordinaire est de 9 à 10 pour 100.

Cette essence est liquide, visqueuse, incolore ou d'un jaune
verdâtre. Sa densité est de 0,92 à 0,93 ; elle distille entre 240°
et 250°. Elle dévie vers la gauche le plan de polarisation. Sa
réaction est neutre au papier de tournesol. — Son odeur est
analogue à celle des fruits, sa saveur forte et camphrée.

L'Essence de Cubèbe est soluble dans 27 parties d'alcool ordinaire et dans 18 parties d'alcool absolu. Elle est soluble en
toutes proportions dans l'éther, la benzine, le sulfure de carbone, le chloroforme, les huiles grasses et volatiles. L'iode
produit avec elle une vive réaction et une détonation ; en chauffant, on voit le mélange devenir successivement bleu-verdâtre,
bleu-pur, enfin violet. L'acide nitrique concentré amène la
formation d'une résine d'un brun jaune, qui se dissout en
partie dans les alcalis, en donnant une couleur rouge. — L'a-

cide sulfurique donne une solution d'abord d'un jaune verdâtre, puis orange, enfin brun-rouge; par une exposition à
une légère chaleur, cette couleur devient d'un rouge carmin.

L'Essence de Cubèbes est composée de deux hydrocarbures
isomères, de densité différente. Le plus léger passe dans les
premiers moments de la distillation; il est fluide, bout à la
température de 220°, a une densité de 0,915, et est très-réfringent. L'autre est un liquide épais, qui bout à 250° et a une
densité de 0,937; il est beaucoup moins réfringent.

L'essence de cubèbe, quand elle est déjà ancienne, laisse,
par un abaissement de température, déposer des cristaux d'un
stéaroptène, qui provient de l'oxydation des hydrocarbures, et
qu'on nomme *camphre de cubèbe*. Ce corps a l'odeur des fruits
et une saveur camphrée, fraîche. Il fond à 65°, bout à 148°, et
donne par sublimation des cristaux blancs en aiguilles.

CONIFÈRES.

Nous avons déjà vu combien les Conifères étaient riches en
produits résineux ou oléo-résineux, et nous avons décrit les
canaux qui contiennent ces produits, et leur distribution dans
ces végétaux. On utilise chez quelques-uns l'huile essentielle,
qu'ils contiennent d'ordinaire associée à la résine, et on l'extrait
soit directement des végétaux, comme pour l'essence de Genièvre et l'essence de Sabine, soit des oléorésines, qu'on a
déjà retirée des arbres, comme pour l'essence de térébenthine.
Quel que soit d'ailleurs le mode d'extraction de ces essences,
elles se ressemblent toutes par un certain nombre de caractères, et se groupent autour de l'essence de térébenthine, qui
peut servir de type.

Ces essences sont des hydrocarbures, qui absorbent assez facilement l'oxygène de l'air et se résinifient sous cette influence;
l'iode exerce sur elles une vive réaction et produit une détonation. Nous décrirons les trois essences les plus employées :
deux produites par des espèces du genre *Juniperus*, l'**Essence de**

Genièvre et l'**Essence de Sabine;** une produite par les diverses Abiétinées, qui fournissent les térébenthines : l'**Essence de Térébenthine.**

35. ESSENCE DE GENIÈVRE.

Oleum Juniperi. Oleum baccarum Juniperi.

L'**Essence de Genièvre** est retirée des fruits du *Juniperus communis* L., que nous avons décrits en détail (tom. I, pag. 349) et dans lesquels nous avons indiqué la présence de grosses lacunes oléo-résinifères. L'huile volatile et le rendement diffèrent suivant qu'on prend les fruits mûrs ou les fruits encore verts. Ces derniers renferment deux huiles de densité différente, tandis que les baies mûres ne contiennent guère que la plus lourde des deux essences. A la distillation, les baies vertes donnent une somme d'essence plus considérable que les baies mûres, mais en réalité une moindre quantité de l'essence lourde. — Le rendement peut aussi varier suivant la manière dont on a fait la distillation : si on distille directement avec de l'eau des baies mûres, on peut obtenir environ 0,4 pour 100 d'essence; si on a pris la précaution de laisser macérer auparavant les baies dans de l'eau froide, on peut obtenir des mêmes fruits 0,75 p. 100. Pour toutes ces raisons, le rendement peut varier entre 0,4 et 2 pour 100.

L'Essence de Genièvre est un liquide incolore, ou d'un jaune verdâtre. La densité est de 0,86 à 0,88 ; elle distille entre 155° et 280°. Sa réaction est neutre au papier de tournesol. Elle dévie vers la gauche le plan de polarisation. Son odeur est forte, sa saveur chaude et aromatique.

Cette essence est soluble dans 10 à 12 parties d'alcool à 85°, dans un demi-volume d'alcool absolu, et, en toutes proportions dans l'éther. L'iode produit, lorsqu'on le projette dans l'essence, une explosion, une élévation de température, et des vapeurs violacées. — L'essence ne dissout pas la fuchsine à

froid, mais la réduit à la chaleur. L'acide sulfurique produit
une élévation de température, des vapeurs, et une solution
trouble d'un jaune rouge-foncé, qui, lorsqu'on ajoute de l'alcool, prend une couleur chamois ou d'un rose sale, et reste
trouble, même à la chaleur.

Les deux éléments dont elle se compose, en proportions très-
variables suivant qu'elle provient de baies mûres ou vertes,
sont deux hydrocarbures de composition identique : l'un a une
densité de 0,839, bout à 155° et est très-peu soluble dans l'alcool à 85° ; l'autre, l'huile dominante dans les fruits mûrs, a une
densité de 0,878, bout à 205° et est généralement plus coloré
que le premier. L'un et l'autre de ces hydrocarbures prennent facilement l'oxygène et, lorsqu'ils ont été longtemps exposés à l'air, ils laissent déposer un camphre, quelque peu soluble
dans l'eau, très-soluble dans l'éther, soluble dans l'alcool bouillant, qui, en se refroidissant, donne des cristaux de la substance.

36. ESSENCE DE SABINE.

Oleum Sabinæ. Essentia Sabinæ.

L'**Essence de Sabine** est obtenue par la distillation avec
l'eau des rameaux et des fruits des *Juniperus Sabina* L., que
nous avons déjà décrits (tom. I, pag. 127). Le rendement est
très-différent suivant les parties de la plante que l'on emploie :
le bois ne donne pas du tout d'essence ; les jeunes rameaux
feuillés en donnent 1,33 p. 100 à l'état frais, 2 p. 100 à l'état
sec ; les baies fraîches jusqu'à 10 p. 100.

Cette essence est incolore, quand elle est fraîche ou rectifiée, mais d'ordinaire d'un jaune pâle ou foncé : sa densité est
de 0,89 à 0,94 ; elle distille entre 155 et 161°. Sa réaction est
neutre au papier de tournesol ; elle dévie vers la gauche le
plan de polarisation. Son odeur est forte et désagréable ; sa
saveur, résineuse, âcre et amère.

L'Essence de Sabine est soluble dans 2 parties d'alcool à 84°, en toutes proportions dans l'alcool absolu. Elle ne dissout que très-peu le rouge de santal. La réaction est vive et tumultueuse avec l'acide nitrique. Avec l'iode, elle produit une explosion et une élévation considérable de température. L'acide sulfurique forme avec elle une solution un peu trouble, d'un rouge foncé, qui prend, après addition de l'alcool, une couleur framboise, et reste trouble, même à la chaleur.

L'Essence de Sabine est un hydrocarbure isomère de l'essence de térébenthine.

37. ESSENCE DE TÉRÉBENTHINE.

Oleum Terebinthinæ. Essentia Terebinthinæ.

Nous avons étudié (tom. II, pag. 275 et s.) les diverses sortes de Térébenthines fournies par les Abiétinées. Nous avons vu que ces produits oléo-résineux provenaient d'espèces et même, suivant beaucoup d'auteurs, de genres différents, et qu'on pouvait par des caractères assez tranchés, distinguer ces produits les uns des autres. Ces diverses Térébenthines donnent toutes des essences, qu'on a réunies sous le nom commun d'Essence de Térébenthine, parce qu'en effet elles présentent un ensemble de caractères communs; mais ces essences ne sont pas toutes identiques entre elles, et il convient, en tenant compte seulement de leur pouvoir rotatoire, d'en distinguer au moins deux sortes : les essences lévogyres et les essences dextrogyres.

Dans le commerce, on distingue d'ordinaire, au point de vue de leur origine, les Essences de Térébenthine en *Essence française*, produite surtout par la Térébenthine de Bordeaux, du *Pinus Pinaster* Sol.; — *Essence allemande*, des Thérébenthines des *Pinus sylvestris* L., *Abies pectinata*, *Abies excelsa* DC.; — *Essence de Venise*, des Térébenthines du Mélèze ; — *Essence anglaise*, des Térébenthines américaines des *Pinus Tœda* L., et *Pinus australis* Mich.

Ces essences ont été obtenues par la distillation des térébenthines. A l'état brut, elles contiennent généralement des acides (acide formique, acide acétique et des résines acides) ; aussi doit-on les rectifier, lorsqu'on veut les avoir dans un certain état de pureté, en les redistillant avec du carbonate de potasse, ou du carbonate de chaux, qui retiennent les acides.

Ainsi rectifiée, l'essence du commerce présente les caractères suivants :

Elle est incolore, de consistance oléagineuse, sa densité est comprise entre 0,86 et 0,87 ; son point d'ébullition varie entre 152 et 160°. Son pouvoir rotatoire s'exerce tantôt à gauche (essences française, allemande et de Venise), tantôt à droite (essence anglaise). Son odeur est forte, *sui generis ;* sa saveur, chaude et brûlante.

L'Essence de Térébenthine est soluble dans l'alcool absolu, l'éther, le chloroforme, la benzine, le sulfure de carbone. L'alcool plus faible la dissout beaucoup moins facilement : il faut 4 volumes d'alcool à 90°, 8 volumes à 88° et 12 volumes à 81°. Elle ne dissout pas le rouge de Santal. Elle ne dissout pas non plus la fuchsine à froid, mais la réduit à la chaleur.

L'iode détermine avec cette essence une vive réaction et une détonation, d'autant plus marquée que l'essence est plus récente. L'acide nitrique réagit aussi très-vivement avec elle ; un mélange d'acide sulfurique et d'acide nitrique peuvent emmener une élévation de température, capable de l'enflammer.

L'acide chlorhydrique donne avec elle une combinaison, dont une partie se sépare sous forme de cristaux, qui rappellent le camphre par leur aspect : c'est un camphre artificiel, qui a un pouvoir rotatoire s'exerçant d'ordinaire dans le même sens que l'essence elle-même.

L'Essence de Térébenthine, exposée à l'air, se résinifie facilement sous l'action de l'oxygène : à part les résines, il se forme une certaine quantité d'acide formique. — Au contact de l'eau, il peut se former, surtout par l'addition d'une petite quantité d'acide nitrique, un hydrate d'essence de térébenthine, qui est inodore, sans saveur, soluble dans l'eau chaude, l'alcool et l'éther. C'est ce qu'on a appelé *Hydrate de terpilène* ou *Terpine*.

L'essence du commerce est un mélange d'un certain nombre d'hydrocarbures, de composition analogue, répondant à la formule $C^{20}H^{16}$ ou à des multiples de cette formule. Ces hydrocarbures varient entre eux par leur point d'ébullition, et aussi par leur pouvoir rotatoire. M. Berthelot a montré que si, au lieu d'employer les procédés de distillation ordinaires, on prend la précaution d'incorporer à la térébenthine brute un mélange de carbonate de potasse et de carbonate de chaux, et qu'on distille dans le vide, en chauffant seulement au bain marie, à la température de 60° à 80°, on obtient un carbure bien défini, correspondant à la formule $C^{20}H^{16}$, mobile, très-réfringent, ayant une densité de 0,063, bouillant à 159° et donnant, pour la Térébenthine de Bordeaux, un pouvoir rotatoire de 42°,3 vers la gauche.

L'Essence de *Térébenthine anglaise* se distingue nettement des autres essences parce qu'elle dévie vers la droite le plan de polarisation. Distillée dans le vide, à la température de 100° et avec les précautions prises pour les autres essences, elle se montre composée d'un certain nombre de carbures isomères, tous dextrogyres, mais dont le pouvoir rotatoire est représenté par des nombres différents.

On peut rapprocher des Essences de Térébenthines les produits qu'on obtient par la distillation directe de certaines parties des Conifères :

L'Essence de feuilles de Pin (*Oleum foliorum Pini*), liquide d'un jaune verdâtre, d'une odeur aromatique, rappelant celle de l'essence de Lavande, soluble dans l'alcool et l'éther, et ayant la même composition que la Térébenthine et des propriétés chimiques analogues.

L'**Essence de rameaux de Pin** (*Oleum templinum*), qui provient de la distillation des jeunes rameaux et des bourgeons du *Pinus Pumilio* Hanke. Cette essence, d'une odeur aromatique agréable et d'un jaune verdâtre, a également la même composition que l'essence de térébenthine. Elle est exploitée surtout en Allemagne, et provient principalement des monts Karpathes.

On doit aussi rapprocher des mêmes essences, l'**Essence de Succin** (*Oleum Succini*), qu'on obtient par la distillation du Succin. C'est une huile brune, d'une odeur et d'une saveur particulièrement balsamiques, soluble dans l'alcool absolu, et qui fait explosion avec l'iode, comme les essences de Conifères précédentes.

38. HUILE DE PÉTROLE.

Essence de pétrole. Naphte. Huile de pierre. — *Petroleum. Oleum petræ. Naphta.*

Le Pétrole est une substance bitumineuse, qu'on trouve dans la nature parfois coulant et se rassemblant dans des cavités naturelles ou artificielles, d'autres fois imprégnant les terrains qui le fournissent. Ce pétrole est plus ou moins pur, et contient, mêlé à la partie volatile, plus ou moins de produits fixes. Les sortes les moins chargées de ces parties, qui restent comme résidus de la distillation, sont appelées *Huiles de Naphte* ou *Naphte* et on donne généralement aux produits moins purs le nom commun de *Pétrole*.

Ces matières qui sont toutes inflammables, et qui servent le plus souvent dans l'industrie pour l'éclairage, proviennent très-probablement de l'altération des végétaux fossiles, et c'est la raison pour laquelle nous les avons fait entrer dans la catégorie des matières d'origine végétale, au même titre que le succin, du groupe des résines.

On distingue d'ordinaire un certain nombre de sortes de qualités diverses. Nous indiquerons seulement les suivantes :

1° **Naphte**. — Naphte de montagne (*Naphtha montana*).
— C'est le produit le plus pur. Il est incolore, ou légèrement
jaunâtre, opalescent, d'une densité de 0,75 à 0,85 et ne laisse
à la distillation que très-peu de résidus. Le type de cette sorte
vient de Bakou, en Perse, sur la côte occidentale de la mer
Caspienne. On le recueille en creusant dans le terrain des
puits de 30 pieds de profondeur, dans lequel l'huile se rassemble.

2° Des sortes moins pures, que certains auteurs rapportent
au Naphte, d'autres au Pétrole, se trouvent en Italie, surtout
à Amiano, dans l'ancien duché de Parme. Ces huiles naturelles, très-inflammables, ont été quelquefois nommées *Pétrole
blanc* (*Petroleum album*) à cause de leur coloration peu prononcée, tout au plus jaunâtre. — A côté se trouvent d'autres
sortes, plus foncées en couleur, d'un jaune rougeâtre (*Petroleum rubrum*) et d'un brun noirâtre (*Petroleum nigrum*). Ces
variétés se trouvent dans un assez grand nombre de localités,
répandues dans toutes les contrées du globe. Elles laissent à
la distillation une plus ou moins grande quantité de résidu :
résine bitumineuse, masse molle de couleur brune, paraffine, etc.

Lorsqu'on distille à plusieurs reprises les diverses espèces
de Pétrole, on obtient une huile incolore, qui est la véritable
Essence de Pétrole ou *Essence de Naphte*. C'est un liquide très-
fluide, d'une densité de 0,75 à 0,85. Elle n'a pas de saveur et
presque pas d'odeur. Elle est insoluble dans l'eau, soluble en
toutes proportions dans l'alcool, l'éther, et les huiles grasses
et essentielles. Elle brûle avec une flamme éclairante.

L'iode n'est pas soluble dans l'Essence de Pétrole et ne donne
pas avec elle de réaction marquée. Il en est de même avec
l'acide sulfurique et l'acide nitrique. L'essence ne dissout pas
la santaline.

L'Essence de Pétrole est un mélange d'un certain nombre
d'hydrocarbures qui diffèrent entre eux par leur densité, leur

point d'ébullition, et aussi par les proportions des deux éléments constituants.

On mélange parfois à l'Essence de Pétrole, de l'essence de térébenthine et des huiles grasses. La présence de l'essence de térébenthine est facile à reconnaître au moyen de l'iode. On sait en effet que ce corps produit une explosion et une vive réaction avec l'essence de térébenthine, tandis que rien de pareil ne se produit dans l'Essence de Pétrole pure. — Les corps gras se reconnaissent, comme d'ordinaire, à la tache permanente qu'ils laissent sur le papier.

Quant à l'huile de goudron de houille, qu'on a donnée quelquefois comme Pétrole, elle est facilement reconnaissable à son odeur empyreumatique désagréable, et aussi à ce qu'elle ne s'enflamme pas par un mélange d'acide sulfurique et d'acide azotique fumant, ce qui se produit pour l'Essence de Pétrole pure.

39. IRIDÉES.

39. ESSENCE DE CALAMUS.

L'**Essence de Calamus** est retirée des rhizomes de l'*Acorus Calamus* L., que nous avons déjà étudiés (tom. I, pag. 626), et dans lesquels nous avons mentionné la présence de nombreuses cellules à huile essentielle. On obtient à la distillation avec l'eau environ 1 pour 100 de cette essence.

Elle est liquide, un peu épaisse, jaune ou jaune-rougeâtre. Elle se résinifie facilement à l'air. Sa densité est de 0,89 à 0,98. Elle bout entre 195° et 260°. Elle dévie vers la droite le plan de polarisation. Sa réaction est neutre au papier de tournesol. Son odeur est forte, aromatique, analogue à celle du rhizome ; sa saveur est à la fois aromatique et amère.

L'Essence de Calamus se dissout dans son volume d'alcool à 85° et en toutes proportions dans l'alcool absolu. Elle ne dissout qu'en partie le rouge de Santal. Elle dissout l'iode sans réaction très-vive, mais en donnant des vapeurs gris-jaunâtre.

L'acide nitrique la décompose, en produisant une élévation considérable de température.

On n'est pas d'accord sur la véritable nature chimique de cette essence. Schnedermann (1) la donne comme formée du mélange de deux huiles oxygénées bouillant l'une entre 195° et 260°, et l'autre, au-dessous de 190°. Gladstone, d'autre part, la regarde comme presque entièrement formée d'un carbure d'hydrogène bouillant à 260°.

(1) *Annalen Chem. Pharm.* XLI, 374.

CHAPITRE VII

CORPS GRAS (HUILES ET BEURRES)

(*OLEA PINGUIA.* — *BUTYRA.*)

Les Corps gras, qui sont fournis à la matière médicale par les végétaux, sont ou des corps liquides (**Huiles grasses** ou **Huiles** proprement dites), ou plus rarement des corps de la consistance du beurre à la température ordinaire ; de là le nom général de **Beurres** qu'on leur a donnés. Ce n'est là du reste qu'une différence d'état, qui peut varier pour un même corps, suivant les climats : c'est ainsi que l'huile de Palme est un liquide oléagineux sous les tropiques, tandis qu'elle est en masses butyreuses dans nos régions tempérées ou froides.

Tous ces corps se reconnaissent à ce caractère empirique, que nous avons eu déjà l'occasion de signaler plusieurs fois, c'est qu'ils font sur le papier une tache, qui ne disparaît ni avec le temps, ni par l'exposition à la chaleur. Un autre caractère d'un autre ordre, c'est que ces corps sont saponifiables par les alcalis et les oxydes minéraux en général. Lorsqu'on les traite par ces réactifs, il se sépare de la *glycérine* et un savon ayant pour base l'oxyde qu'on a employé. On fait ainsi les savons solubles à base de soude et de potasse, les savons insolubles à base de chaux, ceux à base de plomb, qui forment les emplâtres, etc., etc.

Les Corps gras naturels sont des mélanges de plusieurs principes immédiats, qui sont surtout l'*Oléine*, la *Palmitine* et la *Stéarine*. Ces principes sont tous des combinaisons d'un acide gras (*acide oléique, acide palmitique, acide stéarique*) avec un corps, qui, dans la saponification, absorbe de l'eau et devient de la glycérine. L'oléine est le principe liquide des graisses ; c'est elle qui domine dans les huiles ; tandis que la palmitine et la stéarine sont les principes solides et dominants dans les beurres. Outre ces corps principaux, il en est d'autres, de nature analogue, qu'on rencontre dans des produits gras particuliers et auxquels on a donné différents noms, que nous aurons l'occasion d'indiquer dans l'étude spéciale des diverses substances.

Les Corps gras sont plus légers que l'eau. Ils ont une réaction neutre au papier de tournesol. Ils sont insolubles dans l'eau, en général peu solubles dans l'alcool (l'huile de ricin fait seule exception), solubles dans l'éther et dans les huiles essentielles. Ils sont combustibles et brûlent avec une flamme éclairante. La chaleur les décompose ou les détruit en donnant des produits d'odeur désagréable, en particulier l'acroléine. — Lorsque ces corps sont exposés à l'air, ils peuvent se conduire différemment. Les uns, comme l'huile d'olive, par exemple, restent liquides ; d'autres, au contraire, s'épaississent en prenant l'oxygène de l'air. Mis en couches minces, ils se durcissent au bout de quelque temps : telles sont les huiles de lin, de noix, d'œillette, etc. On dit que ces dernières huiles sont siccatives. Les corps gras liquides non siccatifs ou les beurres peuvent absorber plus ou moins facilement l'oxygène de l'air et prendre alors un goût désagréable : on dit qu'ils rancissent.

Les corps gras sont contenus tout formés dans les végétaux. Un grand nombre de plantes en renferment, dans leurs divers organes, et ces plantes se trouvent très-diversement distribuées dans le règne végétal. Il est cependant certaines familles naturelles, qu'il convient de citer d'une manière spéciale, comme fournissant plus particulièrement des substances grasses : telles sont les Crucifères, les Papavéracées, les Amygdalées, les Ombellifères, les Composées, les Sapotées, les Oléacées, les Myristicées, les Urticées, les Euphorbiacées, etc., etc. — Quant aux organes dans lesquels on peut trouver ces corps gras, ils sont aussi très-variés : c'est ainsi qu'on a constaté leur présence dans les racines de Carotte, de Gentiane, de Pivoine, de Rhubarbe, etc., etc. ; dans les rhizomes de Polypode, de Fougère mâle, d'Hellébore blanc ; dans les tubercules de Colchique ; dans les tiges de plusieurs Labiées, du *Polygala amara ;* dans les écorces d'Orme, de Marronnier, de Monesia, de Quinquina, etc., etc. ; dans les fleurs de Genêt, de Bouillon blanc, de Camomille, de Cousso, etc. Mais c'est surtout dans les graines et dans les fruits que se rencontrent les huiles et les beurres : c'est même uniquement de ces organes que sont extraites les substances que nous aurons à décrire. Dans les fruits, les corps gras sont contenus dans le mésocarpe, plus ou moins charnu : ainsi dans les Olives et dans les fruits de l'*Elaïs guineensis*. — Dans les graines, c'est l'amande qui contient la matière grasse, soit que cette amande soit uniquement formée de l'embryon, comme dans les Crucifères, les Amygdalées, les Linées, les Sapotées, les Juglandées ou les Oléacées, soit qu'elle comprenne, outre l'embryon, un albumen, plus ou moins développé, comme dans les Euphorbiacées, les Myristicées, les Papavéracées ou les Palmiers.

Les éléments anatomiques dans lesquels sont contenues les huiles grasses sont généralement des cellules : elles n'offrent rien de particulier dans leur forme et on ne les remarque que par leur contenu, fortement réfringent. La matière grasse est accompagnée soit de fécule, comme dans le Cacao par exemple, soit de substances albuminoïdes et de grains d'Aleurone. Nous avons déjà figuré (tom. I, pag. 417), une coupe de la graine de Ricin dans laquelle on voit très-nettement cette aleurone, dans les cellules riches en huiles fixes.

L'extraction des huiles demande toujours une opération particulière. Le plus souvent, on exprime les grains ou les fruits oléagineux et on fait intervenir la chaleur, qui d'une part coagule les principes albuminoïdes et les sépare d'autant plus nettement de l'huile qu'on veut obtenir, et d'autre part tend à

rendre plus fluides et plus facilement coulantes les huiles
épaisses. Parfois on fait intervenir l'eau chaude : enfin, mais
beaucoup plus rarement, et seulement pour les parties du végétal pauvres en matière grasse, on emploie le traitement par
l'éther, qui s'empare du principe et le laisse ensuite déposer
par évaporation ou distillation. — En réalité, les huiles grasses
ne sont pas, plus que les huiles essentielles, un produit naturel
dans l'acception rigoureuse du mot ; mais on fait rentrer la plupart dans le groupe des drogues simples, parce que le commerce les offre toutes préparées au pharmacien, et qu'il importe
de connaître leurs caractères, pour en constater la pureté.

Les végétaux qui contiennent des corps gras en assez grande
abondance pour pouvoir être exploités sont répandus dans
presque toutes les régions chaudes et tempérées. Un certain
nombre ont quitté leur patrie primitive pour être transportés
par la culture sous des climats différents ; c'est ainsi, par exemple, que le *Pavot somnifère*, originaire d'Orient, est maintenant répandu dans le nord de la France et en Belgique, où il
donne l'huile d'œillette ; de même le Noyer, qui paraît être
venu de Perse, se fait remarquer dans toute l'Europe centrale
par son abondance et le beau développement qu'il y acquiert.
— Le nord et le centre de l'Europe, depuis les côtes de la mer
du Nord et de la Baltique, jusque dans la région méditerranéenne, cultivent le Lin, le Colza et les autres crucifères oléagineuses, le Chanvre, l'Œillette (*Papaver somniferum*) et le
Noyer. — La région méditerranéenne a, comme plante oléifère
caractéristique, l'Olivier, qui s'y trouve, soit à l'état spontané,
soit à l'état cultivé (1). — Les régions chaudes et tropicales
fournissent en abondance l'huile de Sésame et l'huile d'Arachides et les Corps gras, qui, dans nos climats, prennent la
consistance solide et que nous avons désignés sous le nom de

(1) L'olivier n'est pas réellement spontané dans les parties du midi de la
France situées à l'ouest de la Provence. Il y présente tous les caractères
d'un arbre introduit.

Beurres : Beurre de Cacao, venant d'Amérique ; Beurre de Muscade, de Coco, venant des îles de l'archipel Indien ; huile de Bassia et d'Illipé, venant des Indes occidentales ou de la côte occidentale d'Afrique ; huile de Palme, venant à la fois de l'Amérique et de l'Afrique occidentale.

La détermination des huiles grasses présente quelques difficultés : il n'est pas toujours facile de reconnaître des produits qui se présentent tous sous la forme d'un liquide onctueux, d'une teinte assez uniforme, toujours plus ou moins jaune. Aussi faut-il, pour la distinction des Corps gras entre eux, recourir à un certain nombre de caractères, autres que ceux de leur aspect extérieur, et que nous allons indiquer avant de dresser le tableau qui nous guidera pour leur détermination.

Une division, qui vient naturellement à l'esprit, est celle qui est tirée de la consistance de ces corps, et qui les a fait diviser en beurres et huiles. Les beurres ont un certain nombre de caractères qui frappent les sens et qui permettent de les distinguer facilement les uns des autres : leur odeur, leur couleur, ou à défaut, leur point de fusion, sont des moyens excellents, en même temps que commodes, auxquels on a recours. — Quant aux huiles grasses, on doit tout d'abord tenir compte de leur aptitude à se solidifier au contact de l'air, pour les diviser en *huiles siccatives* et en huiles *non siccatives*. C'est là une distinction importante, qui tient à la nature même de ces huiles. Les huiles non siccatives contiennent de l'*élaïne*, et peuvent former avec l'acide azotique, ou plutôt avec une solution de mercure dans l'acide azotique, le corps qu'on a nommé *élaïdine*, et qui au bout de quelque temps fait prendre l'huile en une masse solide. Leur densité est généralement moindre que celle des huiles siccatives ; enfin, elles se saponifient plus facilement.— Quant aux *huiles siccatives*, à part le caractère qu'elles présentent de se solidifier lorsqu'on les expose en couches minces au contact de l'air, elles se distinguent aussi en ce qu'elles se saponifient plus difficilement, et en ce qu'elles ne contiennent pas d'élaïne, et ne se prennent pas en masse par la solution mercurique d'acide azotique. Leur densité est en général plus forte que celle des autres huiles.

La température à laquelle les huiles grasses laissent déposer leur principe solide et se congèlent en une masse plus ou moins pâteuse ; leur solubilité plus ou moins grande dans l'alcool ; l'odeur ou la saveur de ces huiles peuvent servir de caractères distinctifs ; mais à eux seuls, ils ne sauraient suffire pour reconnaître les différentes espèces. Aussi a-t-on cherché dans les réactifs d'autres moyens de détermination. Nous indiquerons ici, et nous nous en servirons pour notre tableau, les résultats qui ont été résumés par M. Massie, dans un mémoire publié dans le Journal de Parmacie et de Chimie (1). Ils ont pour point de départ l'action de l'acide azotique seul, ou associé au mercure, sur les huiles grasses.

Voici en quoi consiste le procédé : on met dans un verre à expérience 5 grammes d'acide azotique et 10 grammes de l'huile à essayer, et on agite avec une baguette de verre ordinaire pendant deux minutes au moins. On laisse ensuite le verre au repos, et l'on voit qu'il s'est formé deux couches : 1° une couche supérieure liquide et *huileuse*, qui est restée incolore ou a pris des colorations diverses : blanc-verdâtre, abricot, jaune ou jaune-orange, rouge-cerise ou rouge-orange, jaune-marron ou brun-rougeâtre, ou enfin rosée ; — 2° une couche inférieure *acide*, qui peut être aussi colorée diversement ou rester incolore. Il y a là un certain nombre de données que l'on peut déjà utiliser.

On peut ensuite agir avec une solution préparée de la manière suivante : 1 gramme de mercure est ajouté dans le mélange d'acide et d'huile ; au bout de cinq ou six minutes, on remarque que la couche inférieure a pris une coloration vert-

(1) *Méthode pour reconnaître facilement les huiles grasses* par M. Massie, pharmacien-major de première classe. (*Journal de Pharmacie et de Chimie,* 4ᵉ série. XII, 13).

émeraude ; c'est la *solution mercurique*. Quant à la couche huileuse, lorsque l'on a agité à plusieurs reprises avec la couche inférieure, elle prend une coloration qui varie suivant l'espèce d'huile employée.

Si l'on continue d'agiter de dix en dix minutes, pendant un certain temps, on obtient la solidification des huiles non siccatives, tandis que les autres huiles restent à l'état liquide, et on peut ainsi déterminer, sans faire autrement l'expérience, dans laquelle des deux grandes divisions (huiles siccatives, huiles non siccatives) doit rentrer le corps qu'on veut déterminer (1).

(1) Nous donnons ici, d'après le mémoire de M. Massie, deux tableaux qui, résumant ses expériences, présentent un véritable intérêt.

Le premier indique le résultat qu'on obtient en traitant les huiles par l'acide azotique, dans les conditions ci-dessus indiquées :

Nous donnons à la fois les colorations que prennent les deux couches *huileuse* et *acide*.

	COUCHE HUILEUSE.	COUCHE ACIDE.
Huile d'amandes douces.......	Pas de coloration............	Pas de coloration.
Huile de noisettes............	id....................	Id.
Huile de graines de soleil....	Blanc légèrement verdâtre....	Id.
Huile d'olive vierge..........	Blanc-verdâtre-clair..........	Jaune sale peu foncé.
Huile d'olive ordinaire.......	Blanc-verdâtre ou légèr. jaune-verdâtre...............	Id.
Huile d'olive de 3ᵉ extraction..	Vert foncé.................	Id.
Huile d'arachides	Abricot clair..............	Pas de coloration.
Huile de pavot blanc........	Abricot plus rouge..........	Id.
Huile de ricin..............	Jaune-orange clair..........	Id.
Huile de sésame............	Jaune-orange..............	Vert d'abord, puis jaune-safran.
Huile d'amandes d'abricots....	Rouge-cerise.......	Pas de coloration.
Huile de moutarde blanche....	Id.........	Id.
Huile de noix (*fraîche*).......	Id.............. ..	Id.
Huile de cameline (*fraîche*)....	Id...................	Id.
Huile de faine (*fraîche*).......	Id....................	Id.
Huile de navette............	Rouge-orange............ ...	Id.
Huile de colza.............	Rouge-orange-brun..........	Id.
Huile de lin,..............	Rouge-orange	Id.
Huile de moutarde noire......	Jaune-marron ou café clair....	Id.
Huile de coton..............	Marron foncé..............	Marron clair.
Huile de chènevis...........	Brun-foncé verdâtre.........	Légèrement rose ou vert clair (?)

Le second tableau donne les résultats obtenus par l'action de la solution mercurique sur l'huile. Lorsqu'on a agité trois ou quatre fois en trois ou quatre minutes et qu'on a abandonné au repos, on obtient dans la couche huileuse une

Il va sans dire que ces caractères peuvent servir aussi pour reconnaître les falsifications des huiles.

A côté des corps gras, nous mentionnerons quelques substances, qui s'en rapprochent par un certain nombre de caractères, ce sont les *Cires végétales*.

Comme les Corps gras, ces cires sont insolubles dans l'eau, peu solubles dans l'alcool et solubles dans l'éther et les huiles essentielles : elles se fondent à une température généralement peu élevée et peuvent alors produire sur le papier une tache translucide, comme celle que donnent les Corps gras. Elles brûlent aussi avec une flamme éclairante. Elles se distinguent surtout parce qu'elles ne sont pas saponifiées de la même façon

coloration qui se fixe définitivement au bout d'une heure ; la coloration transitoire, qu'on peut observer au bout de vingt à trente minutes, mérite aussi attention.

	COLORATION APRÈS 20 OU 30 MINUTES.	COLORATION APRÈS UNE HEURE.
Huile d'amandes douces......	Pas de coloration ou teinte légèrement verdâtre.......	Pas de coloration.
Huile de noisettes...........	Id..................	Id.
Huile de graines de soleil.....	Jaune-citron................	Jaune-citron plus foncé.
Huile d'olive vierge..........	Blanc légèrement jaune-paille.	Blanc-vert, jaune-paille clair.
Huile d'olive ordinaire.......	Id....................	Blanc-vert, jaune-paille.
Huile d'olive de 3ᵉ extraction..	Jaune-paille foncé...........	Blanc-jaune sale, paille foncée.
Huile d'arachides...........	Abricot clair................	Abricot clair.
Huile de pavots blancs........	Abricot foncé rougeâtre......	Abricot foncé rougeâtre.
Huile de ricin..............	Rose....................	Jaune clair.
Huile de sésame.............	Jaune-orange	Jaune-orange.
Huile d'amandes d'abricots....	Rouge....................	Rose.
Huile de moutarde blanche....	Jaune-orange vineux........	Jaune rougeâtre.
Huile de noix..............	Rouge-cerise clair...........	Id.
Huile de cameline (fait effervescence)...............	Id....................	Rouge-orange.
Huile de faine..............	Rouge-orange..............	Rouge-orange.
Huile de navette............	Jaune-rougeâtre	Jaune-orange.
Huile de colza..............	Légèrement rouge...........	Jaune légèrement orangé.
Huile de lin (fait effervescence).	(Après effervescence.) Rouge-caramel granuleux........	Rouge - caramel granuleux.
Huile de moutarde noire......	Légèrement rougeâtre........	Jaune rougeâtre.
Huile de coton (brune)........	Rouge orangé foncé..........	Rouge légèrement orangé.
Huile de coton (blanche)......	Abricot clair..............	Abricot clair rouge.
Huile de chènevis...........	Marron clair rougeâtre.......	Jaune-rougeâtre.

par les alcalis : lorsqu'on les traite par ces réactifs, elles ne donnent pas ou peu de glycérine, et par la distillation sèche ne produisent pas non plus d'acroléine.

Les cires végétales sont généralement plus dures que les beurres, et elles ont une apparence particulière, surtout lorsqu'on les frotte : leur surface prend un certain luisant, analogue à celui de la cire d'abeilles, qui sert d'ordinaire de point de comparaison à ces divers corps. — L'aspect extérieur, l'apparence *céreuse*, a quelquefois trompé sur la véritable origine des corps ; ainsi la substance qu'on désigne d'ordinaire sous le nom de *Cire du Japon* est un véritable corps gras, que nous devrons placer, d'après tous ses caractères essentiels, dans cette catégorie.

Les véritables cires végétales sont récoltées à la surface des organes. C'est une sorte d'efflorescence, analogue à cette poussière, qui recouvre l'épiderme de certains fruits et leur donne la fraîcheur et le velouté qu'on estime particulièrement. — Ces exsudations peuvent se faire sur des organes très-variés et les quelques cires végétales, que nous mentionnerons en passant, proviennent toutes de parties différentes de ces plantes. Ainsi, la plus répandue de toutes, la *Cire de Myrica*, recouvre d'une couche blanche les fruits des *Myrica cerifera* des États-Unis ; la *Cire de Carnauba* se trouve à la surface des feuilles d'un palmier du Brésil (*Copernicia cerifera* Mart.); enfin la cire de Palmier exsude sur la tige d'un palmier de la Nouvelle-Grenade, le *Ceroxylon andicola* Humb. et Bonpl. Quant à la prétendue cire du Japon, elle est, comme les corps gras, contenue dans des cellules intérieures des fruits d'une espèce de *Rhus*, et s'éloigne ainsi, comme par les autres caractères, des véritables cires.

Lorsqu'on veut obtenir ces substances, on les détache des surfaces qu'elles recouvrent, soit en secouant les feuilles, soit en grattant les troncs, et on les obtient ainsi sous forme d'une poudre, qu'on fait fondre dans l'eau de manière à former des masses plus ou moins grosses. Quand on a affaire à des fruits,

comme pour les *Myrica* par exemple, on les met directement
dans l'eau bouillante, et on recueille la cire, qui fond et se sépare ainsi de leur surface.

Les caractères extérieurs suffisent pour reconnaître les
quelques cires végétales, que nous mentionnerons, et que nous
ferons entrer dans le tableau, qui nous reste à dresser, pour la
détermination des principaux corps gras, que le pharmacien a
intérêt à connaître.

I. Corps gras solides à la température
   ordinaire (BEURRES).
   A. Beurres contenant une petite
     quantité d'huile essentielle.
     Beurre de couleur verte, de con-
       sistance grenue — odeur balsa-
       mique...................... 11. **Huile de Laurier.**
     Beurre jaune-rouge, pâle, marbré,
       à odeur de muscade.......... 10. **Beurre de Muscade.**
   B. Beurres ne contenant pas d'huile
     essentielle.
     1° Beurre gras, de consistance plus
       ou moins molle.
     Beurre de couleur jaune-rougeâtre,
       décoloré par places — odeur
       agréable de violette........... 22. **Huile de Palme.**
     Beurre de couleur verdâtre ou jaune
       verdâtre—odeur et saveur douces. 8. **Huile d'Illipé.**
     Beurre gris un peu jaunâtre, —
       odeur parfumée de Cacao...... 4. **Beurre de Cacao.**
     Beurre blanc, assez sec, léger, don-
       nant avec les alcalis un savon
       très-léger et mousseux........ 21. **Beurre de Coco.**
     2° Corps gras ferme, ayant l'aspect
       de la cire, en pains recouverts à
       la surface d'une efflorescence
       blanche..................... 5. **Cire du Japon.**
II. Corps gras liquides à la température
   ordinaire (HUILES GRASSES).
   A. Huiles siccatives.
     1° Huiles imparfaitement solubles
       dans l'alcool.

a. Huiles sans âcreté bien marquée.

Huile prenant sous l'influence de
l'acide nitrique une couleur
rouge-orange ; odeur spéciale
rappelant le tourteau de graine
de lin.................... 3. **Huile de Lin.**

Huile de saveur douce, jaune-
verdâtre ou jaune, devenant
rouge-cerise sous l'action de
l'acide nitrique............. 15. **Huile de Noix.**

Huile fluide, peu colorée, de
saveur douce — colorée en
abricot par l'acide nitrique... 1. **Huile de Pavot.**

Huile fluide, odeur rappelant
celle du chènevis — devenant
par l'acide nitrique d'un brun
foncé verdâtre.............. 14. **Huile de Chènevis.**

b. Huile très-âcre, épaisse, d'un
jaune brun................. 13. **Huile de Croton.**

2° Huile complétement soluble
dans l'alcool — un peu visqueuse,
plus ou moins âcre........... 12. **Huile de Ricin.**

B. Huiles non siccatives.

1° Huiles se congelant à 6° ou très-
peu au-dessous.

Huile douce, devenant sous l'action
de l'acide nitrique d'un blanc
verdâtre ou d'un vert plus ou
moins foncé.................. 9. **Huile d'Olive.**

Huile prenant sous l'action de l'acide
nitrique une coloration abricot.. 6. **Huile d'Arachide.**

2° Huiles ne se congelant qu'au-dessous de 0°.

a. Huile blanche par l'action de
l'acide nitrique.

Huile se congelant à — 21° ;
saveur douce ; couleur jaune. 7. **Huile d'Amandes**
                       douces.

Huile de couleur pâle, un peu
épaisse ; se congelant à — 19°. 17. **Huile de Noisettes.**

b. Huile douce se colorant en
rouge cerise par l'acide ni-
trique ; se congelant à — 17°. 16. **Huile de Faîne.**

c. Huile de saveur douce ; se

colorant en rouge-orange brun ;
se solidifiant de — 8° à — 6°. 2. **Huile de Colza.**
III. Cires végétales.
  Cire jaunâtre, se ramollissant facile-
    ment sous les doigts, d'odeur aro-
    matique....................... 18. **Cire de Myrica.**
  Cires dures, friables et sèches....... 19-20. **Cires de Palmiers.**

PAPAVÉRACÉES.

Les graines de Papavéracées contiennent la plupart dans leur amande, formée d'un albumen et d'un embryon, une certaine quantité de matière grasse ; mais les seules espèces qui en donnent en abondance sont l'*Argemone mexicana* L. et le *Papaver somniferum* L.

La première espèce, *Argemone mexicana* L., contient en assez grande abondance (36 pour 100) et donne par expression 25 pour 100 d'une huile grasse, qu'on pourrait facilement utiliser dans l'industrie et dans les arts (1), mais qui n'est pas passée dans les usages ordinaires. Nous nous bornerons donc à en dire quelques mots. Elle est d'une couleur jaune ou jaune-orange, limpide, transparente ; sa densité est de 0,919. Exposée à l'air, elle se durcit lentement ; son odeur est un peu nauséeuse, sa saveur légèrement âpre, mais non désagréable. Elle contient des acides gras volatils : butyrique, valérianique et acétique.

La seconde espèce est beaucoup plus importante ; nous décrirons en détail l'huile qu'elle fournit.

1. HUILE DE PAVOT.

Huile d'œillette. *Oleum Papaveris.*

L'**Huile de Pavot** est retirée par expression des grains du *Papaver somniferum* L. Nous avons vu qu'il y avait deux variétés cultivées de cette espèce, le *Pavot blanc* et le *Pavot noir*. Les

(1) Charbonnier, *Recherches sur l'Argemone du Mexique* (*Thèses de l'École de pharmacie de Paris*, 1868).

graines de ces deux plantes peuvent donner l'une et l'autre de l'huile grasse ; leur albumen et leur embryon (voyez tom. I, pag. 375), sont formés par un tissu parenchymateux dont les cellules contiennent des gouttelettes d'huile. Mais la variété qu'on exploite le plus fréquemment dans le nord de la France, l'Allemagne et la Belgique, sous le nom d'*Œillette*, est le *Pavot noir*. — On obtient par expression environ 33 pour 100, lorsqu'on opère à froid ; 50 pour 100 lorsqu'on fait intervenir la chaleur.

L'huile qu'on obtient ainsi est fluide, d'un jaune d'or ou jaune pâle. Sa densité est de 0,913, à 0,924 : elle se congèle seulement à la température de — 18°. Elle est siccative, son odeur est très-peu marquée, sa saveur est agréable et assez douce.

L'Huile de Pavot est soluble dans 25 parties d'alcool froid et dans 6 parties d'alcool chaud. Elle se dissout dans l'éther en toutes proportions. — L'acide nitrique donne à la couche huileuse supérieure, qui se forme dans la liqueur, une couleur abricot rouge, tandis que la couche acide inférieure reste incolore. La solution mercurique (voyez page 376) donne également à la couche huileuse une teinte abricot rouge, mais plus foncée.

Les alcalis produisent assez facilement avec l'huile de pavot un savon dur, très-blanc. — Le principal élément de l'huile de pavot est, d'après M. Oudemans, un corps gras, formé de la combinaison de la glycérine (sans eau) avec l'acide, qu'on a trouvé dans l'huile de lin, et qu'on appelle à cause de cela acide linolique.

CRUCIFÈRES.

Les graines de Crucifères, dont l'amande est formée uniquement de l'embryon, remplissant toute la cavité limitée par les enveloppes, contiennent dans cette portion et particulièrement dans les cotylédons une quantité assez considérable de matière grasse, qu'on peut voir au microscope sous forme de gouttelettes dans les cellules du tissu. Nous avons étudié cette structure dans les graines de Moutarde (tom. I, pag. 378). — Si on exprime ces graines, on obtient l'huile qui en découle, mais il faut, si on veut l'avoir pure, éviter, dans la plupart des cas, de faire intervenir l'eau dans l'opération, sans quoi les essences âcres et souvent caustiques, que nous avons mentionnées précédemment, se mêleraient à l'huile et lui communiqueraient leur âcreté.

Nous ne décrirons en détail, parmi les huiles de Crucifères, que l'huile de Colza, qui est la plus répandue dans le commerce, mais nous devons en indiquer rapidement quelques autres, qui ont aussi leur importance.

Tout d'abord, les *huiles de Moutarde noire* et de *Moutarde blanche*, qui sont des liquides d'un jaune clair ou d'un jaune brun, assez fluides, ayant une densité de 0,915 à 0,920, et qui se congèlent de — 10° à — 12° (1). — Leur saveur est douce. Elles ne sont pas siccatives.

L'*Huile de Cameline* du *Myagrum sativum* L. (*Camelina sativa* Crantz), plante répandue dans nos champs, et cultivée surtout dans le nord de la France, pour l'extraction de son huile. Cette huile est liquide, d'un jaune clair; sa densité est 0,918 à la température moyenne de 15°: elle s'épaissit beaucoup à 10° au-dessous de zéro, et se congèle à — 16°. Elle est presque inodore et insipide. Elle n'est pas siccative. L'acide nitrique donne à la couche huileuse supérieure une couleur rouge-cerise; la solution mercurique, une couleur rouge-orange.

L'*Huile de Cresson alénois* (*Lepidium sativum*, L.), plante originaire d'Orient, cultivée dans nos jardins. Elle a une couleur jaune-brun: sa densité est de 0,924; elle se solidifie vers — 15° et se durcit très-lentement à l'air.

---

(1) D'après M. Massie (*loc. cit.*) l'Huile de Moutarde noire se congèlerait à — 1°, et celle de Moutarde blanche ne se congèlerait pas du tout par le froid.

2. HUILE DE COLZA.

Oleum Rapæ seu Raparum.

L'**Huile de Colza** est obtenue par expression des graines du Colza (*Brassica Napus* L., var. *oleifera* DC.), qu'on cultive en grandes quantités dans nos régions, mais surtout dans le nord de la France. Le rendement est des 2/3 environ . des graines.

Cette huile est d'un jaune brun, un peu épaisse. Sa densité est de 0,90 à 0,92, à 15°. Elle se prend à — 6° ou — 8° en une masse butyreuse. Son odeur est peu marquée, et sa saveur douce, tant qu'elle est fraîche, mais elle prend rapidement une odeur et un goût désagréables.

L'Huile de Colza se dissout très-peu dans l'alcool, très-facilement dans l'éther. — L'acide nitrique lui donne une coloration d'un rouge orange brun dans la couche huileuse, et la solution mercurique une couleur jaune légèrement orange. — Elle contient de la stéarine et des corps gras spéciaux.

L'*huile de Navette* du *Brassica asperifolia oleifera* DC. rappelle beaucoup l'Huile de Colza par ses caractères, et par les colorations que lui donnent l'acide nitrique et la solution mercurique.

LINÉES.

3. HUILE DE LIN.

Oleum Lini.

L'**Huile de Lin** est extraite des semences du *Linum usitatissimum* L., que nous avons décrites en détails (tome 1, page 379). Ces semences, mucilagineuses seulement à la surface, contiennent, avons-nous dit, aussi bien dans leurs cotylédons, que dans la mince lame d'albumen qui entoure l'embryon, un parenchyme, dont les cellules contiennent des gouttelettes d'huile. La proportion de matière grasse est de 1/3 environ du poids de la graine, mais la quantité qu'on en retire par expression est un peu moins forte : elle varie entre 18 et 29 pour 100. Exprimées à chaud, les graines rendent de 22 à 26 pour 100, d'une huile brune, d'une odeur et d'une saveur peu agréables ; à froid, elles ne donnent guère que 17 à 20 pour 100, mais l'huile est bien moins colorée, et d'une odeur bien moins prononcée ; aussi est-ce cette dernière qu'il faut employer pour les usages médicinaux, dans les cas assez rares où on la prescrit.

Cette huile est un liquide un peu épais, d'une couleur jaune d'or, ou d'un jaune brun, pour les sortes commerciales ordinaires. Sa densité est de 0,93 à 0,94. Elle ne se congèle qu'à la température de 20° au-dessous de zéro. Elle est très-siccative ; son odeur et sa saveur, peu marquées dans l'huile fine, sont particulières, rappelant celles du tourteau de lin, dans les sortes communes.

L'Huile de Lin est soluble dans 5 parties d'alcool absolu, dans 32 parties d'alcool à 90°, et dans une partie et demie environ d'éther. L'acide sulfurique lui donne, à volumes égaux, une coloration verte. L'acide nitrique donne à la couche supérieure huileuse, qui résulte de son action une coloration rouge, tandis que la couche inférieure d'acide reste incolore. La solution mercurique donne une coloration rouge caramel granuleux ; cette solution produit une effervescence assez marquée. Elle ne solidifie pas l'huile.

Les alcalis donnent avec l'huile de lin un savon mou. — Ils régénèrent la glycérine et donnent un sel ayant un acide particulier, nommé acide linolique; en outre, il existe dans cette huile une petite quantité de palmitine et de stéarine.

BYTTNÉRIACÉES.

4. BEURRE DE CACAO.

Butyrum Cacao. Oleum Cacao. Oleum Theobromatis.

Le **Beurre de Cacao** est retiré par expression à chaud des semences du *Theobroma Cacao* L., que nous avons déjà décrites

précédemment (tom. I, p. 382). Pour cela on débarrasse les
graines de leurs enveloppes extérieures, on les broie et on les
exprime entre des plaques chaudes. Le rendement est dans ces
conditions de 40 à 50 pour 100.

Le Beurre de Cacao, tel que le commerce le fournit aux
pharmacies, est un corps solide, de couleur blanchâtre ou blanc
jaunâtre : il est onctueux au toucher, mais cependant cassant
et d'aspect cireux à l'intérieur. Examiné au microscope avec la
lumière polarisée, il se montre composé d'un très-grand nombre de tout petits cristaux. Sa densité est de 0,89 à 0,91;
il fond à la température de 29 à 30, et redevient solide vers
25°. Il a, au moins tant qu'il est frais et n'est pas devenu rance,
une saveur très-douce et agréable, et une odeur qui rappelle
celle du chocolat.

Le Beurre de Cacao se dissout dans 10 parties d'alcool
bouillant ; mais à mesure que la liqueur se refroidit, on voit
le beurre se séparer, de telle sorte qu'à la température ordinaire, il n'en reste guère en dissolution que 1 pour 100.
— La benzine en dissout, à la température de 10°, la moitié de
son poids environ ; mais, quand la liqueur est conservée longtemps, elle laisse déposer une partie de son contenu sous
forme de masses cristallines. Il en est de même de l'éther. Ces
petites masses d'apparence verruqueuse sont composées d'un
corps particulier, la *Cacaostéarine*, qui a la constitution ordinaire des substances grasses et donne, par la saponification, de
la glycérine et un acide *cacaostéarique*. La partie qui reste
en dissolution dans l'éther, se fond plus facilement et donne,
par la saponification, un acide gras liquide et un acide solide.

TÉRÉBINTHACÉES.

5. CIRE DU JAPON.

Cera Japonica.

Sous le nom de **Cire du Japon**, on a désigné un corps

de nature grasse, qui est fourni par le *Rhus succedaneum* L.

Cette plante est originaire du Japon ; elle porte des fruits drupacés, contenant au-dessous de l'épicarpe luisant, un méso-carpe à parenchyme d'apparence cireuse, et un noyau, qui entoure la graine. Le mésocarpe renferme la matière grasse dans ses cellules. Pour l'obtenir, on broie les fruits, on les met à bouillir dans une petite quantité d'eau, on enlève de la solution les corps étrangers et on sépare des résidus le corps gras, qui vient à la surface. D'après d'autres auteurs, on sou-met le mélange à l'expression. En répétant plusieurs fois l'opé-ration précédente, on arrive à avoir la cire pure : on lui donne la forme de gâteaux circulaires ou oblongs et on l'expédie.

Il en vient non-seulement du Japon, mais aussi des Indes orientales et occidentales.

La Cire du Japon est généralement sous la forme de pains, dont les dimensions ordinaires sont de 10 centimètres de long sur 2 à 3 centimètres d'épaisseur. On la trouve aussi en grosses masses arrondies.

Cette cire est recouverte à la surface d'une efflorescence blanchâtre cristalline. A l'intérieur, elle rappelle par son as-pect la cire blanche d'abeilles, mais avec une légère teinte jau-nâtre. Elle est plus molle que cette cire et plus grasse. Sa densité est de 0,97 à 0,98 ; elle fond de 45 à 50° ; d'après M. Hanbury, de 52° à 55°. Son odeur est peu marquée, quand elle n'est pas ancienne : mais elle rancit facilement.

La Cire du Japon est soluble dans trois parties d'alcool bouil-lant, à 96°. Elle est soluble dans l'éther. Sous l'action des al-calis, elle donne de la Glycérine et un savon dur : elle se sapo-nifie donc tout à fait comme les corps gras, dans la classe desquels il faut la placer. Son élément constituant paraît être de la palmitine.

LÉGUMINEUSES.

6. HUILE D'ARACHIDE.

Huile de Pistache de terre. — *Oleum Arachis.*

L'**Huile d'Arachide** est fournie par l'*Arachis hypogæa* L., plante dont la patrie originaire est inconnue, que les uns supposent être venue du Brésil (1), d'autres être partie des côtes occidentales de l'Afrique tropicale pour se répandre de là dans toutes les contrées chaudes du monde. Actuellement, elle est cultivée en Afrique, dans les Indes orientales, dans les régions tropicales ou subtropicales de l'Amérique, dans le midi de l'Europe et particulièrement en Espagne et en Italie. La plupart de ces pays en fournissent des quantités considérables; aucun n'en donne autant que les côtes occidentales de l'Afrique, et particulièrement le Sénégal.

L'Arachide donne des fruits qui mûrissent en terre, d'où le nom de Pistaches de terre qu'on leur a donnés. Ils sont formés d'un péricarpe blanchâtre, sec et qui ne donne par conséquent aucune matière grasse, et de une ou deux graines dont les gros cotylédons sont surtout la partie riche en huile. On soumet ces graines à une expression à froid et on obtient de cette façon de 45 à 50 p. 100 d'une huile peu colorée, d'une odeur agréable, et d'une saveur douce. C'est l'huile de qualité supérieure. L'huile obtenue par l'expression des graines, préalablement soumises à la chaleur, est plus colorée et a une odeur et une saveur peu agréables; c'est une sorte inférieure.

La bonne Huile d'Arachide est très-fluide, presque incolore, ou légèrement verdâtre. Sa densité est de 0,918. Elle devient trouble à la température de 3° au-dessus de zéro, se congèle à 3° ou 4° au-dessous de zéro, et devient tout à fait solide à — 7°.

(1) Alph. de Candolle, *Géographie Botanique*, II, 963.

L'Huile d'Arachide, soumise à l'acide nitrique, prend une couleur abricot clair, tandis que l'acide, qui forme la couche inférieure, reste incolore. La solution mercurique lui donne aussi une teinte abricot, et la solidifie. L'huile d'Arachide appartient donc au groupe des huiles non siccatives.

Elle se compose d'oléine, de palmitine et en outre de deux éléments gras spéciaux, donnant par la saponification de l'acide arachique et de l'acide hypogœïque.

L'Huile d'Arachide est surtout employée dans les arts comme huile à brûler, ou pour la fabrication des savons.

ROSACÉES.

7. HUILE D'AMANDES DOUCES.

Oleum Amygdalarum.

L'**Huile d'Amandes douces** est contenue, ainsi que l'avons vu (tome I, p. 394) en décrivant les amandes, dans les cellules des gros cotylédons, qui forment la plus grande partie de ces graines. On l'obtient par l'expression à froid, et on peut, si l'on évite de se servir de l'eau comme intermédiaire, la retirer tout aussi bien des amandes amères que des amandes douces; l'essence et l'acide cyanhydrique ne se formant pas dans ces conditions. le corps gras est complétement pur de tout mélange avec ces principes. La proportion de matière grasse contenue dans les amandes douces est de 50 à 55 p. 100; une expression faite avec la presse hydraulique donne quelquefois un rendement de 50 p. 100. Les amandes amères donnent un peu moins que les amandes douces, mais on les emploie de préférence parce que le tourteau, qui reste, est utilisé pour la préparation de l'essence d'amandes amères. L'huile, au moment où elle vient d'être préparée, est souvent trouble et mélangée de matières albumineuses, qu'elle a entraînées; on l'en débarrasse en la laissant déposer quelque temps et la filtrant.

Ainsi traitée, cette huile est fluide, claire, transparente, d'une couleur jaune. Sa densité est de 0,92. Elle s'épaissit vers 10° au-dessous de zéro, se trouble à — 16°, et se prend en une masse blanche butyreuse à — 21°. Elle n'est pas siccative. Son odeur et sa saveur sont douces, tant qu'elle est fraîche, mais elle rancit facilement.

L'Huile d'Amandes douces se dissout dans 25 parties d'alcool froid et dans 6 parties d'alcool bouillant ; elle est bien soluble dans l'éther ordinaire et dans l'éther acétique. L'acide azotique ne donne de coloration marquée à aucune des deux couches huileuse et acide qui se forment sous son influence. La solution mercurique ne donne pas non plus de coloration, lorsque l'huile d'amandes douces est bien pure.

L'Huile d'Amandes se saponifie avec les alcalis et donne de la glycérine avec une proportion très-considérable d'acide oléique. Elle est donc surtout composée d'*oléine ;* environ 75 p. 100.

Les noyaux de diverses espèces d'Amygdalées contiennent, comme les Amandes, une huile grasse, qui en a les caractères généraux. Tels sont les noyaux de prune, d'abricot et de pêche, etc., etc. On a mêlé quelquefois des huiles retirées de ces semences avec l'huile d'amandes douces. D'après M. Massie, l'huile retirée des noyaux d'abricots prend une coloration rouge cerise par l'acide azotique, et rouge ou rose par la solution mercurique, et ces colorations se retrouvent plus ou moins prononcées quand on traite par ces réactifs une huile d'amandes douces additionnée d'huile d'amandes d'abricots. Nicklès (1) propose, pour reconnaître le mélange de cette huile d'abricots, de traiter le produit suspect par une certaine quantité d'hydrate de chaux en poudre. Cet hydrate n'exerce aucune action sur l'huile d'amandes douces, et au bout de quelque temps tombe au fond du vase, qui contient le liquide ; tandis

(1) Nicklès, Faits nouveaux concernant les huiles grasses (*Journal de Pharmacie et de Chimie*, 4° série), III, 332.

qu'il forme avec l'huile d'abricots une espèce de coagulum, qui
se dissout dans les huiles chaudes, mais se sépare et trouble
la liqueur par le refroidissement. De telle sorte que, si, après
le traitement de l'huile suspecte par la chaux, on chauffe
le liquide, qu'on filtre et qu'on laisse refroidir, l'huile filtrée se
troublera par le refroidissement, s'il y a eu falsification, et
restera, au contraire, claire, si elle est pure de mélange.

Hager (1) remarque que les droguistes emploient très-souvent,
pour faire leur huile d'amandes, de gros noyaux d'une sorte
particulière de Pêcher, qui rappellent beaucoup de petites
amandes, mais qui s'en distinguent cependant très-nettement par
les sillons très-profonds qui parcourent le noyau. Les semences
de cette variété donnent une huile, qu'il est très-difficile, sinon
impossible, de distinguer de la véritable huile d'amandes
douces. Aussi conseille-t-il aux pharmaciens qui veulent être
sûrs de leur produit de le préparer eux-mêmes.

SAPOTÉES.

Les Sapotées fournissent de curieuses semences, qui sous
leur testa ligneux, marqué ordinairement d'un hile rugueux,
renferment une grosse amande huileuse. La matière grasse,
contenue dans les cellules du parenchyme de l'amande de
ces graines, est douce et peut souvent servir même aux
usages culinaires. Aussi l'exploite-t-on dans les pays d'origine de ces plantes. Certaines de ces huiles nous arrivent
même en quantités assez considérables en Europe pour la
fabrication des savons, ou pour la parfumerie. Nous ne par-
lerons spécialement que de l'**Huile d'Illipé**, qui est la plus
connue ; mais nous mentionnerons en passant les quelques
autres, qui peuvent présenter un certain intérêt.

(1) Voyez dans Wiggers et Husemann, *Jahresbericht der Pharmacognosie
für* 1868, pag. 331. — Hager fait observer que le procédé de Nicklès est
souvent infidèle, et que l'hydrate de chaux ne donne souvent à l'huile frelatée
qu'une consistance un peu plus épaisse que celle de l'huile pure.

Tout d'abord le **Beurre de Galam**, qu'on a également nommé *Beurre de Bambouc, de Bambara, de Shea*. Il est retiré des graines du *Bassia Parkii* G. Don., et vient des royaumes de Bambouc et de Bambara, dans l'intérieur de l'Afrique, à l'est du Sénégal. Ce beurre qui, dans le pays, sert aux usages culinaires, est d'un blanc sale, quelquefois un peu rougeâtre. Il est solide à la température ordinaire, mais se fond à 29°. Lorsqu'il se refroidit, il ne devient de nouveau tout à fait solide qu'à la température de 21°. Il est très-peu soluble dans l'alcool : il faut pour le dissoudre 40 volumes de ce véhicule bouillant ; il se dissout incomplétement dans l'éther. Il se saponifie très-facilement avec les alcalis. Son odeur est douce et sa saveur agréable, analogue à celle du beurre ordinaire, et il peut rester longtemps sans passer au rance.

Le *Bassia butyracea*, qui vient dans les Indes occidentales, fournit un beurre solide, connu sous le nom de *Gnee* ou *Ghi* et qui rappelle beaucoup par ses caractères le *Beurre de Galam*.

Le *Bassia latifolia*, des mêmes pays, donne également une huile qui sert pour l'éclairage.

Enfin, le *Lucuma mammosum* Gœrtn., de l'Amérique tropicale (Antilles, Colombie, bords de l'Orénoque) contient dans les grands cotylédons de sa semence une huile grassse, fusible à 15°.

8. HUILE D'ILLIPÉ.

Beurre d'Illipé. Beurre de Mahvah.

L'**Huile d'Illipé** est extraite des semences du *Bassia longifolia* L., des Indes Orientales.

Telle qu'elle nous arrive en Europe, cette huile est à l'état solide, d'un blanc verdâtre. Elle se fond à la température de 26° à 28° et donne alors un liquide onctueux d'une couleur jaune sale. Elle reprend sa consistance solide vers 22 à 23°. Elle a une odeur douce agréable, une saveur, qui n'a pas du tout d'âcreté.

L'huile d'Illipé se dissout très-peu dans l'alcool absolu, à peine dans l'alcool ordinaire. Elle est formée surtout d'oléine et de stéarine.

OLÉINÉES.

9. HUILE D'OLIVES.

L'**Huile d'Olives** est retirée par expression des fruits de l'*Olea Europœa* L. Cet arbre, qui dans les endroits favorables, peut atteindre des dimensions considérables, est cultivé dans tous les pays qui bordent la Méditerranée, et est une des espèces au moyen de laquelle on peut le mieux caractériser cette région botanique. Les fruits de la plante sont des drupes ovales oblongs, dont le sarcocarpe contient dans son parenchyme la matière grasse. Ils mûrissent en automne et on les recueille vers le mois de novembre ou de décembre pour les soumettre à l'expression.

Pour cela, on les broie tout d'abord, au moulin ; on les enferme alors dans des sortes de sacs en gros tissu qu'on empile les uns au-dessus des autres. Une première expression modérée donne une huile très-douce, qu'on conduit dans des réservoirs remplis d'eau ; l'huile surnage et est recueillie avec soin à l'état de pureté. Cette huile qui n'a pas d'odeur marquée et très-peu de saveur est l'*huile vierge*. On jette ensuite de l'eau bouillante sur les sacs remplis de pulpe, et on soumet le tout à une forte pression ; l'huile et l'eau chaude s'écoulent ensemble dans des réservoirs ; la matière grasse surnage à la surface, où on la recueille. C'est l'huile ordinaire, celle dont on se sert communément pour l'usage culinaire. Les eaux, contenant encore une petite quantité d'huile, et le liquide qu'on obtient en traitant les résidus par l'eau bouillante sont conduits dans des réservoirs inférieurs, qu'on appelle *enfers*, de là le nom d'*huile d'enfer*, qu'on donne à cette qualité inférieure, grasse et chargée de matière, qu'elle laisse en partie déposer par le repos.

La saveur plus ou moins prononcée de l'huile tient à

la manière dont on l'a obtenue, mais aussi au temps pendant lequel on a laissé les olives entassées avant de les soumettre à la presse. Il est des pays, l'Espagne par exemple, où on ne les apporte au moulin, que lorsqu'elles ont commencé à fermenter ; il en résulte une saveur forte et désagréable. D'autre fois la saveur rappelle celle de l'olive. On dit alors que l'huile a le *goût du fruit* ; et dans beaucoup de pays méridionaux, cette saveur n'est pas regardée comme un défaut, quand l'huile doit servir d'aliment. — Pour les usages pharmaceutiques, on doit employer l'huile douce et sans goût prononcé.

L'Huile d'Olives est d'un jaune verdâtre, quand elle est récente, mais avec l'âge, elle perd la teinte verte pour devenir d'un beau jaune d'or. Elle a une densité de 0,916 à 17°. A la température de 10°, elle laisse déjà se séparer des particules de matière grasse solide, et à 0° elle est congelée, c'est-à-dire que le tiers environ de sa masse est solidifié dans la partie liquide, qui, séparée du reste par expression, ne se prendrait en masse qu'à 4 ou 10 au-dessous de zéro. Elle n'est pas siccative à l'air.

L'Huile d'Olives est très-peu soluble dans l'alcool ; il faudrait 100 parties d'alcool pour dissoudre 3 parties d'huile ; elle se dissout dans une et demie à 2 parties et demie d'éther ordinaire et dans 5 parties d'éther acétique. L'acide sulfurique lui donne une teinte jaune prononcée, devenant progressivement verdâtre. L'acide nitrique donne à la couche huileuse une coloration qui varie du blanc verdâtre au vert foncé, la teinte verte étant d'autant plus marquée que l'huile est de moindre qualité ; quant à la couche acide elle est quelquefois d'un jaune sale peu foncé. — La solution mercurique donne à l'huile une couleur paille plus ou moins verdâtre et la fait prendre en une masse solide.

L'Huile d'Olives est surtout composée d'oléine : elle en contient environ 73 pour 100. Le reste est composé surtout de palmitine, avec une petite quantité d'un corps gras particulier, dont l'acide paraît être l'acide arachique ; enfin on y signale une petite quantité de cholestérine.

L'Huile d'Olives est la plus importante de toutes celles que le pharmacien doit employer pour un grand nombre de préparations. Aussi convient-il de constater sa pureté.

Elle est fréquemment mélangée dans le commerce d'huiles de moindre qualité. On y ajoute le plus souvent de l'huile d'œillette, de l'huile de sésame, de l'huile d'arachide et, enfin en Angleterre et aux États-Unis, de l'huile de coton. — Les procédés qu'on a proposés pour constater ces mélanges frauduleux sont très-nombreux, mais n'ont pas donné encore de résultats complétement satisfaisants. Nous allons indiquer rapidement les principaux :

1° Pour reconnaître l'huile de pavots ou tout autre huile siccative, comme l'huile de noix par exemple, on peut utiliser l'action de la solution mercurique dans l'acide nitrique ; on sait en effet que cette solution agit sur les huiles non siccatives en leur donnant une consistance assez forte, et qu'elle laisse au contraire à l'état liquide les huiles siccatives. — Les réactifs employés ont été préparés de diverses façons. Poutet, qui a donné le premier l'idée du procédé, employait une dissolution de mercure et d'acide azotique préparée à part et mélangée ensuite avec l'huile suspecte. M. Boudet, attribuant surtout l'action à l'acide hypoazotique, faisait agir une dissolution de cet acide dans l'acide nitrique. Nous avons vu comment opère M. Massie pour produire sa solution mercurique, dans le mélange même d'huile et d'acide azotique. — Toutes ces solutions agissent en solidifiant l'huile d'olive pure au bout d'un certain temps, et en laissant au contraire à l'état liquide l'huile siccative qui aurait été ajoutée. Il en résulte un état pâteux du mélange, ou même une séparation en deux couches des deux parties liquide et solide, si l'huile siccative a été mélangée en proportion un peu considérable.

Une seconde méthode repose sur la différence de densité de

l'Huile d'Olives, et de celle de l'huile d'œillette et de la plupart des huiles siccatives. Des aréomètres spéciaux (*Elaiomètre de M. Gobley, Oléomètre Lefebvre*) permettent de constater ces densités et de juger par là de la pureté du produit.

Un moyen empirique, qui peut donner rapidement une idée de la pureté de l'huile est le suivant : si on agite l'huile pure dans une fiole remplie à moitié, on voit au bout de quelque temps de repos sa surface rester parfaitement unie ; si, au contraire, il y a une quantité, même minime, 1 pour 100 par exemple, d'huile de pavots, il se forme tout autour de la fiole une file de bulbes d'air ; l'huile *forme le chapelet*. On peut aussi tenir compte du point de congélation de l'huile d'olives ; dans de la glace pilée, elle se prend en masse quand elle est pure, tandis que lorsqu'elle est mélangée d'huile de pavots, une partie reste à l'état liquide. Enfin on peut aussi tenir compte des différences d'élévation de température que produit l'action de l'acide sulfurique sur l'huile d'olives suivant qu'elle est pure ou mélangée d'huile d'œillette. Ainsi 50 grammes d'huile pure, agitée avec 10 cent. cubes d'acide sulfurique concentré, donnent une température qui ne dépasse pas 41°, tandis que l'addition de l'huile de pavots peut faire élever la température à 70° et 80°.

2° Pour reconnaître le mélange de l'Huile d'Olives avec l'huile de Sésame, qu'on y ajoute à présent quelquefois, on peut employer le réactif, proposé par Behrens en 1852. C'est un mélange d'acide sulfurique et d'acide nitrique qui donne à l'huile de Sésame une coloration verte caractéristique. Cette coloration se reproduit dans le mélange frauduleux, d'autant plus intense qu'il y a plus d'huile de sésame.

3° Pour reconnaître la présence de l'huile d'arachide dans l'huile d'olives, on ne peut se fonder : ni sur l'action des solutions de mercure dans l'acide azotique, puisque l'huile d'arachide n'est pas siccative ; ni sur la température de congélation de l'huile, puisqu'un mélange des deux corps gras commence à se figer vers 7° à 8° au-dessus de zéro, à peu près vers la même température que l'Huile d'Olives pure. — M. Renard a donné, pour arriver à constater ce mélange et à doser la quantité d'huile d'arachide ajoutée, un procédé assez compliqué reposant sur la constitution intime de ces corps et que nous ne faisons que mentionner renvoyant pour le procédé en lui-même au mémoire de l'auteur (1). — On peut aussi tenir compte de la coloration que produisent certains réactifs : l'acide azotique, qui ne colore pas l'huile pure, tandis qu'il donne une teinte abricot à l'huile d'arachide ; le mélange d'acide sulfurique et d'acide azotique, qui donne une teinte brun jaunâtre à l'huile mélangée et non à l'huile pure.

4° Quant à l'huile de coton, elle prend une couleur rouge foncée par l'action de l'acide nitrique, et cette coloration peut se reconnaître dans le mélange avec l'Huile d'Olives.

MYRISTICÉES.

Les Myristicées comprennent un certain nombre d'espèces, dont les graines sont remarquables par la quantité relativement considérable de matière grasse qu'elles renferment, à côté d'une huile essentielle, qui se mélange le plus souvent au corps gras et lui donne un parfum plus ou moins prononcé. — De ces semences, la plus remarquable est celle que nous avons déjà étudiée sous le nom de noix de muscade (tom. I, pag. 409) ; c'est celle dont nous allons également décrire l'huile grasse. — Les autres espèces intéressantes, et qui méritent d'être tout au moins mentionnées, sont :

Le *Myristica Bicuhiba* Schoott (*Myristica officinalis* Mart.) qui croît au Brésil, où on emploie le principe gras qui est extrait de ses graines (*Beurre* ou *Baume de Bicuiba*). C'est un beurre d'une densité de 0,956 à 25°, fondant à 47°. Il rappelle du reste

(1) Renard, *Recherche et dosage de l'huile d'arachides dans l'huile d'olives. Journal de Pharmacie et de Chimie*, 4ᵉ série, XV, p. 48.

par son apparence le beurre de muscade, que nous décrirons plus bas; il a une saveur forte et acide. Il donne par les alcalis un savon cassant, qui contient, à côté des acides gras ordinaires, un acide gras particulier, fondant à 55°, soluble dans l'alcool bouillant, qui le laisse déposer en cristaux aiguillés.

Le *Myristica Otoba* Humb. et Bonp., qui croît à la Nouvelle Grenade. Le corps gras qu'on en retire est une sorte de beurre presque incolore; il fond à 38°. Son odeur rappelle celle de la muscade. Il contient de l'oléine, de la *myristine*, et un corps particulier, qui, dans la saponification, passe avec les corps gras : c'est l'*otobite*.

Enfin le *Virola sebifera* Aublet (*Myristica sebifera* Lam.), de la Guyane, qui donne une sorte de suif qui sert surtout à l'éclairage. C'est un corps jaunâtre, qu'on obtient en faisant bouillir dans l'eau les amandes dépouillées de leur enveloppe, et en recueillant le produit qui vient surnager. Il fond de 40° à 50°, se dissout complétement dans l'alcool et dans l'éther. Il est incomplétement saponifiable.

10. **BEURRE DE MUSCADE.**

Huile de Muscade. *Oleum Myristicæ expressum. Balsamum vel Oleum Mucistæ.*

Le **Beurre de Muscade** est retiré par expression des graines du *Myristica aromatica* Houtt. (*Myristica fragrans*). On utilise surtout les morceaux de semences, qui ne peuvent pas être versés dans le commerce. On les soumet à l'eau chaude, puis à la presse. En opérant ainsi, on peut retirer environ 28 pour 100 de corps gras. Ce beurre nous arrive particulièrement de Singapore, en pains rectangulaires, de 25 centimètres de long sur 5 à 6 de large, enveloppés de feuilles de palmier.

Le Beurre est de couleur jaune brun, marbré de rouge, onctueux au toucher, de consistance friable. Sa densité est de 0,995; il fond à la température de 41 à 51°. Il a une odeur agréable, qui est celle de l'essence de muscade; sa saveur est fortement aromatique et grasse en même temps.

Le Beurre de muscade est soluble dans 4 parties d'alcool bouillant; il se dissout difficilement dans l'alcool froid, plus facilement, quoique d'une manière incomplète, dans l'éther, le chloroforme et la benzine. Il contient une proportion d'huile volatile qui peut atteindre 6 p. 100, et en même temps une matière colorante. Quant aux éléments gras, qui constituent vraiment le beurre, ce sont de l'*oléine* (20 p. 100), de la butyrine (1 p. 100) et 90 p. 100 de myristine. En outre, on trouve une résine acide (3 p. 100). La myristine est une matière cristallisable, blanche, fondant à 31°; ne se dissolvant que difficilement dans l'alcool chaud, soluble en toutes proportions dans l'alcool chaud. Elle se retrouve en quantité dans le *Beurre de Dika* retiré des graines du *Mangifera Gabonensis*, dans le *Sperma Ceti* des Cachalots; elle est en faibles proportions dans les huiles de Lin et de Pavot.

SÉSAMÉES.

11. HUILE DE SÉSAME.

Oleum Sesami.

L'Huile de Sésame est extraite des graines du *Sesamum indicum* DC., plante originaire des Indes orientales, mais que la culture a transportée dans toutes les régions chaudes du globe, tant dans le Nouveau Monde que dans l'Ancien. En Europe, on la cultive en Grèce, dans quelques districts de la Turquie, et quelque peu en Sicile et à Malte. Mais la plus grande quantité vient de Formose, des Indes orientales, et de la côte orientale d'Afrique, vers Zanzibar. On retire l'huile de graines par expression : le rendement est de 40 à 50 pour 100.

L'Huile de Sésame est liquide, d'une couleur jaune d'or. Sa densité est de 0,92. Elle se congèle à la température de 5° au-dessous de zéro. Elle a une odeur peu marquée; une saveur douce et agréable. Elle n'est pas siccative et très-peu altérable à l'air. Aussi a-t-on proposé parfois de l'employer aux usages pharmaceutiques en remplacement de l'huile d'olives.

L'huile de Sésame présente avec les réactifs des colorations qui peuvent assez facilement la faire reconnaître. L'acide nitrique produit comme d'ordinaire deux couches, l'une huileuse supérieure, l'autre inférieure acide. La couche supérieure est colorée en jaune orange ; la couche acide en vert d'abord, puis en jaune safran. Mais le réactif, qui est le plus caractéristique, est celui qui a été proposé par Behrens ; il consiste en un mélange d'acide sulfurique et d'acide azotique, qui verdit la liqueur temporairement. Cette nuance est caractéristique, aucune autre huile ne la donnant. Nous avons vu qu'elle permet de reconnaître un dixième d'huile de Sésame dans l'huile d'olive.

L'huile de Sésame est très-riche en oléine ; elle en contient 76 pour 100. Les éléments gras solides, qui accompagnent cette oléine, sont la stéarine, la myristine et la palmitine. — On trouve en outre dans l'huile une matière résinoïde, dont la teinture alcoolique se colore en bleu, virant au vert par l'action du réactif de Behrens. — C'est cette matière qui paraît donner à l'huile de Sésame sa coloration caractéristique sous l'influence de réactifs.

L'huile de Sésame est souvent mêlée d'huile d'arachides ; avec le réactif de Behrens le mélange devient rouge, ce qui permet de reconnaître l'altération de a substance.

LAURINÉES.

Un certain nombre de Laurinées contiennent, dans les cotylédons plus ou moins développés de leur graine, une matière grasse qu'on peut en extraire par expression, et qu'on obtient généralement mélangée d'une certaine quantité d'huile essentielle. L'huile de ces graines contient d'ordinaire un corps gras particulier, qu'on a nommé *Laurostéarine*, et qui, lorsqu'il est tout à fait pur, est cristallisable en aiguilles blanches, groupées en étoiles et en houppes, qui fondent de 44 à 46° pour ne se resolidifier ensuite qu'à 23°. La Laurostéarine n'est pas soluble dans l'eau ; elle se dissout difficilement dans l'alcool froid, mieux dans l'alcool bouillant et facilement dans l'éther.

La Laurostéarine ne se trouve pas exclusivement dans les huiles de Laurinées : on en a constaté également la présence dans le Beurre de Dika, dans l'huile de Croton, dans la cire de Myrica, enfin dans l'huile de Coco.

Nous mentionnerons parmi les huiles grasses des Laurinées :

L'*huile de Pichurim*, retirée des Fèves Pichurim, que nous avons étudiées précédemment (tom. I, p. 413). C'est un corps d'apparence butyreuse, d'un brun foncé, qui contient, avec de la Laurostéarine, un camphre qui paraît identique à celui de l'huile de Laurier.

L'huile du *Cylicodaphne sebifera* qui est employée à Java. On la retire des fruits de cette plante ; elle est presque entièrement formée de *Laurostéarine*, avec une petite quantité d'oléine.

L'huile des fruits mûrs du *Persea gratissima* Gärtn., connu sous le nom d'*Avocatier*, contient 70 parties d'oléine et 30 de palmitine. Elle s'éloigne donc par sa composition des huiles précédentes et de celle de Laurier que nous avons à étudier un peu plus en détail.

12. HUILE DE LAURIER.

L'**Huile de Laurier** est retirée par expression à chaud des fruits du *Laurus nobilis* L., formés d'un mince péricarpe noir contenant une assez forte proportion d'huile essentielle, et d'une grosse amande, renfermant surtout la matière grasse. On peut aussi l'obtenir en faisant bouillir quelque temps le fruit dans l'eau, le portant à la presse et décantant ensuite.

L'huile de Laurier a une consistance molle, rappelant celle

de l'huile d'olive figée. Elle est granuleuse, d'une belle couleur verte. Son odeur, due à la présence de l'essence, est agréable et rappelle celle des baies. Sa saveur est forte et aromatique.

Cette huile est soluble en partie seulement dans l'alcool, complétement soluble dans l'éther. Elle se saponifie avec les alcalis. Elle est composée de Laurostéarine, qui en forme la masse principale. On y trouve aussi un corps gras de couleur verte, encore peu étudié ; une résine ; de l'huile essentielle et le *Camphre de laurier*, substance blanche cristallisable, inodore, de saveur âcre et amère, qui se dissout dans l'éther et dans l'alcool bouillant.

EUPHORBIACÉES.

Nous avons décrit, dans le chapitre des Graines, un certain nombre de semences d'Euphorbiacées, qui nous ont donné une idée de la structure de ces organes. Nous avons vu au-dessous des enveloppes une amande, composée d'un albumen développé et, au milieu, un embryon de dimensions moyennes à cotylédons foliacés. Le tissu cellulaire de ces dernières parties (albumen et embryon) est rempli d'une quantité considérable de matière grasse, tantôt liquide, tantôt solide à la température ordinaire, qu'il est facile d'extraire par expression soit à chaud, soit à froid.

La matière grasse est très-souvent accompagnée d'un principe âcre, qui agit comme purgatif ou même comme un drastique extrêmement énergique, absolument comme le suc lactescent des Euphorbes. — Aussi plusieurs huiles du groupe des Euphorbiacées sont-elles des médicaments énergiques, employés soit à l'intérieur comme purgatifs, soit à l'extérieur comme rubéfiants et même vésicants. — D'autres matières grasses, provenant de plantes de la même famille, ne sont employées que comme corps gras ordinaires, utiles pour l'éclairage, ou pour divers usages industriels.

Nous n'indiquerons pas ici toutes les matières de cette nature, qui sont utilisées soit chez nous, soit dans leurs pays d'origine. Nous nous bornerons à un très-petit nombre.

1° Parmi les matières grasses ordinaires, servant surtout aux usages industriels :

Le suif retiré du *Stillingia sebifera* Mich., arbre de la Chine, transporté par la culture dans divers pays et particulièrement dans les États-Unis. C'est une matière solide, blanche ou d'un blanc verdâtre, qui exsude à la surface des graines de la plante; elle fond de 37 à 44° et contient de la palmitine. — En outre, les graines donnent une huile grasse contenue dans le tissu de l'amande.

L'huile de l'*Elæococcus verrucosus* Juss., du Japon, qu'on a appelée *Huile de bois* et qui sert à l'éclairage et aussi à la fabrication de certains vernis.

L'**Huile de Camiri**, donnée par l'*Aleurites Ambinux* Pers. des Moluques, dont le goût n'a pas d'âcreté et qui est un très-léger laxatif.

2° Parmi les huiles purgatives :

L'huile de l'*Euphorbia Lathyris* L. ou *Epurge* dont nous avons décrit les graines (tom. I, pag. 415). Elle est liquide, d'une couleur jaune pâle, d'une saveur âcre. Sa densité est 0,92 : elle se congèle à 11°. L'huile de l'*Anda Gomesii* A. Jussieu, du Brésil, où elle sert comme purgatif et aussi en application sur les brûlures. Elle est jaune pâle ; sa densité est de 0,927; elle n'a ni odeur ni saveur marquées ; elle est siccative.

L'huile de *Jatropha Curcas* L., dont nous avons décrit les semences (tom. I, pag. 418). Cette huile, nommée encore **Huile de Curcas**, de **Médicinier**, **Huile infernale** (1) (*Oleum infernale*) ou encore *Oleum Cicinum, Oleum Ricini majoris*, est sans couleur, sans odeur et d'un goût assez doux, sans âcreté. Sa densité est de 0,91 à 19° : elle se congèle à 8° au-dessous de

---

(1) Le nom d'huile infernale indique les propriétés fortement drastiques qu'on a attribuées à l'huile de Curcas. En réalité, elle est bien moins énergique que l'huile de Croton : il en faut 10 à 15 gouttes pour purger, et elle n'exerce pas d'action rubéfiante sur la peau.

zéro en une masse d'apparence butyreuse. Elle est très-peu soluble dans l'alcool. — D'après M. Bouis, elle contient un corps gras particulier dont l'acide a été appelé *isocétmique*.

Les huiles de Ricins et de Croton sont de toutes les plus importantes et les plus employées. Nous les étudierons d'une manière spéciale.

13. HUILE DE RICINS.

Huile de Palma Christi. — *Oleum Ricini. Oleum Palmæ Christi.*

L'**Huile de Ricins** est extraite par expression des semences du *Ricinus communis* L., que nous avons déjà décrites (tom. I, pag. 416). Ces graines sont récoltées dans des régions très-diverses, tant de l'Ancien que du Nouveau Monde ; mais l'huile la plus estimée est celle qu'on prépare dans le nord de l'Italie. Pour cela, on débarrasse les semences de leurs enveloppes, qu'on rejette. Les amandes, ainsi dépouillées, sont soumises à l'action d'une forte presse hydraulique, dans un endroit maintenu à une température de 21° degrés environ. On obtient ainsi, en ayant soin de ne pas l'extraire à chaud, une huile bien moins colorée et surtout bien moins âcre et qui est plus facile à prendre. Cette huile, ainsi préparée, est purgative, mais bien moins que celle qu'on obtiendrait par l'action sur les semences de l'alcool absolu ou du sulfure de carbone. Elle est aussi moins active qu'une quantité· correspondante de pulpe de semence. — Le rendement, par l'expression, est de 40 p. 100 environ.

L'huile de Ricins ainsi préparée est un liquide visqueux, incolore ou plus ou moins jaunâtre. Sa densité est de 0,96 à 19°. Il se congèle vers 15° au-dessous de zéro ; il laisse déposer sous l'action du froid un précipité granuleux. Son odeur est fade, sa saveur douceâtre, mêlée d'un peu d'âcreté.

Cette huile est remarquable entre toutes par sa solubilité complète dans l'alcool absolu. Elle se dissout également dans l'éther en toutes proportions. Dans l'alcool étendu, la dissolution se fait beaucoup plus difficilement ; ainsi il faut 6 volumes d'alcool à 88° pour dissoudre 1 volume d'huile. — L'acide nitrique donne à la couche huileuse, qui se forme sous son action, une couleur jaune-orange clair, et avec la solution mercurique une coloration, d'abord rose, mais qui passe peu à peu au jaune clair. La même solution ne solidifie pas l'huile de ricins, ce qui indique que c'est une huile siccative.

L'huile de Ricins est composée en grande partie d'un corps gras particulier, dont l'acide a été appelé *Ricinolique*. Le reste est formé d'une petite quantité de palmitine, de stéarine et de cholestérine. Enfin le principe purgatif paraît être un corps spécial, soluble dans l'eau, qui se détruit facilement.

L'acide ricinolique est un liquide sirupeux, d'un jaune clair, incolore en couches minces, qui se solidifie à — 6° ou — 10°. Il est inodore et a une saveur âcre. Il est insoluble dans l'eau, mais complétement soluble dans l'alcool et dans l'éther.

L'huile de Ricins est quelquefois falsifiée avec d'autres huiles fixes, et particulièrement avec l'huile d'œillette. Mais sa solubilité complète dans l'alcool absolu, solubilité que ne partagent pas les autres huiles, permet de reconnaître facilement tout mélange frauduleux.

14. HUILE DE CROTON.

Oleum Crotoni. Oleum Tiglii.

L'**Huile de Croton** est retirée des semences du *Croton Tightium* L. que nous avons déjà étudiées (tom. I, pag. 419). On l'obtient par expression. Le rendement est de 50 à 60 p. 100.

L'huile ainsi préparée est un liquide épais, de couleur brune, se troublant bien vite par le refroidissement, s'épaississant encore à l'air. Sa densité est de 0,94 à 0,955. Son odeur est rance, sa saveur extrêmement âcre; mise sur la peau, elle produit une rubéfaction, et peut même amener une vésication.

L'huile de Croton est soluble dans 23 parties d'alcool à 85°.

Cette solubilité varie du reste suivant que l'huile de croton est plus ou moins fraîche, qu'elle a plus ou moins subi le contact de l'air et qu'elle s'est plus ou moins résinifiée. Elle devient en effet plus soluble en vieillissant.

Cette huile est un mélange de principes gras dont les acides sont très-variés. On y a signalé en effet de la stéarine, de la palmitine, de la myristicine, de la laurine et de la cholestérine et, à côté de ces corps gras solides ou liquides, des éléments à acides volatils : acides acétique, butyrique, valérianique, enfin un acide particulier, l'*acide tiglinique*, qui forme à peu près le tiers de la masse des acides volatils. — Ce corps particulier, qui a été pris pour l'*acide angélicique*, est solide à la température ordinaire : il fond à 64° et bout à 201°. A côté de ces divers corps, on a aussi signalé une substance particulière, à laquelle on a attribué l'action énergique de l'huile de Croton sur la peau : c'est ce qu'on a décrit sous le nom de *Crotonol*. D'après Schlippe (1), c'est un liquide, ayant la consistance de la térébenthine, sans couleur ou d'un jaune pâle, d'une odeur faible particulière, se détruisant par la chaleur. Il formerait les 4 centièmes de l'huile de ricins ; mais ce *Crotonol* n'a pas été suffisamment étudié, et son existence a même été mise en doute par un grand nombre d'observateurs.

CANNABINÉES.

15. HUILE DE CHÈNEVIS.

Oleum Cannabis.

L'**Huile de Chènevis** est retirée par expression des semences du *Cannabis sativa* L., dont nous avons déjà eu occasion de parler (tom. I, pag. 122). Le rendement est de 25 p. 100.

Cette huile a, lorsqu'elle est récente, une couleur jaune verdâtre, mais plus tard elle perd la teinte verte, pour devenir jaune. Sa densité est de 0,928 à 18°.

(1 Schlippe, *Annalen Chemie Pharmac.* CXV, 1.

Elle s'épaissit à l'air et est siccative. Son odeur rappelle celle du chanvre, sa saveur est assez douce.

L'huile de chènevis se dissout dans 30 parties d'alcool absolu froid ; il est plus soluble dans l'alcool bouillant. L'acide nitrique colore en brun foncé verdâtre la couche huileuse, qui se forme sous son action, tandis que la partie acide et inférieure de la solution est colorée légèrement en rose ou en vert clair. La solution mercurique lui donne une teinte d'abord marron clair, puis jaune rougeâtre, sans le solidifier.

Cette huile se saponifie difficilement; on l'emploie d'ordinaire pour l'éclairage ou dans la fabrication des savons mous.

JUGLANDÉES.

16. HUILE DE NOIX.

Oleum nucum Juglandis.

Le Noyer (*Juglans regia* L.), dont nous avons déjà étudié les feuilles (tom. I, pag. 211) et l'écorce verte des fruits (tom. I, pag. 340) contient dans les gros cotylédons de ses graines, une quantité assez considérable d'huile, qu'on exploite dans les régions de l'Europe moyenne, où ne croît pas l'olivier. On en obtient, par expression, 25 p. 100 environ du poids de l'amande.

Cette huile, lorsqu'elle est récente, est d'une couleur jaune-vert ; mais la teinte verte disparaît avec l'âge et l'huile devient jaune. Sa densité est de 0,928 à 12°. Elle se congèle à 18° au-dessous de zéro. Elle s'épaissit rapidement à l'air et est très-siccative. Elle n'a pas d'odeur bien prononcée ; sa saveur est douce et agréable.

L'acide nitrique colore l'huile de noix en rouge-cerise, mais seulement lorsque l'huile est fraîche. La réaction est plus constante avec la solution mercurique, qui donne une teinte analogue, rouge-cerise clair.

CUPULIFÈRES.

Les Cupulifères ont de grosses semences, dont les cotylédons contiennent souvent dans leurs cellules une matière grasse. On n'exploite guère que les semences de Faine, du *Fagus Sylvatica* L. et les amandes du Noisetier (*Corylus Avellana* L.).

17. HUILE DE NOISETTES.

L'**Huile de Noisette** est retirée par expression, de même que l'huile de noix, des graines du *Corylus Avellana* L., répandu à l'état spontané dans les bois de nos régions, et cultivé aussi dans nos jardins. — On en retire jusqu'à 60 pour 100.

Cette huile est d'un jaune pâle, épaisse. Sa densité est 0,924 : elle se congèle à 14° au-dessous de zéro. Elle n'est pas siccative. Son odeur est agréable ; sa saveur, douce et parfumée.

L'acide nitrique ne la colore pas, et lui-même reste complétement incolore. La solution mercurique lui donne tout au plus une teinte légèrement verdâtre, mais qui s'efface au bout d'une heure ; l'huile se solidifie alors, comme toutes les huiles non siccatives.

L'**Huile de Faîne**, extraite des fruits ou plutôt des semences du hêtre (*Fagus sylvatica* L.), plante répandue abondamment dans les bois de l'Europe tempérée, est un liquide jaune, qui se congèle à 17° au-dessous de zéro. Sa densité est de 0,922. Elle a une saveur douce.

Elle n'est pas siccative et donne un savon mou. Lorsqu'elle est fraîche, l'acide nitrique la colore en rouge-cerise. La solution mercurique lui donne une teinte rouge orange et la solidifie.

MYRICÉES.

18. CIRE DE MYRICA.

Cire végétale. — *Cera vegetabilis. Cera Myricæ.*

La **Cire de Myrica** est une exsudation de couleur blanche

qui se fait à la surface des fruils du *Myrica cerifera* L. et de quelques espèces voisines. Ces *Myrica* habitent l'Amérique du Nord. Pour obtenir la cire, on verse de l'eau bouillante sur les baies et on la laisse écouler après quelques minutes de contact ; ou bien encore on fait bouillir les fruits dans l'eau. Puis on recueille le produit en décantant le liquide. On obtient ainsi une cire, qui doit être d'autant plus foncée en couleur et d'autant plus verte que les fruits ont plus longtemps trempé dans l'eau.

Cette cire est jaunâtre ou jaune verdâtre, translucide ; elle a une consistance qui rappelle celle de la cire d'abeille ; par le frottement elle prend comme celle-ci un certain lustre à la surface, mais moins luisant ; lorsqu'on la pétrit entre les doigts, elle s'y ramollit et s'y attache. Sa densité est de 1,005. Elle fond entre 47° et 49°. Son odeur et saveur sont aromatiques.

La cire végétale est incomplétement soluble dans l'alcool même bouillant ; elle est soluble dans 4 parties d'éther bouillant. Elle est composée d'une grande quantité (les 4/5 au moins) d'acide palmitique libre et d'un peu d'acide myristique, avec une certaine quantité de palmitine.

Le *Myrica cordifolia* L., du Cap, donne aussi une cire végétale. Quant au *Myrica Gale* L. de nos régions, il n'a qu'une très-légère exsudation, qu'on n'utilise pas.

PALMIERS.

La famille des Palmiers fournit un assez grand nombre de produits du groupe des corps gras ou des cires. Ces derniers se recueillent à la surface du végétal, soit sur les feuilles, comme pour la **Cire de Carnauba**, soit sur les feuilles et sur le tronc même comme pour la **Cire de Palmier** proprement dite. Quant aux corps gras on les retire soit du péricarpe du fruit, soit de l'amande des graines. Ces substances sont à l'état liquide dans leurs pays d'origine, où la température est très-élevée, mais la plupart du temps nous les voyons chez nous à l'état de beurre. Nous ne décrirons que l'**huile de Palme** et l'**huile de Coco**.

19. CIRE DE PALMIER.

Cire de Ceroxylon Andicola. — *Cera de Palma* des Péruviens.

Le *Ceroxylon Andicola* Humb. et Bonp. est un grand arbre des Andes du Pérou et de la Nouvelle-Grenade. Les feuilles et le tronc, surtout à l'endroit des anneaux qui marquent la trace d'insertion des feuilles, donnent une exsudation considérable d'une matière cireuse, qu'on peut enlever au couteau. A cet état brut la *Cire de Palmier* se présente sous forme d'une poudre légère, comme formée de petites écailles d'un blanc un peu grisâtre. Lorsqu'on veut l'exploiter, on la fait fondre, on la sépare des débris de corps étrangers, et on la met en masses plus ou moins grosses; c'est ainsi qu'elle nous arrive dans le commerce.

A cet état, elle est d'un blanc sale ou d'un gris jaunâtre; elle a une consistance assez dure, est poreuse, friable, sans odeur ni saveur bien marquée.

Cette substance est un mélange d'une cire et d'une résine particulière qu'on a désignée sous le nom de *Céroxyline*. Cette dernière est cristallisable en aiguilles blanches; elle est soluble dans l'alcool, l'éther et les huiles grasses et essentielles.

20. CIRE DE CARNAUBA.

Cire de Carnauba.

La **cire de Carnauba** est retirée du *Copernicea cerifera* Mart. (*Corypha cerifera* Arr.), grand palmier du Brésil. L'exsudation cireuse se fait à la surface des feuilles. Pour obtenir le produit, on secoue ces feuilles et on en fait ainsi tomber une poudre écailleuse, d'un gris jaunâtre, qu'on fait fondre à une assez forte chaleur et dont on fait des morceaux plus ou moins gros.

Cette cire, ainsi préparée, est dure, sèche, cassante d'une couleur jaune, avec une teinte verdâtre. La cassure est assez lisse, luisante, non grenue. La substance fond à 84 et a une densité de 0,999. — Elle est en partie seulement soluble dans l'éther.

D'après M. Bérard (1) la partie soluble de l'alcool serait de l'acide cérotique libre ; le reste serait un éther d'un alcool répondant par ses propriétés à l'alcool mélissylique.

21. HUILE DE COCO.

Beurre de Coco. — *Oleum Coccois.*

L'**Huile de Coco** est retirée des grosses semences du *Coccos nucifera* L. Cette espèce, répandue dans les pays chauds, surtout dans les îles du grand océan Pacifique, donne de grands fruits, qui arrivent chez nous sous le nom de Cocos. Ce sont des drupes à mésocarpe fibreux, à endocarpe ligneux ou osseux, qui renferment une grosse amande, formée d'un albumen volumineux et d'un embryon monocotylédoné. A maturité, cette amande est solide et blanche et contient, entre autres principes, une quantité assez considérable (la moitié environ) d'une huile incolore, liquide à la température ordinaire des tropiques, mais solide dans nos climats. Cette huile est obtenue par expression.

Dans nos droguiers, elle est blanche, opaque, d'aspect cristallin ; elle fond entre 21 et 31° en un liquide incolore. Son odeur et sa saveur sont peu marquées et douces, tant qu'elle est récente. Mais elle rancit facilement et rapidement par son exposition à l'air.

L'huile de Coco est très-peu soluble dans l'alcool. Elle se saponifie avec les alcalis et donne, particulièrement avec la soude un savon blanc, léger, sec, cassant, qui mousse beaucoup avec l'eau. Ce savon contient au moins six acides gras : les acides caproïque, caproylique, caprique, laurostéarique, myristique et palmitique.

(1) Bulletín de la Société chimique, 2e série, IX, 41.

22. **HUILE DE PALME.**

Oleum Palmæ.

L'**Huile de Palme** est fournie par un Palmier, originaire des côtes occidentales d'Afrique, mais transporté par la culture dans la Guyane et les contrées avoisinantes de l'Amérique du sud. C'est l'*Elœis guineensis* Jacq., dont les fruits de la grosseur d'une noix sont des drupes à sarcocarpe fibreux, imprégné de matière grasse. Dans l'intérieur du noyau se trouve une se-mence, dont l'amande contient aussi un corps gras, solide, blanc, qui rappelle l'huile de Coco. Ce dernier produit n'arrive pas en Europe, et n'a pour nous qu'un médiocre intérêt. Mais l'huile, retirée des enveloppes du fruit et obtenue par expres-sion, nous est expédiée des pays d'origine sous le nom d'huile de Palme.

C'est une substance solide de la consistance du beurre et fa-cilement reconnaissable à sa couleur d'un jaune orange. Cette teinte est très-manifeste dans l'huile récente, mais à mesure que celle-ci vieillit, on la voit se décolorer et pâlir par places ; de telle sorte qu'elle prend au bout d'un certain temps un as-pect marbré tout à fait particulier. Elle fond à une température peu élevée, variable, suivant l'âge du produit, de 27 à 37°. Son odeur est douce et rappelle celle de la violette ; mais elle ran-cit facilement par son exposition à l'air.

L'huile de Palme est difficilement et incomplétement soluble dans l'alcool froid, mais elle se dissout en toutes proportions dans l'éther. Elle est formée d'oléine et de palmitine ; et en ou-tre, on y trouve toujours une certaine quantité d'acide gras et de glycérine à l'état libre. Ces acides proviennent du dédou-blement des corps gras, qui se fait au contact de l'air. Dans les huiles de palme vieilles, la proportion des acides peut s'élever jusqu'aux 4/5. C'est dans ces conditions qu'on voit l'huile perdre sa couleur et le point de fusion s'élever très-sensiblement.

CHAPITRE VIII

MATIÈRES COLORANTES (*PIGMENTA*)

Nous avons déjà étudié un certain nombre de substances, qui contiennent des matières colorantes. Telles sont : les racines de Garances, les rhizomes de Curcuma, les bois de Campêche, de Brésil ou de Santal rouge, etc., etc. Ces produits sont d'ordinaire employés en nature et nous n'avons pas à nous occuper ici du principe colorant, qu'on peut en extraire. Le cadre de ce chapitre est beaucoup plus limité ; il ne doit renfermer que les matières colorantes, qu'on peut trouver dans nos droguiers, et que le commerce nous fournit comme matières premières. Or, leur nombre se réduit à trois : l'Indigo, le Tournesol en pains, et le Rocou.

De ces trois produits, un seul préexiste dans la plante qui nous le fournit : c'est le Rocou, qui forme une sorte de pulpe autour des graines du *Bixa Orellana* L. — Les autres ne se produisent que par l'action de l'air ou de certains réactifs sur une matière primitivement incolore, qu'on désigne sous le nom de *Chromogène*. Il faut des opérations assez compliquées pour que la couleur apparaisse avec sa nuance caractéristique.

Ces trois produits sont d'ailleurs très-faciles à distinguer les uns des autres.

Le **Rocou** est une substance résinoïde, de couleur rouge brun.

L'**Indigo** est une substance d'une belle couleur bleue, qui prend par le frottement avec l'ongle un éclat cuivreux ou doré, et que les acides ne font pas virer au rouge.

Le **Tournesol en pains** est une substance d'une couleur bleue un peu violacée, qui ne prend pas d'éclat et de luisant lorsqu'on la frotte avec l'ongle, et auxquels les acides donnent une teinte rouge, que les bases ramènent au bleu. On sait, combien les chimistes ont occasion de s'en servir à cause de cette propriété.

BIXINÉES.

1. ROCOU.

Orellana. Orleana.

Le **Rocou** est retirée des fruits du *Bixa Orellana* L., arbuste originaire de l'Amérique tropicale, que la culture a transporté dans les Indes orientales. Cette plante porte des fruits capsulaires, cordiformes, comprimés, hérissés de gros poils mous, qui s'ouvrent en deux valves, en laissant paraître une série de graines attachées sur des placentas pariétaux, et enveloppées d'une masse gluante, d'un rouge vif, qui constitue le Rocou. Pour obtenir la matière colorante, on broie les graines dans des auges en bois ; on les délaye dans l'eau chaude et on jette sur un filtre. L'eau qui passe tient en suspension la matière colorante et une certaine quantité de débris. On laisse reposer la liqueur et s'établir la fermentation. Puis on décante le liquide, on réunit la pâte qui se trouve au fond du réservoir et on en fait des masses plus ou moins grosses, qu'on fait sécher à l'ombre. On les enveloppe le plus souvent dans des feuilles de bananiers ou de balisiers, et on les livre ainsi au commerce. — Il est préférable, au lieu de broyer les graines, de les laver directement et d'obtenir ainsi un suc, qui est presque complétement débarrassé de substances étrangères.

Tel qu'il se trouve dans nos droguiers, le Rocou est en masses de grosseurs variées. La matière en elle-même a une couleur rouge colcothar. Lorsqu'elle est sèche, elle est dure, et d'odeur peu marquée; mais dans le commerce, on a l'habitude de la maintenir humide en l'humectant de temps en temps avec de l'urine. Elle se ramollit alors, prend une odeur désagréable et présente çà et là sur sa masse colorée des petits points blancs brillants, qui sont dus à l'efflorescence de sels ammoniacaux.

Le Rocou laisse sur le papier une trace d'une couleur jaune-rouge. Il ne se fond pas par la chaleur ; il brûle en donnant une flamme éclairante, beaucoup de fumée, et laissant un charbon léger et une certaine quantité de cendres. Il n'est que très-peu soluble dans l'eau et ne communique à ce liquide qu'une teinte d'un jaune pâle. Il est au contraire presque complétement soluble dans l'alcool et dans l'éther, auxquels il donne une belle coloration rouge orange. Les alcalis caustiques et carbonatés le dissolvent aussi et donnent des liqueurs d'un rouge foncé, d'où les acides précipitent la substance sous forme de flocons colorés, très-divisés. Les huiles grasses, l'essence de térébenthine prennent la même couleur rouge foncé. L'acide sulfurique lui donne d'abord une teinte bleu indigo, puis verte et enfin violette.

On a distingué dans le commerce diverses sortes de Rocou :

1° Le *Rocou de Cayenne*. Il venait autrefois en pains rectangulaires, de 1 à 4 kilogrammes, enveloppés de feuilles de Balisiers. Depuis quelque temps il arrive en masses d'une pâte uniforme, tendre, d'une couleur jaune rouge, et d'une odeur urineuse.

2° Le *Rocou des Antilles* ou de la *Guadeloupe* rappelle le précédent par son aspect général et son odeur. Mais il est moins homogène, plus granuleux et parsemé de nombreux points de couleur noire.

3° Le *Rocou du Brésil* est d'une consistance de pâte molle ; il est coloré en brun-rouge et a une odeur agréable. On l'envoie d'ordinaire dans des tonneaux.

4° Le *Rocou des Indes orientalales* est en gâteaux minces, secs, d'un rouge foncé.

On a aussi décrit un *Rocou en rouleaux*, qui se présente en cylindres, pesant parfois jusqu'à 500 grammes, secs, durs, d'un rouge foncé à l'extérieur, clair à l'intérieur.

Le Rocou contient deux substances colorantes, la *Bixine* et l'*Orelline*. La première est une matière résineuse rouge, peu soluble dans l'eau, et, lorsqu'elle est pure, demandant, d'après Stein (1), pour sa dissolution 89 parties d'alcool froid, 345 d'éther, 93 parties d'éther. Elle est plus soluble dans l'alcool chaud, dans les alcalis et l'ammoniaque. L'acide sulfurique lui donne une couleur bleue, qui passe lentement au vert et au brun. — L'*Orelline* est une matière colorante jaune, soluble dans l'eau, l'alcool et l'éther.

On a quelquefois altéré le Rocou en y ajoutant de l'argile rouge, de la poudre de brique, du sable, de la poudre de garance. Mais tous ces corps sont mis en évidence quand on traite le produit par l'alcool, qui dissout le Rocou et n'a pas d'action sur ces corps étrangers.

LÉGUMINEUSES.

2. INDIGO.

Indicum.

L'Indigo est une matière colorante bleue, qu'on peut retirer d'un assez grand nombre de plantes, appartenant à des familles diverses. Tels sont le Pastel (*Isatis tinctoria* L.) de la famille des Crucifères ; le *Polygonum tinctorium* L. et le *Polygonum chinense* de la famille des Polygonées ; le *Nerium tinctorium* L. (*Wrightia tinctoria* R. Brown), et l'*Asclepias tingens,* de la famille des Asclépiadées ; enfin le *Galega tinctoria* L. et les *Indigofera* de la famille des Papilionacées. La plupart de ces plantes ont été exploitées à diverses époques : mais les seules qui donnent actuellement des produits sur une grande échelle se rapportent aux *Indigofera*.

Ces plantes sont répandues dans toutes les régions chaudes. Originaires des Indes Orientales ou du Mexique, elles ont été transportées par la culture dans les régions tropicales ou subtropicales de l'ancien et du nouveau monde. C'est surtout dans l'Inde et en Amérique qu'on en retire les nombreuses sortes commerciales.

Les principales espèces cultivées sont : l'*Indigofera tinctoria* qui donne une matière colorante, de qualité médiocre, mais en plus grande quantité que les autres Indigotiers; les *Indigoefra Anil*, l'*Indigofera disperma*, l'*Indigofera argentea*, qui ne donne que peu de produit, mais d'une qualité supérieure. Ces plantes, comme, du reste, celles que nous avons énumérées plus haut, ne contiennent pas dans leurs tissus la matière colorante toute formée : leur suc en effet est originellement incolore, et ce n'est qu'au contact de l'air que le liquide prend sa couleur bleue caractéristique.

C'est par l'action de l'oxygène sur un principe qu'on a nommé *Indigo blanc*, que se fait cette transformation de couleur. Aussi dans la préparation de l'Indigo, conduit-on les opérations de manière à faciliter cette oxydation. Voici comment on opère d'ordinaire.

On coupe les plantes, tiges et feuilles, et on les dispose par couches dans une cuve, qui porte le nom de *trempoir*. On les recouvre d'eau et on les laisse fermenter à une température de 30° environ, jusqu'à ce qu'on voie, d'ordinaire au bout de 12 à 15 heures, se former à la surface une écume irisée. Alors on fait écouler le liquide dans une cuve inférieure, qu'on appelle *batterie*, où l'on peut l'agiter et le battre pendant une quinzaine de minutes. Au bout de ce temps, on voit la liqueur devenir bleuâtre, se cailleboter, et une matière granuleuse se précipiter au fond. On la laisse déposer, on lave le précipité, on l'étend sur des toiles, où il commence à se débarrasser d'une partie de son eau : puis on en remplit de petites caisses carrées à fond de toile, où l'indigo achève de se dessécher à l'ombre. — Au moment où le précipité commence à se former dans la liqueur, on ajoute quelquefois une certaine quantité d'eau de chaux : on facilite ainsi la précipitation, mais le produit qu'on obtient perd à ce mélange une partie de sa valeur.

On peut arriver plus rapidement au résultat, en faisant bouillir le précipité des batteries, dans des vases de cuivre, pendant 3 à 4 heures. On le porte alors dans un tissu fin, on exprime, on le coupe en cube et on le fait sécher à une température élevée.

Enfin dans les Indes orientales, on opère d'ordinaire non pas sur la plante fraîche, mais sur des plantes sèches, qu'on a conservées pendant quelques semaines et qui ont pris sous l'influence de l'air une teinte gris bleuâtre. Ces plantes pulvérisées sont traitées pendant deux heures par l'eau froide, qu'on porte alors dans les batteries et qu'on soumet aux opérations décrites ci-dessus.

Ainsi obtenu, l'Indigo se présente dans le commerce sous forme de cubes de 8 à 10 centimètres de côté ou de fragments irréguliers, d'une belle couleur bleue foncée, variant du bleu violet ou bleu cuivré. La cassure, qu'on obtient très-facilement, est mate, uniforme et très-fine. Lorsqu'on raye la surface de l'indigo avec l'ongle, on y produit une trace d'aspect métallique, qui rappelle la couleur du cuivre, ou plutôt celle de l'or dans les sortes les plus estimées. Les cubes d'indigo sont très-légers, assez pour surnager l'eau. Cela tient en partie aux nombreux pores ou petits intervalles vides dont ils sont criblés, la densité de la substance en elle-même étant, en effet, réellement supérieure à celle de l'eau et comprise entre 1,3 et 1,5.

L'Indigo est une substance complexe, dans lequel la matière colorante bleue, qu'on a désignée sous le nom d'*Indigotine* ou d'*Indigo bleu* est associée à un certain nombre d'autres principes et particulièrement de l'*Indigo rouge*, de l'*Indigo brun*, du mucilage, des carbonates de chaux et de magnésie, etc., etc.

— La richesse du produit tient à la proportion plus ou moins grande d'indigotine qu'il renferme, et cette proportion peut varier beaucoup. Ainsi les meilleures sortes en contiennent jusqu'à 90 ou 95 pour 100, tandis que les sortes inférieures n'en donnent guère que 20 pour 100.

L'indigotine pure est d'un bleu violet magnifique : elle ne s'altère pas à l'air, est inodore et insipide. Sa densité est égale à 1,35. Chauffée en vase clos, elle se fond et se volatilise, en donnant de belles vapeurs pourpres. Elle est insoluble dans l'eau, dans l'éther et dans l'alcool, dans les acides étendus et les alcalis. C'est une substance azotée, isomérique avec le cyanure de benzoyle.

Lorsqu'on met l'indigotine en contact avec un alcali et en même temps avec un corps avide d'oxygène, elle se change en une substance incolore, très-soluble dans les alcalis, qu'on a désignée sous le nom d'*Indigo blanc* ou d'*Indigo réduit*. Ce corps, soumis à l'action de l'air, peut prendre de l'oxygène et redevenir ainsi l'*Indigo bleu*. C'est lui qu'on suppose exister dans les *Indigofera*.

Les sortes d'Indigo sont extrêmement nombreuses dans le commerce et on les désigne d'ordinaire sous le nom des pays qui les fournissent; mais chacune de ces sortes présente un grand nombre de variétés, dont la valeur peut être très-différente. Les pays d'origine des Indigos sont principalement : les Indes Orientales, Java, Manille, l'Ile-de-France et l'île Bourbon, le Sénégal, l'Égypte, et dans l'Amérique : le Guatemala, Caracas, le Brésil, etc., etc. Nous n'indiquerons que quelques sortes principales.

L'*Indigo du Bengale* est un des plus estimés : il est en cubes, appelés *pierres* ou *carreaux*, légers, à cassure nette, happant à la langue. Il prend par le frottement une teinte cuivreuse. Les qualités supérieures, le *surfin*, par exemple, ont donné jusqu'à 95 pour 100 d'indigotine.

L'*Indigo de Coromandel* se rapproche du précédent par l'aspect, mais il est de qualité inférieure. Ses carreaux ont des arêtes arrondies et les faces recouvertes d'une poussière verdâtre.

L'*Indigo de Madras* a une légère teinte rose et une cassure un peu grenue; il est supérieur au précédent.

L'*Indigo de Manille* est une sorte ordinaire, dont les petits carreaux conservent l'empreinte des nattes de jonc sur lesquelles on les a séchés.

L'*Indigo de Java* est en parallélipipèdes rectangulaires. Il se rapproche des bons indigos de Bengale, auxquels il est cependant inférieur. Une de ses qualités, le surfin pourpre, a donné jusqu'à 96 pour 100 d'indigotine.

L'*Indigo Caroline* est en petits cubes de couleur grise.

L'*Indigo du Brésil* est en parallélipipèdes rectangulaires, dont la surface est recouverte d'une poudre gris verdâtre : la cassure est nette et a un éclat cuivré.

L'*Indigo caraque* est très-friable, et à cause de cela, il est en *grabeaux*, c'est-à-dire en petits morceaux : il est très-spongieux.

L'*Indigo Guatemala* ne se distingue du caraque que parce qu'il est plus compacte.

LICHENS.

Il existe un certain nombre de **Lichens**, qui fournissent à l'industrie des matières colorantes de teintes assez variées. Les couleurs brunes sont fournies par le *Gyrophora pustulata* Ach. ou *Lichen pustuleux*, et le *Sticta pulmonaria* Ach. ou *Lichen pulmonaire*, que nous avons déjà précédemment étudié ; — la couleur jaune, par le *Lichen des murailles* (*Parmelia parietina* Ach.) et le *Lichen vulpin* (*Evernia vulpina* Ach.) ; — les teintes rouges, par ce qu'on a appelé les *Orseilles de terre* et *de mer;* — les teintes bleues par les mêmes Lichens, dont la matière colorante a, sous l'action des bases, viré au bleu.

De ces matières colorantes, un certain nombre préexistent dans le Lichen : ainsi le Lichen des murailles, le Lichen vulpin ont une couleur d'un jaune plus ou moins marqué ; les Lichens pulmonaire et pustuleux ont des teintes sombres, mais dans les Orseilles, on ne voit aucune substance, qui rappelle la couleur bleue ou rouge, qu'ils doivent produire. La ma-

tière chromogène est parfaitement incolore. C'est une poussière blanche, qui incruste les couches extérieures du lichen,
et qui est formée d'acides cristallisables, auxquels on a donné
le nom d'*acides lécanorique, érythrique, évernique*. Sous l'influence des alcalis, ces acides peuvent se décomposer et donner
naissance à un principe particulier, désigné sous le nom d'*orcine*. L'orcine elle-même, soumise à l'influence de l'air et de
l'ammoniaque, se transforme en une matière azotée, qu'on
nomme *orcéine* et qui est le principe colorant, de ce qu'on appelle vulgairement l'**Orseille**. C'est un corps incristallisable,
d'un beau rouge, peu soluble dans l'eau, très-peu dans l'alcool,
à peine dans l'éther.

Lorsque dans l'opération précédente, on fait intervenir un
carbonate alcalin, l'orcine, qui existait, ne se transforme plus,
sous l'influence de l'air et de l'ammoniaque, en orcéine, mais
en une série d'autres matières colorantes, dont la principale,
azotée comme l'orcéine, est l'*azolitmine*. Ces matières sont rouges, mais sous l'influence des bases, elles prennent une couleur
bleue, et donnent alors leur teinte particulière à ce qu'on a appelé le **Tournesol en pains**.

Ces notions étaient nécessaires pour bien comprendre la nature et le mode de préparation de ce dernier produit, que nous
avons à étudier particulièrement.

3. TOURNESOL EN PAINS.

Lacca musci. Lacca muscina.

On donne ce nom à des espèces de petits pains carrés, de couleur bleue, contenant, avec une certaine quantité de carbonate
de chaux, la matière colorante obtenue des lichens connus
sous le nom d'Orseilles.

Ces lichens sont de divers genres. Les uns, qui portent plus
particulièrement le nom d'*Orseilles de mer*, parce qu'ils croissent sur les rochers des rivages, appartiennent principalement

au genre *Roccella*. Ils sont généralement frutescents, ayant l'aspect de petits arbrisseaux en miniature formés de rameaux cylindriques ou aplatis, de quelques centimètres de long. On les désigne sous le nom général d'*herbe*, en les distinguant par le nom des pays d'où ils viennent. Les principales espèces sont :

Le *Roccella tinctoria* DC., qui est connu sous le nom d'*herbe des Canaries*, mais qui vient aussi au Cap-Vert, et donne également l'*herbe du Cap-Vert*.

Le *Roccella fuciformis*, très-voisin du *Roccella tinctoria* DC. et dont quelques auteurs ne font même qu'une simple variété. Il se trouve dans les *herbes de Madère* avec le *Roccella tinctoria* DC. : les rameaux du thallus sont rubanés et aplatis, d'une couleur blanche.

Le *Roccella phycopsis*, très-voisin aussi du *Roccella tinctoria* DC., se mêle à cette dernière espèce dans l'*herbe de Magador*.

Le *Roccella flaccida* Bory Saint-Vincent, donne *l'herbe de Valparaiso*.

Le *Roccella Montagni* Bell., qui rappelle le *Roccella fuciformis* DC., donne *l'herbe de la Réunion*.

Les Orseilles de terre sont des lichens généralement crustacés, appliqués sur les rochers où ils forment des croûtes blanchâtres ou grisâtres. La plus intéressante, celle qui sert surtout à préparer le Tournesol en Hollande, est le *Lecanora tartarea*, Ach. qui croît en très-grande abondance sur les côtes de la Suède, de la Norwége et de l'Écosse, d'où les navires la transportent : en Hollande, pour la préparation du Tournesol ; en Angleterre, pour la pâte violacée qu'on désigne sous le nom de *Cudbear*, et en Allemagne pour le produit analogue qu'on nomme *Persio*.

Vient ensuite le *Variolaria corallina* Ach. qui croît sur les Pyrénées, en Auvergne et en Allemagne. On en a distingué plusieurs variétés : le *Variolaria dealbata* DC., qui est le *Lichen blanc* des Pyrénées, et le *Variolaria orcina* Ach., qui est ce qu'on appelle la *Parelle d'Auvergne*.

Ces divers lichens sont traités de la manière suivante. On les débarrasse des impuretés, dont ils sont le plus souvent souillés ; on les réduit en poudre, puis on les mêle dans une auge avec de l'urine, dans laquelle on a délayé de la chaux ; on y ajoute des cendres ou un carbonate alcalin. On arrose d'urine de temps en temps, et on laisse le mélange se putréfier ainsi. Au bout de plusieurs semaines, la pâte est passée au bleu. On y incorpore alors une certaine quantité de craie, qui lui donne de la consistance ; on la divise en parallélipipèdes, qu'on fait sécher et qu'on verse ainsi dans le commerce. — Au lieu de l'urine on peut employer du carbonate d'ammoniaque.

Le Tournesol ainsi préparé contient une matière colorante, très-soluble dans l'eau et dans l'alcool, très-sensible à l'action des acides, qui la rougissent, et des bases qui la ramènent au bleu. Cette partie colorante, dérivée de l'orcine, est elle-même complexe. Nous avons vu que la partie principale est l'*azolitmine*, substance d'un rouge-brun foncé, bleuie par les bases. Elle est associée à l'*érytroléine*, matière demi-fluide, donnant avec l'alcool et l'éther une solution d'un *beau rouge*, et ne prenant avec les bases qu'une couleur pourpre ou violacée, et l'*érytrolitmine*, substance d'un rouge pur, très-soluble dans l'alcool, devenant d'un beau bleu par les alcalis.

Si, dans la préparation qui donne le Tournesol, on n'ajoute pas de carbonate alcalin, et qu'on laisse simplement agir l'oxygène de l'air et l'ammoniaque soit de l'urine, soit du carbonate d'ammoniaque, la pâte prend la couleur rouge, due à l'*orcéine*. On a ce qu'on appelle l'Orseille.

Il ne faut pas confondre le Tournesol en pains, que nous venons de décrire avec ce qu'on appelle *Tournesol en drapeaux* (*Bezetta cœrulea*), qui est donné par une plante de la famille des Euphorbiacées, le *Crozophora tinctoria* Juss. (*Croton tinctorium* L.), et qu'on exploite à peu près exclusivement dans un village du département du Gard, nommé Grand-Gallargues. On imprègne du suc verdâtre de cette plante des morceaux de chiffons grossiers, qu'on expose ensuite à l'action de vapeurs ammoniacales se dégageant de l'urine en putréfaction. Sous cette influence, le suc prend une teinte d'un rouge vineux. — Mais cette matière, qui peut servir à colorer diverses substances, ne présente pas les propriétés carastéristiques du tournesol, de rougir par les acides et de bleuir par les bases.

CHAPITRE IX

DES SUCS LATICIFÈRES.

Un certain nombre de plantes laissent échapper de leurs tissus, lorsqu'on les coupe ou qu'on les incise, un suc opaque, généralement blanc et d'apparence laiteuse, quelquefois coloré de diverses nuances, jaune, rouge, verdâtre. Ce suc porte le nom de Latex. Lorsqu'on l'examine au microscope, on voit qu'il est formé d'une partie fluide tenant en suspension un nombre très-considérable de globules extrêmement ténus : cette portion solide est généralement formée d'une matière molle, élastique, qui constitue le caoutchouc ou des principes analogues. A côté de cet élément qui s'y trouve en plus ou moins grande abondance, suivant les plantes qui fournissent le suc, on y trouve des principes qui peuvent être utilisés, soit comme aliments, soit comme médicaments. Un certain nombre contiennent des matières albuminoïdes, qui leur donnent des propriétés nutritives très-remarquables et les font ressembler au lait des animaux ; tel est le suc du *Galactodendron utile* Humb. et Bonpl., ou Arbre à la vache, et celui du *Tabernæmontana utilis*. D'autres sont extrêmement âcres ou même contiennent des poisons très-énergiques : comme la gomme d'Euphorbe, ou l'*Upas antiar*, suc de l'*Antiaris toxicaria* de Java. D'autres enfin contiennent des principes médicamenteux, en même temps que vénéneux : tels sont l'Opium retiré des Pavots et le Lactucarium, qui est le suc de la Laitue.

Nous n'étudierons ici que les sucs qui donnent le **Caoutchouc**, ou des substances analogues, comme la **Gutta-percha**, et, parmi les produits vraiment médicamenteux, l'**Opium** et le **Lactucarium**. Quant à la gomme d'Euphorbe, nous l'avons placée parmi les gommes-résines à cause de sa composition spéciale, et nous n'avons pas à y revenir ici.

Un assez grand nombre de familles végétales contiennent du latex : parmi celles qui nous intéressent particulièrement, nous citerons les Papavéracées, les Chicoracées, les Sapotées, les Apocynées, les Urticées et les Euphorbiacées. Les quatre dernières sont plus spécialement riches en globules élastiques et donnent les caoutchoucs et les produits analogues.

Les organes, d'où on peut retirer les sucs du latex sont assez variés. En général on peut dire qu'une plante laticifère contient ce liquide dans presque tous ses organes : racines, tiges, feuilles, fleurs et fruits. Cependant lorsqu'on veut l'obtenir

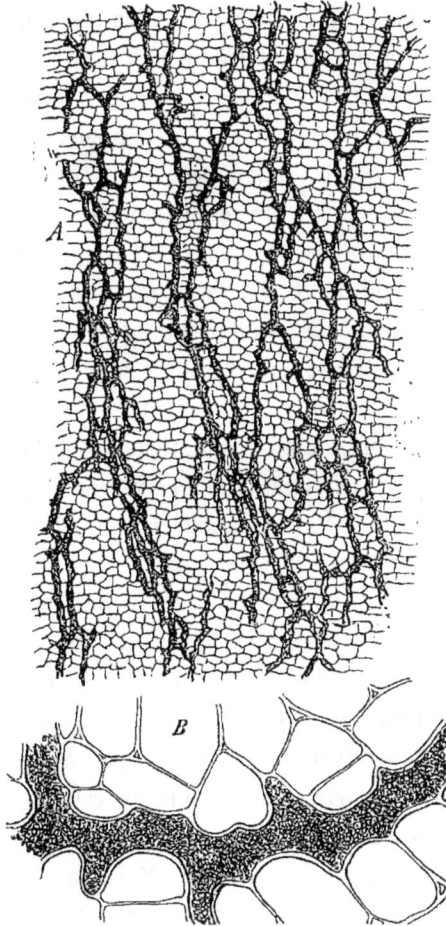

Fig. 305.

en abondance, on s'adresse particulièrement aux tiges, où on peut faire des incisions plus larges que dans les autres parties

Fig. 305. — A, coupe longitudinale tangentielle à travers le liber de la racine du *Scorzonera hispanica* ; dans le tissu parenchimateux, cheminent de nombreux vaisseaux laticifères latéralement anastomosés entre eux ; — B, une petite portion d'un vaisseau laticifère avec les cellules de parenchyme qui l'entourent, plus fortement grossie.

de la plante. Il n'y a guère d'exception que pour l'*Opium*, qu'on retire spécialement des fruits du *Papaver somniferum* L.

Les éléments anatomiques, qui renferment le Latex, ont reçu de leur contenu le nom de *vaisseaux laticifères*. Ils se distinguent des vaisseaux ordinaires, non-seulement par les caractères spéciaux de leur suc, mais aussi par l'absence de ponctuation, de raies ou de marques semblables sur leur paroi, par leur trajet plus ou moins sinueux, par les branches transversales, qui les relient fréquemment entre eux. Leurs parois sont généralement minces, elles s'épaississent cependant dans quelques familles, telles que les Apocynées et les Euporbiacées. — Le siége de ces vaisseaux dans les racines où la tige est généralement l'écorce, et particulièrement la zone libérienne; on les rencontre quelquefois aussi dans la moelle, et beaucoup plus rarement dans le bois. — Leurs ramifications et leurs anastomoses sont plus ou moins nombreuses; elles forment parfois un véritable réseau analogue à celui que nous figurons ici (fig. 303).

La distribution géographique des espèces qui nous intéressent est assez variée. Les *Lactuca*, qui donnent le Lactucarium, viennent dans nos climats tempérés; le Pavot, qui est originaire d'Orient, a été transporté par la culture jusque dans le nord de la France, où l'on pourrait l'exploiter pour la production de l'Opium, si la main-d'œuvre n'augmentait pas trop le prix de ce produit. — Quant aux espèces qui donnent le Caoutchouc, elles appartiennent toutes aux régions chaudes du globe : on les trouve sous les tropiques, tant en Amérique que dans les Indes Orientales et les îles de la Malaisie.

Il est facile de distinguer entre eux les divers produits que nous avons à étudier dans ce chapitre. Le tableau suivant résume leurs caractères distinctifs :

I. Substances complétement insolubles dans l'eau,
    sans odeur vireuse.
    Substance élastique, ne se ramollissant pas dans
      l'eau chaude............................ 4. **Caoutchouc.**

Substance peu élastique, se ramollissant dans
l'eau chaude.............................. 3. **Gutta-percha.**
II. Substances en partie soluble dans l'eau ; odeur
plus ou moins vireuse.
Morceaux anguleûx, irréguliers, secs, ne se ramollissant pas sous les doigts.............. 2. **Lactucarium.**
Gâteaux enveloppés de feuilles plus ou moins
conservées, portant des fruits de Rumex, se
ramollissant sous les doigts, odeur très-vi-
reuse.................................... 1. **Opium.**

PAPAVÉRACÉES.

1. OPIUM.

Opium. Meconium.

L'**Opium** est le suc extrait des capsules du *Papaver somniferum* L. Cette espèce, originaire de l'Orient, s'est répandue par la
culture dans toutes les régions chaudes et subtropicales. On la
retrouve dans les jardins et les champs de l'Europe, de l'Algérie, de l'Amérique du Nord : elle y prospère, y donne des
fruits qui mûrissent, et pourrait dans toutes ces localités
être exploitée pour son suc narcotique, si la main-d'œuvre
ne rendait très-élevé le prix de revient de ce produit, et n'em-
pêchait ainsi la concurrence avec les Opiums d'Asie.

On a distingué diverses variétés de cette espèce. M. Boissier
dans son *Flora orientalis,* indique :

1° Le *Papaver somniferum α setigerum* (*Papaver setigerum*
D.C.), dont les feuilles, les pédoncules et les sépales sont
couverts de poils sétiformes rudes, et dont les stigmates sont au
nombre de 7 à 8 ; cette variété se rencontre dans le Péloponèse, à Chypre, dans la Corse et aux îles d'Hyères.

2° Le *Papaver somniferum β glabrum,* dont la capsule est
subglobulaire et porte 10 à 12 stigmates. C'est la forme qu'on
cultive principalement dans l'Asie Mineure et en Égypte.

3° Le *Papaver somniferum γ album* (*Papaver officinale* Gme-
lin), dont la capsule, tout à fait indéhiscente, est plus ou moins
ovoïde. C'est la variété cultivée surtout en Perse et dans l'Inde.

Les centres principaux de production de l'Opium sont :

L'Asie Mineure, qui est le point de départ à peu près exclusif des **Opiums** qui arrivent dans le commerce d'Europe. Elle donne les sortes que l'on indique sous le nom d'**Opium de Smyrne** et **Opium de Constantinople.**

La Perse, les Indes Orientales, qui produisent des quantités considérables de la substance, mais qui la consomment sur place, ou l'envoient en Chine ; ce dernier pays en recueille beaucoup lui-même pour sa propre consommation.

L'Égypte, qui, après avoir donné autrefois l'Opium Thébaïque, a repris la culture du Pavot et fournit une faible proportion d'Opium à notre commerce européen.

Les autres contrées dans lesquelles le Pavot a été introduit, et où la culture a même été tentée en grand : divers pays de l'Europe et la France en particulier, l'Algérie, le nord de l'Amérique, ont plutôt donné des produits intéressants pour l'expérimentation, que des sortes vraiment commerciales.

Nous avons indiqué à propos des capsules de Pavots (Tome I, page 211), la structure de ces fruits. Nous avons vu que c'est dans leur couche moyenne, correspondant au mésocarpe, que se trouvent les vaisseaux laticifères, qui contiennent le suc actif. Ces vaisseaux sont larges et relativement peu ramifiés. Leur mode de formation au moyen de cellules est assez curieux ; il a été étudié et exposé avec détails par M. Trécul (1).

Lorsqu'on veut obtenir l'Opium, il faut pénétrer par des incisions dans la couche qui contient les vaisseaux laticifères. On choisit pour cela le moment où la capsule va passer de la couleur verte à la teinte jaune ou jaune blanchâtre, c'est-à-dire quelques jours après la chute des pétales. On fait alors des incisions verticales ou obliques, ou bien une incision transversale qui intéresse la moitié ou les trois quarts de la circonférence de la capsule, ou encore qui tourne en spirale

(1) *Annales des sciences naturelles. Botanique*, 5e série, V, 49.

tout autour du fruit. Cette opération se fait d'ordinaire le soir, et pendant la nuit le suc s'écoule et se concrète en larmes à la surface du fruit ; on le ramasse le matin suivant et on lui donne des formes variées, suivant les régions et suivant les diverses sortes.

Le produit ainsi obtenu, présente dans les diverses formes des caractères communs, que nous pouvons résumer ainsi :

La substance est de consistance d'abord molle, mais elle se durcit et se sèche le plus souvent avec l'âge. Elle est tantôt granuleuse, d'autres fois assez homogène ; elle est opaque et sa couleur varie du gris brun au rouge foncé et presque noirâtre. Elle a une densité un peu variable suivant les sortes ; la moyenne est de 1,3. Elle est difficile à pulvériser, laisse sur le papier une trace plus ou moins marquée d'un brun clair ; elle se ramollit entre les doigts. Elle brûle avec flamme, en laissant un charbon léger et une certaine quantité de cendres. Son odeur est toujours narcotique, sa saveur amère.

L'Opium est en grande partie soluble dans l'eau, et soluble en plus forte proportion dans l'alcool. Ses solutions ont une réaction acide, et les alcalis en précipitent une matière blanchâtre ; de même, la teinture de noix de galles. Ce précipité tient à la présence des alcaloïdes et particulièrement de la morphine.

L'Opium contient, en effet, un nombre considérable de corps. Le plus important de tous, celui qui sert d'ordinaire à apprécier la richesse d'un opium, est la *Morphine*, qui peut varier dans les proportions de 3 à 23 p. 100, mais dont la proportion moyenne dans les bons opiums est de 10 à 12. Puis viennent dans l'ordre de leur importance : la *Narcotine*, qui y existe dans la proportion de 1 à 10 p. 100 ; la *Codéine*, de 0,25 à 0,85 p. 100 ; la *Narcéine*, 0,02 à 13 p. 100 ; enfin la *Papavérine*, la *Crypto-pine*, la *Laudanine*, la *Codamine*, la *Laudanosine*, la *Pseudomor-phine*, la *Lanthopine*, la *Méconidine*, la *Thébaïne*, la *Protopine*, l'*Hydrocotarnine*. L'*Opianine*, qu'on avait signalée dans l'opium,

paraît être, d'après le docteur Hesse, une substance très-dou-
teuse et mal étudiée (1).

Ces alcaloïdes ne sont pas généralement à l'état isolé dans
l'opium, mais ils sont combinés avec les acides qu'on a signalés dans la substance. La morphine, par exemple, est combinée
avec l'*acide méconique*, qui existe dans les proportions de 3 à 4
p. 100. Cet acide est remarquable par la coloration rouge intense qu'il donne aux dissolutions d'un sel ferrique ; les méco-
nates donnent à ces liqueurs la même teinte ; de telle sorte
qu'on peut la produire dans les solutions étendues d'opium
lorsqu'on y verse du chlorure ferrique. — Un autre acide a
reçu le nom de *thébolactique*. Il paraît, d'après les dernières recherches de Stenhouse et de Buchanan (2), qu'il est complètement identique avec l'acide lactique.

A côté des alcaloïdes et des acides, il faut mentionner une
substance cristallisable, qui est neutre aux réactifs ; c'est la *mé-
conine*. Enfin, on a signalé dans l'opium la présence de matières
résineuses (environ 4 p. 100), de caoutchouc (4 à 6 p. 100), de
gomme, d'albumine, de sels divers (8 p. 100), et dans certaines
sortes, une assez forte proportion de sucre.

Lorsqu'on examine au microscope la substance qui constitue
l'opium, on y voit au milieu de la masse une assez grande quantité de cristaux, surtout si on a pris la précaution de triturer
cette substance sèche dans une petite quantité de benzine. Ces
cristaux présentent des formes assez variées. Les uns se rapportent aux alcaloïdes, que nous avons mentionnés ; d'autres, plus
grands que les autres et qu'on trouve surtout dans les opiums
de Perse, sont évidemment dus à la présence accidentelle ou
naturelle du sucre. — Le microscope montre aussi des débris
de la capsule.

Les diverses sortes commerciales de l'opium sont nombreuses
et variées, soit dans leur aspect extérieur, soit dans la structure

(1) Voyez Flückiger et Hanbury. *Pharmacographia*, pag. 55.
(2) *Berichte der Deutsch. Chem. Gesellschaft in Berlin*. III, 172. — 1870.

même de leur substance. Nous allons indiquer les principales, en insistant naturellement sur celles qui nous arrivent le plus souvent dans nos pays occidentaux.

1° **Opium de l'Asie Mineure. Opium Turc** (Opium de Smyrne et de Constantinople).

Cette sorte, qui forme le fonds du commerce de l'opium en Europe, est récoltée en Asie Mineure dans un grand nombre de localités, situées les unes vers la mer Noire, d'autres dans le centre et au sud de la Péninsule. La variété la plus fréquemment cultivée est le *Papaverum somniferum* β *glabrum* Boissier, dont les fleurs sont généralement pourpres et dont les graines varient du blanc au noir violacé. — La plante fleurit du mois de mai au mois de juin suivant les localités. Quelques jours après la chute des pétales, on fait sur la capsule des incisions transversales plus ou moins étendues. Le suc, qui s'écoule et se concrète d'ordinaire pendant la nuit, est recueilli le matin en râclant la capsule avec un couteau, qu'on humecte de salive, pour que le suc ne s'attache pas à la lame. Les larmes sont réunies ensemble sur une feuille, et on en fait ainsi, suivant les diverses localités, des masses plus ou moins grosses qu'on enveloppe dans une feuille de pavot. C'est d'ordinaire à cet état que l'on vient acheter l'opium des paysans. Les marchands font subir à cet opium une nouvelle manipulation : ils le malaxent avec des pilons en bois, et en forment des masses, qu'ils enveloppent de feuilles, ou qu'ils mettent dans des sacs remplis de fruits de *Rumex*, pour empêcher les morceaux d'adhérer les uns aux autres.

On transporte généralement à Constantinople, par la voie d'Imid, sur la mer de Marmara, l'opium recueilli dans les districts du nord de l'Asie Mineure et particulièrement à Angaro, Amasia, Coutaiche, Balahissar et Geiveh, sur le fleuve de Sakaria, qui se jette dans la mer Noire. — Les districts du centre et du midi de la Péninsule, Asium Karahissar, Uskah, etc., et quelques localités des environs de Smyrne envoient leurs produits dans cette ville. Là se trouve un marché régulateur, où des experts apprécient la valeur des produits livrés au commerce, en tenant compte de leur bonne apparence, de leur couleur, de leur densité, de leur odeur, mais sans recourir d'ordinaire aux procédés scientifiques de l'analyse chimique. Cependant cet examen offre des garanties suffisantes pour donner une valeur relative considérable aux opiums connus plus particulièrement sous le nom d'**Opium de Smyrne**.

Cette sorte se présente en masses d'abord arrondies, mais qui, à cause de leur état de mollesse primitive sont plus ou moins déformées et aplaties. La surface est recouverte d'une quantité plus ou moins considérable de fruits de *Rumex*, qui pénètrent dans les interstices des pains. On y voit aussi des restes de feuilles de pavots. D'abord mou, cet opium durcit peu à peu à l'air, en même temps qu'il se fonce en couleur : sa teinte varie depuis le marron jusqu'au brun noirâtre. Sa structure est le plus souvent granuleuse, très-rarement homogène.

L'odeur de l'Opium de Smyrne est forte et vireuse ; sa saveur âcre, amère et nauséeuse. Il contient une proportion considérable de morphine, qui peut atteindre jusqu'à 21 pour 100 dans certains échantillons exceptionnels : la moyenne est de 9 à 12 pour 100. — On sait que la pharmacopée française demande, pour qu'un opium soit officinal, qu'il contienne environ 10 pour 100 de cet alcaloïde. Ce sont les opiums de Smyrne, qui réalisent le mieux cette condition.

Les opiums d'Asie Mineure qui prennent la voie de Constantinople, peuvent être d'une aussi grande valeur que ceux de Smyrne, mais, comme ils ne sont pas soumis au même contrôle que ces derniers, ils sont généralement moins appréciés.

Cet **Opium de Constantinople** se présente généralement sous la forme de pains analogues à ceux de Smyrne. Dans les échantillons de nos droguiers, les pains sont généralement enveloppés presque complétement d'une feuille de pavots, qui est restée entière, et on trouve peu de fruits de *Rumex*, attachés à la substance. L'opium en lui-même est formé généralement de petites larmes agglutinées comme dans celui de Smyrne ; il est moins mou et les morceaux adhèrent moins facilement entre eux.

Guibourt a décrit un opium de Constantinople en petits pains qui se présentent sous forme de gâteaux aplatis, réguliers, de forme lenticulaire, complétement enveloppés d'une feuille de pavots, dont la nervure médiane coupe tout le pain par le milieu. Il a une odeur vireuse moins prononcée, il est plus mucilagineux, et contient moins de morphine. Peut-être a-t-il été altéré par l'adjonction de produits inférieurs, et particulièrement de l'opium de Perse, dont une partie est expédiée en Turquie, pour entrer dans la préparation des opiums de Constantinople.

La proportion de morphine contenue dans ces opiums de Constantinople doit être, d'après ce qui précède, très-variable. Guibourt a trouvé dans certains échantillons, 15 pour 100, et, même dans la sorte en petits pains, de 13 à 14,57 pour 100. Mais la proportion peut diminuer beaucoup et tomber au-dessous de 7 à 8 pour 100.

Opium d'Égypte. L'Égypte fournissait autrefois l'opium thébaïque (*Opium thebaicum*) qui, d'après Prosper Alpin, était préparé dans la Thébaïde au moyen du suc exprimé des têtes de pavots. Mais cet opium avait disparu depuis longtemps du commerce, lorsqu'on a repris dans le pays l'exploitation des pavots.

La culture de la plante, les procédés d'exploitations laissent encore beaucoup à désirer; d'après M. Gastinel, on pourrait en modifiant ces divers moyens, obtenir un opium contenant 10 à 12 pour 100 de morphine, tandis que les opiums ordinaires ne donnent guère que 3 à 4 pour 100 de cet alcaloïde.

Les sortes qui viennent sous le nom d'opium d'Égypte sont un peu variées de forme. On a mentionné des pains arrondis ou aplatis, enveloppés de feuilles du *Platanus orientalis* L. Mais d'ordinaire, on les reçoit portant simplement la trace d'une feuille de pavot, qui a laissé sur la substance l'impression de ses nervures. Les pains ont de 8 à 10 centimètres de diamètre ; ils sont réguliers, très-propres à l'extérieur et ne portent pas de fruits de *Rumex*. La substance elle-même est assez homogène, d'une couleur rougeâtre, et comme hépatique. La consistance est un peu poisseuse aux doigts. L'odeur est moins vireuse que celle des opiums d'Asie Mineure et elle est mêlée souvent d'odeur de moisi. La proportion de morphine retirée par Merck de ces opiums est de 6 à 7 pour 100.

MM. Hanbury et Flückiger (1) signalent un opium venu d'Égypte à l'état encore mou et plastique. La cassure de cet opium, lorsqu'il a été desséché, est finement poreuse, d'une couleur hépatique foncée, et montre çà et là des particules de quartz, de gomme, et des points d'un jaune rougeâtre peut-être dus à de la résine. Sous le microscope, on voit dans la substance une abondance considérable de grains d'amidon. C'est donc un opium très-impur.

L'opium d'Égypte, est comme on le voit, inférieur à celui de l'Asie Mineure. Il en vient cependant une certaine quantité dans le commerce européen. L'Angleterre en a reçu, dans l'année 1872, 9636 livres.

2° **Opium de Perse.** Kœmpfer rapporte dans ses *Amœnitates* que la Perse fournit une assez grande quantité d'opium, et il décrit les divers modes de récolte suivis vers cette époque (seconde moitié du XVIIe siècle). — Depuis lors, on n'a cessé de cultiver le pavot dans ces régions, et, actuellement le *Papaver sommiferum* γ *album* (*Papaver officinale* Gmel.) y est répandu dans la plupart des provinces, depuis celle de Mazanderan, sur les bords de la mer Noire, jusqu'à celle de Kerman, située vers le sud et au voisinage du Béloudhistan. On en trouve aussi en assez grande quantité dans le Turkestan.

(1) Flückiger et Hanbury, *Pharmacographia*, pag. 45.

On se sert probablement pour faire les incisions d'un couteau analogue à celui qu'a décrit Kœmpfer et qui est formé
de 5 lames parallèles : les incisions sont verticales et répétées
sur plusieurs points de la capsule. L'on ajoute d'ordinaire soit
de l'eau pour pister la substance, soit une matière contenant
du glucose et particulièrement du miel : on trouve aussi dans
quelques sortes des gouttelettes d'huile, qui suintent lorsqu'on
coupe l'opium, et qui proviennent de ce qu'on frotte de
temps en temps d'huile de lin le couteau qui sert à recueillir
les larmes du suc, de manière à ce que le produit ne s'attache
pas à la lame.

La plus grande partie des produits de la Perse s'en vont par
le Turkestan dans la Chine, qui en consomme des quantités
énormes. Une partie vient par la voie de Trébizonde vers Constantinople, où elle est employée en mélange avec l'opium de
l'Asie Mineure ; enfin, depuis 3 ou 4 ans, cet opium tend à se
produire sur les marchés européens.

Tel que nous l'avons dans nos droguiers, cet opium est en
bâtons cylindriques ou légèrement prismatiques, de 10 centimètres environ de long sur 1 à 1 et demi de large ; enveloppés
dans un papier lustré et maintenus par un fil de coton ; ils
rappellent tout à fait certains bâtons de cire à cacheter. La
couleur est brune, hépatique, la structure homogène. Il attire
assez facilement l'humidité de l'air et se ramollit. Son odeur
rappelle celle de l'opium d'Égypte ; sa saveur est fortement
amère. Examiné au microscope, il montre généralement à côté
des cristaux ordinaires de l'opium de Smyrne, de beaucoup
plus gros cristaux, qui se rapportent au sucre.

L'Opium de Perse qui arrive sous cette forme est généralement pauvre en alcaloïdes ; il contient parfois, outre le glucose, de la fécule de riz. Merck n'y a constaté que 1 pour 100
de morphine ; mais d'autres chimistes, et Réveil entre autres,
ont trouvé des échantillons beaucoup plus riches, ayant jusqu'à
8,15 pour 100 de morphine et 4,15 de narcotine.

Du reste, des sortes meilleures arrivent maintenant dans le
commerce : elles sont soit en cônes arrondis, soit en gâteaux
circulaires portant la trace de feuilles imprimées à leur surface. La consistance en est assez ferme ; parfois on y distingue
des gouttelettes d'huile ; la couleur est terne et la pâte assez
uniforme. Ces échantillons ont donné de 8 à 10,75 pour 100
de morphine.

3° **Opiums de l'Inde.** — Il existe dans l'Inde plusieurs centres
de production de l'opium. C'est tout d'abord une vaste région
qui s'étend sur les bords du Gange, dans la partie moyenne du
cours de ce fleuve. Patna et Bénarès sont les points principaux de cette contrée; les opiums qui y sont récoltés sont un
monopole du gouvernement; la récolte et la préparation y sont
particulièrement surveillées et les produits sont généralement
envoyés à Calcutta, où ils prennent le nom d'**Opium de Bengale.**

L'autre centre de production important est *Malwa*, au nord
de la Nerbuddah. Les produits qu'on y recueille viennent généralement à Bombay.

La variété de Pavot cultivée dans les Indes est la même que
dans la Perse, c'est-à-dire le *Papaver somniferum γ album*. Les
incisions se font à peu près de la même façon sur la capsule. A
Malwa le suc est recueilli avec un instrument en fer, dont la lame
est de temps en temps humectée d'huile de lin; on réunit les
larmes, et on les soumet à une préparation assez compliquée(1).
Puis on en fait de grosses masses, qu'on enveloppe, après
qu'on les a convenablement séchées, d'une couche de pétales
de pavots, et on roule le tout dans une poudre faite avec les
débris de la capsule et des feuilles de la plante. C'est là l'**Opium
de Bénarès** ou **de Patna** ou **du Bengale.** La substance est
généralement molle et contient 25 à 30 pour 100 d'eau. La
couleur est d'un brun foncé; l'odeur est vireuse et la saveur

(1) Voir pour les détails Flückiger et Hanbury. *Pharmacographia,* 48.

nauséeuse et amère. Elle contient de 5 à 9 pour 100 de morphine.

L'Opium de Malwa n'est pas soumis à la même surveillance de la part du gouvernement des Indes. Il ne nous arrive pas enveloppé d'une couche épaisse de pétales de pavots, mais tantôt complétement nu, tantôt portant seulement la trace de quelques feuilles. La substance est assez ferme, la couleur foncée. Elle a une odeur vireuse, mêlée d'une odeur de fumée assez caractéristique.

Les Opiums de l'Inde n'arrivent qu'exceptionnellement dans nos régions occidentales. Une partie est consommée sur place; la plus grande quantité est emportée en Chine.

4° **Opiums d'Europe. Opiums indigènes.** — Le Pavot est cultivé dans la plupart des pays d'Europe; dans certaines contrées, le Nord de la France et la Belgique, il donne particulièrement ses graines, qu'on exploite pour la préparation de l'huile d'Œillette (Voyez tom. I, pag. 375 et tom. II, pag. 382). Mais on a aussi essayé de l'utiliser pour la production de l'opium. De nombreuses tentatives ont été faites dans ce sens, et les résultats obtenus ont été très-satisfaisants, à ne considérer du moins que la richesse en alcaloïde des produits. Ainsi un opium que M. Petit, de Corbeil, a retiré de pavots cultivés à Provins, a donné 16 à 18 pour 100 de morphine. Dans le département des Landes, un opium obtenu par le général Lamarque, contenait 14 pour 100 de morphine. Enfin M. Aubergier, de Clermont, a cultivé avec soin diverses variétés de pavots, et particulièrement une sorte de pavots à fleurs rouges, qu'il désigne sous le nom de *Pavot pourpre*, et qui lui donne des produits contenant en moyenne 10 pour 100 de morphine. On a également retiré de l'Opium des plantes cultivées dans des pays beaucoup plus septentrionaux; en Angleterre et en Ecosse, par exemple. Les produits étaient de très-belle apparence.

Des tentatives analogues ont été entreprises en Algérie, par M. Hardy et M. Simon. Les opiums obtenus ont donné de 5 à

12 pour 100 de morphine. Enfin l'Amérique du Nord produit également une petite quantité d'opium.

Tous ces résultats sont intéressants ; ils prouvent que partout où le *Papaver somniferum* L. peut croître et fructifier (et on a vu que l'extension de cette espèce pouvait être considérable), on peut en obtenir un suc riche en principes actifs. Mais au point de vue commercial, on ne peut réellement en tenir compte, le prix de revient étant beaucoup trop considérable. L'Orient reste la source exclusive des Opiums exploités.

L'Opium est quelquefois mélangé de matières étrangères, qu'on peut y reconnaître soit à l'œil nu, soit au moyen de verres grossissants. On y ajoute du sable, et même de petits graviers, des sucs de fruits, du glucose, de la fécule. Enfin on peut mêler aux sortes de première qualité des sortes inférieures. Le vrai moyen d'éviter toute erreur dans le choix du médicament est de doser la substance que l'on veut acheter, et d'en apprécier la valeur d'après la quantité de morphine qu'elle contient.

COMPOSÉES.

2. LACTUCARIUM.

Lactucarium.

Le **Lactucarium** est le suc desséché de diverses espèces de Laitues : les *Lactuca virosa*, L. *Lactuca Scariola*, L., et *Lactuca sativa*, L.

Ces diverses plantes sont sauvages ou cultivées dans nos régions tempérées. Le *Lactuca virosa* croît principalement dans l'Europe méridionale et occidentale, jusqu'en Angleterre. Dans l'Europe centrale, elle est limitée à la partie méridionale et moyenne de la vallée du Rhin ; elle se retrouve en Suisse, dans le Valais et dans la partie sud-ouest du Jura. Le *Lactuca Scariola*, L., plante voisine de la précédente, a à peu près la même distribution géographique. C'est une variété de cette espèce, qui paraît cultivée en Auvergne sous le nom de *Lac-*

tuca altissima et qui donne le *Lactucarium* de M. Aubergier, de Clermont.

Le *Lactuca sativa*, L. est la Laitue ordinaire de nos jardins. On l'emploie surtout comme salade, à l'état de Laitue pommée, mais dans certains pays, et particulièrement en Angleterre, son suc est mêlé à celui du *Lactuca virosa*, L. pour la préparation du Lactucarium.

Tous ces *Lactuca* contiennent dans leur tige un système de vaisseaux laticifères, remplis d'un suc blanc lactescent, qui se concrète à l'air en prenant une couleur brune. Lorsqu'on fait la coupe transversale de cette tige, on voit qu'elle se compose d'une moelle centrale; puis tout autour, d'un certain nombre de faisceaux ligneux, une trentaine environ, limités extérieurement par une zone de cambium. L'écorce qui recouvre cette portion centrale, est formée elle-même de faisceaux libériens, correspondant aux faisceaux ligneux, puis d'une assez mince zone cellulaire, et enfin extérieurement d'un épiderme. C'est entre l'écorce moyenne et le liber que se trouvent distribués, généralement sur deux cercles, les vaisseaux laticifères, qu'on voit nettement sur la coupe transversale de la tige. Une coupe longitudinale montre les nombreuses anastomoses qui relient ces vaisseaux entre eux, et en font un réseau analogue à celui dont nous avons donné la figure, pag. 427. Comme la couche d'écorce qui recouvre ces vaisseaux est très-mince, il suffit de la moindre blessure à la plante pour faire exsuder le suc. — Il existe aussi des vaisseaux laticifères à la partie interne des faisceaux ligneux, dans la zone qui touche à la moelle; mais ils sont moins nombreux et moins développés que ceux du système libérien.

Lorsqu'on veut obtenir le Lactucarium, on laisse monter la tige, et un peu avant le moment de la floraison on la coupe transversalement, à quelque distance au-dessous du sommet. On recueille avec le doigt le suc laiteux qui s'échappe, et on le réunit dans un vase, de manière à en former des masses de formes diverses. Le suc se sèche à la surface, il prend une couleur brune ; à l'intérieur, il reste quelque temps laiteux, il devient ensuite mou, enfin il concrète, prend d'abord une apparence cireuse, puis sèche et dure.

Le Lactucarium a une odeur vireuse, moins prononcée que celle de l'opium, mais qui s'en rapproche. Sa saveur est très-amère et âcre : il est soluble en partie dans l'eau, dans l'éther et dans l'alcool. Les diverses sortes qu'on distingue dans le commerce varient par les formes extérieures qu'on leur donne plutôt que par les caractères de la substance elle-même. Ce sont :

Le **Lactucarium d'Allemagne** (*Lactucarium germanicum*). Il vient de la Prusse Rhénane, et est surtout produit dans la région qui s'étend autour de la petite ville de Zell, sur la Moselle, entre Trèves et Coblentz. C'est du *Lactuca virosa* L. qu'on le retire. La plante monte en tige à la seconde année ; on commence à la couper vers le mois de mai et on l'exploite d'ordinaire jusqu'au mois de septembre, en faisant au-dessous de la première blessure un grand nombre de sections, qui rafraîchissent la plaie. Le suc est rassemblé dans des vases hémisphériques, où il se concrète. La demi-sphère ainsi obtenue est coupée d'ordinaire en quatre portions assez égales, de telle sorte que le *Lactucarium* se présente en segments de sphères plus ou moins réguliers. Ces morceaux sont de couleur gris-brun à l'extérieur, d'aspect cireux à l'intérieur. Ils restent secs, et n'attirent pas l'humidité de l'air.

Lactucarium anglais (*Lactucarium anglicum*). Ce Lactucarium qui vient surtout d'Écosse, aux environs d'Édimbourg, est en morceaux irréguliers, de couleur brun foncé, d'apparence terreuse ; l'odeur et les propriétés sont celles du précédent.

Lactucarium français. Le Lactucarium qu'obtient en Auvergne M. Aubergier est en pains orbiculaires plats, de 3 à 6 centimètres de diamètre, et du poids de 10 à 30 grammes.

Il ne faut pas confondre le Lactucarium que nous venons

d'indiquer avec la **Thridace**, qu'on a appelé *Lactucarium galli-cum* ou *Lactucarium parisiense* et qui est un produit beaucoup plus complexe. C'est un extrait fait avec le suc de l'écorce de laitue, obtenu par expression. A part le latex, la Thridace contient donc un certain nombre d'autres principes, qui la rendent très-hygroscopique. Elle se ramollit à l'air humide, au lieu de rester sèche comme le Lactucarium de bonne qualité.

Le Lactucarium contient plusieurs principes particuliers. 1° La *Lactucone* ou *Lactucérine*, qui y est dans la proportion de 44 à 57 pour 100. C'est une substance neutre cristallisable qui fond à 185°. Elle est inodore, insipide, insoluble dans l'eau, soluble dans l'alcool, l'éther et les huiles fixes et volatiles. 2° La *Lactucine*, qui n'existe que dans la proportion de 0,3 pour 100. Elle est cristallisable, d'une saveur amère prononcée : elle réduit les réactifs cupro-potassiques ; ce n'est pas cependant un glucoside. 3° Une matière amorphe, de saveur amère, qu'on a désignée sous le nom d'*acide lactucique*. 4° Enfin, une petite quantité d'un corps amer également amorphe, qui provient peut-être d'une oxydation de la Lactucine et qu'on a nommé *Lactucopicrine*. Le Lactucarium contient de la résine, de la gomme, des matières albumineuses, et 8 à 10 pour 100 de matières minérales.

SAPOTÉES.

Un grand nombre de Sapotées fournissent des sucs laiteux qui en se concrétant deviennent analogues à la Gutta-Percha. Tels sont les *Chrysophyllum*, les *Achras*, les *Lucuma*, et surtout les *Mimusops* et les *Isonandra*. Nous ne décrirons ici en détail que la **Gutta-Percha**, mais nous devons mentionner deux produits de *Mimusops*, qui ont un véritable intérêt : le **Suc de Balata** et le **Maçaranduba**.

Le premier découle du *Mimusops Balata* Gœtn. (*Achras Balata* Aubl. *Sapota Mulleri* Bleck ?) Cet arbre est abondant dans les Guyanes anglaise, française et hollandaise, où il fournit un bois de construction connu depuis longtemps. — Lorsqu'on enlève, en la raclant, l'écorce extérieure dure et ligneuse, et qu'on fait sur les couches mises à nu de larges incisions, on obtient en abondance un suc laiteux, bon à boire, et qu'on emploie quelquefois en guise de lait de vache. Si on le reçoit dans un vase et qu'on le laisse exposé à l'air, on le voit se concréter assez rapidement et former au bout de deux à cinq jours une couche dure, qu'on peut séparer du liquide sous-jacent. On obtient ainsi le suc de Balata du commerce.

Cette substance a la couleur et la consistance du cuir. Sa densité, un peu plus forte que celle de l'eau, est de 1,042 ; elle s'enflamme facilement et brûle en donnant une odeur semblable à celle du fromage placé sur le feu. Elle est soluble à chaud dans le chloroforme, le naphte et le sulfure de carbone : par le refroidissement, elle se dépose de ces solutions à l'état granulaire. Elle fond à 145°, comme la Gutta-Percha, et reprend en se refroidissant sa solidité primitive. Elle est plus élastique que la Gutta-Percha, mais résiste moins aux pressions : elle est susceptible de se vulcaniser, comme le caoutchouc.

Le **Suc de Macaranduba** ou **Massaranduba** est extrait d'un arbre de grandes dimensions, qui croît dans la plupart des provinces du Brésil, mais particulièrement dans le Para. C'est le *Mimusops elata*, dont le bois est très-employé pour les constructions. Le lait qu'on obtient par incisions est très-agréable et très-nutritif, et on l'emploie assez fréquemment en guise de lait de vache. — Lorsqu'on le laisse concréter, on obtient un produit qui rappelle par ses propriétés le suc de Balata, la Gutta-Percha et le Caoutchouc. C'est une matière poreuse, blanchâtre et dure, qui se ramollit à une température inférieure à celle qui produit le même effet sur le suc de Balata et la Gutta-Percha. Elle reste molle plus longtemps que ces derniers produits : elle est alors collante et visqueuse. Elle est plus élastique; elle est presque soluble dans l'acide sulfurique concentré.

3. **GUTTA-PERCHA.**

Gettania. Gutta pertscha ou Gutta pertjah.

La **Gutta-Percha** est donnée par l'*Isonandra Gutta* Hook., qui croît dans les principales îles de la Malaisie, à Bornéo, à Sumatra, près de Singapore et à la pointe de la presqu'île de Malacca. Elle était utilisée depuis longtemps par les habitants du pays, lorsque le docteur Montgomery la fit connaître en Europe vers 1843.

Lorsqu'on veut l'obtenir, on fait sur les arbres, soit abattus, soit debout, des incisions de 1 à 2 centimètres de profondeur, et on reçoit le suc qui s'en écoule dans des noix de cocos ou dans des vases faits de feuilles de palmier. Un pied peut donner de 80 à 100 livres de lait. On laisse concréter ce suc soit en l'exposant directement à l'air, soit en employant la chaleur artificielle.

La Gutta-Percha arrive d'ordinaire en Europe en pains arrondis, ou le plus souvent en gros blocs pesant 20 à 40 livres, souillés ordinairement de morceaux de bois, d'écorce ou même de terre. La substance a une couleur jaunâtre, ou jaune-rougeâtre, plus rarement blanchâtre : elle est opaque et formée de couches superposées, fibro-membraneuses. Sa densité est moindre que celle de l'eau et varie entre 0,96 et 099. Elle est aussi dure que le bois à la température ordinaire ; en couches peu épaisses, elle peut se plier comme le cuir ; elle est très-peu extensible; elle commence à se ramollir entre 45° et 60° et se laisse alors tirer en fils. A 100° on peut la pétrir et lui donner toutes les formes, qu'elle conserve en se refroidissant. Elle fond à 120°. Elle est très-mauvais conducteur de la chaleur et de l'électricité. — Lorsqu'elle est pure, elle n'a ni odeur, ni saveur prononcées.

La Gutta-Percha est insoluble dans l'eau ; l'alcool et l'éther n'en dissolvent que 22 pour 100. Elle est complétement soluble dans l'essence de térébenthine, le chloroforme, la benzine et le sulfure de carbone. Elle est composée de carbone et d'hydrogène. Lorsqu'on la traite par le soufre, en élevant la température, on la rend plus dure et plus élastique : c'est la *Gutta-Percha vulcanisée.*

La Gutta-Percha contient, outre les matières étrangères, trois principes immédiats, que l'on peut isoler les uns des autres au moyen de l'alcool absolu et bouillant.

1° La *Gutta* pure, qui constitue les 3/4 environ de la substance ; c'est la partie non dissoute par l'alcool : elle est blanche, opaque, élastique, fusible vers 100°, soluble dans la benzine, le chloroforme, le sulfure de carbone, insoluble dans l'alcool et dans l'éther.

2° Une résine jaunâtre, cassante, fusible à 50°, soluble à froid dans l'éther, l'essence de térébenthine, le chloroforme, la benzine, soluble aussi dans l'alcool bouillant, mais non dans l'alcool froid. C'est la *fluavile*, que l'alcool laisse déposer par refroidissement en cristaux mamelonnés.

3° Une résine blanche (*albane*) cristallisable, fusible à 160°, très-soluble dans l'alcool absolu, l'essence de térébenthine, le sulfure de carbone et le chloroforme.

EUPHORBIACÉES.

4. CAOUTCHOUC.

Gomme élastique. — *Gummi elasticum. Resina elastica.*

Le **Caoutchouc** existe, ainsi que nous l'avons vu, dans la plupart des sucs laticifères ; il est formé de ces petits globules élastiques et visqueux, que le microscope montre en abondance dans ces sucs, où ils sont tenus en suspension. Aussi un grand nombre de plantes peuvent-elles donner ce produit. Nous n'indiquerons ici que les principales.

1° Tout d'abord la plante qu'on exploite surtout en Amérique : le *Siphonia elastica* Pers. (*Siphonia Cahuchu* Rich., *Hevea Guyanensis* Aub., *Jatropha elastica* L.), et son congénère le *Siphonia brasiliensis* Willd., de la famille des Euphorbiacées. Ces arbres sont répandus dans l'Amérique du Sud, depuis la Guyane jusque dans la Confédération Argentine, à travers tout l'empire du Brésil.

2° Les diverses espèces de *Ficus*, qui fournissent maintenant une grande quantité de Caoutchouc dans les Indes Orientales : le plus important est le *Ficus elastica* L. (*Urostigma elasticum* Miq.), qui croît dans les Indes, dans le royaume d'Assam, à Java. Dans le même groupe, le *Castilloa elastica* Cerv. et l'*Artocarpus integrifolia* donnent du caoutchouc aux Antilles et au Mexique.

3° Des Apocynées, et particulièrement l'*Hancornia speciosa* Gomez, qui donne au Brésil un caoutchouc très-fin, et le *Vahea gummifera*, qui produit un suc analogue à Madagascar.

La manière d'obtenir le caoutchouc est très-simple. On fait des incisions plus ou moins profondes sur le tronc des arbres ; le suc s'écoule et on le recueille dans des vases. Pendant qu'il est encore fluide, on l'étend en couches assez minces sur un moule de terre, de forme variée ; on laisse une couche se dessécher avant d'en ajouter de nouvelles, et lorqu'on a une épaisseur suffisante de la substance, on brise le moule, on en fait sortir les débris, par un orifice qu'on a ménagé à cette intention et on expédie ainsi le caoutchouc sous des formes qui varient, suivant celle du moule, en gourdes, en souliers ou même sous forme d'oiseaux, d'animaux, etc. — Actuellement, on l'expédie plus fréquemment en masses assez volumineuses, dures à l'extérieur, molles en dedans. Enfin on reçoit quelquefois en Europe le latex lui-même, non encore concrété, enfermé dans des bouteilles métalliques ou dans des gourdes en caoutchouc.

Quoi qu'il en soit de ces diverses formes, le caoutchouc une fois desséché, présente les caractères suivants : C'est une substance brune ou noire à la surface, d'autant plus foncée qu'elle a été plus exposée à la fumée, au moment de sa dessiccation. L'intérieur est jaunâtre, quelquefois simplement blanchâtre. La densité varie entre 0,933 et 0,962. A la température ordinaire il est mou, élastique, et lorsqu'il est fraîchement coupé, il présente des surfaces qui peuvent adhérer entre elles, et se souder fortement. Il conduit mal la chaleur et l'électricité. Il se fond au feu, se boursoufle considérablement, et brûle avec une flamme blanche, en répandant une épaisse fumée très-odorante. Il fond à 230°. — Il a une odeur peu prononcée et particulière, et peu de saveur.

Le caoutchouc est insoluble dans 'eau froide et se ramollit dans l'eau chaude. Il est aussi insoluble dans l'alcool, qui lui enlève seulement une résine visqueuse amère. A froid, le sulfure de carbone, l'éther, la benzine, l'huile de pétrole, l'essence de térébenthine, le pénétrent, le gonflent et en dissolvent de 30 à 40 pour 100, en laissant un résidu mou et élastique. Le meilleur dissolvant du caoutchouc est un mélange de 100 parties de sulfure de carbone et de 6 à 8 parties d'alcool absolu, ou encore une huile volatile que l'on obtient en soumettant le caoutchouc à la stillation et qu'on désigne sous le nom d'huile de caoutchouc.

Lorsqu'on expose le caoutchouc à l'action du soufre chauffé à 112° ou 116°, il absorbe de 10 à 15 pour 100 de ce corps, et prend des propriétés particulières. Le caoutchouc ordinaire se durcit à 0° et se ramollit à 30° : le caoutchouc sulfuré, ou, comme on dit, *vulcanisé*, reste flexible malgré le froid, et peut atteindre des températures élevées, même 100°, sans se ramollir.

De ce que nous avons dit de l'action de la plupart des dissolvants sur le caoutchouc, on peut conclure que cette substance est composée de deux parties distinctes. L'une facilement soluble, est ductile et adhère fortement aux corps sur lesquels on l'applique. L'autre est très-peu soluble, tenace et fortement élastique. Toutes les deux sont des hydrocarbures. Le caoutchouc lui-même, lorsqu'il est débarrassé des substances étrangères qui y sont souvent mélangées, est composé uniquement de carbone et d'hydrogène.

Nous avons vu que le caoutchouc arrive sous diverses formes et de divers pays. En Amérique, on a l'habitude de l'exposer à la fumée pour le dessécher, il est alors de couleur foncée à la surface. Celui des Indes Orientales est séché d'ordinaire au soleil et il reste beaucoup plus blond. Lorsque le caoutchouc a été mis en couches successivement durcies, toute son épaisseur est dure et foncée. Lorsqu'il est en grosses masses, la surface est généralement plus concrète et l'intérieur reste mou et comme crémeux. La couleur est alors d'un blond pâle ou blanchâtre.

Quand on reçoit directement le suc naturel, et qu'on veut obtenir le caoutchouc pur, on étend ce suc de quatre fois son poids d'eau et on abandonne le tout au repos pendant vingt-quatre heures. On voit alors se former à la surface du liquide une sorte de crème, qu'on enlève et qu'on soumet à un nouveau lavage dans l'eau. On l'étend ensuite sur une plaque, et on le comprime à l'aide d'une presse. On a ainsi le caoutchouc débarrassé de tous les produits étrangers, et aussi de l'eau qu'il contenait.

CHAPITRE X

DES EXTRAITS (*EXTRACTA*).

Les **Extraits** sont en général le résultat d'une préparation pharmaceutique, et, par suite, de véritables médicaments composés. Mais un certain nombre de ces préparations sont faites sur les lieux mêmes où croissent les végétaux, qui en sont la base, et nous sont livrées par le commerce. C'est pourquoi nous devons en étudier les caractères.

On conçoit que ces médicaments soient très-variés, et qu'en dehors du mode de préparation, il nous soit difficile d'indiquer quelque donnée générale soit sur les plantes qui les fournissent, soit sur les divers organes d'où on les retire, soit enfin sur les éléments anatomiques qui contiennent le principe actif. Ce principe est lui-même extrêmement varié. C'est tantôt une matière douce comme dans le suc de Réglisse ; tantôt un principe très-amer, comme dans les Aloès ; d'autres fois, une matière astringente comme dans les Cachous et les Kinos.

Tous ces principes sont solubles dans l'eau et par suite facilement reconnaissables à la saveur ; aussi peut-on se servir de ces caractères organoleptiques pour les distinguer les uns des autres. C'est ce que nous avons fait dans le tableau suivant :

I. Extraits contenant une matière douce.
    Suc noir, ou d'un brun noirâtre . . . .   **1. Suc de Réglisse.**
II. Extrait contenant une matière résinoïde amère.
    Masses opaques ou transparentes de couleur
        jaunâtre, brun verdâtre ou brun noirâtre.   **5. Aloès.**
III. Extraits contenant une matière astringente.
    A. Masses de saveur fortement astringente,
        ne colorant pas la salive en rouge.

Masses arrondies ou aplaties de couleur foncée
    — ne contenant que peu de matière cris-
    talline..............................   **2. Cachous.**
Masses cubiques, ou en parallélipipèdes, de cou-
    leur brun clair à la surface, contenant une
    masse pulvérulente, formée de nombreux
    cristaux.............................   **4. Gambirs.**
B. Masses moins astringentes, contenant un
    principant qui colore la salive en rouge....   **3. Kinos.**

1. SUC DE RÉGLISSE.

Jus de Réglisse. — *Succus Liquiritiœ seu Glycyrrhizœ. Succus Liquiritiœ seu Glycyrrhizœ crudus.*

Le **Suc de Réglisse** est un extrait retiré de la racine de
Réglisse, que nous avons décrite en détail (Tom. I, p. 461). On
le prépare en grande quantité, en Espagne, en Grèce, en Sicile,
en Calabre ; c'est surtout de ces deux dernières régions qu'on
l'expédie dans nos pays occidentaux.

Pour le préparer, on coupe en morceaux la racine; on la
fait bouillir dans l'eau, puis on exprime le résidu, et on réunit
les liquides ainsi obtenus dans de grandes bassines de cuivre,
où on l'agite sur le feu avec de grandes spatules en fer. Quand
l'extrait est amené à la consistance de pâte, on l'enlève, on le
roule en cylindres, qu'on marque d'un sceau à une des extrémités et on le fait sécher à l'air. On l'emballe ensuite dans des
caisses, avec des feuilles de laurier, qui empêchent l'adhérence
des morceaux entre eux, et on l'expédie ainsi dans le commerce.
— Le rendement est d'environ 1/3 pour 100 de la racine.

Les bâtons cylindriques ainsi préparés sont longs de 15 à 20
centimètres sur 2 à 3 centimètres d'épaisseur. Ils sont de couleur noire ou brun noir. Lorsqu'ils sont secs, ils se cassent facilement et nettement, et montrent ainsi une surface luisante,
marquée çà et là de petites bulles de gaz. Par l'humidité, ils
sont beaucoup moins cassants et peuvent même devenir mous
et flexibles. — Exposé à la chaleur, le suc se ramollit et brûle

incomplétement, laissant un résidu de 5 pour 100 environ de
cendres. Sa saveur est douce, agréable, mais avec un arrière-
goût âcre. Du reste, cette âcreté peut être plus ou moins marquée suivant les échantillons. Ce goût, qui est toujours beaucoup plus prononcé dans le suc de Réglisse préparé en grand
dans le commerce, que dans l'extrait préparé en petite quantité par le pharmacien, provient de l'altération des principes de
la Réglisse pendant la manipulation.

Le suc de Réglisse n'est qu'imparfaitement soluble dans l'eau
froide. Lorsqu'on suspend dans l'eau un bâton de ce suc, il
laisse tomber au fond du vase une dissolution sirupeuse et pesante, d'un brun foncé, et transparente. Il reste un résidu grisâtre, qui a conservé la forme du bâton primitif : cette masse
contient une certaine quantité de matière amylacée ; elle
bleuit en effet par l'iode ; mais cette fécule ne se montre pas à
l'état de grains sous le microscope ; elle a subi l'action de la
chaleur, qui a détruit la forme primitive de ses granules. La
plus grande partie du résidu est formé de *glycyrrhizine*.

Ce dernier corps est une substance amorphe, qu'on peut
obtenir en poudre d'un blanc jaunâtre, d'une saveur à la fois
douce et amère, d'une odeur très-faible. Il se dissout difficilement dans l'eau froide, facilement dans l'eau chaude, qui par
refroidissement en laisse déposer une grande partie sous forme
de larmes résinoïdes. Les alcalis et l'ammoniaque dissolvent
complétement cette glycyrrhizine, en lui donnant une couleur
jaune-rouge foncé et une saveur particulière.

Outre la glycyrrhizine et l'amidon que nous avons indiqués,
on trouve dans le suc de Réglisse de l'Asparagine, divers sels,
et quelquefois des petits morceaux de cuivre détachés de la
bassine, dans laquelle s'est faite la préparation de l'extrait. On
a parfois ajouté à la Réglisse des matières étrangères et particulièrement de la fécule. Lorsque la quantité ainsi incorporée
au suc de Réglisse est un peu considérable (et on cite des cas
où elle atteignait 32 pour 100), on peut s'apercevoir de la pré-

sence de cette fécule dans la cassure même des bâtons, qui est terne, granuleuse et montre même de petits amas blanchâtres. En tous cas, le suc mis dans l'eau s'y délaye; il donne une dissolution trouble, et le résidu au lieu de garder la forme cylindrique primitive, tombe au fond du vase et montre au microscope des granules d'amidon très-reconnaissables.

Le suc de Réglisse est préparé en Russie, du côté de Kasan et d'Astrakan, en traitant les racines du *Glycyrrhiza echinata* L. Le suc, obtenu par des procédés analogues à ceux qu'on suit en Calabre, est mis en bâtons et expédié dans des caisses avec des feuilles de chêne. Ce suc contient environ 50 à 56 pour 100 de matières solubles dans l'eau froide. Les bonnes qualités de suc de Calabre en contiennent jusqu'à 80 pour 100; quelquefois pourtant 60 seulement.

2. CACHOUS.

Terre du Japon. — *Catechu. Catechu nigrum. Extractum seu succus catechu. Terra japonica.*

On désigne généralement sous le nom de **Cachous** des produits astringents, qui se présentent en masses plus ou moins considérables et ne colorent pas la salive en rouge comme les Kinos. — Ces produits peuvent eux-mêmes se distinguer en deux groupes : les **Cachous** proprement dits en masses informes ou plus ou moins arrondies, de couleur plus ou moins foncée, et à structure ferme et compacte à l'intérieur : — les **Gambirs** qu'on désigne quelquefois sous le nom de Cachous, et qui se distinguent par leur forme en cube ou parallélipipède, leur couleur beaucoup plus pâle, et enfin la consistance peu ferme de leur substance, qui se réduit facilement en une sorte de poussière féculente. Cette poudre examinée au microscope, se montre composée d'une quantité considérable de petits cristaux. — Nous décrirons à part ces derniers produits, qui ont une origine botanique tout à fait distincte, et nous ne nous occuperons ici que des Cachous proprement dits.

Deux espèces, appartenant à des familles différentes, donnent les diverses sortes de Cachou. Ce sont : d'une part une Légumineuse du groupe des Mimosées, l'*Acacia Catechu* Willd. ; de l'autre un palmier, l'*Areca Catechu* L. — Nous décrirons séparément les produits de ces deux plantes.

1° Cachous de l'Acacia Catechu.

L'*Acacia Catechu* Willd. (*Mimosa Catechu* L. fils.) est un grand arbre, qui croît dans diverses régions des Indes Orientales, sur les montagnes de Coromandel, à Ceylan, dans le Bengale et dans le Pégu ; on le trouve aussi dans les forêts tropicales de l'Afrique orientale, à Mozambique, dans le Soudan, le Sennaar et l'Abyssinie, mais on ne l'exploite pas dans ces régions pour la préparation du Cachou. C'est surtout du Pégu que vient ce produit.

L'écorce et le bois de l'arbre sont très-astringents : la première de ces parties est employée comme matière tannante ; quant au bois, il est d'autant plus riche en principe astringent qu'il appartient à des couches plus rapprochées du cœur du tronc. — Pour en retirer le Cachou, on coupe le tronc en morceaux (aubier et cœur du bois tout à la fois, d'après certains auteurs ; d'après d'autres, le cœur seulement). On met les éclats dans des jarres en terre à ouverture étroite, qu'on remplit d'eau jusqu'en haut. On fait bouillir ; quand l'eau s'est réduite de moitié, on la verse dans un vase de terre plat, on l'épaissit jusqu'à ce qu'il reste le tiers environ du liquide. On laisse reposer la matière dans un lieu frais ; on la fait ensuite épaissir au soleil et lorsqu'on a ainsi obtenu une pâte molle, d'une consistance suffisante, on l'étend sur des nattes ou des feuilles et on la divise en morceaux qu'on fait sécher au soleil.

Dans certaines localités, on modifie quelque peu le procédé : mais le fond de la préparation reste le même.

Les divers Cachous, donnés par l'*Acacia Catechu* Willd., sont très-inégalement répandus dans le commerce. Le plus important est :

A. Le **Cachou de Pégu**, qu'on a désigné quelquefois aussi sous le nom de **Cachou de Bombay**. Il vient du Pégu, dans l'Hindoustan.

Il est en masses aplaties de 16 à 22 centimètres de long, épaisses de 1 à 2 centimètres, enveloppées de grandes feuilles, et particulièrement de celles du *Dipterocarpus tuberculatus* Roxb. La substance elle-même est d'un brun rougeâtre ou d'un brun noirâtre ; la cassure est brillante, conchoïdale, homogène et montre çà et là de tous petits pores, comme produits par des bulles de gaz. Sa densité est de 1,58. Elle ne fond pas à la chaleur, brûle sans produire de flamme et en laissant une certaine quantité de cendre blanche. La saveur est franchement astringente, très-peu amère : l'arrière-goût est doux et parfumé.

Le Cachou de Pégu est soluble en partie seulement dans l'eau froide. Dans l'eau bouillante, il donne une solution colorée en brun-rouge clair, qui a une faible réaction acide et une saveur astringente, laissant un arrière-goût doux et parfumé. Il reste environ 15 pour 100 de résidu. — L'alcool dissout également une grande partie du Cachou et laisse environ 25 pour 100 de résidu. Un mélange d'alcool et d'eau ne laisse que 7 à 8 pour 100 de matière insoluble. Les dissolutions tant aqueuses qu'alcooliques, traitées par le chlorure ferrique, donnent un précipité brun verdâtre. Si on examine au microscope les résidus laissés par l'eau et par l'alcool, on y trouve de nombreux débris de plantes, des cristaux d'oxalate de chaux, quelques grains colorés en brun qui sont peut-être de la chlorophylle altérée ; on n'y voit pas du tout d'amidon.

Le Cachou de Pégu contient un tannin particulier, qu'on a nommé *acide cachutannique* : un acide désigné sous le nom d'*acide cachutique*, et qu'on a appelé aussi *catéchine*, en outre de la gomme, une matière extractive, des impuretés.

L'*acide cachutique* ou *catéchine* est une substance cristallisable en aiguilles blanches, d'un éclat soyeux. Il est soluble dans l'eau froide, beaucoup plus soluble dans l'eau bouillante, qui par refroidissement le laisse déposer à l'état cristallin. Il se dissout dans 5 à 6 parties d'alcool froid, dans 2 à 3 parties d'alcool bouillant, et dans 7 à 8 parties d'éther bouillant. L'acide sulfurique le précipite de ses dissolutions aqueuses.

L'*acide cachutannique*, qui se trouve dans le Cachou de Pégu dans les proportions de 56 pour 100, est probablement un produit dérivé de l'acide cachutique. C'est le tannin du Cachou : soluble dans l'eau, l'alcool et l'éther, insoluble dans les huiles grasses et essentielles. L'astringence de ce tannin est moindre que celle du chêne. Les sels de fer le précipitent en vert ou en vert grisâtre. Il ne précipite pas par l'émétique.

Le Cachou de Pégu est presque le seul qui arrive dans notre commerce européen. Les autres cachous de l'*Acacia catechu*, méritent à peine une mention. Nous nous bornerons à indiquer les quelques sortes désignées par Guibourt sous le nom de **Cachou brunâtre en gros pains parallélipipèdes**, **Cachou brun siliceux**, **Cachou blanc enfumé** et à donner les caractères du **Cachou terne** et **parallélipipède** du même auteur, qui vient quelquefois en Europe.

B. Ce Cachou correspond au **Cachou du Bengale** des auteurs. On le prépare dans le nord de l'Inde, soit avec l'*Acacia Catechu* Willd., soit avec l'*Acacia Suma* Kurz (*Mimosa Suma* Roxb.), arbre du même genre qu'on trouve à Mysore dans le sud de l'Inde, dans la presqu'île de Guzerate et dans le Bengale. L'écorce sert au tannage, et le cœur du bois à la préparation du Cachou.

Ce Cachou du Bengale est en pains de 2 à 5 centimètres d'épaisseur ou en morceaux irréguliers, formés d'un certain nombre de feuillets superposés. La couleur est brunâtre à la surface, et la consistance assez ferme dans ces couches extérieures. A l'intérieur la matière est terne, grisâtre, opaque, poreuse, terreuse. La saveur est agréable, astringente et laisse une sensation de fraîcheur.

Ce Cachou rappelle beaucoup les Gambirs par ses caractères ; il contient, comme eux, une quantité considérable de cristaux d'acide cachutique, qu'on peut voir au microscope.

2° Cachous de l'Areca Catechu.

L'*Areca Catechu* L. est le palmier des Indes Orientales, qui fournit la noix d'Arec, dont nous avons déjà donné les caractères (Tom. I, p. 425). C'est de ces semences qu'on extrait le Cachou dans diverses parties de l'Inde et particulièrement dans le Sud, soit à Ceylan, soit à Mysore et à Travancore.

On prépare avec ces graines deux extraits qui portent dans le pays les noms de *Kassu* ou *Cassou* et de *Coury*. Pour faire le premier, on prend les noix d'Arec, telles qu'elles viennent de l'arbre, et on les met à bouillir pendant quelques heures dans un vase de fer. On les retire alors et la liqueur épaissie par l'ébullition donne le produit. — Les noix, qu'on avait retirées, séchées et mises à bouillir de nouveau, donnent une nouvelle liqueur qu'on épaissit par l'ébullition. L'extrait ainsi obtenu est le *Coury*.

Ces deux produits n'ont pas d'importance commerciale ; ils ne viennent en Europe que comme échantillons de droguier. Ils répondent à ce que Guibourt a décrit sous le nom de **Cachou en boules terne et rougeâtre**, et **Cachou brun noirâtre orbiculaire et plat de Ceylan.**

Le premier est le *Coury*. Il est en masses arrondies, devenues irrégulières et anguleuses, recouvertes le plus souvent de glumes de riz. Ces masses sont d'un brun rougeâtre à la surface. A l'intérieur, le cachou est dur, consistant, d'un brun foncé, dans les couches extérieures, friable, d'apparence terreuse et d'un gris rougeâtre dans les parties centrales. Le microscope montre une quantité considérable de petits cristaux, qui sont de l'acide cachutique. — La saveur est très-astringente, un peu amère et laisse un arrière-goût sucré très-agréable.

La seconde forme est le *Coury*, qu'on désigne généralement sous le nom de **Cachou de Colombo** ou de **Ceylan**. Il est en pains ronds, aplatis de 5 à 8 centimètres de diamètre sur 2 centimètres d'épaisseur. Les deux faces sont recouvertes de glumes de riz. La cassure est nette, brillante, d'un brun noirâtre. Il est homogène dans sa masse, et translucide dans ses lames minces. — Au microscope, il montre un très-grand nombre de cristaux de catéchine, et contient une faible proportion de ce principe.

3. KINOS.

Kino. Gummi Kino.

On désigne sous le nom général de **Kinos**, des produits astringents comme le cachou, et qui contiennent le même principe, c'est-à-dire de la catéchine, mais qui ont en outre une matière colorante, qui teint la salive en rouge. Ces Kinos ne sont pas pour la plupart, des extraits; plusieurs sont un véritable suc naturel, qui n'a subi d'autre préparation qu'une dessiccation au soleil ; et si nous les plaçons ici, c'est à cause de leur parenté étroite avec les Cachous et les Gambirs.

Un grand nombre de produits, retirés de plantes diverses appartenant même à des familles très-différentes, rentrent dans le groupe des Kinos. Les types appartiennent à la famille des Légumineuses, et particulièrement au genre *Pterocarpus*. Celui qu'on décrit dans un certain nombre de Pharmacopées comme officinal est le Kino du *Pterocarpus marsupium* de Roxburgh, dont nous nous occuperons tout d'abord.

I. **Kino de Malabar** ou **Kino d'Amboise** (*Kino Malabaricum seu Amboinense*). C'est le suc qui découle par incision du *Pterocarpus marsupium* Mart. Ce grand arbre habite les forêts de la côte de Malabar. Il croît aussi sur les côtes orientales de l'Hindoustan, à Ceylan et dans l'Indo-Chine. Lorsqu'on veut obtenir le produit, on fait au tronc une incision longitudinale à laquelle aboutissent un certain nombre d'incisions latérales. Un vase placé au pied de l'arbre reçoit le suc, qu'on dessèche en l'exposant à l'air libre.

Ce Kino arrive d'ordinaire dans le commerce en petits fragments, qui atteignent au plus la grosseur d'un pois. Ils sont
anguleux, marqués de stries parallèles sur une face, d'un rouge-
noir, brillants, transparents en lames minces, et paraissant ainsi
d'un rouge de rubis. La substance est très-friable et se divise
facilement sous le simple effort des doigts. Elle paraît amorphe
sous le microscope. Elle n'a pas d'odeur particulière ; sa saveur
est astringente.

Le Kino se ramollit dans la bouche, s'attache aux dents
et donne à la salive une coloration rouge. Il se dissout en
grande partie dans l'eau froide et lui communique une couleur rouge, d'une astringence marquée : il reste un résidu pâle
floconneux. Dans l'alcool, il se dissout complétement en donnant aussi une solution rouge, d'une réaction acide au papier
de tournesol.

Le chlorure ferrique versé dans les solutions aqueuses de Kino
en précipite une matière d'un vert grisâtre ; les acides minéraux produisent un précipité d'un rouge-brun qui est de l'a-
cide *Kinotannique*. Cet acide paraît très-voisin de l'acide cachutannique, sinon le même. En outre, le Kino donne, lorsqu'on le distille à sec, un corps qu'on a appelé *Pyrocatéchine*, et
qui se produit dans la distillation du cachou et de la catéchine.
Traité par les alcalis hydratés, il donne aussi, comme la catéchine, du cachou, de l'acide protocatéchique et une sorte de
sucre, soluble dans l'éther, cristallisable, colorée en violet
foncé par le chlorure ferrique, qu'on nomme *Phloroglucin*. Ces
faits pourraient faire penser qu'il contient de la catéchine
comme le Cachou de Pégu et les Gambirs ; mais l'éther ne
permet de retirer du Kino que de la *Pyrocatéchine*. Enfin le
Kino contient une substance, qu'on appelle *rouge de Kino* et
que lui donne sa couleur spéciale. Ce rouge paraît être primitivement une substance incolore, qui prend sa teinte particulière sous l'action de l'oxygène.

II. Une espèce de Kino produite également par un *Pterocar-*

pus est le **Kino de Gambie** ou **Kino d'Afrique**, désigné aussi
sous le nom de **Gomme astringente de Gambie** (*Gummi rubrum astringens Gambiense*). C'est le Kino, qui est arrivé le premier dans le commerce vers le milieu du dix-huitième siècle ;
il est maintenant extrêmement rare et n'offre plus qu'un intérêt
de curiosité.

Il est retiré du *Pterocarpus erinaceus* Lam. (*Drapanocarpus
senegalensis* Nees), grand arbre qui croît sur les côtes occidentales d'Afrique, depuis la Sénégambie jusqu'à Angola. — Le
suc exsude naturellement de l'écorce, mais on l'obtient en
plus grande abondance par des incisions. On le fait sécher à
l'air.

Il est en tous petits morceaux, anguleux, noirs et opaques, vus
en masse, mais d'une belle couleur rouge de rubis, dans les
lames minces et transparentes. Il est très-fragile, brillant dans
sa cassure. Il a une saveur astringente marquée. Il a, au point
de vue de sa solubilité et de ses propriétés chimiques, des caractères tout à fait analogues à ceux du Kino de Malabar.

III. Kino de Butea. — Gomme astringente naturelle du
Butea, Kino du Bengale, Kino de Palas ou de Pulas.

Sous ces noms divers on désigne un suc qui découle du
Butea frondosa Roxb., arbre de la famille des Légumineuses,
qui croît dans les Indes Orientales, où on lui donne le nom de
Palas. La plante laisse découler à travers les fissures de son
écorce, ou par des incisions, un liquide, qui se concrète en
une sorte de gomme astringente, friable, de couleur rouge.

Ce Kino se présente en petites larmes ou en morceaux anguleux, qui peuvent atteindre 1 à 1,5 centimètre de large. Ces
fragments sont le plus souvent couverts sur une de leur face par
une sorte de duvet grisâtre provenant de la surface des feuilles
sur lesquelles ils ont séché. Les autres faces sont lisses, d'une
couleur noire et opaque, quand on voit la substance en
masse : mais chaque morceau placé entre l'œil et la lumière,
se montre, en réalité, transparent et d'une belle couleur rouge

de rubis. Il colore légèrement la salive en rouge ; il n'a pas
d'odeur, sa saveur est franchement astringente.

Mise à macérer dans l'eau la substance se gonfle lentement ;
elle ne se dissout qu'en partie, et colore le liquide en rouge.
L'eau chaude en dissout davantage et forme une liqueur rouge
foncé, qui se trouble par le refroidissement. L'éther prend une
petite quantité de *pyrocatéchine*. L'alcool bouillant dissout
jusqu'à 46 pour 100 de ce Kino, et la solution, qui n'est pas
très-colorée, traitée par le perchlorure de fer, donne un précipité gris verdâtre, dû à un tannin, analogue à l'acide *Kinotannique*. La substance donne en outre 1 à 2 pour 100 de
cendres. Le reste est formé d'un principe mucilagineux, qui
n'a pas été suffisamment étudié.

IV. **Kinos d'Australie.** — Kinos d'Eucalyptus. Kinos de
Botany-Bay. — Suc astringent naturel d'Eucalyptus.

Depuis quelque temps, il arrive dans le commerce européen,
par la voie de l'Angleterre, des Kinos, qui sont produits en
Australie par divers *Eucalyptus*.

Le suc de ces Myrtacées, dont un grand nombre d'espèces
vivent dans la Nouvelle-Hollande, se concrète tantôt dans les
lacunes intérieures de l'arbre, tantôt à la surface de l'écorce.
Des incisions donnent issue à une assez grande quantité du
liquide, qu'on a quelquefois reçu non desséché sur le marché
de Londres : il est visqueux, et a donné par évaporation
35 pour 100 de Kino solide.

Les espèces d'Eucalyptus qui donnent le meilleur Kino paraissent être (1), l'*Eucalyptus rostrata* Schlecht., l'*Eucalyptus
corymbosa* Sm., l'*Eucalyptus citriodora* Hook., etc. : il faut y
joindre l'*Eucalyptus resinifera*, dont les produits avaient déjà
été rapportés par Lesson.

Ces produits présentent naturellement des différences en
rapport avec les diverses espèces d'où ils découlent. Mais les

(1) Wiesner, *Zeitchrift des osterreich. Apothekervereines.* IX. 497 (1871).

bonnes sortes présentent les plus grands rapports avec le Kino
du *Pterocarpus marsupium* Willd. Elles sont plus ou moins solubles dans l'eau et dans l'esprit-de-vin. Leurs solutions donnent
avec les acides minéraux étendus un précipité d'acide Kinotannique ; avec les sels de fer, un précipité d'un gris verdâtre.
Ils contiennent, les uns de la *Catéchine*, les autres de la *Pyrocatéchine*. En outre, on y trouve une quantité de gomme variable
selon les espèces. Cette gomme est de la nature de celle des
acacias : soluble dans l'eau, insoluble dans l'alcool, si bien que
certains Kinos, qui contiennent une grande proportion de cette
gomme, ne se dissolvent qu'avec beaucoup de peine dans
l'esprit-de-vin.

Les Kinos d'Australie n'ont pas d'odeur très-marquée ; ils ont
une saveur astringente, et contiennent une matière rouge qui
colore la salive. Ils sont destinés à prendre une certaine importance dans le commerce.

V. **Kino de la Jamaïque.** — Kino des Indes Occidentales.
On a décrit sous ce nom, non plus un suc naturel, mais un
extrait retiré du *Coccoloba uvifera* Jacq. Cet arbre de la famille
des Polygonées, a un bois d'une couleur rougeâtre et en même
temps astringent, qu'on traite par décoction dans l'eau et qui
fournit, après l'évaporation de la liqueur, l'extrait qui présente
les caractères suivants :

Il est en fragments brisés, de 2 à 3 centimètres d'épaisseur,
portant sur une face l'empreinte d'un réseau rectangulaire. Il
est brun foncé à l'extérieur, et recouvert d'une poussière qui
lui donne une teinte rougeâtre. La cassure est noire, brillante,
et montre çà et là quelques vacuoles. La substance est opaque.
Elle n'a pas d'odeur prononcée ; elle est astringente et un peu
amère. — Elle ne se dissout qu'imparfaitement dans l'eau
froide, complétement dans l'eau bouillante. Elle est peu soluble
dans l'alcool froid, davantage dans l'alcool chaud. Les solutions
précipitent en gris noirâtre par le sulfate de fer.

VI. **Kino de la Colombie.** — Guibourt décrit sous le nom de

Kino de la Colombie un suc retiré par incision des mangliers ou palétuviers (*Rhizophora Mangle* L), qui sont très-communs sur les côtes d'un grand nombre de régions tropicales. Ce suc est séché au soleil. Il est arrivé quelquefois dans le commerce sous le nom de Sang-dragon.

Ce produit est en pains aplatis, pesant 1 kilog. à 1 kilog. et demi, et portant à la surface l'empreinte d'une feuille de palmier ou de canne d'Inde. La couleur est brune, rendue rougeâtre par la poudre qui recouvre l'extérieur. La substance est friable, et se divise en petits morceaux anguleux, brillants, transparents sur les bords. La saveur est astringente et amère ; l'odeur assez spéciale.

Le Kino de la Colombie est en grande partie soluble dans l'eau froide, plus soluble encore dans l'eau bouillante, presque complétement soluble dans l'alcool. Les solutions sont d'un beau rouge. L'acide nitrique y produit un précipité d'un rouge orangé, le sulfate de fer un précipité vert noirâtre.

RUBIACÉES.

4. GAMBIRS.

Cachou clair. — *Gambir. Gutta Gambir. Catechu pallidum. Extractum Uncariæ. Terra japonica.*

Le **Gambir** est un extrait retiré des feuilles de l'*Uncaria Gambir* Roxb. (*Nauclea Gambir* Hunt.). Cet arbrisseau sarmenteux croît dans les îles de l'archipel Indien, à Ceylan, à Sumatra et sur les côtes de la presqu'île de Malacca. — On le cultive dans des terrains arides, où il réussit, auprès des plantations de poivre, et lorsqu'on a utilisé ses feuilles pour l'extraction du Gambir, on peut les employer comme engrais dans les plantations.

On peut aussi employer aux mêmes usages les feuilles de l'*Uncaria acida,* Roxb., plante très-voisine de la précédente, qui croît dans les îles de la Malaisie.

Les feuilles de la plante sont séparées de la tige, et on les met à bouillir dans des vases de fer. On évapore en consistance sirupeuse et on laisse solidifier par refroidissement. On coupe alors la pâte en petits carrés que l'on fait sécher au soleil.

Le Gambir obtenu sous cette forme est le plus souvent en petits pains cubiques de 2 à 5 centimètres de côté. Leur surface est d'un brun jaunâtre, assez consistante, mais au-dessous de cette mince couche dure, la substance est légère, poreuse, pâle, tantôt blanchâtre, et tantôt jaune-cannelle. Elle se laisse facilement écraser sous le doigt et donne alors une poudre qui, examinée au microscope, paraît composée d'une masse innombrable de petits cristaux aciculés. — L'odeur est à peu près nulle, la saveur est amère, astringente et laisse dans la bouche un goût frais et sucré.

Le Gambir se dissout en grande partie dans l'eau froide, et complétement dans l'eau chaude. La solution est brunâtre, un peu trouble, d'un goût astringent et doux; elle n'a qu'une faible réaction acide au papier de tournesol, le sulfate de fer donne un précipité vert noirâtre.

Les cristaux qui composent la presque totalité de la masse, sont de la *catéchine*. La matière colorante jaune du Gambir est de la *quercétine*, qu'on trouve aussi dans les cachous.

Le Gambir ne se présente pas toujours sous la forme cubique. Parfois il est en prismes allongés, que Guibourt a comparés aux prismes de l'amidon en aiguilles et qu'il a appelé à cause de cela **Gambir en aiguilles.** Il a, du reste, les mêmes caractères que le Gambir cubique .

On a quelquefois ajouté de la fécule et particulièrement du Sagou aux Gambirs. La présence de cette matière est facile à reconnaître, soit par l'iode, soit au microscope. La teinture d'iode ne donne pas du tout de coloration bleue à la matière pulvérulente, qui forme la masse du produit; elle colore les fécules. Quant au microscope, il montre les grains caractéristiques, que nous avons déjà décrits à l'article des Fécules et du Sagou en particulier.

LILIACÉES.

5. **ALOÈS.**

Suc d'aloès. — *Aloe seu Aloes.*

Les Aloès du commerce sont produits par diverses espèces appartenant toutes au genre *Aloe*. Ces plantes habitent les régions qui s'étendent sur la côte orientale d'Afrique, depuis la mer Rouge jusque dans la colonie du Cap. — Un certain nombre d'espèces ont été portées de ces régions dans d'autres pays, où elles sont cultivées : c'est ainsi qu'on les rencontre dans le nord de l'Afrique, en Espagne, dans les Indes anglaises et hollandaises et même en Amérique, particulièrement aux Antilles. Dans ces dernières régions, elles donnent même des sortes commerciales, qui ont une grande importance.

Les diverses espèces, qui fournissent l'Aloès, sont très-nombreuses. Nous citerons seulement les plus remarquables.

Tout d'abord l'*Aloe soccotrina* Lamb. (*Aloe vera* Miller). C'est une espèce qui croît sur les côtes méridionales de la mer Rouge et dans quelques îles de l'Océan Indien, particulièrement à Socotora. Elle existe peut-être aussi sur la côte de Zanzibar.

A côté de l'*Aloe soccotrina* Lam. se place l'*Aloe officinalis* Forsck., qui n'en est probablement qu'une simple variété.

L'*Aloe vulgaris* Lam. (*Aloe Barbadensis* Mill.) est une plante des côtes orientales d'Afrique, qui se retrouve aussi vers le nord de l'Afrique et dans les Indes Orientales, où elle est peut-être spontanée. La culture l'a transportée dans le sud de l'Espagne, en Sicile, en Grèce, et en même temps dans les Antilles, où elle donne la sorte connue sur le nom d'Aloès des Barbades. On rapproche de cette espèce l'*Aloe indica* Royle, plante des provinces nord-ouest de l'Inde, et l'*Aloe littoralis* König, qui croît au Cap Comorin.

Les *Aloe ferox* Miller (*Pachydendron ferox* Haw.), *Aloe spicata* Thunb., *Aloe perfoliata* L., *Aloe linguæformis*, *Aloe arborescens* Mill., *Aloe Commelini* Willd., *Aloe purpurascens* Haw., *Aloe mitræformis* Lam., *Aloe africana* Haw..., etc., croissent surtout dans la partie méridionale de l'Afrique, dans la colonie du Cap ou dans ses environs, et contribuent à la production des Aloès du Cap.

Toutes ces espèces, dont quelques-unes atteignent quelquefois des dimensions considérables, sont remarquables par la forme et la consistance de leurs feuilles. Ces organes sont épais, charnus et contiennent des sucs divers, les uns aqueux et tout à fait insipides, les autres très-amers, qui constituent le suc d'Aloès. Le siége de ces principes est bien spécial. Lorsqu'on fait la coupe transversale d'une feuille, on y voit au premier coup d'œil deux régions assez distinctes : l'une extérieure, formée de tissus colorés et assez denses ; l'autre centrale, de couleur blanchâtre, comme pulpeuse. En examinant de plus près et au microscope, on voit que la partie qui occupe le milieu de la feuille, est formée d'un tissu parenchymateux, à larges cellules, qui contiennent dans leur intérieur une masse visqueuse ou mucilagineuse, qui s'écoule lentement. Cette masse n'a qu'une saveur fade, peu marquée : elle n'a pas de propriétés actives et peut être rejetée sans inconvénient, et même avec avantage dans la préparation des Aloès médicinaux.

Quant aux couches superficielles, elles sont formées de dehors en dedans, d'une cuticule amorphe, d'un épiderme muni de stomates, et de nombreuses rangées de cellules, remplies de matière verte ou chlorophylle. Çà et là, de même que dans la moelle centrale, des cellules un peu plus allongées contiennent des cristaux aiguillés d'oxalate de chaux, groupés en raphides.

La zone la plus intéressante se trouve placée au point de jonction de la moelle et de la partie corticale. Elle est formée

de faisceaux fibro-vasculaires, qui sont placés tout autour de
la moelle à des distances rapprochées et sensiblement égales.
Chacun de ces faisceaux, vu à un grossissement un peu
considérable, montre une partie interne saillante en forme de
coin dans le tissu de la moelle et une partie externe, tournant
sa face convexe vers la couche chlorophyllienne. La partie
interne contient dans son milieu 2 ou 3 vaisseaux spiralés, ou
des trachées, et tout autour des cellules de tissu fibreux d'un
faible diamètre. — D'autres cellules plus grosses à parois minces, allongées dans le sens vertical, superposées bout à bout
et séparées par des cloisons obliques, entourent ce noyau et
forment vers l'extérieur de 3 à 10 rangées; ces cellules sont
remplies d'un liquide pourpre ou brun, qui se concrète dans
leur intérieur après que la feuille a été cueillie et dessine bien
les parois. Ces rangées de cellules sont limitées extérieurement
par d'autres cellules plus courtes, également superposées bout à
bout, étendues tangentiellement, qui contiennent, dans un liquide jaune et amer, un gros corps arrondi, d'apparence résineuse. Ce sont les liquides contenus dans ces faisceaux qui
donnent au suc d'Aloès ses propriétés principales.

Les auteurs ont indiqué un assez grand nombre de procédés
pour l'extraction du suc d'Aloès. D'après les uns, on hache les
feuilles, on les exprime, on fait déposer le suc par le repos et
on le laisse évaporer au soleil. D'après d'autres, on hache les
feuilles, on les soumet directement à la décoction dans l'eau.
L'eau ainsi chargée des principes actifs est ensuite évaporée et
la matière séchée. Ou bien encore, on obtient le liquide à évaporer, en y plongeant pendant dix minutes des paniers remplis
de feuilles d'Aloès.

Voici d'après MM. Hanbury et Flückliger (1), les moyens qu'on
emploie à la Jamaïque et au Cap. Dans la première de ces localités, on exploite l'*Aloe vulgaris*, dont les feuilles atteignent
quelquefois de 1 à 2 pieds de longueur. — C'est en mars et en

(1) *Pharmacographia*, pag. 619.

avril que se fait d'ordinaire l'opération, pendant la chaleur du jour. Les feuilles sont coupées près de leur point d'attache et placées rapidement, la partie coupée en bas, dans une sorte d'auge à faces inclinées l'une vers l'autre en V, percées à la partie inférieure d'un trou, par lequel le liquide tombe dans un vase placé au-dessous de cette espèce d'entonnoir, long de 12 à 13 mètres et profond de 40 centimètres environ. On n'exerce aucune pression sur les feuilles. Au bout d'un quart d'heure, on a coupé assez de feuilles pour remplir un des entonnoirs. Il y a généralement cinq de ces réceptacles, placés de manière à être facilement à la portée des travailleurs. Lorsque le dernier est rempli, l'opérateur retourne à la première et enlève les feuilles qu'il juge épuisées. Les feuilles ne sont mises ni à infuser, ni à bouillir : on ne les emploie, après leur épuisement, que comme engrais.

Lorsqu'un des vases placé au-dessus des grands entonnoirs est plein, on le vide dans un réceptacle particulier, où il est gardé pour l'évaporation. Le suc peut rester ainsi longtemps sans fermenter et sans se gâter. L'évaporation se fait d'ordinaire dans des vases en cuivre, au fond desquels se trouve une pièce en forme de cuiller, où se rassemblent les impuretés, et qu'on peut ainsi enlever de temps en temps. Lorsque le suc paraît assez épaissi, à l'œil de l'opérateur, on le verse dans des calebasses, ou dans des boîtes, où il se durcit peu à peu.

Exceptionnellement, on prépare l'Aloès en le laissant évaporer à l'air libre et à la simple chaleur du soleil, mais une pareille méthode est trop longue pour donner des résultats utilisables pour le commerce.

A Curaçao, dans les possessions hollandaises, on traite le suc de l'*Aloe vulgaris* de la même manière qu'aux Barbades.

Dans la colonie du Cap, voici comment on opère, d'après une lettre adressée à M. Hanbury (1) par M. Peter Mac Owan. On creuse un trou dans la terre sèche et on y étend une peau de

(1) Flükiger et Hanbury. *Pharmacographia*, pag. 620.

chèvre. Sur le bord, on range une série de feuilles détachées de
la tige, de manière à ce que la partie coupée soit tournée
vers le centre ; on met une seconde série de feuilles au-dessus de
la première, puis une troisième, mais en prenant soin de les
disposer de façon à ce que le suc tombe directement sur la
peau sans entraîner de débris ou d'impuretés. Puis on laisse les
feuilles s'épuiser de leur jus. Lorsque la peau est pleine, on la
soulève, en passant sur les bords quatre baguettes, et on verse
le contenu dans un vase en fer. On fait bouillir, sans prendre
beaucoup de soin pour cette opération, l'interrompant ou l'acti-
vant selon le hasard des circonstances. D'ailleurs, d'après un
autre correspondant, la préparation de l'Aloès ne paraît être
faite dans la colonie du Cap que pour utiliser les moments où
l'on n'a pas d'ouvrage plus profitable.

On ne sait rien de positif sur la manière dont on fait l'Aloès
succotrin, ni même sur les localités exactes où on le prépare.

Les diverses sortes d'Aloès ainsi préparé ont un certain nombre de caractères communs, qu'on peut résumer de la manière suivante :

La substance est amère plus ou moins nauséeuse. Elle fond
lorsqu'on l'expose à la chaleur, brûle avec flamme et laisse
une petite quantité de cendres. Elle est complètement soluble
dans l'alcool, à l'exception de quelques légers flocons : elle est
insoluble dans le chloroforme, dans le sulfure de carbone, et
dans l'essence de pétrole. L'eau bouillante dissout complètement
l'aloès ; mais, en se refroidissant, elle laisse déposer des globules
ou de petites larmes de matière résineuse, qui forment au fond
du vase une masse désignée sous le nom de *Résine d'aloès*. —
La solution clarifiée a une réaction légèrement acide, elle
se colore en brun foncé par les alcalis, en noir par le chlorure
de fer. L'eau froide dissout incomplètement l'Aloès et donne
un soluté qui offre la même réaction que la solution par l'eau
chaude.

Les sortes du commerce présentent, avec ces caractères communs, des différences d'odeur, de couleur, de transparence, qui permettent de les reconnaître assez facilement. L'on a surtout tenu grand compte du dernier caractère, et l'on a divisé les Aloès en **Aloès translucides** et en **Aloès opaques** ou **hépatiques**. Cette différence entre les produits de plantes analogues a été en partie expliquée par l'observation suivante, faite par Pereira. En laissant au repos un suc d'Aloès succotrin encore liquide, on voit se former deux couches d'apparence différente : l'inférieure, épaisse, d'un jaune pâle ou blanchâtre, granuleuse et opaque; la supérieure, foncée, liquide et transparente. La partie opaque, examinée au microscope, se montre formée d'une multitude de petits cristaux, que nous verrons plus tard se rapporter à l'aloïne. On en a conclu que la transparence et l'opacité des diverses sortes d'Aloès peuvent tenir en grande partie à l'état cristallin ou amorphe du principe actif de ces substances. Les Aloès hépatiques contiennent en effet généralement l'aloïne à l'état cristallin, les Aloès transparents à l'état amorphe. Quant aux conditions qui interviennent pour modifier l'état du principe actif, elles sont probablement complexes; mais une des principales paraît être l'action de la chaleur sur le suc.

L'état cristallin de la substance n'est pas du reste la seule circonstance, qui donne de l'opacité aux Aloès : une matière féculente, encore indéterminée, intervient pour produire un semblable résultat.

Le nombre des sortes d'Aloès est assez considérable : on peut cependant les grouper autour de quelques types principaux, qui sont : les **Aloès succotrin**, du **Cap**, des **Barbades**. Nous décrirons ces types, en en rapprochant les sortes moins importantes.

1° **Aloès succotrin** ou **soccotrin**. Aloès de Bombay. Aloès de Zanzibar. Aloès des Indes Orientales. *Aloe soccotrina* et *Aloe hepatica*.

L'aloès succotrin vient d'ordinaire en Europe par la voie des

Indes Orientales et particulièrement de Bombay, mais il n'a
pas été préparé dans ces régions. Il y est apporté par des marchands arabes, soit des ports de la mer Rouge, soit des côtes
orientales d'Afrique, soit de Socotora, par la voie de Zanzibar.
Il paraît donné surtout par l'*Aloe soccotrina*. Il est tantôt translucide, et forme alors le vrai *Aloès soccotrin* (*Aloe soccotrina*) ;
d'autrefois opaque, c'est le vrai *Aloès hépatique* (*Aloe hepatica*).

Il arrive généralement dans des peaux de gazelles, renfermées
elles-mêmes dans des caisses ou des tonneaux. D'ordinaire, les
couches extérieures en sont dures et sèches, la partie centrale
encore molle, et même parfois coulante. La couleur est d'un
rouge hyacinthe ou grenat. La cassure est conchoïdale et brillante : la poudre est d'un jaune doré. L'odeur est agréable et
rappelle à la fois celle de la myrrhe et du safran.

Les deux formes de l'Aloès soccotrin, Aloès translucide et
Aloès hépatique, arrivent quelquefois tout à fait isolées dans
le commerce; mais on les trouve souvent mêlées ensemble
et formant des couches alternantes.

2° On a décrit sous le nom d'**Aloès de Moka** une sorte inférieure, qui paraît répondre à l'*Aloès noirâtre* et *fétide* de Guibourt. Cette sorte arrive enveloppée, comme l'Aloès soccotrin,
dans des poches de peau de gazelle. Il est d'un brun noirâtre,
fragile, souvent souillé d'impuretés ou mêlé de corps étrangers,
sable ou pierres. Son odeur est caractéristique : elle est fétide.
Cette sorte est apportée à Aden de l'intérieur du pays.

3° **Aloès du Cap** (*Aloe capensis*). Cet Aloès provient de la co-
lonie du Cap, où elle est retirée de l'*Aloe ferox* Miller, et des
Aloe africana Mill., *A. spicata* Thunb, *Aloe arborescens* DC.,
Aloe linguæformis etc., etc. Il nous arrive d'ordinaire en caisses.

L'Aloès du Cap est en masse d'un brun noirâtre, mais avec
des reflets verdâtres tout particuliers, qui le font assez facilement reconnaître. La cassure est brillante et vitreuse. Il paraît
peu transparent, vu en masse : mais les lames minces laissent
facilement passer la lumière et prennent alors une couleur

jaune d'ambre ou d'un rouge foncé. La couleur de sa poudre est d'un jaune verdâtre. Sa saveur est très-amère, nauséeuse. Son odeur est très-spéciale et bien différente de l'odeur douce de l'Aloès succotrin. Il est moins soluble dans l'eau que ce dernier.

L'Aloès du Cap présente diverses variétés, différant entre elles soit par le plus ou moins de brillant de la cassure, soit par la transparence de la substance. Il est préparé surtout par les Hottentots et les Bastaards, et nous arrive en Europe par le port du Cap de Bonne-Espérance, la baie d'Algoa, etc.

4° **Aloès de Natal.** Cette sorte a pris dans ces dernières années une assez grande importance. Elle est préparée dans les environs du port Natal et particulièrement sur les montagnes de ces districts. On emploie une sorte d'Aloès, qui n'est pas suffisamment déterminée. Les procédés de manipulation sont à peu près les mêmes que ceux que l'on emploie dans la colonie du Cap; seulement les Européens, Hollandais et Anglais, qui dirigent les Cafres dans l'exploitation, procèdent avec beaucoup plus de soin dans les diverses opérations.

L'Aloès de Natal est une espèce d'Aloès hépatique; il est complétement opaque, et a une teinte gris brun. Sa poudre est d'un jaune clair. Il contient des cristaux d'une matière, analogue à l'aloïne, mais qui n'est pas identique. C'est la Nataloïne.

5° **Aloès des Barbades.** *Aloe Barbadensis.* L'Aloès des Barbades provient de l'*Aloe vulgaris* Lam. qui a été transporté à la Jamaïque et qui y est régulièrement cultivé. Nous avons indiqué le mode de préparation qu'on emploie. Il en résulte une sorte d'Aloès hépatique bien caractérisé, qu'on nous envoie en boîtes, ou plus souvent dans de grandes calebasses.

La substance elle-même est opaque, de couleur brun chocolat, terne et mate; la cassure est cireuse, souvent inégale et comme grenue. Les lames très-minces ont une transparence imparfaite, et prennent par la lumière transmise une couleur orange. La poudre est d'un jaune rougeâtre sale, et devient

rouge brun à la lumière. Trituré avec l'eau, il se divise plus
complétement que l'Aloès du Cap et donne une solution plus
colorée. Il a une saveur amère, et une odeur spéciale qui rappelle à la fois celles de la myrrhe et de l'iode.

On a reçu depuis quelque temps sur le marché de Londres
une variété de l'Aloès des Barbades, qui se distingue par une
couleur d'un noir brillant, une cassure nette et luisante. Les
marchands anglais la désignent sous le nom de *Capey Barba-
dos*. Elle présente d'ailleurs tous les autres traits de l'Aloès de
la Jamaïque. Comme lui, trituré avec l'eau, il donne une belle
émulsion, et sa dissolution étendue, traitée par le chlorure d'or
ou la teinture d'iode, prend une belle coloration d'un rose
violet.

6° **Aloès de Curaçao.** Les Hollandais ont transporté à Curaçao l'*Aloe vulgaris* et l'y exploitent depuis 1837 environ. La
manipulation est analogue à celle qu'on emploie dans les Barbades. Il en résulte un Aloès qui rappelle beaucoup le précédent et particulièrement la variété noire. Il ne se distingue que
par une odeur spéciale, que Oudemans a comparée à celle de
la sueur de nègre.

Les Aloès contiennent une petite quantité d'huile essentielle,
qui, d'après MM. Th. et H. Smith, est un liquide mobile
d'un jaune pâle, ayant une densité de 0,863 et bouillant de
266° à 271°. — Cette essence donne une odeur spéciale aux diverses sortes d'Aloès.

Le principe le plus intéressant est celui qui a été décrit sous
le nom d'Aloïne par MM. Th. et Smith, d'Édimbourg. En traitant l'aloïne des Barbades par l'eau froide, filtrant, évaporant
dans le vide la solution, ils ont vu la dissolution sirupeuse
abandonnée à elle-même se charger d'une matière cristalline
granuleuse. Ils ont, par l'expression, chassé le liquide qui en-
tourait les cristaux, les ont lavés à l'eau froide et chaude et ont
ainsi séparé l'*Aloïne* brute. Plus tard, M. Stenhouse, par des
lavages et des cristallisations successives, a débarrassé la sub-

stance de toutes ses impuretés et en particulier d'une matière brune, qui la souillait encore, et il a ainsi obtenu aussi l'*Aloïne* pure.

Ce principe cristallise en petites aiguilles prismatiques, groupées d'ordinaire en étoile. La couleur est d'un jaune de soufre. Elle est neutre au papier de tournesol. Elle a une saveur d'abord douceâtre, qui devient ensuite très-amère. Elle est peu soluble dans l'eau froide ; elle l'est davantage dans l'eau chaude ; à la température de 100°, elle attire l'oxygène de l'air et se décompose. Lorsqu'on soumet à une température de 55° la partie inférieure d'un suc d'aloès, au fond duquel se sont déposés les cristaux d'aloïne, cette partie devient translucide, et l'aloïne est passée à l'état amorphe. Les alcalis dissolvent complétement et rapidement l'aloïne. L'acide nitrique chaud et concentré la transforme en acide chrysammique. L'acide sulfurique étendu la dédouble, d'après Rochleder, en glucose et en rottlérine.

En étudiant les principes contenus dans les diverses sortes d'aloès, on a constaté qu'on y trouvait des corps analogues à l'aloïne, mais non tout à fait identiques. On a donné à ces diverses sortes d'aloïne, des noms spéciaux en rapport avec les substances d'où elles sont retirées. C'est ainsi qu'on a appelé *Barbaloïne*, l'aloïne que nous avons décrite ci-dessus et qui provient de l'aloès des Barbades ; *Nataloïne*, l'aloïne retirée du l'aloès de Natal ; *Socaloïne*, l'aloïne retirée de l'aloès Soccotrin. Ces trois principes cristallins ont une composition un peu différente, qui serait, d'après les dernières recherches : $C^{17}H^{20}O^7$ pour la Barbaloïne ; $C^{16}H^{18}O^7$ pour la Nataloïne ; $C^{15}H^{17}O^7$ pour la Socaloïne. Les réactions suivantes servent d'ailleurs à distinguer les trois corps :

Si on touche avec une goutte d'acide nitrique une petite portion de la substance placée sur de la porcelaine, on obtient une couleur d'un beau rouge cramoisi avec la barbaloïne et la nataloïne, mais non avec la socaloïne, qui n'est que très-faiblement colorée. — Pour distinguer les deux premiers corps l'un de l'autre, on verse sur une toute petite quantité une goutte ou deux d'acide sulfurique, et on fait passer sur la surface la vapeur s'échappant d'une baguette touchée avec de l'acide nitrique. La barbaloïne ne change pas, mais la nataloïne prend une couleur bleue. La socaloïne se conduirait comme la barbaloïne (1).

La nataloïne existe toute formée à l'état cristallin dans l'Aloès de Natal : elle est moins soluble que l'aloïne ordinaire de Barbades; elle est en tables écailleuses rectangulaires, souvent tronquées sur un ou plusieurs angles. Par l'action de l'acide nitrique, elle donne de l'acide picrique et de l'acide oxalique, mais pas d'acide chrysammique. — Elle se dissout dans 60 parties d'alcool, 35 parties d'alcool méthylique, 50 parties d'éther acétique, 230 parties d'alcool absolu, et plus de 1200 parties d'éther ordinaire.

La socaloïne, qui existe dans le suc des aloès succotrins, est beaucoup plus soluble que la nataloïde. Elle est cristallisable en prismes aciculaires, qui se groupent en touffes, et qui peuvent atteindre, par leur précipitation de l'alcool méthylique, 2 à 3 millimètres de long. Elle est soluble dans 30 parties d'alcool, 9 d'éther acétique, 380 d'éther, 90 parties d'eau : elle est très-soluble dans l'alcool méthylique.

(1) Histed, d'après Hanbury et Flückiger. *Pharmacographia*, p. 626.

CHAPITRE XI

PULPES ET PATES SÈCHES

Nous faisons entrer dans ce chapitre des préparations faites sur les lieux d'origine, et qui ne sont ni des extraits, ni des sucs desséchés. Leur nombre se réduit à deux : une sorte de pâte sèche, qui dans le commerce porte le nom de **Guarana** ; et **la pulpe de Tamarins**, qui se trouve le plus souvent dans les pharmacies, retirée des légumes qui la renferment.

SAPINDACÉES.

1. GUARANA.

Le **Guarana** est préparé avec le *Paullinia sorbilis* Mart. qui croît dans les provinces septentrionales du Brésil et dont les fruits renferment un certain nombre de semences à testa dur, de couleur brun marron ou noirâtre, marqué d'un grand hile de couleur fauve. A l'intérieur se trouve une amande, de saveur agréable, qui sert à former le Guarana.

Pour préparer ce produit, on pulvérise grossièrement les semences, on fait une sorte de pâte en les humectant d'eau. On donne différentes formes à cette masse. Le plus souvent, on la met en rouleaux cylindriques, qui représentent une sorte de saucisson de couleur brune. La cassure est très-inégale, montrant les gros fragments de la substance ; elle a une couleur rouge brun; l'intérieur rappelle une pâte de cacao grossièrement broyée. L'odeur est peu marquée; la saveur est faiblement astringente, et laisse dans la bouche un parfum agréable.

Le Guarana contient de la caféine dans les proportions de 5 à 6 pour 100, probablement à l'état de tannate.

LÉGUMINEUSES.

2. **PULPE DE TAMARIN.**

Pulpa Tamarindorum cruda.

Cette pulpe a été décrite suffisamment à propos des fruits du Tamarin (tom. I, page 295), pour que nous n'ayons pas à y revenir ici.

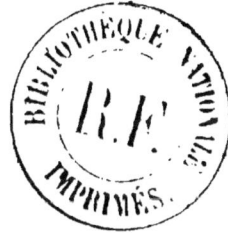

FIN

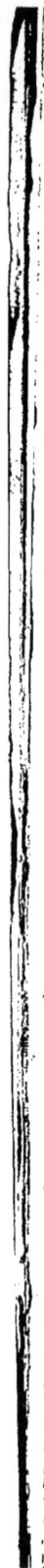

TABLE DES MATIÈRES

DU TOME SECOND

CHAPITRE XI

DES BOIS

CHAPITRE XII

DES GALLES

CHAPITRE XIII

POUDRES ORGANIQUES ET POILS

SECONDE PARTIE

PRODUITS RETIRÉS DES VÉGÉTAUX

CHAPITRE PREMIER

SUCRES ET MANNES

CHAPITRE II

DES GOMMES

CHAPITRE III

GOMMES RÉSINES

CHAPITRE IV

DES RÉSINES

CHAPITRE V

OLÉO-RÉSINES ET BAUMES

CHAPITRE VI

HUILES ESSENTIELLES

CHAPITRE VII

CORPS GRAS

CHAPITRE VIII

MATIÈRES COLORANTES.

CHAPITRE IX

DES SUCS LATICIFÈRES

CHAPITRE X

DES EXTRAITS

CHAPITRE XI

DES PATES SÈCHES ET PULPES

FIN DE LA TABLE DES MATIÈRES.

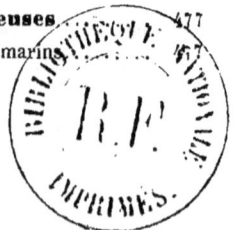

TABLE ALPHABÉTIQUE

DES MATIÈRES

CONTENUES DANS L'OUVRAGE

E

I

SUITE A L'ERRATA

'DU TOME PREMIER

(Voir tome premier, page 663).

Page 27, ligne 9, *au lieu de* verticales, *lisez :* corticales.
 — 54 — 23, *au lieu de* Sysimbrium, *lisez :* Sisymbrium.
 — 104 — 6, *au lieu de* Majoliane, *lisez :* Marjolaine.
 — — — 23, *au lieu de* Marjoranæ, *lisez :* Majoranæ.
 — — — 24, *au lieu de* Marjorana, *lisez :* Majorana.

ERRATA

DU TOME SECOND

Page 16 ligne 21 et 22, *au lieu de* Simarouba, *lisez :* Simaruba.
 — 22 — 6, *au lieu de* Guajacum, *lisez :* Gajacum.
 — 54 — 1 de la note, *au lieu de* 283, *lisez :* 284.
 — 56 — 18 et 1 de la note, *au lieu de* 284, *lisez :* 285.
 — 59 — 27 et 1 de la note, *au lieu de* 285, *lisez :* 286.
 — 64 — 1 de la note, *au lieu de* 286, *lisez :* 287.
 — — — 2 de la note, *au lieu de* 287, *lisez :* 288.
 — 109 — 4, *avant* Lycopode, *mettez :* Lycopodiacées.
 — 113 — 25, *avant* Poils de Cibotium, *mettez :* Fougères.
 — 115 — 21, *avant* Coton, *mettez :* Malvacées.
 — 195 — 31, *au lieu de* occidentales, *lisez :* orientales.
 — 237 — 1, *au lieu de* V, *lisez :* VI.

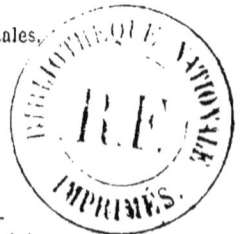

CORBEIL. — Typographie et stéréotypie de CRÉTÉ FILS.